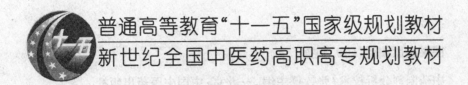

普通高等教育"十一五"国家级规划教材

新世纪全国中医药高职高专规划教材

中药制剂分析技术

（供中药学专业用）

主　编　张钦德　（山东中医药高等专科学校）

副主编　杨成俊　（江苏联合职业技术学院连云港
　　　　　　　　　　中医药分院）

　　　　　靳凤云　（贵阳中医学院）

　　　　　张玉萍　（天津中医药大学）

　　　　　刘　斌　（北京中医药大学）

主　审　甄汉深　（广西中医学院）

中国中医药出版社

·北　京·

图书在版编目(CIP)数据

中药制剂分析技术/张钦德主编. —北京:中国中医药出版社,
2006.5 (2020.1重印)

普通高等教育"十一五"国家级规划教材

ISBN 978-7-80156-927-1

Ⅰ.中…　Ⅱ.张…　Ⅲ.中药制剂学—药物分析—高等学校:
技术学校—教材　Ⅳ.R283

中国版本图书馆 CIP 数据核字(2006)第 027602 号

中 国 中 医 药 出 版 社 出 版

北京经济技术开发区科创十三街 31 号院二区 8 号楼

邮政编码　100176

传真 010 64405750

廊坊市祥丰印刷有限公司印刷

各地新华书店经销

*

开本　787×1092　1/16　印张　32.75　字数　620 千字

2006 年 5 月第 1 版　2020 年 1 月第 9 次印刷

书　号　ISBN 978-7-80156-927-1

*

定价 90.00 元

网址　www.cptcm.com

前　言

　　随着我国经济和社会的迅速发展，人民生活水平的普遍提高，对中医药的需求也不断增长，社会需要更多的实用技术型中医药人才。因此，适应社会需求的中医药高职高专教育在全国蓬勃开展，并呈不断扩大之势，专业的划分也越来越细。但到目前为止，还没有一套真正适应中医药高职高专教育的系列教材。因此，全国各开展中医药高职高专教育的院校对组织编写中医药高职高专规划教材的呼声愈来愈强烈。规划教材是推动中医药高职高专教育发展的重要因素和保证教学质量的基础已成为大家的共识。

　　"新世纪全国中医药高职高专规划教材"正是在上述背景下，依据国务院《关于大力推进职业教育改革与发展的决定》要求："积极推进课程和教材改革，开发和编写反映新知识、新技术、新工艺和新方法，具有职业教育特色的课程和教材"，在国家中医药管理局的规划指导下，采用了"政府指导、学会主办、院校联办、出版社协办"的运作机制，由全国中医药高等教育学会组织、全国开展中医药高职高专教育的院校联合编写、中国中医药出版社出版的中医药高职高专系列第一套国家级规划教材。

　　本系列教材立足改革，更新观念，以教育部《全国高职高专指导性专业目录》以及目前全国中医药高职高专教育的实际情况为依据，注重体现中医药高职高专教育的特色。

　　在对全国开展中医药高职高专教育的院校进行大量细致的调研工作的基础上，国家中医药管理局科教司委托全国高等中医药教材建设研究会于2004年6月在北京召开了"全国中医药高职高专教育与教材建设研讨会"，该会议确定了"新世纪全国中医药高职高专规划教材"所涉及的中医、西医两个基础以及10个专业共计100门课程的教材目录。会后全国各有关院校积极踊跃地参与了主编、副主编、编委申报、推荐工作。最后由国家中医药管理局组织全国高等中医药教材建设专家指导委员会确定了10个专业共90门课程教材的主编。并在教材的组织编写过程中引入了竞争机制，实行主编负责制，以保证教材的质量。

本系列教材编写实施"精品战略"，从教材规划到教材编写、专家审稿、编辑加工、出版，都有计划、有步骤地实施，层层把关，步步强化，使"精品意识"、"质量意识"始终贯穿全过程。每种教材的教学大纲、编写大纲、样稿、全稿都经专家指导委员会审定，都经历了编写启动会、审稿会、定稿会的反复论证，不断完善，重点提高内在质量。并根据中医药高职高专教育的特点，在理论与实践、继承与创新等方面进行了重点论证；在写作方法上，大胆创新，使教材内容更为科学化、合理化，更便于实际教学，注重学生实际工作能力的培养，充分体现职业教育的特色，为学生知识、能力、素质协调发展创造条件。

在出版方面，出版社严格树立"精品意识"、"质量意识"，从编辑加工、版面设计、装帧等各个环节都精心组织、严格把关，力争出版高水平的精品教材，使中医药高职高专教材的出版质量上一个新台阶。

在"新世纪全国中医药高职高专规划教材"的组织编写工作中，始终得到了国家中医药管理局的具体精心指导，并得到全国各开展中医药高职高专教育院校的大力支持，各门教材主编、副主编以及所有参编人员均为保证教材的质量付出了辛勤的努力，在此一并表示诚挚的谢意！同时，我们要对全国高等中医药教材建设专家指导委员会的所有专家对本套教材的关心和指导表示衷心的感谢！

由于"新世纪全国中医药高职高专规划教材"是我国第一套针对中医药高职高专教育的系统全面的规划教材，涉及面较广，是一项全新的、复杂的系统工程，有相当一部分课程是创新和探索，因此难免有不足甚至错漏之处，敬请各教学单位、各位教学人员在使用中发现问题，及时提出宝贵意见，以便重印或再版时予以修改，使教材质量不断提高，并真正地促进我国中医药高职高专教育的持续发展。

全国中医药高等教育学会
全国高等中医药教材建设研究会
2006 年 4 月

普通高等教育"十一五"国家级规划教材

新世纪全国中医药高职高专规划教材

《中药制剂分析技术》编委会

主　　编　张钦德　（山东中医药高等专科学校）
副 主 编　杨成俊　（江苏联合职业技术学院连云港中
　　　　　　　　　　医药分院）
　　　　　靳凤云　（贵阳中医学院）
　　　　　张玉萍　（天津中医药大学）
　　　　　刘　斌　（北京中医药大学）
编　　委　（以姓氏笔画排序）
　　　　　王　力　（江西中医学院）
　　　　　邓运想　（湖北中医药高等专科学校）
　　　　　史保荣　（山东省滨州市药检所）
　　　　　刘　波　（山东中医药高等专科学校）
　　　　　刘　斌　（北京中医药大学）
　　　　　杨成俊　（江苏联合职业技术学院连云港中
　　　　　　　　　　医药分院）
　　　　　杨同章　（山东中医药高等专科学校）
　　　　　陈效忠　（黑龙江中医药大学佳木斯学院）
　　　　　张玉萍　（天津中医药大学）
　　　　　张钦德　（山东中医药高等专科学校）
　　　　　赵月珍　（湖南中医药高等专科学校）
　　　　　徐　霞　（山东省胸科医院）
　　　　　梁延寿　（山西生物应用职业技术学院）
　　　　　彭志芬　（江西中医药高等专科学校）
　　　　　靳凤云　（贵阳中医学院）
主　　审　甄汉深　（广西中医学院）

编 写 说 明

本教材以新世纪全国中医药高职高专中药专业教学计划和《中药制剂分析技术》教学大纲为依据编写而成,供全国中医药高职高专三年制或五年制中药类、药学类、制药类专业学生使用,亦可供制药企业、医院药房、药品检验机构从事中药制剂分析工作人员参考使用。《中药制剂分析技术》是以中医药理论为指导,运用现代分析的理论和方法,研究中药制剂质量及其控制技术的应用学科,为中药类专业的一门重要专业课程。根据全国中医药高职高专中药专业教学计划的要求,本课程重点培养学生中药制剂分析的基本理论、基本知识和基本技能,为学生从事中药制剂质量检验和质量控制工作打下坚实的基础。全书内容包括总论、各论、实验和附录四部分。总论部分概述中药制剂鉴别、检查与定量分析的基本知识与技术。各论部分按剂型介绍126种常用中药制剂的分析技术。实验部分,独立成册,为本教材的配套用书——《中药制剂分析技术实验指导》,收载中药制剂分析实验41个,包括定性鉴别7个、检查12个、定量分析16个、综合性检验6个;实验内容分必做(31个)和选做(10个,以 * 表示)两类,供各院校选择使用。附录部分收载药品检验报告书、乙醇相对密度表和常用试液、指示液、缓冲液、滴定液及其配制方法等,供在中药制剂分析工作中参考。

本教材在编写过程中,以全面推进素质教育为宗旨,以培养技术应用能力为主线,力求与专业培养目标相一致,与国家药品标准、中药现代化要求相统一,与《中药药剂学》、《分析化学》、《微生物学》等相关学科的内容相衔接,注重突出实用性、实践性、先进性、创新性及中药制剂分析的特色,注重吸收中药制剂分析的最新研究成果,注重教材内容的整体优化，使之具有构思新颖、内容充实、简明扼要、重点突出等特点。

本教材的编写分工如下：张钦德负责第一章的编写及全书的统稿；徐霞负责第二章第1～2节的编写；梁延寿负责第二章第三节的编写；张玉萍、赵月珍负责第三章及第十一章的编写；杨同章、刘波负责第四章的编写；靳凤云、邓运想、彭志芬负责第五章及第十章的编写；刘斌、陈效忠负责第六章、第七章的编写；杨成俊、刘波、史保荣负责第八章、第九章及第十章的编写。

本教材在编写过程中，得到了各参编院校的大力支持和帮助，参考了2005年版《中国药典》及有关中药制剂分析方面的资料和最新研究成果，借鉴了部分制药企业、药品检验机构及部分院校的分析检验数据、经验和成果，在此一并表示衷心的感谢。

由于编写时间仓促，编者业务水平有限，不足之处在所难免，希望广大师生在使用过程中提出宝贵意见，以便修订和完善。

《中药制剂分析技术》编写组

2006 年 4 月

目 录

第一篇 总 论

第二篇 各 论

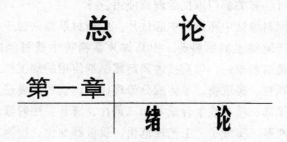

第一篇

总　　论

第一章 ｜ 绪　论

第一节　中药制剂分析的含义和任务

一、中药制剂分析的含义

中药制剂分析，又称中药制剂检验或中药制剂检定，是以中医药理论为指导，运用现代分析的理论和方法，综合检验和控制中药制剂质量的一门应用学科。中药制剂分析的对象包括制剂原料、半成品及成品等，内容包括中药制剂的鉴别、检查及定量分析等。

中药制剂（Traditional Chinese Medicine Preparation）系指在中医药理论指导下，以中药材或中药饮片为主要原料，按照确定的处方和工艺制成的，具有一定规格，可直接用于防治疾病的药品，可分为中成药和医疗机构中药制剂两类。

中成药（Chinese Patent Medicine）系指经国家食品药品监督管理局（State Food and Drug Administration，简称 SFDA）审批，由药品生产企业批量生产，可以在市场销售的中药制剂。其中处方药（Prescription Drug，简称 R）需凭执业医师或执业助理医师处方才能调配、购买，并需在医生监控或指导下使用。非处方药（Nonprescription Drug 或 Over the Counter Drug，简称 OTC）不需医师处方即可自行判断、购买和使用。

医疗机构中药制剂系由依法取得《医疗机构执业许可证》、《医疗机构制剂许可证》和制剂批准文号的医疗机构生产；或由未取得《医疗机构制剂许可证》或已取得《医疗机构制剂许可证》，但无相应制剂剂型的医疗机构依法委托取得《医疗机构制剂许可证》的医疗机构或者取得《药品生产质量管理规范》认证证书的药品生产企业生产的中药制剂。它应为本单位临床需要而市场上没有供应的品种，经检验合格后凭执业医师或执业助理医师处方在本医疗机构内使用，不得在市场销售，一般不得调剂使用。当发生灾情、疫情、突发事件或临床急需而市场没有供应时，可经有关部门审批后调剂使用。

中药制剂的原料包括中药材和中药饮片。中药材系指来源于植物、动物或矿物，只经过简单产地加工的原料药。中药饮片系指将中药材经净制、切制、粉碎、炮炙或提取精制制成的，可直接供调剂或制剂使用的加工品。近年来，中药微粉饮片、配方颗粒、提取物、单体成分等现代中药饮片发展迅速，部分制剂的处方原料进行了提取、精制或半合成，如三黄片、清开灵注射液、地奥心血康胶囊、复方丹参滴丸等，实现了"工艺规范化、质量标准化、检测现代化、包装规格化、生产规模化、药材基地化"的要求，保证了制剂原料质量的稳定可控，从而提高了制剂成品的质量。

二、中药制剂分析的任务

1. 检验和控制中药制剂的质量　中药制剂的质量，直接影响患者的健康与生命安全。运用物理学、化学、生物学及微生物学等现代分析技术和手段，对中药制剂的原料、半成品及成品进行分析，全面检验和控制中药制剂的质量，保证人们用药的安全、合理和有效，是中药制剂分析工作的基本任务。

中药制剂的质量控制应严格执行《药品管理法》，按照国家药品标准依法进行检验，得出合格或不合格的结论，对不合格制剂应区分假药与劣药，为依法处罚提供依据。《药品管理法》规定，假药系指所含成分与国家药品标准规定的成分不符的药品；或以非药品冒充药品，以他种药品冒充此种药品的情形。劣药系指所含成分的含量不符合国家药品标准的药品。假药和劣药均属不合格药品，应全部没收销毁，对制售假、劣药品的单位和人员应依法进行处罚。《药品管理法》还规定，有下列情形之一的药品，分别按假药或劣药论处（表1-1）。

表1-1　　　　　　　　　　　　　按假药或劣药论处的情形

假　药	劣　药
国务院药品监督管理部门规定禁止使用的	未标明有效期或者更改有效期的
依照《药品管理法》必须批准或必须检验，而未经批准即生产、进口，或未经检验即销售的	直接接触药品的包装材料和容器未经批准的
变质的	超过有效期的
被污染的	不注明或者更改生产批号的
使用依照《药品管理法》必须取得批准文号而未取得批准文号的原料药生产的	擅自添加着色剂、防腐剂、香料、矫味剂及辅料的
所标明的适应证或者功能主治超出规定范围的	其他不符合药品标准规定的

中药制剂的质量包括商品质量、工作质量和服务质量。中药制剂的商品质量主要表现为：①有效性：系指中药制剂在规定的用法、用量条件下，对规定的适应证具有预防、诊断和治疗的性能；②安全性：系指中药制剂在规定的用法、用量条件下用于适应证时，对用药者生命安全的影响程度；③稳定性：系指中药制剂在规定的条件下，保持其有效性和安全性的能力；④均一性：系指每个单位产品都符合有效性与安全性的要求；⑤经济性：系指中药制剂在生产、流通中形成的价格水平。中药制剂的工作质量和服务质量系指其研发、生产、经营和使用等过程对保证制剂的商品质量、满足顾客需求的保证程度。

全面质量管理（Total Quality Management，简称TQM）的贯彻实施，对于保证中药制剂的工作质量和服务质量，具有重要意义。全面质量管理系指为保证中药制剂的质量，有效地利用人力、物力、财力、信息等资源，综合运用一整套质量管理体系和方法，控制影响制剂质量的全过程和各因素，经济地研制、生产和提供用户满意的产品，使企业与社会长期受益的系统管理活动。其基本要求是：质量管理应始于识别顾客的质量需求，终于满足顾客的质量需求；人人关心产品质量和服务质量，人人做好本职工作，全员参与质量管理；以质量为中心，领导重视、组织落实、体系完善、程序科学、方法灵活、讲求实效。其基本特点是：由过去的事后检验、把关为主转变为预防、改进为主，由管结果变为管因素，使中药研发、生产和经营的全过程都处于受控状态。它要求中药材生产企业应严格执行《中药材生产质量管理规范》（GAP），将传统中药的特色和优势与现代科学技术相结合，按国际认可的标准规范进行中药材的生产和管理，控制中药材生产的各环节以及全过程，以保证中药材质量的真实、优质、稳定和可控；药品生产企业应严格执行《药品生产质量管理规范》（GMP），建立有效运作的药品生产质量体系，在机构、人员、厂房、设施设备、卫生、验证、文件、生产管理、质量管理、产品销售与回收等方面制订系统的、规范化的标准操作规程（SOP），控制中成药生产中影响质量的各环节以及全过程，以保证中成药质量的安全、有效、均一和稳定；药品经营企业应严格执行《药品经营质量管理规范》（GSP），保证购、销、贮、运等经营过程的质量；从事新药化学、药效学、毒理学等研究，应严格执行《药品非临床研究质量管理规范》（GLP），以保证实验过程的科学性和实验结果的可靠性；从事新药临床研究，应严格执行《药品临床试验质量管理规范》（GCP），以确保新药临床试验过程的质量。

2. 研究与制定规范化的中药制剂质量标准 研究与制定规范化的中药制剂质量标准，可为中药制剂质量检验提供科学依据，为中药制剂的研发、生产、经营和使用等过程提供质量标准和检验方法，是中药制剂分析的战略任务。

中药制剂质量标准既是保证其安全有效的标尺，又是促进质量竞争的杠杆；

既是保护民族工业的壁垒，又是其走向世界的桥梁。缺少与国际接轨的制剂质量标准，在重金属、农药残留、有效成分的标识等方面没有明确的监控指标，是中药制剂走向世界的主要障碍。中药制剂质量标准应采用理化指标、生物指标和疗效指标，充分反映疗效与物质基础的关系；其检验方法应简便、快速、准确而专属。因此，运用现代科技手段，寻找测定复方制剂的有效物质基础，研究符合制剂分析要求的定性、定量用对照品，建立中药制剂有效成分或有效组分标准品"库"；吸收和利用高灵敏度、高专属性和高分离能力的现代分析仪器和检验方法，对传统的分析技术实现规范化、自动化和智能化改造和提升，加快建立具有中国特色并符合国际规范的中药制剂质量控制和安全性评价体系，是中药现代化的关键，也是中药制剂分析迫切而艰巨的任务。

为保证临床研究试验药品及上市药品的质量，我国在《新药审批办法》中规定，新药的研制应制定临床研究用质量标准及生产用质量标准。在新药取得批准文号后，药效、毒理、临床研究等资料均已完成历史使命，可存档备用，但唯有质量标准伴随产品"终身"。只要有药品的生产、销售和使用，就要有质量标准的监测和保证。因此，中药制剂质量标准的制定，在研制新药及老药再评价中均具有重要的地位。

此外，在中药制剂生产质量的控制、生产工艺的改进、稳定性考察、药代动力学研究、生物样品内药物成分的测定等环节，都会对中药制剂分析提出各种各样的任务和要求，都需要中药制剂分析工作者的密切协作和配合。

三、《中药制剂分析技术》课程目标及学习方法

1. 课程目标　根据全国中医药高职高专中药专业教学计划和《中药制剂分析技术》教学大纲的要求，本课程主要研究和探讨中药制剂分析的基本理论、基本知识和基本技能，重点培养学生根据中药制剂处方和生产工艺，找到适宜的中药制剂质量检验方法的能力；培养学生根据药品质量标准，应用现代分析技术，对中药制剂进行全面质量检验和质量控制的能力；培养学生研究与解决中药制剂质量问题的能力。认真学习并熟练掌握中药制剂分析技术，对于适应时代对现代中药人才的高标准要求，提高中药制剂的质量，加快中药现代化进程，都具有十分重要的意义。

2. 学习方法　①中药制剂的质量关系到人们的身体健康和生命安全，关系到中药现代化事业的成败，因此应牢固树立质量意识、安全意识和法律意识，养成科学、严谨、一丝不苟的工作作风。②本课程是一门实践性很强的专业课，学生应注重实际操作，通过预习实验内容、查文献、设计实验途径、验证实验结果等过程，反复训练、独立思考，善于发现问题、提出问题、分析问题并解决问

题，注重培养自己过硬的基本操作技能和规范的操作理念，以适应药品质量检验和质量控制工作对人才的高标准要求。③本课程是在中药化学、分析化学、微生物学、中药鉴定学、中药药剂学等相关课程的基础上开设的，是对上述相关课程知识和技能的综合运用，学生应熟练掌握并灵活运用相关的知识和技能，有针对性地阅读相关的学术论文、药品标准和参考书，拓宽知识面，为全面系统地掌握中药制剂分析的理论和方法奠定坚实的基础。

第二节　中药制剂分析的特点

与单味中药或纯化学药品的分析比较，中药制剂分析具有以下特点：

1. 成分复杂，含量较低，易相互影响

（1）成分复杂：单味中药本身就是多种成分的混合物，当由几味甚至几十味中药组成复方制剂后，所含成分更为复杂。如延胡索含有近 20 种生物碱，以延胡素乙素镇痛、镇静作用最强；人参含有几十种性质相似的人参皂苷类成分，其中 B 型皂苷具有溶血作用，而 A 型皂苷则有抗溶血作用。当用一种溶剂提取中药制剂时，提取液中往往含有多种性质相似的化学成分，需要进一步分离、净化，才能用于分析测定。

（2）含量较低：多数中药制剂中的有效成分含量较低，检测困难，如六味地黄丸（小蜜丸）中山茱萸的有效成分马钱苷的合格含量仅为万分之五，牡丹皮的有效成分丹皮酚的合格含量仅为万分之七。

（3）相互影响：中药制剂中的化学成分易发生增溶、助溶、吸附等物理变化，或形成某些稳定或亚稳定的络合物或复合物，或发生化学反应而产生新的物质，使含量发生较大变化，给质量分析增加难度。中药制剂化学成分的相互影响主要有以下四种类型。

①使有效成分的溶出率降低：如当黄连与黄芩、大黄、金银花或甘草配伍应用时，黄连中的小檗碱可与黄芩中的黄芩苷，大黄中的鞣质、大黄酸，甘草中的甘草酸，金银花中的绿原酸等大分子有机酸形成难溶于水的沉淀而析出，降低了上述成分在中药制剂中的含量；虎杖分别与山楂、五味子配伍应用时，由于五味子及山楂所含的有机酸能促进蒽醌类成分水解，使其合煎液中的总蒽醌含量较虎杖单煎液显著降低。

②使有效成分的溶出率升高：如由当归、地黄、芍药和川芎组成的四物汤合煎时，由于成分间的增溶效应，合煎液中阿魏酸、8 种微量元素、17 种氨基酸及水溶性煎出物的含量较单煎液高；含龙骨、牡蛎的复方柴胡制剂中柴胡皂苷的含

量明显高于不含龙骨、牡蛎的柴胡制剂，原因是龙骨、牡蛎等碱性药物中和了柴胡汤剂中的一些酸性成分，使煎液的 pH 值升高，抑制了柴胡皂苷的水解；葛根与含芦丁、槲皮素的药材合煎时，芦丁与槲皮素的溶解度比在纯水中增加 6.5 倍；石膏与含有机酸、鞣酸、生物碱、维生素类的药材合煎时，煎出液中钙离子浓度显著上升。

③使有害（毒）成分溶出率升高或降低：如四物汤合煎液中有害成分苯甲酸的含量明显低于单煎液中苯甲酸的含量；附子与干姜配伍时，具毒性的双酯类生物碱含量升高，而附子与甘草配伍时，双酯类生物碱的含量降低。

④使某些成分发生转化或产生新的化学成分：如山豆根分别与丹参、黄柏、玄参等配伍合煎时，氧化苦参碱的含量随煎煮时间的延长而减少直至消失，苦参碱含量增加。原因是氧化苦参碱的结构中含有 $N \rightarrow O$ 配位键，与含醛基、羟基、双键等基团的成分合煎时，氧化苦参碱被还原为苦参碱。生脉散由人参、麦冬、五味子组成，单味人参、麦冬或五味子水煎液中均不含 5-HMF（5-羟甲基-2-糠醛），生脉散全方及麦冬与五味子配伍的水煎液中 5-HMF 的含量显著增高，原因是合煎过程中，五味子使煎液形成酸性条件，促使麦冬中所含的糖降解产生了 5-HMF。

2. 配伍独特，有效物质不甚明确　　中药的配伍是在辨证的基础上，按照"君、臣、佐、使"的原则组成方剂。君药，即主药或主治药，是针对主症或病因而起主要治疗作用的药物；臣药，即辅药或辅助药，是协助主药更好地发挥作用的药物；"佐"药，又称兼制药，是协助主药治疗兼症，或监制主药以清除某些药物的毒性和烈性，或起反佐作用的药物；"使"药，又叫引和药，系指引导各药，起调和作用的药物。根据中药配伍的独特性，应首选主药作为定量指标，建立质量控制方法，如在黄连上清丸中，黄连为主药，在安宫牛黄丸中黄连为辅药。前者可测定黄连（包括黄柏）中盐酸小檗碱的含量，以控制其质量；后者若同法测定则尚感不足。选择测定成分时，还应将其与临床疗效及药理作用相结合，如山楂在以消食健胃功能为主的制剂中，应测定有机酸的含量；在以活血止痛功能为主的制剂中，则应测定黄酮类成分的含量。

按生物活性不同，中药制剂中的化学成分可分为有效成分、辅助成分和无效成分三类。有效成分系指制剂中具有治疗作用的活性成分，如黄芩中的黄芩苷、黄连中的小檗碱等。辅助成分系指本身没有特殊疗效，但能增加或缓和有效成分的作用，有利于有效成分的浸出或增加制剂稳定性的成分，如槟榔中的鞣质，可与驱绦虫有效成分槟榔碱结合而安全通过胃液，在肠道中释放出槟榔碱，从而产生驱绦虫作用。无效成分通常系指无疗效，甚至影响制剂的浸出效能、稳定性及疗效的成分，如淀粉、果胶、黏液质、糖类、蛋白质等。中药制剂具有药理作用的多靶点性和临床疗效的整体性与模糊性，其疗效不是单一成分作用的结果，也不是某些成分作用的简单加和，而是多种成分的协同作用，单一成分的含量高低与其临床疗效并非简单的线性关系，检测一种或几种活性成分均难以反应其整体疗效。但目前单味中药的成分尚不十分明确，复方制剂的众多药味组合，加工制备过程中成分间的相互影响，药物成分在机体的吸收、利用、代谢与排泄过程等方面的基础研究尚处于起步阶段，其整体质量控制任重而道远。

3. 成分含量不稳定，影响因素多 由于受原料药材、加工炮制、制备工艺等多种因素的影响，不同生产企业，甚至同一生产企业不同批次的同种中药制剂，其成分的种类和含量往往会有较大差异。影响中药制剂质量的因素很多，主要表现在以下几方面：

(1) 原料药材：真实、优质、稳定、可控的原料药材是保证中药制剂质量的基础。原料药材的质量又受品种、产地、采收、加工、包装、运输和贮藏等多种因素的影响。

①品种：品种不同，药用部位不同，药材质量会有较大差异。如葛根（野葛）中葛根素的合格含量为 2.4%，而粉葛（甘葛藤）为 0.30%，二者相差约 8 倍；淫羊藿正品五种原植物中，箭叶淫羊藿的淫羊藿苷含量较柔毛淫羊藿低 1 倍以上；同种淫羊藿，叶的淫羊藿苷含量为 3.02%，而茎仅为 0.28%，二者相差 10 倍以上。

②产地：同一品种，产地不同，有效成分的含量会有较大差异。如广东石牌产的广藿香抗真菌有效成分广藿香酮的含量较海南产的广藿香高。由于天时、地利的生长条件、世代相传的培植技术和优良种质的反复筛选，使一些中药材在特定的地域优质而高产。这种具有特定的种质、产区、生产技术和加工方法所生产的优质中药材，称为"道地药材"。全国约有道地药材 200 余种，如河南的地黄、牛膝、山药、菊花（四大怀药）；浙江的玄参、浙贝母、菊花、白芍、麦冬、延胡索、白术、郁金（浙八味）；山东莱阳的北沙参、平邑的金银花；四川石柱的黄连、江油的附子；辽宁的细辛、五味子；内蒙的甘草、黄芪；吉林抚松的人参；广西的蛤蚧；山西的党参；江苏的薄荷；福建的泽泻；广东的砂仁；甘肃的当归等。目前我国在道地药材的栽培环境与技术研究，化学成分、药理作用及临床疗效研究，野生变家种、良种驯化与人工养殖研究，规范化道地药材生产基地的建立等方面，都取得了可喜的进展，对发展道地药材生产、提高药材质量，起到了积极的推动作用。

③采收：中药的采收季节和时间对药材质量有直接影响。古人有"凡诸草木昆虫，产之有地，根叶花实，采之有时，失其地则性味少异；失其时则性味不全"的记述；药农亦有"当季是药，过季是草"的认识。现代研究证实，采收时间不同，有效成分的含量确有较大差异。如草麻黄中的生物碱，春季含量很低，

夏季开始增高，8～9月达到最高峰；薄荷在生长初期，挥发油中薄荷脑的含量甚微，但在盛花期则急剧增加。

④加工：药材采收后，加工不及时或方法不当，也会影响药材的质量。如黄芩加工不当，会使有效成分黄芩苷在黄芩酶作用下发生水解、氧化，而使颜色变绿，质量下降；硫熏会使药材残留二氧化硫及重金属；人参浸糖、鹿茸排血、浙贝母去粗皮及心芽等传统加工方法，也会使有效成分减少，应引起重视。

⑤包装、运输及贮藏：包装、运输及贮藏方法不当，会使药材发生虫蛀、生霉、变色、走油等，造成药材质量的下降，甚至完全失去药用价值。采取必要的保管和养护措施，是保证药材质量的重要环节。

（2）炮制方法：明代陈嘉谟在《本草蒙筌》中指出："凡药制造，贵在适中，不及则功效难求，太过则气味反失。"中药炮制是根据中医理论、药物性质及医疗、调剂与制剂的要求，对中药材进行加工处理的技术。它直接影响到中药的性味归经、药理作用和临床疗效，如延胡索镇痛有效成分生物碱难溶于水，经醋制后，与醋酸结合成易溶于水的醋酸盐，提高了生物碱的煎出率和临床疗效。生川乌、草乌及附子的毒性成分为剧毒的双酯类生物碱，在加工炮制过程中双酯类生物碱易水解，先后失去一分子醋酸和一分子苯甲酸，生成毒性极小、不带酯键的胺醇类生物碱，而总生物碱的含量则无明显变化，既保持了疗效，又降低了毒性。因此，对中药材依法炮制，规范中药饮片生产质量管理，积极推行中药饮片GMP认证和批准文号管理，完善和建立符合中医药特点并达到国际认可的中药饮片质量规范，将对提高我国中药饮片现代化水平，保证中药制剂的质量，产生积极的影响。

（3）制备工艺：同一中药制剂，由于不同生产企业生产工艺的差别，成分含量会有较大差异。如不同厂家生产的复方丹参片中丹参酮II_A、隐丹参酮等成分的含量差异较大，采用全自动超临界CO_2萃取法代替乙醇回流提取法提取丹参酮，可大幅度提高丹参酮II_A的收率，在浓缩浸膏中的含量平均可达20％以上。因此，积极推行GMP管理，设计合理的制备工艺，采用新技术、新设备，是保证中药制剂质量的关键。

（4）贮藏：空气、温度、湿度、日光、微生物等环境因素直接影响中药制剂的质量。如空气中的氧气可使制剂中的某些成分氧化，二氧化碳可使某些制剂的pH值改变；温度过高，可使某些成分氧化、分解、挥发等，温度过低，可使某些制剂凝固、冻结、分层、析出结晶等；湿度太大，易发生潮解、溶化、水解、糖质分解、发霉变质等，湿度太小，易致胶剂干裂发脆、蜜丸失润变硬等；长时间日光照射能直接引起或加快制剂发生氧化、还原、分解、聚合等光化反应；微生物、昆虫及虫卵可随空气进入包装不严密的制剂内，它们的生长繁殖易使含淀粉、糖类、蛋白质、脂肪等成分的制剂腐败、发酵或虫蛀等。因此，采取适当的贮藏养护措施，是保证中药制剂质量的重要环节。

4. 杂质复杂，干扰因素多　中药制剂的杂质来源复杂，所用辅料多种多样，使质量分析难度增加。

（1）杂质复杂：中药制剂的杂质来源复杂，如原料药材的非药用部分及未除净的泥沙；药材中含有的重金属、砷盐及残留农药；保管不当引起生虫、霉变、走油、泛糖等产生的杂质；洗涤原料的水质二次污染带入的杂质等。

（2）辅料的干扰：辅料系指生产中药制剂时所使用的赋形剂或附加剂，如蜂蜜、蜂蜡、麻油、淀粉、糊精等。因剂型和制备工艺不同，中药制剂所用辅料多种多样，对测定结果有多种影响。例如，蜜丸中伴有大量蜂蜜，提取液往往颜色深、黏性大，影响实验操作的顺利进行，大量还原糖还会干扰反应结果；口服液中常含有防腐剂，若以有机酸为含量测定指标，其中的防腐剂会干扰测定结果；软膏剂、膏药等剂型中的基质不易与待测成分分离。因此，样品在测定前必须经过预处理，排除辅料的干扰。

总之，中药制剂分析具有成分复杂、含量较低、剂型多样、未知成分多、杂质多、干扰因素多、含量差异大、检测难度大等特点。但随着中药制剂作用机理、有效成分及其相互关系等方面研究的不断深入，现代分析仪器的广泛应用以及分析方法学的不断进步，中药制剂分析的灵敏度、准确性、稳定性、客观性和科学性将会逐步提高，中药制剂的质量控制水平将会得到较快的发展。

第三节　中药制剂分析的发展趋势

随着经济全球化和科技经济一体化进程的加快，医药国际交流和合作日益广泛和深入，国际社会对传统医药的接受程度越来越高，传统医药的发展步入了新的阶段。作为中药的深加工产品，中药制剂的生产经过了厂房厂区建设、工艺设备改进、产品包装与剂型改革、GMP 改造与建设等现代化发展历程。生产的现代化归根结底要体现在产品质量控制的现代化上，以产品质量检验与控制为主要任务的《中药制剂分析技术》是一门新兴学科，起步晚，难度大，基础研究薄弱。但随着中药现代化发展战略的逐步实施和现代分析技术的不断进步，中药制剂质量标准化发展迅速，中药制剂分析正向着仪器化、自动化、快速和微量的方向发展。

1. 仪器分析现代化，质量控制综合化　现代分析仪器被广泛采用，如高效液相色谱、薄层色谱扫描、气相色谱、原子吸收光谱、超临界流体色谱、高效毛细管电泳、质谱与色谱联用等。这些分析仪器分离能力强、灵敏度高、分析速度快、稳定性好，符合中药制剂复杂成分分析的要求，可起到分离与分析的双重功效，不但能对中药制剂进行鉴别、检查和含量测定，还能对制备过程中有效成分、毒性成分的变化，中药制剂的体外释放度、生物利用度等进行检测，因而具有广阔的发展前景。注重国家药品标准的提高并逐步与国际接轨，强调中医药理论的整体观念，突破单一成分质量控制模式，采用多成分、多指标或特征色谱峰群综合控制质量的方法，增加新的定性定量用对照品、对照药材和对照提取物，增加和完善安全性控制指标，是中药制剂质量控制的发展趋势。

2. 中药指纹图谱　由于检测一种或几种成分含量高低的化学药品质量控制模式，不能表述中药制剂的整体疗效，针对中药制剂成分的复杂性、药理作用的多靶向性、疗效的整体性和"成分-疗效"关系的非线性特点，综合的、可量化的质量分析手段——中药指纹图谱技术应运而生。它起源于犯罪学、法医学的"指纹"鉴定，借鉴了在"共性"中寻找"唯一"的特征相比原理，将制剂原料、半成品或成品等经适当处理后，采用一定的分析手段，得到能够标示其特性的共有峰的图谱，以辨别中药制剂的真伪，评价原料药材、半成品及成品质量的均一性和稳定性。它强调物种特征的唯一性与同种个体间的相似性，运用现代分析技术对中药化学信息以图形（或图像）的方式进行表征和描述。虽然它不能代替含量测定，但它所提供的信息比测定任何单一成分都丰富和有用，能更有效地控制中药制剂的质量。

目前指纹图谱已成为国际公认的评价和控制中药制剂原料、半成品和最终产品真实性、一致性和稳定性的有效手段。在国际上，指纹图谱作为中成药、植物药提取物等含有混合物质群的质量控制方法，已经成为医药界共识。美国 FDA（美国食品药品监督管理局）规定对植物药的质量检测必须制订指纹图谱的检测标准，因此在申报 IND（Investigational New Drug）的 CMC（Chemistry, Manufacture and Control）资料时，植物物质和植物药产品的质量控制应采用指纹图谱。欧共体药审委（EMEA）对草药的质量控制也采用了指纹图谱技术。日本把地道药材饮片配方煎煮得到的煎汁作为标准提取物，标准提取物的指纹图谱即为标准指纹图谱，根据成品指纹图谱与标准指纹图谱的一致性，对生产的原料、配方和工艺进行严格控制。法国和德国的植物药制剂大多以"标准浸膏"投料，减少了以植物药为直接原料带来的不稳定性，并严格控制生产工艺的各环节，以保证制剂成品指纹图谱的稳定性。此外，英国、印度以及 WHO 等都采用指纹图谱技术进行植物药（草药）的质量评价。在我国，科技部已把建立中药指纹图谱作为"十五"期间科技攻关的重要内容；国家食品药品监督管理局陆续颁布了《中药注射剂指纹图谱研究的技术要求》（暂行）、《中药注射剂的色谱指纹图谱实验研究技术指南》（试行），中药注射剂及其他制剂的指纹图谱研究工作已全面启动，并将成为新药申报和制定中药质量标准的必备条件，在中药制剂产品的外包装上将出现商品条形码和指纹图谱"双枪"把关的局面。

中药指纹图谱质控技术的应用，突破了传统质量控制方法单一、检测结果不稳定等缺陷，可对各个生产环节的化学成分和质量进行全面跟踪检测和控制，成功地解决了中药标准化的核心问题，为中药制剂的研究与生产构筑了一个高速发展的技术平台。中药指纹图谱分析方法的建立，对于建立图谱分析与临床疗效相结合的"谱-效"关系，科学、客观地评价中药制剂的质量，指导、优化和稳定中药制剂生产工艺过程，控制中间体和成品的一致性，减少批间差异，稳定和提高制剂的疗效，指导新产品的研究与开发，推进中药现代化、国际化进程，都具有重要的意义。

3. 生物测定 近年来，根据中医用药理论和药物的综合效应，设计与临床效果平行的生物测定方法控制中药制剂的质量，已逐渐得到重视。中药制剂只有被机体吸收后，才能发挥疗效。实践证明，制剂中主要化学成分的含量并不是决定临床疗效的唯一指标，化学等价并非生物等价。因此，还应进行体内药物的分析或效价测定，如血药浓度、尿中药物的浓度和排泄量、药物代谢以及生物利用度等，直接或间接地判断疗效，这是使中药制剂标准趋于现代化的重要标志。

4. 模式识别 是近年来发展起来的一门新技术。它是一门用计算机代替人对模式、即所研究的系统进行描述、分类和决策的新兴学科。中药制剂质量的模式识别，既体现了其多成分、多靶点、综合作用的机理，又具有较强的科学性和实践性。随着计算机技术在中药研究领域中的不断应用，模式识别方法的不断发展，特别是人工神经网络的不断完善，它必将成为中药制剂质量评价的又一科学、全面、准确的方法。

中药制剂质量标准的建立，应是理化指标、生物指标和疗效指标等多项指标的总和。逐步由指标性成分向活性成分的测定过渡，由单一成分向多个成分测定和指纹图谱整体控制模式的转化，不断提高检测技术水平，注重理化指标中复杂成分的整体性与相关性，注重生物与疗效指标的客观性与可操作性，使质量控制更科学、客观、合理、规范，逐步与国际接轨，是中药制剂分析的发展方向。

第四节　中药制剂分析的依据、程序与方法

一、中药制剂分析的依据

中药制剂分析的依据是国家药品标准，包括《中华人民共和国药典》（以下

简称《中国药典》）和国家食品药品监督管理局（SFDA）颁布的药品标准（以下简称《局颁药品标准》）。国家药品标准是国家对药品质量和检验方法所作的技术规定，是药品生产、经营、使用、检验和监督管理部门必须共同遵循的法定依据。

企业标准系指药品生产企业自订的内控标准，它应高于国家药品标准，使药品自出厂之日起，直到有效期内仍能符合国家药品标准的规定。

（一）国家药品标准的特性

国家药品标准在保证药品具有安全性、有效性、稳定性及可控性的同时，又具有权威性、科学性、实用性和进展性。

1. 权威性 系指国家药品标准为强制性标准，药品必须符合标准规定，凡不符合规定的药品不得出厂、不得销售、不得使用；药品标准收载的药物及其制剂，均应按标准规定的方法进行检验。如需采用其他方法，应将该方法与规定的方法进行比较试验，根据试验结果掌握使用，但在仲裁时，仍以现行国家药品标准规定的方法为准。

2. 科学性 系指药品标准规定的检验方法应具有专属性和灵敏性，以保证检验结果的准确性和可靠性。

3. 实用性 系指药品标准在实现科学性的前提下，应尽可能从我国的国情和实际出发，采用操作简便、费用较低的检测方法。

4. 进展性 系指药品标准应随着生产技术水平的提高和检测手段的改进而不断修订和完善。如从 1985 年开始，我国每 5 年再版一次药典。每再版一次，无论在品种上和检验方法上都有新的增补。如 1977 年版开始收载显微和理化鉴别法；1990 年版开始增加高效液相色谱法；2000 年版应用现代仪器分析的品种大为增加；至 2005 年版，564 个中药制剂中，有 438 个建立了含量测定，采用现代仪器分析的品种达 412 个，占总数的 94%。

（二）《中国药典》2005 年版简介

《中国药典》是根据我国医药工业发展水平和临床使用情况，遴选临床疗效确切、防病治病必须、毒副作用小、使用安全、质量稳定的药物及其制剂，规定其质量规格、检验项目和方法，作为国家监督管理药品质量的法定技术标准。中华人民共和国成立至今，我国先后出版了 1953 年版、1963 年版、1977 年版、1985 年版、1990 年版、1995 年版、2000 年版和 2005 年版共八版药典。现将《中国药典》2005 年版简介如下。

　　《中国药典》2005 年版分一部、二部和三部。一部收载药材及饮片、植物油脂和提取物、成方制剂和单味制剂；二部收载化学药品、抗生素、生化药品、放射性药品及药用辅料等；三部收载生物制品，首次将《中国生物制品规程》并入药典。本版药典共收载品种 3214 种，其中新增 525 种。《中国药典》2005 年版（一部）主要有以下特点：

　　1. 扩大了收载品种和增、修订项目　本版药典一部共收载品种 1146 种，其中新增 154 种，修订 453 种，共计 607 种，增、修订项目总数达 2243 个。收载品种基本涵盖中医临床各科的用药范围，刷新了历版《中国药典》质量标准新增项目数的记录，提高了中药质量标准的科学性和中药质量的可控性，体现了中药质量标准的实用性与可操作性。

　　2. 增加和完善了安全性控制指标　增加了对农药残留量、重金属和有害元素、微生物、黄曲霉菌毒素等指标的检验；新增了采用原子吸收或电感耦合等离子体质谱法测定重金属和有害元素的方法，首次规定了含铅、镉、汞、砷、铜的限度；删除了含马兜铃酸的关木通、广防己、青木香等中药，同时规定凡成方制剂中含有上述三味药的，统一撤换为木通科的木通、防己科的防己和菊科的土木香；尽可能避免使用毒性较大的苯和三氯甲烷作溶剂；增加中药注射剂安全性检查法应用指导原则。

　　3. 提高了中药质量标准的可控性　本版药典一部共收载对照品 282 个，其中新增 90 个，如金银花中的木犀草苷，丹参中的丹酚酸 B 等；收载对照药材 218 个，其中新增 68 个，如红参、党参等；收载对照提取物 11 个，其中新增 6 个，如温莪术油、总银杏酸等。对照提取物首次作为标准物质的一部分列出，标志着今后将向测定多种指标成分的方向发展。高效液相色谱梯度洗脱法被广泛采用，如采用梯度洗脱法同时对人参及西洋参中人参皂苷 Rg_1、Rb_1 和 Re 三种成分进行定量，提高了中药质量的可控性。

　　4. 加大了仪器分析的比重，增强了先进性和可操作性　本版药典一部收载薄层色谱法用于鉴别的已达 1523 项，用于含量测定的 45 项；高效液相色谱法用于含量测定的 479 种，涉及 518 项；气相色谱法用于鉴别和含量测定的 47 种。如苦参由过去用薄层色谱扫描法测定苦参碱的含量改用高效液相色谱法测定苦参碱和氧化苦参碱的含量。

　　5. 建立了符合中医药特色的质量标准体系　逐步由指标性成分向活性成分的测定过渡，由单一成分向多个成分测定和指纹图谱整体控制模式的转化。如丹参药材，过去只测定丹参酮IIA 的含量，由于丹参酮IIA 仅为丹参中的脂溶性成分，并不是活血通脉的主要有效成分，因此新增水溶性有效成分丹酚酸 B 的含量测定，使丹参水溶性、脂溶性有效成分均得到控制。

（三）《中国药典》的基本结构和内容

1. 基本结构　药典的基本结构分凡例、正文（各论）、附录和索引四部分。

（1）凡例：凡例是解释和正确地使用《中国药典》进行质量检定的基本原则，并把与正文品种、附录及质量检定有关的共性问题加以规定，具有法定的约束力。凡例的内容包括名称及编排；项目与要求；检验方法和限度；对照品、对照药材、对照提取物、标准品；计量；精确度；试药、试液、指示剂；动物试验；说明书、包装、标签等。

（2）正文：正文分别收载药材及饮片、植物油脂和提取物、成方制剂和单味制剂的质量标准。中药制剂的正文内容包括：①名称：中文名和汉语拼音名。②处方：以"g"或"ml"为单位列出处方全部药味和用量，全处方量应以制成1000个制剂单位的成品量为准；药味按组方原则排列，炮制品需注明；制剂处方中的药材，均指净药材；制剂处方中规定的药量，系指净药材或炮制品粉碎后的药量。③制法：包括制剂工艺、辅料用量、关键工艺的技术条件及要求等。④性状：指剂型或除去包装后的色泽、形态、气味等。⑤鉴别：包括显微鉴别、理化鉴别、光谱鉴别、色谱鉴别等。⑥检查：包括杂质检查、制剂通则检查、卫生学检查等。⑦浸出物：包括水溶性浸出物、醇溶性浸出物、醚溶性浸出物等。⑧含量测定：对处方中的君药（主药）、臣药（辅药）、贵重药、毒性药及能反映内在质量的指标成分、有效成分制定测定方法和品质标志。此外尚有功能与主治、用法与用量、注意、规格、贮藏等项目。

（3）附录：记载制剂通则、通用检验方法和指导原则，内容包括制剂通则、药材取样法、药材检定通则、显微鉴别法、药材炮制通则、成方制剂中本版药典未收载的药材及饮片、一般鉴别试验、分光光度法、色谱法、物理常数测定法、滴定法、杂质检查法、浸出物测定法、挥发油测定法、卫生学检查法等。

（4）索引：包括中文、汉语拼音、拉丁名及拉丁学名索引，以便检索。

（四）《中国药典》凡例中对药品质量检定的有关原则性规定

1. 溶解度　系指药品在溶剂中的溶解能力。除另有规定外，称取研成细粉的固体供试品或量取液体供试品，置25℃±2℃的定量溶剂中，每隔5分钟强力振摇30秒钟；观察30分钟内药品的溶解情况，以肉眼不能察见溶质颗粒或液滴为完全溶解。药品在溶剂中溶解能力的表述方法如下（表1-2）。

表 1-2   药品在溶剂中溶解能力的表述方法

溶 解 度	溶剂用量（ml）	溶质用量（g 或 ml）	溶解情况
极易溶解	<1	1	完全溶解
易溶	1～不到 10	1	完全溶解
溶解	10～不到 30	1	完全溶解
略溶	30～不到 100	1	完全溶解
微溶	100～不到 1000	1	完全溶解
极微溶解	1000～不到 10000	1	完全溶解
几乎不溶或不溶	10000	1	不能完全溶解

2. 计量方法 温度、百分比、溶液、滴定液或试液、长度、体积、质（重）量、压力、动力黏度、运动黏度、波数等项目的计量方法如下（表 1-3）。

表 1-3   法定计量项目、单位名称和符号的涵义

计量项目	符号或术语	涵　　义
温度	水浴温度	指 98℃～100℃
	热水	指 70℃～80℃
	微温或温水	指 40℃～50℃
	室温	指 10℃～30℃
	冷水	指 2℃～10℃
	冰浴	指 2℃以下
	放冷	指放冷至室温
百分比	%	指重量的比例
	溶液的百分比	指溶液 100ml 中含有溶质若干克
	乙醇的百分比	指在 20℃时容量的比例
	%（g/g）	指溶液 100g 中含有溶质若干克
	%（ml/ml）	指溶液 100ml 中含有溶质若干毫升
	%（ml/g）	指溶液 100g 中含有溶质若干毫升
	%（g/ml）	指溶液 100ml 中含有溶质若干克

计量项目	符号或术语	涵 义
溶液、滴定液或试液	溶液的滴	指在20℃时,以1.0ml水为20滴进行换算
	溶液后标示的 (1→10)	固体溶质1.0g或液体溶质1.0ml加溶剂使成10ml的溶液
	未指明用何种溶剂的溶液	指水溶液
	两种或两种以上液体的混合物	名称间用半字线"-"隔开,各液体混合时的体积(重量)比例以"∶"符号隔开,如"三氯甲烷-甲醛-水(55∶35∶10)"系指三氯甲烷55份,甲醛35份与水10份的混合液
	乙醇未指明浓度	指95%(ml/ml)的浓度
	XXX滴定液(YYYmol/L)	指要求精确标定其浓度,如硝酸银滴定液(0.1mol/L)
	YYYmol/LXXX溶液	指不需精密标定其浓度,如0.2mol/L硝酸银滴定液
长度	米(m)　分米(dm)　厘米(cm)　毫米(mm)　微米(μm)　纳米(nm)	
体积	升(L)　毫升(ml)　微升(μl)	
质(重)量	千克(kg)　克(g)　毫克(mg)　微克(μg)　纳克(ng)	
压力	帕(Pa)　千帕(kPa)　兆帕(MPa)	
动力黏度	帕秒(Pa·s)	
运动黏度	平方毫米每秒(mm²/s)	
波数	负一次方厘米或厘米的倒数(cm^{-1})	
密度	千克每立方米(kg/m³)　克每立方厘米(g/cm³)	
放射性活度	吉贝可(GBq)　兆贝可(MBq)　千贝可(KBq)　贝可(Bq)	

3. 药筛与粉末分等　所用药筛应选用国家标准的 R40/3 系列。药筛及粉末分等情况如下(分别见表1-4和表1-5)。

表 1-4　　　　　　　　　药筛的分等

筛　　　号	目　数(目)	筛孔内径平均值(μm)	筛　　　号	目　数(目)	筛孔内径平均值(μm)
一号筛	10	2000±70	六号筛	100	150±6.6
二号筛	24	850±29	七号筛	120	125±5.8
三号筛	50	355±13	八号筛	150	90±4.6
四号筛	65	250±9.9	九号筛	200	75±4.1
五号筛	80	180±7.6			

表 1-5   粉末的分等

粉末等级	细度要求
最粗粉	能全部通过一号筛，但混有能通过三号筛不超过 20% 的粉末
粗粉	能全部通过二号筛，但混有能通过四号筛不超过 40% 的粉末
中粉	能全部通过四号筛，但混有能通过五号筛不超过 60% 的粉末
细粉	能全部通过五号筛，并含能通过六号筛不少于 95% 的粉末
最细粉	能全部通过六号筛，并含能通过七号筛不少于 95% 的粉末
极细粉	能全部通过八号筛，并含能通过九号筛不少于 95% 的粉末

4. 取样量的准确度 供试品与试药等"称重"或"量取"的量，均以阿拉伯数码表示，其准确度可根据数值的有效数位来确定（表 1-6）。

表 1-6   取样量的准确度

取用量或术语		准确度要求
取用量	0.1g	称取重量可为 0.06～0.14g
	2g	称取重量可为 1.5～2.5g
	2.0g	称取重量可为 1.95～2.05g
	2.00g	称取重量可为 1.995～2.005g
	"约"若干	取用量不得超过规定量的 ±10%
术语	精密称定	称取重量应准确至所取重量的千分之一
	称定	称取重量应准确至所取重量的百分之一
	精密量取	量取体积的准确度应符合国家标准中对该体积移液管的精密度要求
	量取	可用量筒或按照量取体积的有效数位选用量具

5. 试验精密度 包括对恒重、按干燥品（或无水物，或无溶剂）计算、空白试验和试验时的温度的规定（表 1-7）。

表 1-7   试验精密度

术语	精密度要求（另有规定除外）
干燥至恒重	供试品连续两次干燥后称重的差异在 0.3mg 以下的重量。干燥至恒重的第二次及以后各次称重均应在规定条件下继续干燥 1 小时后进行
炽灼至恒重	供试品连续两次炽灼后称重的差异在 0.3mg 以下的重量。炽灼至恒重的第二次及以后各次称重应在规定条件下继续炽灼 30 分钟后进行
按干燥品（或无水物，或无溶剂）计算	应取未经干燥（或未去水，或未去溶剂）的供试品进行试验，并将计算中的取用量按检查项下测得的干燥失重（或水分，或溶剂）扣除
空白试验	在不加供试品或以等量溶剂替代供试品溶液时，按同法操作所得的结果
并将滴定的结果用空白试验校正	应按供试品所耗滴定液的毫升数与空白试验中所耗滴定液的毫升数之差进行计算
试验时的温度	未注明者，在室温（10℃～30℃）下进行；温度高低对试验结果有显著影响者，应以 25℃±2℃ 为准

6. 对照品、对照药材、对照提取物与标准品　系指用于鉴别、检查、含量测定的标准物质，应附有使用说明书，标明质量要求、使用期限和装量等。对照品（不包括色谱用的内标物质）、对照药材、对照提取物与标准品均由国家药品监督管理部门指定的单位制备、标定和供应。除另有规定外，对照品应置五氧化二磷减压干燥器中干燥 12 小时以上使用。标准品与对照品的建立或变更其原有活性成分的含量，应与原标准品、对照品或国际标准品进行对比，并经过协作标定和一定的工作程序进行技术审定。

7. 检验方法和限度

（1）各种纯度和限度数值以及制剂的重（装）量差异：系包括上限和下限两个数值本身及中间数值。规定的这些数值不论是百分数还是绝对数字，其最后一位数字都是有效位。试验结果在运算过程中，可比规定的有效数字多保留一位数，而后根据有效数字的修约规则进舍至规定的有效位。计算所得的最后数值或测定读数值均可按修约规则进舍至规定的有效位，取此数值与标准中规定的限度数值比较，以判断是否符合规定的限度。

（2）药品的含量（％）：除另有规定外，均按重量计。如规定上限为 100％以上时，系指用本版药典规定的分析方法测定时可能达到的数值，它为药典规定的限度或允许偏差，并非真实含量；如未规定上限时，系指不超过 101.0％。

（3）制剂的含量限度范围：系根据该药味含量的多少、测定方法、生产过程和贮存期间可能产生的偏差或变化而制定的，生产中应按处方量的 100％投料。

二、中药制剂分析的程序与方法

国家为加强药品的监督管理，保证药品质量，有效保障公众用药权益和用药安全，保护合法企业的正当权益，建立并维护健康的药品市场秩序，设立了药品监督检验机构；药品生产、经营企业和医疗机构也设有药品质量检验机构，开展自检自控活动；同时设立群众性的药品质量监督员，开展监督工作。这种专业监督与群众性监督相结合的方法，正在发挥并将继续发挥积极的作用。

中药制剂分析是中药制剂质量监督管理的重要依据。为保证分析结果的科学性、公正性和规范性，中药制剂分析应在严格的管理制度下，按法定的程序进行，其基本程序包括取样、供试品溶液的制备、鉴别、检查、定量分析、结果判断六部分。

（一）取样

取样系指从整批制剂中抽取一部分具有代表性的样品的过程。中药制剂分析的样品包括送检样品和抽检样品两种。送检样品必须是经主管部门批准生产或试生产的制剂，委托检验必须持有单位介绍信，复核、仲裁、评优和新药审批检品应附技术资料及原检验报告书，检品应包装完整，标签、批号清楚。抽检样品是药品监督检验机构对所辖区范围生产、供应和使用的中药制剂依法抽取的样品。抽检重点是用量大、应用广、质量不稳定、贮存期过长、易混淆、易变质或外观有质量问题的品种。抽检是强制性检验但不收费。抽检结果将发布《药品质量公报》。抽检人员必须亲自到现场随机抽取样品，出示证件，填写药品抽检记录及凭证（见附录一）。

取样要有代表性、科学性和真实性。一般应从每个包装的四角及中间五处取样；液体药材应在混合均匀后取样，不易混匀者应从顶部、中部和底部分别取样；袋装制剂可从袋中间垂直插入；桶装制剂可在桶中央取样，深度可达 $1/3 \sim 2/3$ 处。将每一包件所取样品混匀，称为"袋样"。将全部袋样混匀，称为总样品，又称"混合袋样"或"初样"。平均样品系指不少于全检用量 3 倍量的样品，其中 $1/3$ 供检验用，$1/3$ 供复核用，$1/3$ 留样保存。若混合袋样超出平均样品数倍时，可采用"圆锥四分法"获得平均样品，方法是：用适当的方法将总样品堆积成正圆锥形，再将正圆锥的上部压平，然后从圆锥上部被压平的平面十字状垂直向下切开，分成 4 等份，取用对角 2 份，混匀，再如此反复操作，直至剩余的量达到平均样品量为止。取得的平均样品应注明品名、批号、数量、保质期、包装、取样日期及取样人，及时密封，妥善保管，防止差错。不同剂型的取样量规定如下（表 1-8）。

表 1-8　　　　　　　　　　　　　不同剂型的取样数量

剂 型	取样数量	取样方法
散剂 颗粒剂	100g	可在包装的上、中、下三层及间隔相等的部位取样若干，将所取样品充分混匀后，按"四分法"从中取出所需供试量
片剂	200 片或 100g	成品取样 200 片；未成片前可取已制成的颗粒 100g
大蜜丸	10 丸	随机抽样
水蜜丸、 水丸等	检验量的 10～20 倍	粉碎，混匀，再按"四分法"从中取出所需供试量
胶囊剂	≥20 个胶囊	倾出其内容物，混匀，称重；一般胶囊内药物的取样量为 100g
液体制剂	200ml	应在摇匀后取样
注射剂	200ml 或 200 支	取样两次。第一次在配液滤过后、灌注前，取样 200ml；第二次在消毒灭菌后，取样 200 支

（二）供试品溶液的制备

检验科室接受检品后，应首先核对检品标签与检验卡；按国家药品标准、新产品合同或所附资料进行检验。中药制剂成分复杂，剂型多样，大多需制成较纯的供试品溶液才能用于分析测定。制备供试品溶液的原则是最大限度地保留待测成分，除去干扰物质，将待测成分浓缩至分析方法最小检测限所需浓度。其制备方法是先对样品进行预处理，排除辅料的干扰，再根据待测成分的性质和剂型不同，选用适宜的溶剂和方法，将待测成分提取、分离、净化、浓缩。

1. 样品的预处理 不同剂型样品应采用不同的预处理方法。如对固体样品，一般应进行粉碎。粉碎的目的一是确保待测样品均匀而有代表性，提高测定结果的精密度和准确度；二是使样品中的待测组分能尽快地完全提取出来。但是样品粉碎得过细，提取时会造成滤过困难，因此可根据测定目的的不同，视实际情况选择不同的粉碎器械和粉末细度。在粉碎样品时，应尽量避免由于设备的磨损或不干净等原因而污染样品，并防止粉尘飞散及挥发性成分的损失；过筛时，不能通过筛孔的部分颗粒决不能丢弃，必须反复粉碎或碾磨，让其全部通过筛孔，以保证样品的代表性。粉碎设备目前主要有粉碎机、铜冲、研钵等，生物组织样品可用高速匀浆机或玻璃匀浆器。不同剂型样品的预处理方法如下（表 1-9）。

表 1-9　　　　　　　　　　　　不同剂型样品的预处理

剂　型	赋形剂或溶剂	预处理方法
蜜丸及小蜜丸	蜂蜜	将样品切成小块，加水洗涤除去蜂蜜；或加 50%～200%（g/g）的硅藻土、硅胶等分散剂，研磨混匀后，再用适宜的溶剂提取
水丸、水蜜丸、浓缩丸及糊丸	水、药汁、乙醇、醋、米糊等	直接粉碎或研细，再选择适宜的溶剂提取
蜡丸	蜂蜡	将蜡丸切碎，加水煮沸使蜡熔化，与药粉分离，置水浴中冷却，使蜡析出，除去蜡层，再用适宜的溶剂提取
滴丸	水溶性基质	直接用有机溶剂提取待测成分
	水不溶性基质	将样品加热熔化，冷却除去基质，再用适宜的溶剂提取
片剂	淀粉、糊精、糖粉、硬脂酸镁等	赋形剂对测定无干扰时，可直接测定；赋形剂对测定有干扰时，可根据赋形剂的性质和特点，采用适宜的方法将其除去

续表

剂　型	赋形剂或溶剂	预处理方法
栓剂	水溶性基质	将栓剂与硅藻土研匀，用有机溶剂回流提取待测成分
	脂溶性基质	将栓剂与硅藻土研匀，用水或乙醇-水加热提取待测成分；或将栓剂切成小块，加适量水，水浴加热使其溶化，搅拌数分钟，取出，在水浴中使基质凝固，滤过以除去基质
糖浆剂	蔗糖	选用适宜的溶剂将待测成分提出；或将糖浆调节至不同的 pH 值，以利于酸碱成分的提取
软膏剂	基质	①滤除基质法：取软膏适量，加入适量的溶剂，加热，使软膏液化，再放冷，待基质重新凝固后，滤除基质，反复数次，合并滤液后测定，如老鹳草软膏的鉴别；②提取分离法：在适宜的酸性或碱性介质中，用有机溶剂将基质提取后除去，再进行测定，如马应龙麝香痔疮膏中珍珠的鉴别；③灼烧法：如软膏中待测成分为无机化合物，经灼烧，基质分解除尽，然后对灼烧后的无机物进行测定
合剂与口服液	防腐剂、矫味剂及稳定剂	对测定无干扰时，可直接用样品作为供试液；有干扰时，可采用萃取法、柱色谱法等方法排除干扰
酒剂与酊剂	乙醇	可挥去或蒸干乙醇，再以适宜的溶剂提取
膏药	基质	可先用三氯甲烷处理样品，将基质除去，再提取待测成分
注射剂	增溶剂、稳定剂等	可直接进行测定或经分离纯化后再测定
胶囊剂	无或有填充剂	①硬胶囊剂：倾出胶囊中药物，用适宜的溶剂直接提取；②软胶囊剂：可采用超声波直接提取，亦可剪破胶囊，倾出内容物，再用适宜的溶剂提取
颗粒剂及散剂	颗粒剂有甜味剂、黏合剂等	选择适宜的溶剂直接提取

应注意，同一成分在不同剂型中，供试品溶液的制备方法常有差异，如不同剂型的马钱子主成分士的宁的提取（表 1-10）。

表 1-10　　　　　　不同剂型中马钱子主成分士的宁的提取方法

剂　型	提 取 方 法
酊剂	样品先蒸去乙醇和水，残渣碱化后再用有机溶剂提取
蜜丸	加硅藻土作稀释剂，研匀，干燥后碱化，再用有机溶剂提取
散剂	用酸水液直接提取，或在碱性条件下用有机溶剂回流提取
软膏	先在酸性条件下，加入有机溶剂除去基质，再按生物碱的性质提取

2. 样品的提取　样品经预处理后，采用适宜的方法将待测组分与某些共存组分提取出来（前者必须完全溶出），再对待测组分进行分离净化及测定。其提取方法主要有溶剂提取法、水蒸气蒸馏法、升华法及超临界流体萃取法等。

（1）溶剂提取法：溶剂提取法是根据中药制剂中各种成分在溶剂中的溶解性质，选用适宜的溶剂将待测成分提取出来的方法。应遵循"相似相溶"的规律，选用对待测成分溶解度大、对非测定成分及杂质溶解度小、不与待测成分发生反应、使用安全的溶剂。常用溶剂的特点及选用方法见表 1-11。用本法提取中药制剂中的成分时，应注意原料的粉碎度、提取时间、提取温度、设备条件等因素会影响提取效率。常用的溶剂提取方法有浸渍法、回流提取法、连续回流提取法、超声波提取法等。

表 1-11　　　　　　　　常用溶剂的特点及选用方法

溶 剂 类 型	特　　点	溶出成分及常用溶剂
水	为强极性溶剂	可溶出无机盐、糖类、小分子多糖类、鞣质、氨基酸、蛋白质、有机酸盐、生物碱盐及苷类等成分。酸水可使生物碱成盐而溶出；碱水可使有机酸、黄酮、蒽醌、内酯、香豆素以及酚类成分溶出
亲水性有机溶剂	能与水混溶；溶解性能较好，对细胞的穿透力较强	可溶出除蛋白质、黏液质、果胶、淀粉等外的多数亲水性成分及极性较大的亲脂性成分。常用不同浓度的乙醇、甲醇、丙酮等。甲醇沸点较低（64℃），有毒性，使用时应注意
亲脂性有机溶剂	不能与水混溶；挥发性强；多易燃（三氯甲烷除外）；渗透性较弱	可溶出多数游离生物碱、萜类、香豆素类、木脂素类、游离黄酮、游离蒽醌等脂溶性成分。其选择性强，不易提出亲水性杂质。常用的有石油醚、苯、三氯甲烷、乙醚、乙酸乙酯等

①冷浸法：将样品粉碎后精密称取适量，置具塞容器中，加入样品重量10～50倍的适宜溶剂，称重，摇匀后放置浸泡 12～48 小时，浸泡期间应经常振摇，浸泡后再称重，补足损失的溶剂量，充分摇匀，滤过，滤渣用溶剂充分洗涤至提取完全，合并滤液及洗液，取部分提取液（即等量测定法）或全部提取液（即总量测定法）进行测定。等量测定法系精密量取一定体积的提取液，使其与一定重量的药品相当，再进行成分测定的方法，对挥发性较大的提取溶剂不宜采用。总量测定法是将总提取液浓缩或蒸干（可采用常压或减压蒸干、自然挥散或氮气流吹干），将残留物用另一溶剂溶解，定量转入量瓶内，稀释至刻度，摇匀，再进行成分测定的方法。总量测定法可克服等量测定法的缺陷，且提取溶剂不必

精密加入。冷浸法适用于对热不稳定样品的成分分析，操作简便，且提取杂质少；但费时、费溶剂，提取效率低。

②回流提取法：将样品置圆底烧瓶中，加入适宜的单一溶剂或混合溶剂浸过药面约1~2cm，连接回流冷凝器，水浴加热回流提取0.5~2小时或更长，直至提取完全，滤过，滤液经处理后制成供试品溶液。本法提取效率高于冷浸法，且可缩短提取时间；但提取杂质较多，对热不稳定或具有挥发性的成分不宜采用。

③连续回流提取法：将样品置索氏提取器中，加入遇热可挥发的有机溶剂，进行连续回流提取至提取完全，取下虹吸回流管，无需滤过，就可回收溶剂，再用适宜的溶剂溶解，定容。本法提取效率高，所需溶剂少，提取杂质少，操作简便；但受热时间较长，对热不稳定的成分不宜采用。

④超声提取法：将样品置具塞锥形瓶中，加入提取溶剂后，置超声波振荡器槽中（槽中应加有适量水），开启超声振荡器，进行超声振荡提取。由于在提取过程中溶剂会有一定量的损失，所以用作含量测定时，应于超声振荡前，先称定重量，提取完毕后，放冷再称重，并补足减失的重量，滤过后，取滤液备用。

超声波是频率高于20000Hz的机械波，频率高，声强大，具有强烈的振荡和击碎作用。超声波的振荡作用有助于溶剂的扩散；其击碎作用可将样品打成细小的微粒，并破坏其细胞壁和细胞膜，有利于有效成分的迅速释放与溶出；同时其热效应可使水温保持在57℃左右，起到温浴之效。与传统提取方法相比，超声提取法具有提取速度快、时间短、收率高、无需加热等优点，一般样品30分钟即可完成提取过程，避免了高温加热对有效成分的破坏。但由于超声波会使大分子化合物发生降解或解聚作用，或者形成更复杂的化合物，也会促进一些成分的氧化和还原过程，所以采用超声提取时，应对容器壁的厚薄、超声频率、提取时间、提取溶媒等条件进行考察，避免采用强超声，以提高提取效率。在对药材粉末进行超声提取时，由于所提组分是由细胞内逐步扩散出来，速度较慢，故加溶剂后宜先放置一段时间，再行超声提取。

（2）水蒸气蒸馏法：适用于能随水蒸气蒸馏而不被破坏的成分，如挥发油、某些小分子的生物碱（如麻黄碱、槟榔碱）及酚类成分（如牡丹酚）等。此类成分具有挥发性，与水不相混溶或仅微溶，沸点多在100℃以上，在100℃时有一定的蒸气压。当与水共热时，其蒸气压与水的蒸气压总和为一个大气压时，液体开始沸腾，水蒸气将挥发性物质一并带出。有些挥发性成分在水中的溶解度稍大些，可将蒸馏液重新蒸馏，在最先蒸馏出的部分，分出挥发油层，或在蒸馏液水层经盐析法并用适宜溶剂将成分提取出来，如玫瑰油、原白头翁素等成分的提取。

（3）升华法：固体物质受热直接气化，遇冷后又凝固为固体，称为升华。中药制剂中某些成分具有升华的性质，如某些游离羟基蒽醌类、香豆素类（如七叶内酯），有机酸类（如苯甲酸）、斑蝥素等，可利用升华法提取。

（4）超临界流体提取法（SFE）：它是以超临界流体为提取溶剂，利用其具有的密度大、黏度小、扩散系数大等传质特性，快速、有效地提取固体或半固体制剂中的待测成分的样品预处理新技术。提取时将样品置于超临界流体萃取仪的萃取池中，用泵将超临界流体（SF）送入萃取池，萃取完毕后，将溶液送入收集器中，降低压力至常压状态，SF立即变为气体逸出，即可收集被萃取的待测物。

任何物质都存在气相、液相、固相三种相态。液、气两相成平衡状态的点称为临界点。在临界点时的温度和压力称为临界温度和临界压力。超临界流体（SF）系指高于临界压力（Pc）和临界温度（Tc）时所形成的以流体形式存在的物质，兼有气、液两相的特点，最常用的SF是CO_2，它具有性质稳定、使用安全、价格低廉、临界点低（Tc＝31.26℃，Pc＝7.4MPa）、不易与溶质反应、易与溶质分离等优点。在超临界状态下，CO_2流体既不是气体，也不是液体，但兼有气体和液体的某些性质，既有与气体相当的高扩散系数和低黏度，又有与液体相近的密度和良好的传质、传热、渗透和溶解能力，其密度对温度和压力的变化十分敏感，且与溶解能力在一定压力范围内成正比。在临界点附近，温度、压力的微小变化，都会引起CO_2密度的改变，从而使待提取物的溶解度发生变化。因而可通过控制温度和压力实现提取，然后再经减压、升温或吸附的方法使临界流体汽化而变成普通气体，使被萃取的物质以固态或液态形式析出，从而达到分离提纯的目的。

与常规的溶剂提取和蒸馏法相比，超临界萃取具有提取速度快、效率高、纯度高、选择性强、准确度高、操作温度低、节省溶剂、不使用易燃有毒的溶剂、无溶剂残留、不污染环境、萃取分离一体化等特点，能与色谱和光谱等分析仪器直接联用，特别适用于对热不稳定、易氧化、具挥发性、极性小或分子量小的中药有效成分的提取。近年来，通过在超临界CO_2中加适宜的夹带剂或改良剂，如甲醇、乙醇、丙酮、乙酸乙酯、水等，同时增加压力、改善流体的溶解性质，使SFE也广泛应用于生物碱、黄酮类、皂苷类等极性较强或分子量较大的非挥发性成分的提取。

3. 样品提取液的分离与净化　样品提取液大多含有复杂的化学成分，还需进一步分离净化，才能用于成分测定。常用的分离净化方法有以下几种：

（1）液-液萃取法（LLE）：本法是利用混合物中各成分在两种互不相溶的溶

剂中分配系数的不同而达到分离的方法。可根据待测成分的溶解性能，采用适宜的溶剂将待测成分与杂质或干扰成分分离，也可利用待测成分的酸碱性，用不同pH值的溶剂反复萃取，以达到分离杂质或成分的目的。萃取所用的有机溶剂，应对待测组分的溶解度大、沸点低、易于浓集和挥散、与水不相混溶、无毒、化学稳定、不易乳化等，最常用的是乙醚、三氯甲烷等。萃取时所用有机溶剂与水的容积比一般为 1∶1 或 2∶1，可根据被测组分的性质，从实验中考察其用量与萃取效率之间的关系，确定有机溶剂的最佳用量。直接萃取法主要适用于极性小的有机化合物，对极性大的成分可采用离子对试剂进行萃取。

①直接萃取法：利用供试品中待测成分与干扰成分在有机溶剂（萃取剂）中的溶解度不同，通过多次萃取来达到分离净化的目的。直接萃取法常用的溶剂有三氯甲烷、二氯甲烷、醋酸乙酯和乙醚等。可根据待测组分疏水性的相对强弱来选择极性适当的溶剂，既保证待测组分的充分萃取，又有较好的选择性。对于弱酸性成分应调节水相的 pH≤pKa－2；对于弱碱性成分应调节水相的 pH≥pKa＋2（此处为其共轭酸的 pKa），以使弱酸、弱碱性成分主要以非离子化的游离酸或碱的形式存在，从而提高萃取率。在提取过程中也常利用中性盐的盐析作用，如水相用 NaCl 饱和，使待测组分进入有机相而提高萃取率。此外应注意，使用相同量的溶剂，多次萃取的效率高于一次用全量溶剂萃取。

②离子对萃取法：其原理是在适当的 pH 介质中，某些有机酸（碱）性物质形成的离子与带相反电荷的离子（也称离子对试剂）定量地结合成为弱极性的离子对，易溶于有机溶剂，使之萃取分离。它最适合于高度电离的有机酸、碱化合物的萃取（不能用直接法萃取），在中药制剂分析中主要用于生物碱（B）的分析，其离子对试剂常为酸性染料（In⁻），如溴麝香草酚蓝（BTB）和溴甲酚绿（BCG）等，在水相中的定量反应为：

$$BH^+_{(水相)}+In^-_{(水相)} \rightleftharpoons BH^+ \cdot In^-_{(水相)} \rightleftharpoons BH^+ \cdot In^-_{(有机相)}$$

形成的离子对 $BH^+ \cdot In^-$，常用成氢键能力强的三氯甲烷或二氯甲烷提取。由以上反应可知，水相中生物碱和酸性染料均应有较高的离子化程度，必须注意水相的 pH 值和离子对试剂的选择。通常生物碱与 BTB 形成 1∶1 的离子对，最好在 pH5.2～6.4 提取；而二元碱形成 1∶2 的离子对，最好在 pH3.0～5.8 提取（二元碱的碱性弱，需要在较低的 pH 下离子化后形成离子对）。若三氯甲烷层中的微量水分引起浑浊，可通过加入少许乙醇或久置分层使之澄清，也可分离有机相后加入脱水剂（常用无水 Na_2SO_4）或经滤纸滤除去微量水分。由于乳化作用能引起药物的损失，使回收率降低，故萃取时应尽量避免发生乳化现象。

目前液-液自动萃取装置已广泛应用，具有操作简便迅速、误差小、重现性

··

好等特点，使药物的提取、干燥、再溶解等操作均实现自动化。

(2) 液-固萃取法（LSE）：又称色谱法，包括吸附色谱、分配色谱、离子交换色谱和凝胶色谱等类型；按其操作方式可分为柱色谱、薄层色谱、纸色谱等，以柱色谱最为常用。通常将样品溶液加到装有合适固定相（净化剂）的长 5～15cm，内径 0.5～1.5cm 的色谱柱中，用适当的溶剂洗脱，可使待测组分保留于柱上，将杂质洗去，再用适当的溶剂将组分洗下；或使杂质保留于柱上，直接洗脱待测成分进行测定；或将各组分分别洗出收集；或将各组分在柱中形成的色带分割开，再用溶剂将各色带中的成分萃取出来；或作为预处理柱，将色谱柱流出的组分用 GC、HPLC、TLC 进一步分离后测定。柱色谱法具有设备简单、使用方便快速、净化效率高等特点，消除了 LLE 易乳化的缺陷；柱为可弃型，废弃物易从实验室移走；多采用以水为主的溶剂系统洗脱，并在室温下操作，大大增加了其安全性，尤其适用于具挥发性及对热不稳定成分的分离。采用色谱法进行净化分离时，回收率应符合要求，并应做空白试验以校正结果。柱色谱常用的净化剂（填料）可分为亲脂型、亲水型和离子交换型填料，包括氧化铝、硅胶、氧化镁、键合相硅胶（C_8、C_{18}）、大孔树脂、离子交换树脂、硅藻土、聚酰胺等。简介如下：

①硅胶、氧化铝：为常用的极性吸附剂。用于样品的净化处理时，其颗粒直径应为 0.07～0.15mm（200～100 目），用量 1～5g。当溶于有机溶剂的样品加到柱上时，非极性或低极性的杂质先流出色谱柱，再用适当极性的溶剂洗脱待测成分，而强极性的杂质仍保留在柱上。硅胶适用于分离中性或酸性化合物，强烈保留碱性化合物。若把样品提取液加到柱上，依次用极性由小到大的溶剂洗脱，可将杂质和待测成分分离。常见的商品硅胶柱为 Sep-Pak Silica，通常以甲醇、水处理后上样。氧化铝能将黄酮类吸附在柱上，常用于生物碱类成分的分离测定，如左金丸、戊己丸、香连片（丸）和驻车丸中总生物碱（以盐酸小檗碱计）的含量测定，均采用氧化铝柱（内径约 0.9cm，中性氧化铝 5g，湿法装柱，30ml 乙醇预洗），以乙醇洗脱生物碱；用 HPLC 测定苦参中的氧化苦参碱和苦参碱时，采用氧化铝柱吸附黄酮，以 $CHCl_3$-CH_3OH（7:3）洗脱生物碱，进行净化处理。

②键合相硅胶：常用的固体萃取剂有十八烷基键合相硅胶（简称 C_{18} 或 ODS）、苯基键合相硅胶、氰基键合相硅胶等，可用来分离脂溶性、水溶性杂质或苷元与苷等成分，也常用于萃取、纯化生物样品内水基质体液中的憎水性药物。有些亲水性药物可通过调节 pH 值、形成离子对等方法来达到有效的萃取。常用的商品键合相硅胶柱有 Sep-Pak C_{18}，Bon-Elut C_{18} 及 CN（氰基）、C_2（乙

基）、Ph（苯基）C_{18}等，其填料平均粒度为 $30\sim60\mu m$。一般操作程序为：柱的活化（用 2ml 甲醇冲洗，以润湿键合相和除去杂质，再用 0.5ml 水洗去柱中的甲醇）→上样→清洗（用 $2\sim5ml$ 水清洗，以除去无机盐、亲水性蛋白质、低分子肽类、氨基酸、糖、极性化合物等弱保留的亲水性成分）→洗脱（用 $2\sim5ml$ 甲醇或甲醇-水洗脱大分子的肽、甾体、较亲脂的药物等强保留的待测组分）。

③大孔吸附树脂：是一类新型高分子材料，为一种高聚物吸附剂，由聚合单体和交联剂、致孔剂、分散剂等添加剂经聚合反应制备而成。聚合物形成后，致孔剂被除去，在树脂中留下了大大小小、形状各异、互相贯通的孔穴。因此大孔吸附树脂在干燥状态下其内部具有较高的孔隙率，且孔径较大，在 $100\sim1000nm$ 之间，故称为大孔吸附树脂。大孔树脂的表面积较大、交换速度较快、机械强度高、抗污染能力强、热稳定好，在水溶液和非水溶液中都能使用。具有较好的吸附性能，理化性质稳定，不溶于酸、碱及有机溶媒，对有机物选择性较好，不受无机盐类及强离子低分子化合物存在的影响。通过物理吸附从水溶液中有选择地吸附有机物质，再用适宜的溶剂洗脱，将吸附能力及分子量大小不同的组分分离。

大孔吸附树脂型号很多，可分为极性、中等极性和非极性型三种。前者为丙烯酰胺聚合物，如商品 XAD-7、XAD-8 等，对极性化合物有较强的吸附力；后者为苯乙烯和二乙烯苯的共聚物，如商品 XAD-1、XAD-2、XAD-4、XAD-5 等，对弱极性或非极性化合物有较强的吸附力。应在充分研究中药制剂有效成分性质的基础上，根据"相似相溶"的原则进行选择。一般非极性吸附剂适用于从极性溶液（如水）中吸附非极性有机物；极性吸附剂适用于从非极性溶液中吸附极性物质；中等极性吸附剂，不但能从非水介质中吸附极性物质，同时也能从极性溶液中吸附非极性物质。例如在测定人参叶中人参皂苷的含量时，用大孔树脂除去水溶性的杂质，再用 80%乙醇洗脱人参皂苷。

大孔树脂在使用前需用甲醇、乙醇、丙酮等有机溶剂除去杂质，有时还需用酸、碱清洗。该填料常用量为 $1\sim2g$，也可用 $100\sim150mg$ 来萃取血、尿中药物。

④聚酰胺：为常用的有机吸附剂，主要通过与组分形成氢键而产生吸附作用，常用于含酚、酸、醌类成分的净化分离。如测定黄酮时，用样品的乙醇提取液上柱，水洗去部分杂质，以 95%乙醇洗脱总黄酮后测定。

⑤硅藻土、纤维素：为常用的亲水型填料，其原理为分配作用。填料作为支持剂，多以水为固定相，与水不混溶的有机溶剂为流动相，使亲脂性成分从固定相转移到流动相，而被洗脱，达到萃取的目的。其萃取率较高（一般大于 80%），无浓集作用，萃取液较纯净，但洗脱剂用量较大（一般大于 5ml）。

硅藻土柱常用干柱直接上样，柱可再生。纤维素柱的使用与硅藻土柱相似。例如采用不同 pH 缓冲液的硅藻土可分离生物碱、酚性生物碱和中性物质。当柱的 pH＝4 时，多数生物碱被保留，为了分离几种生物碱，可选择缓冲液的 pH 比 4 稍大，流动相常用石油醚、乙醚、三氯甲烷等。

⑥离子交换树脂：憎水基质的离子交换树脂兼有离子交换剂及大孔树脂的某些性质，对在水中溶解度不大的药物，洗脱剂中需含一定量的有机溶剂。离子交换树脂柱可用于除去样品中的离子，防止组分分解，常用于萃取样品液中可离解化合物。例如对于弱酸性药物，可在中性和碱性条件下用阴离子交换树脂柱，以水及有机溶剂（多用甲醇）清洗，再用酸性溶液洗脱后测定；碱性药物则相反。离子交换法的萃取回收率可达 90% 以上，选择性较高，但操作较麻烦、费时。

（3）沉淀法：本法是利用某些试剂与杂质或待测成分生成沉淀，保留溶液或分离沉淀，以达到分离净化的目的。可利用某些试剂与杂质生成沉淀，滤过以除去杂质；也可利用某些试剂与待测成分生成沉淀，分离沉淀，以除去杂质。常用的方法有：①通过改变溶剂极性改变成分的溶解度：如水提醇沉法（沉淀多糖、蛋白质）、醇提水沉法（沉淀树脂、叶绿素）、醇提乙醚或丙酮沉淀法（沉淀皂苷）。②通过改变溶剂 pH 值改变成分的存在状态：适用于酸性、碱性或两性亲脂性成分的分离，如分离碱性成分的酸提碱沉法和分离酸性成分的碱提酸沉法。③通过加入某种试剂与欲分离成分生成难溶性的复合物或化合物：如雷氏盐沉淀法（分离水溶性生物碱）、胆甾醇沉淀法（分离甾体皂苷）等。

利用沉淀法时应注意留在母液或沉淀中的过量试剂对待测成分是否有干扰。若有干扰，应采用适宜的方法除去留存的过量试剂，以免影响测定结果。

（4）蒸馏法：利用待测成分具有挥发性的特点，可采用蒸馏法收集馏出液进行含量测定，如正骨水中挥发油的测定。

（5）盐析法：在样品水提液中加入 NaCl 或 Na_2SO_4 等无机盐至一定浓度或达到饱和状态，使某些成分溶解度降低而分离。如用水蒸气蒸馏法测定制剂中丹皮酚的含量时，将提取用的水中加入一定量 NaCl，可使丹皮酚较完全地被蒸馏出来；将蒸馏液中加入一定量 NaCl，可便于用乙醚萃取出丹皮酚。

（6）消化法：当测定中药制剂中的无机元素时，由于大量有机物的存在，会严重干扰测定，因此必须采用适宜的方法破坏这些有机物质。常用的破坏方法有湿法消化和干法消化两种。

①湿法消化：本法所用仪器一般为硅玻璃或硼玻璃制成的凯氏瓶（直火加热）或聚四氟乙烯消化罐（烘箱中加热），所用试剂应为优级纯，水应为去离子水或高纯水。直火加热时最好采用可调温度的电热板，操作时应在通风橱内进

行。同时必须按相同条件进行空白试验校正。常见的消化方法有下列三种：

硝酸-高氯酸法：该法破坏能力强，反应较剧烈，故进行破坏时，切勿将容器中的溶液蒸干，以免发生爆炸。本法适用于血、尿、生物组织等生物样品和含动植物药制剂的破坏，经破坏后所得无机金属离子均为高价态。本法对含氮杂环类有机物破坏不够完全。

硝酸-硫酸法：该法适用于大多数有机物质的破坏，无机金属离子均氧化成高价态。但测定与硫酸形成不溶性硫酸盐的金属离子时，不宜采用。

硫酸-硫酸盐法：本法所用硫酸盐为硫酸钾或无水硫酸钠，加入硫酸盐的目的是为了提高硫酸的沸点，以使样品破坏完全，同时防止硫酸在加热过程中过早地分解为 SO_3 而损失。经本法破坏所得金属离子，多为低价态。常用于含砷或锑的有机样品的破坏，破坏后得到三价砷或三价锑。

②干法消化：本法是将有机物灼烧灰化以达分解的目的，将适量样品置于瓷坩埚、镍坩埚或铂坩埚中，常加无水 Na_2CO_3 或轻质 MgO 等以助灰化，混匀后，先小火加热，使样品完全炭化，然后放入高温炉中灼烧，使其灰化完全即可。本法不适用于含易挥发性金属（如汞、砷等）有机样品的破坏。使用本法时应注意，加热灼烧时，温度应控制在 420℃ 以下，以免某些被测金属化合物挥发；灰化完全与否，直接影响测定结果的准确度，判断灰化是否完全，可将灰分放冷后，加入稍过量的稀盐酸-水（1∶3）或硝酸-水（1∶3）溶液，振摇，若呈色或有不溶有机物，可于水浴上将溶液蒸干，并用小火炭化后，再行灼烧；经本法破坏后，所得灰分往往不易溶解，切勿弃去。

(7) 膜分离技术（Membranes Separation Technique）：该技术是利用天然或人工合成的，具有选择透过性的薄膜（滤过介质），以外界能量或化学位差为推动力，对双组分或多组分体系进行分离、提纯或富集的技术。目前电渗析、反渗透、超滤、微孔滤过和气体分离等膜分离技术已广泛应用于中药制剂的生产和分析检验。与传统分离技术相比，膜分离技术有以下优点：①可在常温下操作，不需反复加热，分离时无相变化，尤适用于受热有效成分易破坏和对化学试剂有反应的中药制剂；②可分离不同分子量的物质；③减少有效成分的损失，利于保持中药有效成分的生物活性和化学稳定性；④能除去溶液中的重金属、农药残留、胶体微粒、细菌和热原等；⑤可简化工艺、缩短周期、降低能耗，并节约大量乙醇等资源，从而降低成本，提高经济效益。

（三）鉴别

中药制剂的鉴别，系指利用制剂的处方组成、性状特征、显微特征、所含成分的理化性质、色谱和光谱特性以及相应的物理常数等，确定制剂的真实性的方法。目前，中药制剂的鉴别方法主要有性状鉴别、显微鉴别和理化鉴别三类。

1. 鉴别对象的选择　应首选主药（君药）、辅药（臣药）、毒性药、贵重药、易混品种，以及在药材来源、化学成分、分析方法等方面基础研究工作较好的药味进行鉴别。

2. 鉴别方法的选择　对含有原料药材粉末的中药制剂，可采用显微鉴别法；对所有中药制剂均可采用性状鉴别和理化鉴别法。常用的理化鉴别方法有化学反应鉴别法、微量升华鉴别法、荧光分析鉴别法、光谱鉴别法、色谱鉴别法、指纹图谱鉴别法等。薄层色谱法鉴别中药制剂，专属性强，操作简便，具有分离和鉴别的双重功能，只要一些特征斑点重现性好、专属性强，就可作为鉴别依据。采用对照品、对照药材或对照提取物作对照，使鉴别的准确性大大提高。因此，2005 年版《中国药典》突出了中药制剂的薄层色谱鉴别法。

（四）检查

中药制剂的检查主要包括制剂通则检查、杂质检查及卫生学检查三类。

1. 杂质检查　中药制剂的杂质系指存在于制剂中的无治疗作用，或影响制剂的稳定性和疗效，甚至对人体有害的物质。可分为一般杂质和特殊杂质两类。一般杂质系指在自然界分布较广，在原料的生产、收购、炮制及制剂的生产或贮藏过程中引入的杂质，如总灰分、酸不溶性灰分、水分、氯化物、铁盐、重金属、砷盐、农药残留等，采用药典附录规定的方法进行检查。特殊杂质系指仅在某些制剂的制备和贮存过程中产生的杂质，其性质随制剂品种的不同而异，如大黄流浸膏中土大黄苷的检查，阿胶中挥发性碱性物质的检查，小活络丸、五味麝香丸中乌头碱的限量检查。特殊杂质采用药典有关制剂项下规定的方法进行检查。

2. 制剂通则检查　检查项目及内容与剂型有关，如丸剂、片剂、滴丸剂、栓剂等需进行重量差异检查；片剂、胶囊剂、滴丸剂需进行崩解时限检查；颗粒剂需进行溶化性检查；酒剂、酊剂应进行含乙醇量和甲醇量检查等。

3. 卫生学检查　包括热原、无菌、微生物限度及细菌内毒素检查四种类型。①热原检查：将一定剂量的供试品静脉注入家兔体内，在规定时间内，观察家兔体温升高的情况，以判定供试品所含热原的限量是否符合规定。②无菌检查：用于检查药典要求无菌的药品、原料、辅料及其他品种是否无菌。③微生物限度检查：用于检查非灭菌制剂及其原、辅料受到微生物污染的程度，包括染菌量（细菌数、霉菌及酵母菌数）及控制菌（包括大肠埃希菌、大肠菌群、沙门菌、铜绿假单胞菌、金黄色葡萄球菌、梭菌等）的检查。④细菌内毒素检查：利用鲎试剂来检测或量化由革兰阴性菌产生的细菌内毒素，以判断供试品中细菌内毒素的限量是否符合规定。此外，霉变或长螨的中药制剂以不合格论。

（五）定量分析

中药制剂的定量分析系指用化学、物理或生物的方法，通过测定制剂或生物样品的化学成分含量、生物效价或浸出物等，检定中药制剂质量的方法。尽管中药制剂产生疗效的物质基础是多种成分的协同作用，但选取起主要治疗作用的主药、贵重药、毒性药或制备过程中易损失的药物，采用灵敏、准确、专属、普及的检测方法，进行化学成分含量、生物效价或浸出物的测定，对于控制中药制剂的质量，仍然具有实际意义。目前中药制剂定量分析的方法主要有以下几种。

1．化学成分的含量测定

（1）单体成分的含量测定：当制剂中的有效成分或毒性成分明确时，可采用高效液相色谱、薄层色谱扫描、气相色谱等现代检测方法，测定一至多种单体成分的含量，控制中药制剂的质量。为保证分析结果准确、可靠，应进行严格的提取、分离，排除干扰；采用无干扰、稳定性好、回收率高的测定方法进行检验。如用高效液相色谱法测定，双黄连栓每粒含黄芩以黄芩苷（$C_{21}H_{18}O_{11}$）计，应不少于65mg；用高效液相色谱法测定，注射用双黄连（冻干）每支含金银花以绿原酸计应为8.5～11.5mg，含黄芩按黄芩苷计应为128～173mg。含矿物药的中药制剂，多采用滴定法测定其含量，如按滴定法测定，保赤散每1g含朱砂以硫化汞（HgS）计，应为0.21～0.25g。

（2）同类成分的含量测定：当制剂中的有效成分属于生物碱、黄酮、蒽醌、皂苷等某类物质，单体成分不明确，或含量偏低，提取分离难度大，或缺乏理想的检测方法时，可采用滴定法、重量法、色谱法、分光光度法等分析方法，测定某类成分的含量，以控制中药制剂的质量。例如用滴定法测定，止喘灵注射液每1ml含总生物碱以麻黄碱（$C_{10}H_{15}NO$）计，应为0.50～0.80mg。

（3）有效成分中相同元素的含量测定：多采用"氮测定法"测定含氮制剂的含氮量，以控制中药制剂的质量。其原理是将供试品在硫酸及催化剂的作用下，经强热分解使有机氮转化为硫酸铵，再经强碱碱化使氨馏出并吸收于硼酸液，最后用硫酸滴定液滴定，求出含氮量。例如，珍视明滴眼液的总氮量测定：精密量取本品10ml，照氮测定法测定，本品每1ml含总氮（N）应为93～107μg。

2．生物效价与单纯指标测定 生物效价测定法是利用生物体的反应来鉴定中药制剂有效成分的含量或效价，以测定制剂的疗效或毒性的方法，包括蛙法、猫法、豚鼠法及鸽法等；单纯指标测定法是通过测定中药制剂某一特性或某一药理作用的强弱，评价中药制剂质量的方法，如苦味指数、泻下作用、抗癌活性、抗凝血作用的测定等。生物效价测定是衡量制剂疗效的必要手段。测定时按"生物测定法"，并与标准品作对照，以保证测定结果的准确可靠。如洋地黄片用生物测定法测定，其效价应为标示量的83.0%～115.0%。

3. 浸出物测定　对有效成分不明确、含量偏低或目前尚无确切定量方法的中药制剂，可测定制剂的总固体量或浸出物作为质量控制指标。例如冯了性风湿跌打药酒总固体的测定：精密量取本品25ml，置105℃干燥至恒重的蒸发皿中，蒸干，在105℃干燥至恒重，遗留残渣不得少于1.2%。又如刺五加浸膏的浸出物测定：照水溶性浸出物测定法（热浸法）测定，水浸膏不得少于45.0%；照醇溶性浸出物测定法（热浸法）测定，用甲醇作溶剂，醇浸膏不得少于60.0%。

中药制剂的质量控制应通过多种方法，测定多种成分，如止喘灵注射液用滴定法测定，每1ml含总生物碱以麻黄碱计应为0.50～0.80mg；用高效液相色谱法测定，每1ml含洋金花以东莨菪碱（$C_{17}H_{21}NO_4$）计，不得少于15μg。但不论选用何种方法，都必须经过线性化范围试验、稳定性试验、精密度试验、重复性试验、空白试验、加样回收率试验等方法学考察，以确保测定结果准确可靠。

（六）结果判断

判断某一中药制剂是否合格，必须按照药品标准对其进行全面检查，并全部符合规定。国家药品标准规定的检查项目中任何一项不符合规定，都应判为不合格品。药品质检人员在检验过程中应实事求是，准确地做好检验记录，并根据检验结果得出"符合规定"或"不符合规定"的检验结论，并填写检验卡。检验卡经检验室主任审核签字后交业务技术科（室）审核，再经主管业务所长审核签字后，打印药品检验报告书，核对无误后盖章发出；不合格检品的检验报告书应抄送主管部门及有关单位。

药品检验原始记录（见附录二）一律用蓝黑墨水或碳素笔书写，应数据真实、资料完整，不得随意涂改，检验依据需写明药品标准的名称、版次、页数。由室主任指定人员核对、签名并编号后，按规定归档保存。

药品检验报告书（见附录三）是对药品质量作出的技术鉴定，是具有法律效力的技术文件，应长期保存。报告书中检验项目一般分为性状、鉴别、检查、含量测定四大项，每项下再分注小项目。每个检验项目应列出项目名称、检验数据、标准规定、检验结论、检验科室及检验者等内容。

剩余检品由检验人员填写留样条，注明数量和留样日期，签封后随检验卡交业务技术科（室），留样检品应登记造册，按规定条件贮存，超过留样期应及时处理。留样检品保存一年，进口检品及药厂申报审批质量标准的留样保存两年，中药材保存半年，进口药材保存一年。

第五节 分析数据的处理与分析方法的验证

一、分析数据的处理

（一）有效数字与计算规则

1. 有效数字　有效数字是指实际能测量到的数字。其位数包括所有的准确数字和最后一位的可疑数字，它反映了测量的准确度。在判断数据的有效数字位数时，要注意以下几点：

（1）数据中的"0"要作具体分析。数字中间的"0"和数字后边的"0"都是有效数字，而数字前面的"0"则不是有效数字，它只起定位作用。

（2）在变换单位时，有效数字位数不变。

（3）不是测量得到的数字，如倍数、分数关系等，可看作无误差数字或无限多位的有效数字。

（4）对 pH、pM、lgK 等对数值，其有效数字位数只决定于尾数部分，如 pH=11.02，因其原值为 $[H^+]=9.6\times10^{-12}$，所以是两位有效数字，而不是四位。

（5）若数据的第一位数大于8，其有效数字位数可多算一位，如9.48，虽然只有三位，但其绝对值接近10.00，故可认为它是四位有效数字。

2. 数字的修约规则　在运算时，按一定的规则舍入多余的尾数，称为数字修约。修约的基本原则如下：

（1）运算中舍去多余的尾数时，以"四舍六入五留双"为原则，即四舍六上，五前单数进一，五前双数舍去，但药品检验，限定了有效数，尾数带来的误差极微，为了方便起见，仍可以按传统"四舍五入"的法则，保留有效数字，例如15.045，保留四位有效数字，应为15.05。

（2）只允许对原测量值一次修约到所需位数，不能分次修约。例如4.1349修约为三位，只能修约为4.13，而不能先修约为4.135，再修约为4.14。

（3）在修约标准差值或其他表示准确度和精确度的数值时，修约的结果应使准确度和精确度的估计值变得更差一些。例如，S=0.216，如取两位有效数字，则修约为 0.22。

3. 有效数字的运算规则　在数据处理中，需要运算一组精确度不同的数值，可按以下规则运算：

（1）加减法运算：一组精确度不同的数据，以小数点后面位数最少的一个数字为准，其余各数都以它四舍五入取舍后再加减。例如 0.0121、25.64 及 1.05782 三个数字相加，应以 25.64 为准，取舍后应为：

$$0.01 + 25.64 + 1.06 = 26.71$$

（2）乘除法运算：一组有效数字不同的数据，以有效数字位数最少的一个数字为准，其余各数都以它为准取舍后再乘除，例如 0.0121、25.64 和 1.05782 三数相乘，其中有效数字位数最少的是 0.0121，有三位有效数，以它为准取舍后应为：

$$0.0121 \times 25.6 \times 1.06 = 0.328。$$

（二）统计特征值

统计特征值包括平均值、方差、标准差、极差、相对标准偏差、平均偏差等。平均值是指全部测量值之和除以测量次数所得的商。偏差是指测定值与测定平均值之差。

例如有两组测定结果，平均值都是 99.63。第一组 98.48、99.21、98.36、100.23、101.87，平均 99.63；第二组 97.11、99.34、99.26、100.41、102.03，平均 99.63。比较两组测定值的偏差，可知那一组的离散程度大。但是偏差只能表示每个数据与平均值的关系，不很直观。如果用极差来表示，就很直观。

$$极差 = 最大值 - 最小值$$

上述第一组：最大值 101.87，最小值 98.36，极差 3.51；第二组：最大值 102.03，最小值 97.11，极差 4.92。显然，第二组的离散程度比第一组大。但是极差还没有充分反映数据蕴藏的信息，不够精确，只表示最大和最小数值与平均值的关系，表达不了各数之间的离散程度。如果把各数的偏差相加，正负相抵，总和为零。如把偏差平方相加，得到偏差平方和，以自由度来平均，得到方差。所谓自由度，是指一组 n 个测定结果，例如 5 个，它们的偏差之和为零，只要确定了前 4 个，第 5 个就不自由了，所以自由度为 $n-1$。离散程度常用标准差来表示，它是方差的平方根。标准差越大，数据越分散。

相对标准偏差就是标准差与平均值之商，以 RSD 表示。

（三）假设检验

在中药制剂分析中，经常遇到这样的情况：对标准试样进行分析，得到一组测量值的平均值与标准值不完全一致；用两种不同的分析方法对同一试样进行分析，得到的两组数据的平均值不完全相符；两个不同的实验室对同一试样进行分析，两组数据的平均结果存在一定的差异。统计学中的假设检验正是说明这些误差是偶然误差还是系统误差，分析结果之间有无"显著性差异"等问题。如果由系统误差所引起，则认为分析结果之间"有显著性差异"；如果纯属偶然误差，则认为分析结果之间"没有显著性差异"。假设检验的方法很多，在中药制剂分析中应用最广泛的是 t 检验法和 F 检验法。

1. t 检验法 在实际工作中，通常涉及的测量值不多，标准差 σ 也未知，在这种情况下，要检验两个样本均值是否有显著性差异，或检验样本均值与总体均值是否有显著性差异，就只能用 t 检验法。具体步骤如下：

(1) 首先由测量值（样本值）算出统计量 $t_{计}$。

(2) 由已知的自由度 f（$f=n-1$，n 为测量值个数）及选定的显著性水平（如 $\alpha=0.05$），从 t 值表中查到临界值 $t_{表}$ 值。

(3) 由 (1) 算出的 $t_{计}$ 值与 (2) 查表得到的 $t_{表}$ 值比较，当 $|t_{计}| > t_{表}$ 时，说明平均值之间"有显著性差异"；当 $|t_{计}| \leqslant t_{表}$ 时，说明平均值之间"没有显著性差异"。在使用 t 检验时，所需要的 $t_{表}$ 值（临界值）可由一般数理统计书后附表查得。

2. F 检验法 标准差或方差是衡量分析操作条件是否稳定的重要标志。例如在某次的检验工作中，分析检验的标准差与平时相比有较大变化，超过了允许值范围，这说明实验中出现了异常情况，提醒试验者要加以注意，并查明原因，迅速处理。当总体方差 σ^2 未知时，要比较两个样本的平均值，用 t 检验法；标准差是反映测量结果精密度的一个特征值，而要比较两个样本的标准差（离散程度）就要使用 F 检验法。具体步骤如下：

(1) 对给定的两组数据，首先求它们的样本方差，再计算 F 值。

(2) 由两组数据的个数，分别求出 $f_{大}$、$f_{小}$，然后选定显著性水平 α（一般定 $\alpha=0.05$）查 F 分布表，求出 F 的临界值记为 $F_{f大, f小}$。

(3) 若计算的 $F_{值} > F_{f大, f小}$（查表得到的值），说明两组数据的标准差之间"有显著性差异"，若 $F \leqslant F_{f大, f小}$，说明两组数据的标准差之间"没有显著性差异"。其中 $f_{大}$ 表示大方差数据的自由度，$f_{小}$ 表示小方差数据的自由度；$f_{大}$ 等于方差较大的一组数据中数据个数减 1，$f_{小}$ 等于方差较小的一组数据中数据个数减 1。

二、分析方法的验证

为保证采用的方法适合于相应的检测要求，在起草中药质量标准，或处方、生产工艺等变更，或修订原分析方法时，分析方法均需经过验证，验证过程和结果均应记载在药品质量标准起草说明或修订说明中。中药制剂分析需验证的项目有鉴别试验，限量检查，含量测定，残留物、添加剂等需控制成分的测定，溶出度、释放度等检查中溶出量的测定等；验证的内容包括准确度、精密度、专属性、检测限、定量限、线性范围和耐用性等。应视具体方法拟订验证的内容（表1-12）。

表 1-12 检验项目与验证内容简表

		鉴 别	限量检查		含量测定及溶出量测定
			限度	定量	
准确度		−	−	+	+
精密度	重复性	−	−	+	+
	中间精密度	−	−	+①	+①
	重现性②	+	+	+	+
专属性③		+	+	+	+
检测限		−	+	+	−
定量限		−	−	+	−
线性		−	−	+	+
范围		−	−	+	+
耐用性		+	+	+	+

注：①已有重现性验证，不需验证中间精密度。②重现性只有在该分析方法将被法定标准采用时做。③如一种方法不够专属，可用其他分析方法予以补充。④"＋"表示通常需要验证；"－"表示通常不需要验证。

1. 准确度 系指用该方法测定的结果与真实值或参考值接近的程度，一般用回收率（％）表示。测定值与真实值越接近，就越准确。准确度应在规定的范围内测试。用于定量测定的分析方法均需做准确度验证。

（1）误差：误差指测定值与真值之差。误差越大，准确度越低；反之，准确度越高。测量值中的误差有绝对误差和相对误差两种表示方法。绝对误差是指测度值与真实值之差（测定值－真实值），而相对误差是指绝对误差在真实值中占的百分率［绝对误差/真实值，或（测定值－真实值）/真实值］。由于真实值是不容易知道的，而误差又较小，因此，当同一样品，随着重复测定次数的增加，所得到的平均值就接近真值。故相对误差又以误差与测定值之比表示（相对误差≈误差/测定值）。

根据误差的性质与产生的原因，可将误差分为系统误差和偶然误差两类。①系统误差：亦称可定误差，系由某些确定因素造成的，多有固定的方向和大小，重复测定可重复出现。根据系统误差的来源，可分为方法误差、仪器误差、试剂误差及操作误差等。方法误差是由于分析方法本身的缺陷或不够完善所引起的误差，如滴定分析法由于滴定反应进行不完全、干扰离子的影响、滴定终点与化学计量点不符合等而产生；仪器或试剂误差是由于仪器不够精确或试剂不符合质量要求所引起的误差，如天平的砝码或容器刻度不准、试剂不纯、蒸馏水中含有杂质等；操作误差是由于分析者操作不符合要求所造成的误差，如测量时读数偏高或偏低引起的误差。②偶然误差：亦称随机误差，系由某些不确定因素引起的，其方向和大小都不固定，如室温、气压及其他操作条件的微小波动等；有时还可能由于分析人员的粗心大意，或不遵守操作规程所产生的错误，如溶液溅失、加错试剂、读错刻度、记录和计算错误等，这些都是不应有的过失。因此在中药制剂分析工作中，当出现较大的误差时，应查明原因，如系由过失造成的误差，应将该次测定结果弃去不用。

（2）分析方法的准确度：分析方法的准确度常用回收率来评价。根据测定方法不同可分为绝对回收率和方法回收率。在测定回收率时，应注意添加成分量必须与实际测定量相近，添加成分必须与实际存在状态相似，必须同时做空白试验。

①绝对回收率：又称萃取回收率、提取回收率，用于评价分析方法的萃取效率，与样品内成分检测灵敏度有关。绝对回收率应考察高、中、低 3 个浓度，低浓度选择在定量限附近，高浓度在标准曲线的上限附近，中间选一个浓度。用内标法测定时，应注意待测成分与内标物各自用外标法测得的绝对回收率相近（两者相差应小于 10%）。

②方法回收率：可用已知纯度的对照品做加样回收测定，即于已知被测成分含量的供试品中再精密加入一定量的已知纯度的待测成分对照品，依法测定。用实测值与供试品中含有量之差，除以加入对照品量计算回收率。

$$回收率\% = \frac{C-A}{B} \times 100\%$$

式中，*A*——供试品所含待测成分的量；

　　　　B——加入对照品的量；

　　　　C——实测值。

在加样回收试验中需注意对照品的加入量与供试品中待测成分含有量之和必须在标准曲线线性范围之内；加入的对照品的量要适当，过小则引起较大的相对误差，过大则干扰成分相对减少，真实性差。

中药制剂含量测定的回收率一般要求在 $95\%\sim105\%$，一些方法操作步骤繁琐，可要求略低，但不得小于 90%；RSD 一般应在 3% 以内。

（3）数据要求：在规定范围内，取同一浓度的供试品，用 6 个测定结果进行评价；或设计 3 个不同浓度，每个浓度各分别制备 3 份供试品溶液进行测定，用 9 个测定结果进行评价，一般中间浓度加入量与所取供试品含量之比控制在 1：1 左右。应报告供试品取样量、供试品中含有量、对照品加入量、测定结果和回收率（%）计算值，以及回收率的相对标准偏差（RSD%）或可信限。

（4）提高分析结果准确度的方法：①选择恰当的分析方法：不同分析方法的灵敏度和准确度不同。化学分析法对于高含量组分的测定，能够获得较准确的结果，相对误差一般为 $0.1\%\sim0.2\%$，但对于微量组分的测定，常常做不出来，根本谈不上准确度；仪器分析法对微量组分的测定灵敏度较高，尽管其相对误差较大，但绝对误差较小，能符合准确度的要求。②减少测量误差：为了保证分析结果的准确度，必须尽量减少各步的测量误差如称量误差、读数误差。③减免仪器误差：可通过校准仪器来减免，如对温度计、砝码、容量瓶等进行校准。④做空白试验：以蒸馏水代替样品溶液，用测样品相同的方法和步骤进行分析，把所得结果作为空白值从样品的分析结果中减去，以减免仪器和试剂误差。⑤做对照试验：把含量已知的标准试样或纯物质当作样品，按所选用的测定方法与未知样品平行测定，由分析结果与其已知含量的差值，便可得出分析误差，用此误差值对未知试样的测定结果加以校正，以减免方法、试剂和仪器误差。⑥做回收试验：如果无标准试样做对照试验，或对样品的组分不清楚时，可做回收试验，即向样品中加入已知量的被测物质，用同法平行测定。

2. 精密度   系指在规定的测试条件下，同一个均匀供试品，经多次取样测定所得结果之间的接近程度，用来评价一组测定值彼此符合的程度。精密度可分为日内精密度（同一天内对同一样品多次测定，计算 RSD）和日间精密度（连续数天，每天测定同一样品，计算 RSD）两种，一般用偏差、标准偏差（S）或相对标准偏差（RSD）表示。偏差是指测定值与测定平均值之差（测定值－平均值），偏差越小，说明测定结果的精密度越高。偏差可分为绝对偏差和相对偏差（相对偏差＝偏差/平均值）。精密度包括重复性、中间精密度和重现性。

（1）重复性：系指在相同操作条件下，由同一分析人员在较短的间隔时间内测定所得结果的精密度。可对同一浓度的供试液测定 6 次，用 6 个测定结果进行评价；亦可设计高、中、低三个不同浓度，低浓度选择在定量限附近，高浓度在标准曲线的上限附近，中间选一个浓度，每个浓度分别制备 3 份供试液进行测定，用 9 个测定结果计算相对标准偏差（RSD），进行评价。如果 RSD 小于 5%，表示精密度良好。如进行薄层色谱时，同一供试品溶液在同一块薄层板上平行点样，其待测成分的峰面积测量值的相对标准偏差应不大于 3.0%；需显色后测量的相对标准偏差应不大于 5.0%。

(2) 中间精密度：系指在同一个实验室，不同时间由不同分析人员用不同设备测定结果之间的精密度。为考察随机变动因素对精密度的影响，应进行中间精密度试验。变动因素包括不同日期、不同分析人员、不同设备等。

(3) 重现性：系指在不同实验室，由不同分析人员测定结果之间的精密度。当分析方法将被法定标准采用时，应进行重现性试验，由不同实验室进行复核检验，得出重现性结果，并应将其过程、结果等记录在起草说明中。重现性试验应注意试验用样品质量的均匀性和贮存、运输等因素，以免影响重现性结果。

(4) 数据要求：应报告标准偏差、相对标准偏差或可信限。

准确度是表示系统误差大小的一个量，而精密度是表示偶然误差大小的一个量，两者是性质不同的两个量。测定结果不准确，就谈不上结果的精密度；而测定结果的精密度高，准确度不一定好，也就是说偶然误差小，系统误差不一定小。一般说精密度差，就不可能有好的准确度，因为精密度好是保证获得良好准确度的先决条件。如果在消除系统误差的前提下，精密度和准确度是一致的。对于一个理想的测定结果，既要求有好的精密度，也要求有好的准确度。

3. 专属性 系指样品中含有其他共存物质时，采用的方法能正确测定出待测成分的特性。中药制剂的鉴别试验、限量检查、含量测定等均应考察其专属性。

(1) 鉴别试验：采用的方法应能与可能共存的物质或性质相似的化合物明显区分，不含待测成分的供试品不应呈阳性反应，可能共存的物质或性质相似化合物均不应干扰测定。在报告专属性时，显微鉴别、色谱及光谱鉴别等应附相应的代表性图像或图谱，至少要提供空白样品色谱图、空白样品添加对照品色谱图及样品色谱图。

(2) 限量检查和含量测定：通常对不含待测成分的供试品（除去含待测成分药材或不含待测成分的模拟复方）进行试验，以阴性结果证明方法的专属性。测定时，通常取 6 个个体空白样品，采用拟定的方法进行测定，所得结果与接近于定量限浓度的待测成分的纯溶剂溶液所得结果进行比较。在成分、代谢物、内标物的 t_R 处不应有大的干扰。如果大于 10% 的空白样品显示大的干扰，则应改变拟定的方法，以消除干扰。在报告专属性时，色谱法、光谱法等应附代表性图谱（空白样品色谱图、空白样品添加对照品色谱图及样品色谱图），并标明相关成分在图中的位置，色谱法中的分离度应符合要求。必要时可采用二极管阵列检测和质谱检测，进行峰纯度检查。

中药制剂的共存组分对待测组分的测定有无干扰，可通过比较添加共存组分的样品与未添加共存组分的样品所得的分析结果予以确定。但因其组成复杂，多数制剂的成分尚不完全清楚，难以得到干扰物质的化学纯品，因此常用阴性对照法来考察分析方法的专属性，即以待测成分与除去该成分或除去该药材的制剂进行对照，以考察待测成分是否受到干扰组分的影响。

4. 检测限　系指供试品中被测物能被检测出的最低量。确定方法如下：①直观法：本法对非仪器和仪器分析方法均适用，通过分析一系列已知浓度的供试品，得出能被可靠地检测出的最低浓度或量。②信噪比法：本法仅适用于能显示基线噪声的分析方法，通过比较已知低浓度供试品与空白样品测出的信号，得出能被可靠地检测出的最低浓度或量，通常以信噪比为 3∶1 或 2∶1 时的相应浓度或注入仪器的量，确定检测限。数据要求：应附测试图谱，说明测试过程和检测限结果。

5. 定量限　系指供试品中待测成分能被定量测定的最低量，适用于限量检查的定量测定方法。测定方法与检测限相同，所不同的是，定量限规定的最低测得浓度应符合精密度和准确度的要求，通常以标准曲线的最低浓度点或信噪比为 10∶1 时的相应浓度或注入仪器的量，确定定量限。在进行中药制剂生物利用度试验时要求定量限至少能满足测定 3～5 个半衰期时的成分浓度或最大浓度（C_{max}）的 1/10～1/20 时的成分浓度。

可进行定量测定的某一成分的最低浓度又称为最低检测浓度，最低检测浓度等于定量限与进样体积之比。

检测限、定量限和最低检测浓度均是对分析方法灵敏度的考察，提高检测的灵敏度，可通过提高仪器灵敏度、降低仪器噪音、提高样品富集程度或进样量、改变色谱条件、改进预处理方法、消除干扰、降低空白值等途径实现。

6. 线性　系指在规定的范围内，测试结果与供试品中被测物浓度呈正比关系的程度。可通过分别精密称样或对贮备液精密稀释等方法，将待测成分对照品加入空白样品中，制备至少 5 个不同浓度的供试品溶液，按规定方法处理、测定，以测得的响应信号作为被测物浓度的函数，绘制标准曲线，观察是否呈线性，再用最小二乘法进行线性回归计算，必要时，响应信号可经数学转换，再进行线性回归计算，求出相关系数（r）值和浓度范围，r 应大于 0.99（色谱法）或 0.98（生物法）。标准曲线的制备一般由一个空白，一个零标准（空白样品加内标）和 5～8 个非零标准（系列浓度标样）组成，要求覆盖实际的样品浓度范围，包括定量限。并且通过实验测出的具有线性关系的浓度范围中最高浓度应为最低浓度的 20 倍以上。数据要求：应列出回归方程、相关系数和线性图。

7. 范围　系指测试方法能够达到一定精密度、准确度和线性，所适用的高低限浓度或量的区间。应根据分析方法的具体应用和线性、准确度、精密度结果及要求确定。对于有毒的、具有特殊功效或药理作用的成分，其范围应大于被限定含量的区间。溶出度或释放度中的溶出量测定，范围应为限度的±20%。

线性与范围可通过绘制标准曲线来确定。通常是在一定条件下，分别精密制备至少 5 个不同浓度的供试品（或对照品）进行测定，用作图法［响应信号或经数学转换的响应信号（Y）对被测物浓度或量（X）作图］或计算回归方程（$Y=a+bX$）得标准曲线。用相关系数来衡量标准曲线的线性度，并控制 $r \geqslant 0.999$，但薄层色谱扫描定量中的 $r \geqslant 0.995$ 即可。

8. 耐用性　系指在测定条件有小的变动时，测定结果不受影响的承受程度。各分析方法共有的变动因素有样品提取的时间、次数以及被测溶液的稳定性等。液相色谱法中的变动因素尚有流动相的组成、比例或 pH 值，不同厂牌或批号的同类型色谱柱，采用的柱温、流速及检测波长等。气相色谱法的变动因素尚有：不同厂牌或批号的色谱柱、固定相，不同类型的担体，采用的柱温、进样口和检测器温度等。薄层色谱法的变动因素尚有：不同厂牌的薄层板，采用的点样方式及展开温度、湿度等。经试验，应说明小的变动因素能否通过设计的系统适用性试验，以确保方法能有效地应用于常规检验。如果测试条件要求苛刻，则应在分析方法中注明。

复习思考题

1. 解释下列名词术语

中药制剂与中成药；假药与劣药；有效成分与辅助成分；中药材、道地药材与中药饮片；处方药与非处方药；袋样、初样与平均样品；中药指纹图谱；全面质量管理

2. 说出下列缩写词所代表的含义

GMP；GAP；GSP；GLP；GCP；TLCS；GC；HPLC；UV；OTC；TQM

3. 与单味中药或化学药品的分析比较，中药制剂分析有哪些特点？

4. 影响中药制剂质量的因素有哪些？试举例说明。

5. 中药制剂的质量特性表现在哪几方面？国家采取哪些措施全面控制中药制剂的质量？

6. 查阅并比较《中国药典》2000 年版与 2005 年版，说出《中国药典》2005 年版有哪些特点？

7. 举例说明中药制剂分析工作的基本程序。

8. 中药制剂分析需验证的内容有哪些？它们各自的含义是什么？

9. 说明误差和偏差、绝对误差和相对误差、系统误差和偶然误差的区别。

10. 进行下列运算，给出适当位数的有效数字。

    (1) $0.414 \div (31.3 \times 0.05307)$

    (2) $(1.276 \times 4.17) + 1.7 \times 10 - 4 - (0.0021764 \times 0.0121)$

11. 简述准确度与精密度的区别与联系。

12. 试说明提高分析方法灵敏度和准确度的方法。

第二章
中药制剂的鉴别

中药制剂的鉴别，系指利用制剂的处方组成、性状特征、显微特征、所含成分的理化性质、色谱和光谱特性以及相应的物理常数，确定制剂真实性的方法，包括性状鉴别、显微鉴别和理化鉴别三大类。

第一节　性状鉴别与物理常数的测定

国家药品标准中的"性状"项包括性状鉴别与物理常数的测定两项内容。

一、性状鉴别

中药制剂的性状系指除去包装、包衣或胶囊壳后的形状、色泽及气味等。一种制剂的性状特征与原料质量及生产工艺密切相关，若原料质量保证、工艺恒定，则成品的性状应基本一致，能初步反映其质量状况。中药制剂的性状应与国家药品标准规定的性状相一致。中药制剂性状鉴别的内容主要有形状、色泽、气味等。

1. 形状或形态 中药制剂组成复杂，制备工艺各异，剂型及设备模具多样，其形状或形态也多种多样，如栓剂有球形、鱼雷形、圆锥形、卵形、鸭嘴形等形状；液体制剂有黏稠液体、液体、澄清液体、澄明液体等形态。当制剂的形状或形态发生改变时，可能与变质、掺杂等有关。

2. 色泽 系指制剂在日光下呈现的颜色及光泽度。常与制剂的品种、原料、所含成分、生产工艺、贮藏时间等有关，一般较为固定，为中药制剂质量的重要标志。色泽的描述应准确，以两种色调复合描述制剂的色泽时，应以后一种色调为主，如黄棕色，即以棕色为主；棕红色，即以红色为主。所描述的制剂具有两种不同的颜色时，一般将常见的或质量好的颜色写在前面，少见的或质量差的颜色写在后面，用"或"连接。有的制剂在贮藏期间颜色会变深，可根据实际情况规定幅度，将两种颜色用"至"连接，如香连丸为淡黄色至黄褐色的水丸，复方鲜竹沥液为黄棕色至棕色的液体等。色泽描述应避免使用各地理解不同的术语，如"青色"、"土黄色"、"粉白色"等。

3. 气味　气是靠嗅闻获取药物的特征信息。可分为香、芳香、清香、腥、臭、特异、羊膻气等。无特殊气存在，可用"无臭"或"气微"描述；当香气浓厚时用"芳香浓郁"来表示。味是靠口尝获取药物的特征信息。性状中的"味"与性味中的"味"不同。前者是口尝后的实际味感；后者系指药物的性能，与实际口尝的味感不一定相符。制剂的味感可分为酸、甜、苦、涩、辛（辣）、咸、麻、凉等，也可用混合味如清凉、辛凉、麻辣等进行描述，味感的强弱是衡量制剂质量的重要指标。口尝制剂时应掌握舌各部位对味觉的敏感程度，通常舌尖部对甜味较敏感，舌根部对苦味较敏感，所以口尝时，要取少量有代表性的样品，咀嚼至少 1 分钟，使舌的各部位都充分与药液接触，以便能准确地尝到药味。

此外，含有滑石的制剂，手捻有滑腻感；有的制剂具有光泽。

对不同剂型的中药制剂常采用不同的性状描述方法，如梅花点舌丸（水丸）：本品为朱红色的包衣水丸，除去包衣后显棕黄色至棕色；气香，味苦，麻舌。艾附暖宫丸（蜜丸）：本品为深褐色至黑色的小蜜丸或大蜜丸；气微，味甘而后苦、辛。玉真散（散剂）：本品为黄白色至淡黄色的粉末；气香，味麻辣。牛黄解毒片（片剂）：本品为素片或包衣片，除去包衣后显棕黄色；有冰片香气，味微苦、辛。紫金锭（锭剂）：本品为暗棕色至褐色的长方形或棍状的块体；气特异，味辛而苦。舒心口服液（口服液）：本品为棕红色的澄清液体；气微香，味甜、微苦、涩。

二、物理常数的测定

物理常数包括相对密度、熔点、比旋度、黏度、折光率、凝点、pH 值、吸收系数、碘值、皂化值、酸值等。其测定结果不仅对中药制剂有鉴别意义，还可反映其纯杂程度，是评价植物油脂和提取物，以及含挥发油、油脂、树脂等成分的中药制剂的重要指标之一。如广藿香油的相对密度为 0.950～0.980；薄荷脑的熔点为 42℃～44℃，比旋度为 －490～－500；牡荆油胶丸的折光率为 1.485～1.500；八角茴香油的相对密度在 25℃时为 0.975～0.988，凝点不低于 15℃，旋光度为 －20～＋10，折光率为 1.553～1.560。下面重点介绍中药制剂分析常用的相对密度、熔点、旋光度、折光率、凝点和 pH 值测定法。

（一）相对密度测定法

相对密度系指在相同的温度（通常为 20℃）和压力条件下，待测物质的密度与水的密度之比。纯物质的相对密度在特定的条件下为不变的常数。当其纯度变更，相对密度亦随之改变。因此，依法测定制剂的相对密度，具有鉴别和纯度检查双重功能。液体制剂的相对密度，一般用比重瓶法测定；易挥发液体的相对密度，宜采用韦氏比重秤法测定。

1. 测定方法

（1）比重瓶法

①甲法：取洁净、干燥并精密称定重量的比重瓶（如图 2-1），装满供试品（温度应低于 20℃或各药品项下规定的温度）后，装上温度计（瓶中应无气泡），置 20℃的水浴中放置 10～20 分钟，使内容物的温度达到 20℃，用滤纸除去溢出侧管的液体，立即盖上罩。然后将比重瓶自水浴中取出，再用滤纸将比重瓶的外面擦净，精密称定，减去比重瓶的重量，求得供试品的重量后，将供试品倾去，洗净比重瓶，装满新沸过的冷水，再照上法测得同一温度时水的重量，按下式计算，即得。

$$供试品的相对密度 = \frac{供试品重量}{水重量}$$

②乙法：取洁净、干燥并精密称定重量的比重瓶（如图 2-2），装满供试品（温度应低于 20℃或各药品项下规定的温度）后，插入中心有毛细孔的瓶塞，用滤纸将从塞孔溢出的液体擦干，置 20℃（或各药品项下规定的温度）的恒温水浴中，放置 10～20 分钟，随着供试液温度的上升，过多的液体将不断从塞孔溢出，随时用滤纸将瓶塞顶端擦干，待液体不再由塞孔溢出，迅速将比重瓶自水浴中取出，照上述甲法，自"再用滤纸将比重瓶的外面擦净"起依法测定，即得。

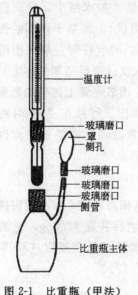

图 2-1 比重瓶（甲法）

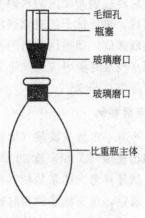

图 2-2 比重瓶（乙法）

（2）韦氏比重秤法：易挥发的液体样品，若直接用比重瓶法测定，挥发性成分易损失，影响测定结果的准确，应采用韦氏比重秤测定其相对密度。韦氏比重秤主要由玻璃锤、横梁、支架、砝码（游码）与玻璃圆筒五部分构成（如图2-3）。根据玻璃锤的大小不同，分为"20℃时相对密度为1"和"4℃时相对密度为1"两种比重秤。根据阿基米德定律，一定体积的物体（如比重秤的玻璃锤）在各种液体中所受的浮力与该液体的相对密度呈正比。

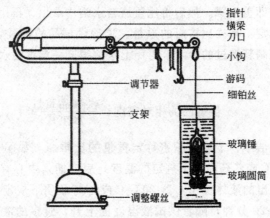

指针
横梁
刀口
小钩
游码
细铂丝
调节器
支架
玻璃锤
玻璃圆筒
调整螺丝

图 2-3　韦氏比重秤

取"20℃时相对密度为1"的韦氏比重秤，用新沸过的冷水将所附玻璃圆筒装至八分满，置20℃（或各药品项下规定的温度）的水浴中，搅动玻璃圆筒内的水，调节温度至20℃（或各药品项下规定的温度），将悬于秤端的玻璃锤浸入圆筒内的水中，秤臂右端悬挂游码于1.0000处，调节秤臂左端平衡用的螺旋使平衡，然后将玻璃圆筒内的水倾去，拭干，装入供试液至相同的高度，并用同法调节温度后，再把拭干的玻璃锤浸入供试液中，调节秤臂上游码的数量与位置使平衡，读取数值，即得供试品的相对密度。如该比重秤系在"4℃时相对密度为1"，则用水校准时游码应悬挂于0.9982处，计算时，应将在20℃测得的供试品相对密度除以0.9982。

2．应用举例

（1）今有一批急支糖浆（糖浆剂）需检查其相对密度，照相对密度检查法测定，已知比重瓶（20ml）重24.26g，充满供试液后共重47.86g，充满水后共重44.26g。试计算急支糖浆的相对密度，并判断其是否符合规定（2005年版《中国药典》规定，急支糖浆的相对密度应不低于1.17）。

解：相对密度＝供试品重量/水重量＝（47.86－24.26）/（44.26－24.26）＝

1.18

因其相对密度高于 1.17，故该批急支糖浆的相对密度符合规定。

（2）今有一批薄荷油需检查其相对密度，照韦氏比重秤法在 4℃测得其相对密度为 0.9065，求该薄荷油 20℃的相对密度。

解： 薄荷油 20℃的相对密度＝4℃时测得的相对密度×0.9982

$$＝0.9065×0.9982＝0.9049$$

（二）熔点测定法

熔点系指固体物质由固相熔化成液相时的温度。供试品开始局部液化出现明显液滴时的温度，称为初熔温度；供试品全部液化时的温度，称为全熔温度；自初熔至全熔之间的熔点范围称为熔距或熔程。纯粹的固体化合物一般都有固定的熔点，熔距在 1℃～2℃，如薄荷脑的熔点为 42℃～44℃；不纯的固体化合物虽有一定的熔融范围，但熔距较长。因此，熔点测定对某些制剂的定性鉴别或纯度检查，有特别的意义。

1. 测定方法 根据待测物质的性质不同，可分为甲、乙、丙三种测定方法。甲法适用于易粉碎的固体药品的测定；乙法适用于不易粉碎的固体药品的测定；丙法适用于凡士林或其他类似物质的测定。各品种项下未注明测定方法时，均系指甲法。下面重点介绍与中药制剂分析密切相关的甲法和乙法。

（1）甲法：本法适用于易粉碎的固体药品的测定。其测定方法如下：

①供试品的预处理与装管：取供试品适量，研成细粉，采用适宜的方法进行干燥。除另有规定外，应按各药品项下干燥失重的条件进行干燥；熔点在 135℃以上、受热不分解的供试品，可在 105℃干燥；熔点在 135℃以下或受热分解的供试品，可在五氧化二磷干燥器中干燥过夜或用恒温减压干燥法干燥。分取供试品适量，置于熔点测定用毛细管中，轻击管壁或借助长短适宜的洁净玻璃管，垂直放在表面皿或其他适宜的硬质物体上，将毛细管自上口放入使自由落下，反复数次，使粉末紧密集结在毛细管的熔封端，其高度为 3mm。

②熔点测定：将温度计放入盛装传温液的容器中，使温度计汞球部的底端与容器的底部距离 2.5cm 以上（用内加热的容器，温度计汞球与加热器上表面距离 2.5cm 以上）；加入传温液以使传温液受热后的液面恰在温度计的分浸线处。将传温液加热，待温度上升至较规定的熔点低限尚低约 10℃时，将装有供试品的毛细管浸入传温液，贴附在温度计上（可用橡皮圈或毛细管夹固定），使毛细管的内容物部分恰在温度计汞球中部；继续加热，调节升温速率为每分钟上升

1.0℃～1.5℃，加热时须不断搅拌使传温液温度保持均匀。记录供试品在初熔至全熔时的温度，重复测定 3 次，取其平均值，即得。

测定熔融同时分解的供试品时，应调节升温速率使每分钟上升 2.5℃～3.0℃；供试品开始局部液化时（或开始产生气泡时）的温度作为初熔温度；供试品固相消失、全部液化时的温度作为全熔温度。遇有固相消失不明显时，应以供试品分解物开始膨胀上升时的温度作为全熔温度。无法分辨其初熔、全熔时，以其发生突变时的温度作为熔点。

（2）乙法：本法适用于脂肪、脂肪酸、石蜡、羊毛脂等不易粉碎，不能直接用粉末装入毛细管中的固体药品的测定。

①供试品的预处理与装管：可先将供试品低温熔融后装入毛细管，待其凝固后再测定。取供试品，用尽可能低的温度熔融后，吸入两端开口的毛细管（同甲法，但管端不熔封）中，使供试品高约 10mm；在 10℃ 或 10℃ 以下静置 24 小时，或置冰上放冷不少于 2 小时，使其完全凝固。

②熔点测定：用橡皮圈将毛细管紧缚在温度计上，使毛细管的内容物部分恰在温度计汞球中部；将毛细管连同温度计浸入传温液中，供试品的上端应恰在传温液液面下约 10mm 处；小心加热，待温度上升至较规定的熔点低限尚低约 5℃ 时，调节升温速率使每分钟上升不超过 0.5℃，至供试品在毛细管中开始上升时，检读温度计上所显示的温度，即得。

2. 注意事项

（1）供试品应完全干燥。若供试品含有水分受热后水会成为液滴，影响对熔融的判断，并且水分的存在，也会使供试品本身的熔点发生变化。

（2）测定用的毛细管，应由中性硬质玻璃管制成，长 9cm 以上，内径 0.9～1.1mm，壁厚 0.10～0.15mm，洁净，一端熔封，底部封闭无孔隙。

（3）毛细管内装入供试品的高度应适宜；供试品应研细，装紧，无气泡，保证传热均匀，熔点变化明显，以便准确观察熔距。

（4）易升华或易潮解的药品，可封闭在毛细管内测定其熔点，易升华的药品应将毛细管全部浸入传温液内（可用白金丝将其缚在温度计上）。

（5）熔点在 80℃ 以下的供试品，传温液用水；在 80℃ 以上者，传温液用硅油或液状石蜡。

（6）升温速度应严格控制，保持每分钟上升 1.0℃～1.5℃（甲法）或不超过 0.5℃（乙法），且应不断搅拌使传温液保持温度均匀，以免影响测定结果。

（7）应准确判断熔点。只有在熔点测定管内开始局部液化（出现明显液滴）时的温度，才作为初熔温度，供试品全部液化（澄明）时的温度，作为全熔温度。供试品在初熔前，常有"发毛"、"收缩"、"软化"及"出汗"等变化过程，均不宜作初熔判断。"发毛"系指内容物受热后膨胀发松、物面不平的现象；"收缩"系指内容物在"发毛"后，向中心聚集紧缩或贴在某一边壁上的现象；"软化"系指内容物在收缩的同时或在收缩以后变软而形成软质柱状物，并向下弯塌的现象；"出汗"系指内容物收缩后在毛细管内壁出现细微液滴，但尚未出现局部液化的明显液滴和持续的熔融过程的现象。供试品"发毛"、"收缩"及"软化"阶段时间长时，反映供试品质量较差，

（8）温度计应进行校正。校正方法是将待校温度计用对照品按《中国药典》规定的方法细心测得各熔点 3 次，取平均值，并以待校温度计读数为横坐标，校正值为纵坐标，绘制校正曲线，以后该温度计的校正值即由此曲线查得。亦可用已知熔点的标准品与供试品同时测定，以校正温度计的误差。熔点测定时校正温度的常用标准品有香草醛（83℃）、乙酰苯胺（116℃）、非那西汀（136℃）、磺胺（166℃）、茴香酸（185℃）、磺胺二甲嘧啶（200℃）、双氰胺（210.5℃）、糖精（229℃）、咖啡因（237℃）、酚酞（263℃）等。

（三）旋光度测定法

含有手性碳原子的有机化合物多具有旋光性，当平面偏振光通过含有某些光学活性化合物的液体或溶液时，能引起旋光现象，使偏振光的平面向左或向右旋转，旋转的度数，称为旋光度。当偏振光透过长 1dm、每 1ml 中含有旋光性物质 1g 的溶液时，在一定波长与温度下测得的旋光度称为比旋度，以 $[\alpha]_D^t$ 表示。测定比旋度（或旋光度）可以区别或检查某些药品的光学活性和纯杂程度；由于旋光度在一定条件下与浓度呈线性关系，因而还可以用来测定药品的成分含量。

1. 测定方法 除另有规定外，旋光计光源为钠光谱的 D 线（589.3nm），测定管长度为 1dm（如使用其他管长，应进行换算），测定温度为 20℃。旋光计可用标准石英旋光管进行检定，读数误差应符合规定（读数应精确至 0.01°）。

测定旋光度时，将测定管用供试品液体或溶液（取固体供试品，按各品种项下规定的方法制成）冲洗数次，缓缓注入供试品液体或溶液适量（注意勿使发生气泡），置旋光计内检测读数，即得供试液的旋光度。使偏振光向右旋转者（顺时针方向）为右旋，以"＋"号表示；使偏振光向左旋转者（反时针方向）为左旋，以"－"号表示。用同法读取旋光度 3 次，取 3 次的平均值，按下式计算，即得供试品的比旋度。

液体供试品：$[\alpha]_D^t = \dfrac{\alpha}{l \times d}$

固体供试品：$[\alpha]_D^t = \dfrac{100\alpha}{l \times c}$

式中：[α]——比旋度；

　　　 D——钠光谱的 D 线；

　　　 t——测定时的温度；

　　　 l——测定管长度（dm）；

　　　 α——测得的旋光度；

　　　 d——液体的相对密度；

　　　 c——每 100ml 溶液中含有被测物质的重量（g，按干燥品或无水物计算）。

2. 注意事项

（1）每次测定前应以溶剂作空白校正，测定后，再校正 1 次，以确定在测定时零点有无变动；如第 2 次校正时发现零点有变动，则应重新测定旋光度。

（2）配制溶液及测定时，均应调节温度至 20℃±0.5℃（或各药品项下规定的温度）。

（3）供试的液体或固体物质的溶液应充分溶解，供试液应澄清。浑浊或含有混悬小粒的溶液不能测定，应将溶液离心或滤过，弃去初滤液后，取滤液测定。

（4）物质的比旋度与测定光源、测定波长、溶剂、浓度和温度等因素有关。因此，表示物质的比旋度时，应注明测定条件。

3. 应用举例

（1）用管长为 2dm 的测定管，测得一未知浓度的葡萄糖溶液的旋光度为＋9.45°。已知葡萄糖的 $[\alpha]_D^{20}$ 为＋52.5°～＋53°（取平均值＋52.75°），求该葡萄糖溶液的百分浓度。

解：∵固体供试品的比旋度 $[\alpha]_D^t = \dfrac{100\alpha}{l \times c}$

$$\therefore c = \frac{100\alpha}{l \times [\alpha]_D^t} = \frac{100 \times 9.45}{2 \times 52.75} = 8.96\%$$

即该葡萄糖溶液的百分浓度为 8.96g/100ml。

（2）用管长为 1dm 的测定管，在 20℃测得薄荷油的旋光度为－20°。已知薄荷油的相对密度为 0.898，求该薄荷油的 $[\alpha]_D^{20}$。

解：液体供试品的比旋度 $[\alpha]_D^t = \dfrac{\alpha}{l \times d} = \dfrac{-20}{1 \times 0.898} = -22.27°$

（四）折光率测定法

折光率是有机化合物的重要物理常数之一，测定折光率可以区别不同的油类或检查某些药品的纯度。作为液体物质纯度的标准，它比沸点更为可靠。

1. 原理 一般来说，光线在两种不同介质中的传播速度是不相同的。光线自一种透明介质进入另一种透明介质时，由于传播速度不同，使光线在两种介质的平滑界面处的传播方向发生改变，这种现象称为光的折射现象。折光率通常系指光线在空气中进行的速度与在供试品中进行速度的比值。根据折射定律，折光率是光线入射角的正弦与折射角的正弦的比值，即 $n=\sin i/\sin r$（式中，n 为折光率；$\sin i$ 为光线入射角的正弦；$\sin r$ 为光线折射角的正弦）。

物质的折光率不但与其结构有关，而且也受光线波长、温度、压力等因素的影响。一般透光物质的温度升高，折光率变小；光线的波长越短，则折光率越大。所以折光率的表示，须注明所用的光线和测定时的温度，常用 n_D^t 表示，D 为钠光谱的 D 线，t 为测定时的温度。药典规定，采用钠光谱的 D 线（589.3nm）测定供试品相对于空气的折光率（如用阿培折光计，可用白光光源），除另有规定外，供试品温度为 20℃。

2. 测定方法　测定用的折光计需能读数至 0.0001，测量范围 1.3～1.7。测定前，折光计读数应使用校正用棱镜或水进行校正，水的折光率 20℃时为 1.3330，25℃时为 1.3325，40℃时为 1.3305。

测定时应先将仪器置于有充足光线，又不受日光直射的平台上，装上温度计，用恒温槽或恒温水箱通入恒温水于两棱镜夹套中，调节温度至 20℃±0.5℃（或各品种项下规定的温度）。使折射棱镜上透光处朝向光源，将镜筒拉向观察者，使成一适当倾斜度，对准反射镜，使视野内光线最明亮为止。将下折射棱镜拉开，用玻棒或吸管蘸取供试品约 1～2 滴，滴于下棱镜面上，然后将上下棱镜关合并拉紧扳手。转动刻度尺调节钮，使读数在供试品折光率附近，旋转补偿旋钮，使视野内虹彩消失，并有清晰的明暗分界线。再转动刻度尺的调节钮，使视野的明暗分界线恰位于视野内十字交叉处，记下刻度尺上的读数（投影式折光计在读数时眼睛应与读数垂直），测定 3 次，取 3 次读数的平均值，即为供试品的折光率。

3. 注意事项

（1）温度对物质的折光率影响较大，一般是温度升高折光率降低，但不同物质升高或降低的值也不同。因此测定时应将供试品置 20℃恒温室中至少 1 小时，或连接 20℃恒温水浴至少 30 分钟，使温度恒定在 20℃±0.5℃（或各品种项下规定的温度）。

（2）应注意保护棱镜镜面，滴加液体时应防止滴管口划损镜面；擦拭镜面只能用擦镜纸轻擦；勿用棱镜测量带有酸性、碱性或腐蚀性的液体；测试完毕，拆下连接恒温槽的胶皮管，排尽棱镜夹套内的水，并用丙酮洗净镜面，待干燥后合笼棱镜。

（3）若无恒温槽，所得数据应加以修正，通常温度每升高 1℃，液态化合物折光率降低 3.5～5.5×10⁻⁴。某些有机物常采用 4.0×10⁻⁴为其温度变化系数，将在不同温度时测得的折光率（n_D^t）换算为 20℃时的数值。其换算公式为：

$$n_D^{20} = n_D^t - 4.0 \times 10^{-4}(t - 20)$$

（五）凝点测定法

凝点系指一种物质在规定冷却条件下由液体凝结为固体时，在短时间内停留不变的最高温度。某些药品具有一定的凝点，纯度变更，凝点亦随之改变，因此测定凝点可以区别或检查药品的纯杂程度。

1. 测定方法 仪器装置如图 2-4 所示。内管 A 为内径约 25mm、长约 170mm 的干燥试管，用软木塞固定在内径约 40mm、长约 160mm 的外管 B 中，管底间距约 10mm。内管用一软木塞塞住，通过软木塞插入刻度为 0.1℃的温度计 C 与搅拌器 D，温度计汞球的末端距内管底约 10mm。搅拌器 D 为玻璃棒，上端略弯，末端先铸一小圈，直径约为 18mm，然后弯成直角。内管连同外管垂直固定于盛有水或其他适宜冷却液的 1000ml 烧杯中，并使冷却液的液面离烧杯口约 20mm。

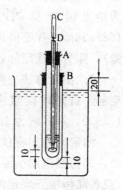

图 2-4　凝点测定装置
（单位：mm）

取供试品（若为液体，量取 15ml；若为固体，称取 15～20g，微温使熔融），置内管中，使迅速冷却，并测定供试品的近似凝点。再将内管置较近似凝点约高 5℃～10℃的水浴中，使凝结物仅剩极微量未熔融。将仪器按上述装妥，烧杯中加入较供试品近似凝点约低 5℃的水或其他适宜的冷却液。用搅拌器不断搅拌供试品，每隔 30 秒钟观察温度 1 次，至液体开始凝结，停止搅拌并每隔 5～10 秒钟观察温度 1 次，至温度计的汞柱在一点能停留约 1 分钟不变，或微上升至最高温度后停留约 1 分钟不变，即将该温度作为供试品的凝点。

2. 注意事项 如某些药品在一般冷却条件下不易凝固者，需另用少量供试品在较低温度使凝固后，取少量作为母晶加到供试品中，方能测出其凝点。

（六）pH 值测定法

本法是测定药品水溶液氢离子活度的一种方法。除另有规定外，水溶液的 pH 值应采用以玻璃电极为指示电极、饱和甘汞电极为参比电极的酸度计进行测定。酸度计必须定期检定，使精确度和准确度均符合要求。测定前，应采用下列标准缓冲液校正仪器，也可用国家标准物质管理部门发放的标示 pH 值准确至 0.01pH 单位的各种标准缓冲液校正仪器。

1. 仪器校正用的标准缓冲液

(1) 草酸盐标准缓冲液：精密称取在54℃±3℃干燥4～5小时的草酸三氢钾12.71g，加水使溶解并稀释至1000ml。

(2) 苯二甲酸盐标准缓冲液：精密称取在115℃±5℃干燥2～3小时的邻苯二甲酸氢钾10.21g，加水使溶解并稀释至1000ml。

(3) 磷酸盐标准缓冲液：精密称取在115℃±5℃干燥2～3小时的无水磷酸氢二钠3.55g与磷酸二氢钾3.40g，加水使溶解并稀释至1000ml。

(4) 氢氧化钙标准缓冲液：在25℃，用无二氧化碳的水制备氢氧化钙的饱和溶液，取上清液使用。存放时应防止空气中的二氧化碳进入。一旦出现混浊，应弃去重配。

(5) 硼砂标准缓冲液：精密称取硼砂3.81g（注意避免风化），加水使溶解并稀释至1000ml，置聚乙烯塑料瓶中，密塞，避免空气中的二氧化碳进入。

上述标准缓冲液必须用pH值基准试剂配制。不同温度时，各种标准缓冲液的pH值如表2-1所示。

表 2-1　　　　　　　　　　不同温度时标准缓冲液的 pH 值

温度（℃）	草酸盐标准缓冲液	苯二甲酸盐标准缓冲液	磷酸盐标准缓冲液	氢氧化钙标准缓冲液（25℃）	硼砂标准缓冲液
0	1.67	4.01	6.98	13.43	9.46
5	1.67	4.00	6.95	13.21	9.40
10	1.67	4.00	6.92	13.00	9.33
15	1.67	4.00	6.90	12.81	9.28
20	1.68	4.00	6.88	12.63	9.23
25	1.68	4.01	6.86	12.45	9.18
30	1.68	4.02	6.85	12.29	9.14
35	1.69	4.02	6.84	12.13	9.10
40	1.69	4.04	6.84	11.98	9.07
45	1.70	4.05	6.83	11.84	9.04
50	1.71	4.06	6.83	11.71	9.01
55	1.72	4.08	6.83	11.57	8.99
60	1.72	4.09	6.84	11.45	8.96

2. 测定方法　pH 值的测定步骤如下：①按仪器要求接好电源，选择 pH 档。②接好 pH 玻璃电极及参比电极，电极距离要适当；甘汞电极应比玻璃电极位置稍低（防止玻璃球损坏）。③用标准 pH 缓冲溶液，调节定位旋钮到与其一致的数值；测量过程中应转动测量烧杯加速读数稳定。④将其洗净擦干后换上待测溶液，稳定后读取溶液的 pH 值。一般定位旋钮在调好后不可任意调节，如不慎被碰动，则应用标准 pH 缓冲溶液重新定位。⑤测量完成后，复原仪器，并应将玻璃电极洗净后浸入干净的蒸馏水中。甘汞电极洗净擦干后套上橡皮塞，关闭电源。

3. 注意事项

（1）测定前，应选择二种 pH 值约相差 3 个 pH 单位的标准缓冲液，并使供试液的 pH 值处于二者之间。取与供试液 pH 值较接近的第一种标准缓冲液对仪器进行校正（定位），使仪器示值与表列数值一致。仪器定位后，再用第二种标准缓冲液核对仪器示值，误差应不大于±0.02pH 单位。若大于此偏差，则应小心调节斜率，使示值与第二种标准缓冲液的表列数值相符。重复上述定位与斜率调节操作，至仪器示值与标准缓冲液的规定数值相差不大于 0.02pH 单位。否则，须检查仪器或更换电极后，再行校正至符合要求。

（2）每次更换标准缓冲液或供试液前，应用纯化水充分洗涤电极，然后将水吸尽，也可用所换的标准缓冲液或供试液洗涤。

（3）在测定高 pH 值的供试品和标准缓冲液时，应注意碱误差的问题，必要时选用适当的玻璃电极测定。

（4）对弱缓冲液（如水）的 pH 值测定，先用苯二甲酸盐标准缓冲液校正仪器后测定供试液，并重取供试液再测，直至 pH 值的读数在 1 分钟内改变不超过±0.05为止；然后再用硼砂标准缓冲液校正仪器，再如上法测定；二次 pH 值的读数相差应不超过 0.1，取二次读数的平均值作为其 pH 值。

（5）配制标准缓冲液与溶解供试品的水，应是新沸过并放冷的纯化水，其 pH 值应为 5.5～7.0。标准缓冲液一般可保存 2～3 个月，但发现有浑浊、发霉或沉淀等现象时，不能继续使用。

第二节　显微鉴别

中药制剂的显微鉴别系指用显微镜对中药制剂中各粉末药材特有的组织、细胞及细胞内含物等微细特征进行鉴别的方法。适用于含有药材粉末的丸剂、散剂、片剂、浸膏剂及颗粒剂等。主要检查制剂中是否有缺少或代用的药材，如曾利用显微鉴别技术发现中药制剂中有以党参代人参投料，桂皮代肉桂投料，羚羊角不投料或以水牛角代替投料等现象。《中国药典》收载有显微鉴别的中药制剂品种不断增加，如2000年版药典为249种，2005年版药典增加为290种。显微鉴别法具有快速、简便、准确的特点，但也有不足之处，如难以控制投料的数量，难以判断原料是否被提取过化学成分等，需配合理化鉴别、含量测定等方法应用。

数码相机、扫描电镜、电子计算机等现代仪器与传统中药显微鉴定方法的不断融合，加速了显微鉴定的自动化进程，使其操作更简便快速，结果更准确可靠。

一、操作方法

中药制剂在进行显微鉴别时，首先需进行处方分析，找出专属性显微鉴别特征，再制备供试品显微标本片，在显微镜下观察其鉴别特征，必要时，可测量其特征大小或进行显微化学鉴别，并与标准药材对照，最后确定其组成是否符合规定。

（一）处方分析

中药制剂的显微鉴别不同于单味药材的粉末鉴别，其多药味的组成、各种加工手段及制备过程中加入的辅料等，都会对原料药材的显微特征产生干扰，使某些显微特征改变，甚至消失。因此，在进行中药制剂显微鉴别时，不能简单地直接选用单味药材的鉴别特征，而必须进行处方分析。

1. 专属性显微特征的选择 根据处方组成及制备工艺，对制剂中含有的原药材粉末的显微特征逐一进行全面观察和比较，排除类似的、易相互干扰或因加工而消失的特征，选取该药材在本制剂中易察见、专属性强的显微特征1~2个，作为能表明该药味存在的依据。若为两味或两味以上药材所共有的特征，则不应选为鉴别指标。如戊己丸中检出白芍及六味地黄丸中检出牡丹皮的依据均为草酸钙簇晶，而归芍地黄丸的组成中同时含有白芍及牡丹皮粉末，且两味药材所含草酸钙簇晶的形状、大小基本相似，就不宜将其作为专属性特征，而将淡红色至微紫色、壁稍厚的木栓细胞作为检出牡丹皮的依据，将类白色的糊化淀粉粒团块作为检出白芍的依据。

中药制剂的原料药材包括植物、动物和矿物三大类，来源于相同药用部位的药材，其显微特征常具有一定的规律性。在进行显微鉴别时，应根据处方原料的来源，有重点地进行观察，提高显微鉴别的准确性。现将各类药材的显微观察要点（表 2-2）及其常用的专属性显微特征（表 2-3～表 2-9）归纳如下。

表 2-2　　　　　　　　　各类药材显微观察要点

药材类别		显微观察要点
根类中药		导管、纤维与晶纤维、石细胞、乳管、黏液细胞、分泌腔、分泌道、根被细胞、木栓细胞、淀粉粒、菊糖、草酸钙结晶、特殊薄壁细胞（如当归的纺锤形韧皮细胞，地黄薄壁细胞中含棕色核状物）的有无及特征
根茎类中药	双子叶植物	鳞叶表皮细胞壁常呈波状弯曲，或不均匀增厚（如黄连）。余同根类中药
	单子叶植物	鳞叶组织、保护组织、内皮层细胞、草酸钙针晶、黏液细胞、油细胞、树脂道等的有无及特征；鳞茎淀粉粒及气孔的有无及特征
	蕨类植物	管胞与筛胞、鳞叶细胞、内皮层细胞、下皮厚壁细胞、细胞间隙腺毛（如绵马贯众）的有无及特征
茎木类中药		纤维、晶纤维、石细胞、草酸钙结晶等的有无及特征。淀粉粒少见
皮类中药		筛管或筛胞的筛板与筛域；韧皮纤维、石细胞、晶纤维、嵌晶纤维、嵌晶石细胞、分泌组织、草酸钙结晶的有无及特征。不应含有木质部的组织，如导管、管胞、木纤维等
叶类中药		上下表皮细胞、角质层、腺毛、非腺毛、气孔、厚壁组织、分泌组织及草酸钙结晶等的有无及特征
花类中药		花粉粒、花粉囊内壁细胞、柱头表皮细胞、草酸钙结晶、分泌组织、毛茸、色素细胞等的有无及特征
果实类中药		果皮表皮细胞、气孔、毛茸、淀粉粒、石细胞、纤维、草酸钙结晶、橙皮苷结晶、分泌组织等的有无及特征
种子类中药		糊粉粒、种皮细胞、胚及胚乳细胞、石细胞、栅状细胞、分泌组织、草酸钙结晶、网状细胞等的有无及特征
菌类中药		菌丝团、菌丝、孢子、草酸钙结晶等的有无及特征。不应有淀粉粒、导管等高等植物的显微特征
动物类中药		体壁碎片、斜纹肌纤维、刚毛、鳞片、骨碎片等的有无及特征；分泌物的有无及形状、颜色；结晶的有无及类型等。不应检出植物组织或矿物碎屑
矿物类中药		薄片和碎屑的形态、透明度、色泽、光性的正负等

表 2-3 根及根茎类中药常用的专属性显微特征

药材名称	常用的专属性显微特征及其制剂品种举例
大黄	草酸钙簇晶大,直径 60～140μm。如三黄片、小儿清热片、牛黄消炎片、利胆排石片、十香止痛丸、大黄清胃丸、牛黄上清丸、牛黄解毒丸、一捻金等
川乌	石细胞长方形或类方形,壁稍厚。如小活络丸等
牛膝	①木纤维壁非木化,具斜形单纹孔;②薄壁细胞含草酸钙砂晶。如三妙丸等
	薄壁细胞含草酸钙砂晶。如天麻丸等
白芍	草酸钙簇晶直径 18～32μm,存在于薄壁细胞中,常排列成行,或一个细胞中含有数个簇晶。如乌鸡白凤丸、十全大补丸、八珍丸、人参养荣丸、戊己丸等
	糊化淀粉粒团块类白色。如归芍地黄丸等
黄连	纤维束鲜黄色,壁稍厚,纹孔明显。如万氏牛黄清心丸、牛黄上清丸、左金丸、石斛夜光丸、戊己丸、万应锭等
	①纤维束鲜黄色,壁稍厚,纹孔明显;②石细胞鲜黄色。如安宫牛黄丸等
甘草	纤维束周围薄壁细胞含草酸钙方晶,形成晶纤维。如天王补心丸、牛黄上清丸、牛黄解毒丸、乌鸡白凤丸、石斛夜光丸、龙胆泻肝丸、四君子丸、补中益气丸、小柴胡片、川芎茶调散、六一散、参苓白术散、二陈丸、十全大补丸、八宝坤顺丸、八珍丸、八珍益母丸、人参养荣丸等
黄芪	纤维成束或散离,壁厚,表面有纵裂纹,两端断裂成帚状或较平截。如乌鸡白凤丸、补中益气丸、十全大补丸、人参养荣丸等
人参	草酸钙簇晶直径 20～68μm,棱角锐尖。如人参健脾丸、乌鸡白凤丸、石斛夜光丸、一捻金、参苓白术散、人参养荣丸等
	树脂道碎片含黄色分泌物。如人参再造丸等
三七	树脂道碎片含黄色分泌物。如麝香痔疮栓等
白芷	①淀粉粒复粒由 8～12 粒组成;②油管含棕黄色分泌物,直径约 100μm。如川芎茶调散等
	淀粉粒复粒由 8～12 粒组成。如五虎散等
当归	薄壁细胞纺锤形,壁略厚,有极微细的斜向交错纹理。如五虎散、十全大补丸、八珍丸、八珍益母丸、人参养荣丸、牛黄上清丸、乌鸡白凤丸、归芍地黄丸、补中益气丸、八宝坤顺丸等
川芎	木栓细胞黄棕色,壁薄,微波状弯曲,多层重叠。如乌鸡白凤丸等
	螺纹导管直径 14～50μm,增厚壁互相联结,似网状螺纹导管。如十全大补丸、八宝坤顺丸、川芎茶调散等
防风	油管含金黄色分泌物,直径约 30μm。如石斛夜光丸、川芎茶调散等

续表

药材名称	常用的专属性显微特征及其制剂品种举例
柴胡	油管含淡黄色或黄棕色条状分泌物，直径 8～25μm。如龙胆泻肝丸、补中益气丸等
龙胆	外皮层细胞表面观纺锤形，每个细胞由横壁分隔成数个小细胞。如龙胆泻肝丸等
黄芩	韧皮纤维淡黄色，梭形，壁厚，孔沟细。如龙胆泻肝丸、安宫牛黄丸、小儿肝炎颗粒、八宝坤顺丸、大黄清胃丸、万氏牛黄清心丸、牛黄上清丸、牛黄解毒丸等
丹参	石细胞斜方形或多角形，一端稍尖，壁较厚，纹孔稀疏。如天王补心丸等
	具缘纹孔导管直径 29～48μm，具缘纹孔细密。如安神补心丸等
玄参	石细胞黄棕色或无色，类长方形、类圆形或形状不规则，层纹明显，直径约至 94μm。如天麻丸、天王补心丸等
地黄	薄壁组织灰棕色至黑棕色，细胞多皱缩，内含棕色核状物。如天麻丸、牛黄上清丸、龙胆泻肝丸（水丸）、人参养荣丸等
熟地黄	薄壁组织灰棕色至黑棕色，细胞多皱缩，内含棕色核状物。如乌鸡白凤丸、六味地黄丸、归芍地黄丸、杞菊地黄丸、十全大补丸、八珍丸、大补阴丸等
党参	联结乳管直径 12～15μm，含细小颗粒状物。如补中益气丸、小柴胡片、十全大补丸、八珍丸、天王补心丸、四君子丸等
桔梗	联结乳管直径 14～25μm，含淡黄色颗粒状物。如参苓白术散、牛黄解毒丸等
木香	菊糖团块形状不规则，有时可见微细放射状纹理，加热后溶解。如开胸顺气丸等
	木纤维成束，长梭形，直径 16～24μm，壁稍厚，纹孔口横裂缝状、十字状或人字状。如利胆排石片等
白术	草酸钙针晶细小，长 10～32μm，不规则地充塞于薄壁细胞中。如五苓散、参苓白术散、十全大补丸、八宝坤顺丸、八珍丸、人参养荣丸、四君子丸、补中益气丸等
苍术	草酸钙针晶细小，长 10～32μm，不规则地充塞于薄壁细胞中。如二妙丸、三妙丸、九圣散等
三棱	分泌细胞含红棕色或黄棕色分泌物。如开胸顺气丸等
泽泻	①薄壁细胞类圆形，有椭圆形纹孔，集成纹孔群；②内皮层细胞垂周壁波状弯曲，较厚，木化，有稀疏细孔沟。如六味地黄丸、山菊降压片等
	薄壁细胞类圆形，有椭圆形纹孔，集成纹孔群。如龙胆泻肝丸（水丸）、归芍地黄丸、杞菊地黄丸、五苓散等
天南星	草酸钙针晶成束或散在，长约至 90μm。如五虎散等
胆南星	草酸钙针晶成束或散在，长 20～90μm。如小活络丸等

续表

药材类别	显微观察注意点
半夏	草酸钙针晶成束，长 32～144μm，存在于黏液细胞中或散在。如二陈丸等
石菖蒲	油细胞圆形，直径约至 50μm，含黄色或黄棕色油状物。如天王补心丸、安神补心丸等
天冬	石细胞长方形或长条形，直径 50～110μm，纹孔极细密。如天王补心丸、乌鸡白凤丸、石斛夜光丸等
知母	草酸钙针晶成束或散在，长 26～110μm。如大补阴丸等
莪术	糊化淀粉粒团块淡黄色。如开胸顺气丸等
山药	草酸钙针晶束存在于黏液细胞中，长 80～240μm，针晶直径 2～5μm。如乌鸡白凤丸、石斛夜光丸、归芍地黄丸、参苓白术散、人参健脾丸等
	淀粉粒三角状卵形或矩圆形，直径 24～40μm，脐点短缝状或人字状。如六味地黄丸、杞菊地黄丸、三宝胶囊等
天麻	草酸钙针晶成束或散在，长 25～48μm。如天麻丸等
升麻	木纤维成束，淡黄绿色，末端狭尖或钝圆，有的有分叉，直径 14～41μm，壁稍厚，具十字形纹孔时，有的胞腔中含黄棕色物。如补中益气丸等

表 2-4　　　　　茎木及皮类中药常用的专属性显微特征

药材名称	常用的专属性显微特征及其制剂品种举例
木通	纤维管胞大多成束，有的显具缘纹孔，纹孔口斜裂缝状或十字状。如龙胆泻肝丸等
檀香	含晶细胞方形或长方形，壁厚木化，层纹明显，胞腔含草酸钙方晶。如十香止痛丸等
牡丹皮	木栓细胞淡红色至微紫色，壁稍厚。如归芍地黄丸等
	无色薄壁细胞中含有草酸钙簇晶，有时数个排列成行。如杞菊地黄丸、六味地黄丸等
厚朴	石细胞分枝状，壁厚，层纹明显。如十香止痛丸、开胸顺气丸等
肉桂	石细胞类圆形或长方形，直径 32～88μm，壁一面菲薄。如人参养荣丸、十全大补丸等
	①纤维单个散在，长梭形，直径 24～50μm，木化；②石细胞类方形或类圆形，壁一面菲薄。如五苓散等
杜仲	橡胶丝条状或扭曲成团，表面带颗粒性。如天麻丸等
黄柏	石细胞鲜黄色，分枝状，壁厚，层纹明显。如牛黄上清丸等
	纤维束鲜黄色，周围细胞含草酸钙方晶，形成晶纤维，含晶细胞壁木化增厚。如小儿肝炎颗粒、九圣散、二妙丸、大补阴丸等
	上述晶纤维及分枝状石细胞均作为鉴别依据。如三妙丸等

表 2-5　　　　　　　　叶及花类中药常用的专属性显微特征

药材名称	常用的专属性显微特征及其制剂品种举例
丁香	花粉粒三角形，直径约 16μm。如小儿腹泻外敷散等
红花	①花冠碎片黄色，有红棕色或黄棕色长管道状分泌细胞；②花粉粒球形或椭圆形，直径约 60μm，外壁有刺，具 3 个萌发孔。如五虎散、七厘散等
紫苏叶	叶肉组织中有细小草酸钙簇晶，直径 4～8μm。如九圣散等
菊花	花粉粒类圆形，直径 24～34μm，外壁有刺，长 3～5μm，具 3 个萌发孔。如石斛夜光丸等
蒲黄	花粉粒类圆形或椭圆形，直径约 30μm，表面有网状雕纹。如十香止痛丸等

表 2-6　　　　　　　　果实及种子类中药常用的专属性显微特征

药材名称	常用的专属性显微特征及其制剂品种举例
五味子	果皮表皮细胞橙黄色，表面观类多角形，垂周壁连珠状增厚。如三宝胶囊等
	种皮石细胞呈淡黄色或淡黄棕色，表面观多角形，壁较厚，孔沟细密，胞腔含深棕色物。如人参养荣丸、天王补心丸、石斛夜光丸、四神丸、安神补心丸等
肉豆蔻	脂肪油滴众多，放置后析出针簇状结晶。如四神丸等
山楂	①果皮石细胞淡紫红色、红色或黄棕色，类圆形或多角形，直径约至 125μm；②果皮细胞纵列，常有 1 个长细胞与 2 个短细胞相间连接，长细胞壁厚，波状弯曲，木化。如大山楂丸等
苦杏仁	石细胞橙黄色，贝壳形，壁较厚，较宽一边纹孔明显。如石斛夜光丸、九圣散等
决明子	种皮栅状细胞一列，其下细胞中含草酸钙簇晶及方晶。如石斛夜光丸等
补骨脂	种皮栅状细胞淡棕色或红棕色，表面观类多角形，壁稍厚，胞腔含红棕色物。如四神丸等
白胡椒	果皮石细胞类圆形或长圆形，黄色，直径 15～40μm，壁厚，胞腔含棕色物。如小儿腹泻外敷散等
陈皮	草酸钙方晶成片存在于薄壁组织中。如补中益气丸、二陈丸、人参养荣丸等
吴茱萸	非腺毛 2～6 细胞，有的充满红棕色物。如戊己丸、小儿腹泻外敷散等
	腺毛头部多细胞，椭圆形，含棕黄色至棕红色物，柄 2～5 细胞。如四神丸等
	上述非腺毛和腺毛均进行鉴别。如左金丸等
巴豆霜	草酸钙簇晶直径 8～24μm，存在于类圆形薄壁细胞中。如七珍丸等
大枣	果皮表皮细胞黄棕色至红棕色，表面观类多角形，断面观角质层厚约至 10μm。如四神丸等
酸枣仁	内种皮细胞棕黄色，表面观长方形或类方形，垂周壁连珠状增厚。如天王补心丸等
山茱萸	果皮表皮细胞橙黄色，表面观类多角形，垂周壁连珠状增厚。如六味地黄丸、归芍地黄丸、杞菊地黄丸等
女贞子	果皮表皮细胞表面观类多角形，垂周壁厚薄不匀，胞腔含淡棕色物。如二至丸等

药材名称	常用的专属性显微特征及其制剂品种举例
马钱子	单细胞非腺毛形如纤维，多碎断，基部膨大似石细胞。如九分散等
猪牙皂	纤维束淡黄色，周围细胞含草酸钙方晶及少数簇晶，形成晶纤维，并常伴有类方形厚壁细胞。如开胸顺气丸等
牵牛子	种皮栅状细胞淡棕色或紫棕色，长 48～80μm。如开胸顺气丸、大黄清胃丸、一捻金等
栀子	种皮石细胞黄色或淡棕色，多破碎，完整者长多角形、长方形或不规则形，壁厚，有大的圆形纹孔，胞腔内含暗棕色物。如万氏牛黄清心丸、石斛夜光丸、龙胆泻肝丸等
	①内果皮纤维上下层纵横交错，纤维短梭形；②种皮石细胞，特征同上。如牛黄上清丸等
	果皮含晶石细胞类圆形或多角形，直径 17～31μm，壁厚，胞腔内含草酸钙方晶。如安宫牛黄丸、小儿肝炎颗粒等
槟榔	内胚乳细胞无色，壁较厚，纹孔类圆形。如开胸顺气丸、一捻金、大黄清胃丸等
砂仁	内种皮厚壁细胞黄棕色或棕红色，表面观类多角形，壁厚，胞腔含硅质块。如参苓白术散、三宝胶囊、龟龄集、八宝坤顺丸、人参健脾丸等
莲子	种皮细胞黄棕色或红棕色，形状不规则。如参苓白术散等
白扁豆	种皮栅状细胞长 80～150μm。如参苓白术散等
车前子	种皮下皮细胞表面观狭长，壁微波状，以数个细胞为一组，略作镶嵌状排列。如龙胆泻肝丸等

表 2-7　　　全草及藻菌类中药常用的专属性显微特征

药材名称	常用的专属性显微特征及其制剂品种举例
麻黄	①表皮细胞碎片淡黄色，细胞长方形，内含微小草酸钙结晶；②气孔特异，保卫细胞侧面观呈哑铃状。如九分散等
益母草	非腺毛1～3 细胞，稍弯曲，壁有疣状突起。如八珍益母丸等
石斛	纤维表面类圆形细胞中含细小圆形硅质块，排列成行。如石斛夜光丸等
茯苓	不规则分枝状团块无色，遇水合氯醛液溶化；菌丝无色或淡棕色，直径 4～6μm。如归芍地黄丸、四君子丸、杞菊地黄丸、参苓白术散、二陈丸、十全大补丸、八珍益母丸、人参养荣丸、天王补心丸、六味地黄丸、五苓散、石斛夜光丸等
猪苓	①菌丝粘结成团，大多无色；②草酸钙方晶正八面体形，直径 32～60μm。如五苓散等

表 2-8 　　　　　　　　　　树脂及其他类中药常用的专属性显微特征

药材名称	常用的专属性显微特征及其制剂品种举例
乳香	不规则团块无色或淡黄色，表面及周围扩散出众多细小颗粒，久置溶化。如小活络丸、九圣散等
	不规则团块由无色油滴和小颗粒聚集而成，加苏丹Ⅲ试液，油滴呈红色。如七厘散、九分散等
没药	不规则碎块淡黄色，半透明，渗出油滴，加热后油滴溶化，现正方形草酸钙结晶。如小活络丸、九圣散等
	不规则碎块浅黄色，碎块洞穴中含有微黄色油滴，加苏丹Ⅲ试液，油滴呈红色。如七厘散、九分散等
血竭	不规则块片血红色，周围液体显鲜黄色，渐变红色。如七厘散等
五倍子	非腺毛1至数个细胞，有的顶端稍弯曲。如麝香痔疮栓等
青黛	不规则块片或颗粒蓝色。如牛黄消炎片等
天竺黄	不规则块片无色透明，边缘多平直，有棱角，遇水合氯醛液溶化。如七珍丸等

表 2-9 　　　　　　　　　　动物及矿物类中药常用的专属性显微特征

药材名称	常用的专属性显微特征及其制剂品种举例
珍珠	不规则碎块无色或淡绿色，半透明，具彩虹样光泽，碎块表面有的可见细密波状纹理，遇稀盐酸迅速产生气泡。如麝香痔疮栓、安宫牛黄丸等
牡蛎	不规则块片半透明，边缘折光较强，表面有纤细短纹理、小孔及细裂隙。如乌鸡白凤丸等
全蝎	体壁碎片淡黄色至黄色，有网状纹理和圆形毛窝，有时可见棕褐色刚毛。如七珍丸、人参再造丸等
僵蚕	体壁碎片无色，表面有极细的菌丝体。如七珍丸、人参再造丸等
龟甲	不规则块片灰黄色，表面有微细纹理或孔隙。如三宝胶囊、大补阴丸等
鳖甲	不规则碎块淡灰黄色，表面有裂隙或细纹理。如乌鸡白凤丸等
穿山甲	鳞甲碎片无色，有大小不等的圆孔。如龟龄集等
海马	横纹肌纤维近无色或淡黄色，有细密横纹，明暗相同，横纹平直或微波状。如龟龄集等
麝香	无定形团块淡黄棕色，埋有细小方形结晶。如七厘散、安宫牛黄丸等
鹿茸	未骨化的骨组织淡灰色或近无色，边缘及表面均不整齐，具不规则的块状突起物，其间隐约可见条状纹理。如龟龄集等
水牛角	不规则碎片灰白色或灰黄色，稍具光泽，表面有灰棕色色素颗粒，并有不规则纵长裂缝。如安宫牛黄丸等
滑石粉	不规则块片无色，有层层剥落痕迹。如六一散等

续表

药材名称	常用的专属性显微特征及其制剂品种举例
朱砂	不规则细小颗粒暗棕红色，有光泽，边缘暗黑色。如七厘散、安宫牛黄丸、一捻金、小儿清热片、牛黄上清丸、天王补心丸、万氏牛黄清心丸、七珍丸等
雄黄	不规则碎块（或细小颗粒）金黄色或橙黄色，有光泽，边缘具棱角，色稍暗。如牛黄消炎片、牛黄解毒丸、七珍丸、小儿清热片、安宫牛黄丸等
石膏	不规则片状结晶无色，有平直纹理。如牛黄解毒丸等
芒硝	不规则形结晶近无色，边缘不整齐，表面有细长裂隙且现颗粒性。如利胆排石片等

2. 鉴别药味的选择　对于组成药味较多的复方制剂，可选择主药、贵重药、毒性药或混乱品种重点观察，对投料量少或缺少专属特征的药材可不作分析。这是因为主药是起主要治疗作用的药物；贵重药易出现不投料、少投料或用其他药材替代投料等现象；毒性药影响制剂的安全性；混乱品种易出现假劣药材投料现象。如人参健脾丸，共由 11 味药材组成，在进行显微鉴别时，法定检查品种是人参（主药）、山药（混乱品种）、砂仁（贵重药）三味药材。国家药品标准规定的制剂显微鉴别特征，都是经处方分析后选取的专属性鉴别特征，可直接按规定进行显微鉴别。

（二）显微制片

1. 供试品的预处理　可按剂型不同，采用不同的方法进行预处理：①散剂、胶囊剂：直接取少量粉末制片，颗粒较大者应研细。②片剂：取 2～3 片置乳钵中研细，混匀，再取少量粉末制片。③锭剂：取 1～2 锭置乳钵中研细，混匀，再取适量粉末制片。④水丸、糊丸、水蜜丸：取数丸（若有包衣应除去）置乳钵中研细，混匀，再取适量粉末装片；或取粉末适量置小容器内，加水合氯醛透化（加适量甘油，以防水合氯醛结晶析出），搅匀，用吸管吸取混悬液装片。⑤蜜丸：可将丸药沿正中切开，从切面由外至内刮取少许样品，按粉末制片法装片；或将样品切碎，加水搅拌洗涤，再置离心管中离心沉淀，如此反复至蜜除尽，取沉淀装片；或将样品进行解离制片观察。⑥含升华性成分的制剂：可取粉末进行微量升华，收集升华物进行显微观察。

2. 显微标本片的制备　中药制剂显微标本片制作质量的好坏，直接影响显微观察的效果。因此，应根据不同的剂型与观察内容，采用适宜的方法制片观察。

（1）粉末制片法：供试品粉末需过四号筛，采用下列三种方式制片。①粉末冷装片：用解剖针挑取粉末少许，置载玻片中央偏右处，滴加适宜的透明剂 1～

2滴，搅匀，用左手食指与拇指夹持盖玻片的边缘，使其左侧与药液层左侧接触，再用右手持小镊子或解剖针托住盖玻片的右侧，轻轻下放，使液体逐渐扩延充满盖玻片下方。若液体未充满盖玻片，应从空隙相对的边缘滴加液体，以防产生气泡；若液体过多，用滤纸吸去溢出的液体，即可镜检。②水合氯醛液透化装片：挑取粉末少许，置载玻片中央偏右处，滴加水合氯醛试液1～2滴，搅匀，用试管夹夹持载玻片一端，保持水平置酒精灯火焰上方约1～2cm处加热，微沸后，离开火焰，再滴加水合氯醛试液，小火继续加热，如此反复操作至透化清晰。为避免析出水合氯醛结晶，放冷后滴加稀甘油1～2滴，封片镜检。③混悬液装片：制剂中需检查的药味较多或含淀粉粒较多时，可取粉末适量，置试管或小烧杯中，加入水合氯醛试液，加热透化后，用吸管吸取适量混悬液，再装片观察。

(2) 解离组织制片法：系利用化学试剂使组织中各细胞间的胞间质溶解而使细胞分离，以观察单个细胞的完整形态的方法。纤维素细胞壁的胞间质主要由果胶纤维素构成，可因与氢氧化钾或氢氧化钠等碱液共热而分解破坏；木化细胞的胞间质常因含有木质素而不被碱液破坏，可用氧化剂破坏木质素，使细胞得以分离。经过氧化剂处理后，细胞壁的木质素都被破坏，所以不再显木化反应，纤维素细胞壁也常被破坏而变形，一般的细胞后含物（如淀粉粒、糊粉粒、草酸钙结晶等）被破坏而消失，只有抵抗能力较强的细胞完整地保存着，如石细胞、纤维、导管、木栓细胞、角质化的表皮细胞等。常用的解离方法有氢氧化钾法、硝铬酸法和氯酸钾法（表2-10）。

表2-10 常用的解离组织制片法

名　称	适用范围	解　离　方　法	装　片
氢氧化钾法	薄壁组织发达，木化组织较少或分散存在的供试品	将供试品置试管中，加5％氢氧化钾溶液适量，加热至用玻璃棒挤压能离散为止，倾去碱液，加水洗涤	取少量置载玻片上，用解剖针撕开，以稀甘油装片观察
硝铬酸法	木化组织较多或集成较大群束的供试品	将供试品置试管中，加硝铬酸试液适量，使之浸没供试品，浸泡或在水浴上微温，至用玻璃棒挤压能离散为止，倾去酸液，加水洗涤	
氯酸钾法		将供试品置试管中，加硝酸溶液(1→2)及氯酸钾少量，缓缓加热，待产生的气泡渐少时，再及时加入氯酸钾少量，以维持气泡稳定发生，至用玻璃棒挤压能离散为止，倾去酸液，加水洗涤	

（三）显微观察

根据处方分析的结果或药品标准的规定，在显微镜下有目的、按步骤地观察组成药物的专属性显微特征。一般需观察 1～5 个显微标本片，根据能否观察到某药材的专属性特征，判断制剂中该药材是否存在。显微观察时应采用"先低倍后高倍"的原则，先在低倍镜下采用"之"字移动法，使标本片沿着一定的线路移动，以便能检查到标本片的各个部位。方法是：旋转载物台移动器，从盖玻片的左上角开始逐渐使视野平行向右移动，到达右上角后，将视野向近侧移动 2/3～3/4 个视野，再使视野由右平行

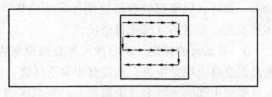

图 2-5　镜检时视野移动线路图

向左移动，到达左端后，再如前法移动，直到整个标本片观察完毕。（图 2-5）

（四）显微测量

显微测量是应用显微量尺在显微镜下测量细胞及细胞内含物等的大小的一种显微定量方法。如药典在"一捻金"的显微鉴别项下载：草酸钙簇晶大，直径 60～140μm（大黄）；草酸钙簇晶直径 20～68μm，棱角锐尖（人参）。即需用草酸钙簇晶的大小来判断人参与大黄的存在与否。由此可见，显微测量也是中药制剂显微鉴别的重要手段。测量常用的量尺为目微尺与台微尺。

1. 目微尺　又称目镜量尺、目镜测微尺或目尺，为放在目镜筒内的一种标尺，是一个直径 18～20mm 的圆形玻璃片，中央刻有精确等距离的平行线刻度，常为 50 格或 100 格（图 2-6）。目微尺是用以直接测量物体用的，但其刻度所代表的长度依显微镜放大倍数的不同而改变，故使用前必须用台微尺来标化，以确定在使用该显微镜及其特定的物镜、目镜和镜筒长度时，目微尺每小格所代表的实际长度。

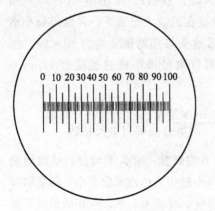 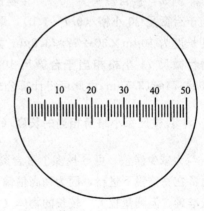

图 2-6　目微尺（左：100 格；右：50 格）

2. 台微尺　又称镜台测微尺、载物台测微尺或台尺。它是一种特制的载玻片，中央粘贴有一小圆形玻片，其下封藏有一微型标尺，全长 1mm（或 2mm），上刻有精确等分为 100（或 200）小格的细线，每一小格长为 $10\mu m$。在标尺的外围有一黑环，以便能较容易找到标尺的位置（图 2-7）。台微尺并不直接测量物体的长度，而是用以标化目微尺。

3. 目微尺的标定　将台微尺置显微镜载物台上，按常规对光调焦，并将台微尺刻度移至视野中央；从镜筒中取下目镜，旋下接目镜的目镜盖，将目微尺放入目镜筒中部的光栏上（正面向上，有刻度的一面向下），旋上目镜盖后返置镜筒上。这时，视野中可同时观察到台微尺和目微尺的刻度小格，旋转目镜，使两种量尺的刻度平行；移动台微尺，使两种量尺左边的"0"刻度线重合，然后再寻找第二条重合刻度线。分别记录两重合线间两种测微尺的小格数，再根据两重合线间小格数的比值，计算目微尺每小格在该物镜条件下所相当的长度（μm）。（图 2-8）

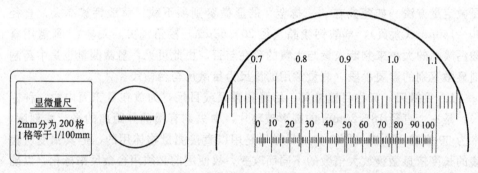

图 2-7　台微尺

图 2-8　视野中目微尺与台微尺的重合线

例如：接目镜头为 10×，接物镜头为 40× 时，目微尺 77 小格（0～77）相当于台微尺 30 小格（0.7～1.0），则所用显微镜在该放大倍数下，目微尺每小格的长度为 $10\mu m \times 30 \div 77 \approx 3.8\mu m$。如改用接目镜头与接物镜头均为 10× 时，测得目微尺 74 小格相当于台微尺 100 小格，则目微尺每小格的长度为 $10\mu m \times 100 \div 74 \approx 13.5\mu m$。由此可得计算公式：

$$目微尺每小格所相当的长度（\mu m） = \frac{10\mu m \times 两重合线间台微尺格数}{两重合线间目微尺格数}$$

为减少误差，可寻找多个重合刻度，记录多组数据，求其平均值。显微测量通常在高倍镜下进行，因为在高倍镜下目微尺每小格相当的微米数较小，测量结果较准确。但测量较大、较长的物体（如纤维、导管、非腺毛）时，应在低倍镜下进行。更换显微镜或目镜、物镜时，均须重新标化目微尺每小格所相当的长度。

4. 测量方法　将需测量的目的物显微制片置显微镜载物台上，用目微尺测量目的物的小格数，乘以目微尺在该条件下每小格相当的长度值，即得。计算公式如下：

目的物长度（μm）＝目微尺每小格所相当的长度（μm）×目的物占目微尺的格数

例如：接目镜头为10×，接物镜头为40×时，测得某淀粉粒直径占目微尺9小格，则该淀粉粒的直径为3.8μm×9＝34.2μm。

（五）显微化学鉴别

本法是将制剂粉末或提取液滴加适宜的化学试剂并制成标本片后，利用显微镜观察细胞壁、细胞内含物或某些化学成分出现的变色、溶解、产生结晶或气泡等现象，以对中药制剂进行真伪鉴别的方法。具有简单、灵敏的特点，能察见肉眼看不到的理化现象。

常用的显微化学鉴别方法有下列两种：①将制剂粉末置载玻片上，滴加某些化学试剂，盖上盖玻片，在显微镜下观察细胞及其内含物或所含化学成分的反应现象。例如，安宫牛黄丸中珍珠的鉴别：不规则细小碎块半透明，具彩虹样光泽，碎块遇稀盐酸迅速产生气泡；痧药中天麻的鉴别：糊化多糖颗粒遇碘试液呈棕色或淡棕紫色。②将制剂加适当溶剂浸提成分，吸取浸出液，滴于载玻片上，再滴加适宜的试剂，加盖玻片，在显微镜下观察其反应现象。例如，含槟榔制剂的酸性水提液，遇碘化铋钾试液，镜检有石榴红色球形或方形结晶；含丁香制剂的三氯甲烷浸出液，加3%氢氧化钠的氯化钠饱和液，镜检有簇状细针形丁香酚钠结晶。

中药制剂的显微鉴别常需采用专属性的化学试剂和鉴别方法，以鉴别不同性质的细胞壁和细胞内含物。常用的细胞壁及细胞内含物定性鉴别方法如下（表2-11）。

表 2-11　　　　　　　　　细胞壁及细胞内含物的定性检查

细胞壁及内含物		主成分	定性检查结果
细胞壁	木质化	丙酸苯酯类聚合物	加间苯三酚-盐酸试液，显红色或紫红色
			加氯化锌碘试液，显黄棕色
	木栓化	脂肪类	加苏丹 III 试液，稍放置或微热，呈橘红色至红色
	角质化		
	纤维素化	直链葡萄糖	加氯化锌碘试液，或先加碘试液湿润后，稍放置，再加硫酸溶液（33→50），显蓝色或紫色
	硅质化	二氧化硅	加硫酸无变化，加氢氟酸溶解

续表

细胞壁及内含物		主成分	定性检查结果
细胞内含物	淀粉粒	葡聚糖	用甘油醋酸试液装片，置偏振光显微镜下观察，未糊化的淀粉粒具偏光现象，已糊化的淀粉粒无偏光现象
			加碘试液，显蓝色或蓝紫色
			加氯化锌碘试液，膨胀并变成蓝色或蓝紫色
	糊粉粒	蛋白质	加碘试液，显棕色或黄棕色
			加硝酸汞试液显砖红色（材料中如含有脂肪油，应先用乙醚或石油醚脱脂后再试验）
	菊糖	果聚糖	加10％α-萘酚乙醇溶液1滴，再加浓硫酸2～3滴，显紫红色，并溶解
	草酸钙结晶	CaC_2O_4	加稀醋酸不溶解；加稀盐酸溶解而无气泡产生；加硫酸溶液（1→2）溶解，并生成硫酸钙针晶
	碳酸钙结晶（钟乳体）	$CaCO_3$	加稀醋酸或稀盐酸溶解，并产生气泡；加硫酸溶液（1→2）溶解，产生气泡，并生成硫酸钙针晶
	黏液质	杂多糖	加钌红试液，显红色
	脂肪油	脂肪酸	加苏丹Ⅲ试液，显红色或紫红色；加90％乙醇，不溶解（蓖麻油及巴豆油例外）
	树脂	2～3萜类	
	挥发油	单萜、倍半萜	加苏丹Ⅲ试液，显红色或紫红色；加90％乙醇，溶解

二、应用举例

以六君子丸为例，其由党参、白术、茯苓、半夏、陈皮、甘草经粉碎、过筛、混匀制成的水丸。由处方和制法可知，六味中药的显微特征均存在。其显微鉴别方法如下：

1. 处方分析与专属性显微特征的寻找　取上述六味中药的标准药材或经严格品种鉴定的药材，烘干，粉碎，取粉末作临时装片，观察单味药的显微特征：

（1）党参：①淀粉粒：类球形，脐点呈星状或裂缝状。②石细胞：方形、长方形或多角形，壁不甚厚。③节状乳管碎片：甚多，含淡黄色颗粒状物。④导管：为网纹或具缘纹孔导管。⑤菊糖团块：呈扇形，表面显放射状纹理。⑥木栓细胞：表面观呈类多角形，垂周壁薄，稍弯曲。（图2-9）

　　(2) 白术：①草酸钙针晶：细小，长 10～32μm，不规则地聚集于薄壁细胞中。②纤维：黄色，大多成束，长梭形，壁甚厚，木化，孔沟明显。③石细胞：淡黄色，类圆形、多角形、长方形或少数纺锤形，直径 37～64μm。④导管：分子短小，为网纹及具缘纹孔，直径 48μm。⑤薄壁细胞含菊糖，表面有放射状纹理。(图 2-10)

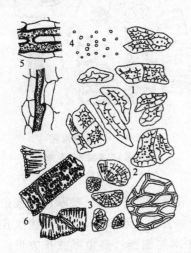
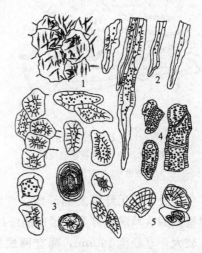

图 2-9　党参粉末图

1.石细胞；2.木栓细胞；3.菊糖；

4.淀粉粒；5.节状乳管碎片；6.导管

图 2-10　白术粉末图

1.草酸钙针晶；2.纤维；3.木栓细胞和

石细胞；4.导管；5.菊糖

　　(3) 茯苓：①菌丝团块：用水或稀甘油装片，可见无色不规则颗粒状团块或末端钝圆的分枝状团块（遇水合氯醛液渐溶化）。②菌丝：用 5% 氢氧化钾溶液装片，团块溶化露出菌丝，菌丝细长，稍弯曲，有分枝，无色或带棕色（外层菌丝），直径3～8μm，稀至 16μm，横壁偶可察见。(图 2-11)

　　(4) 半夏：①淀粉粒：甚多，单粒类圆形、半圆形或圆多角形，直径 2～20μm，脐点裂缝状、人字状或星状，复粒由 2～6 分粒组成。②草酸钙针晶束：存在于椭圆形黏液细胞中，或随处散在，针晶长 20～144μm。③导管：为螺纹或环纹，直径10～24μm。(图 2-12)

　　(5) 陈皮：①中果皮薄壁组织：众多，壁不均匀增厚，有的作连珠状。②果皮表皮细胞：表面观多角形、类方形或长方形，垂周壁增厚，气孔类圆形，直径18～26μm，副卫细胞不清晰，侧面观外被角质层，靠外方的径向壁增厚。③草酸钙方晶：成片存在于中果皮薄壁细胞中，呈多面形、菱形或双锥形，直径 3～34μm，长5～53μm；有的 1 个细胞内含有由 2 个多面体构成的平行双晶或 3～5 个方晶。④橙皮苷结晶：大多存在于薄壁细胞中，黄色或无色，呈圆形或无定形团块，有的可见放射状条纹。⑤螺纹、孔纹和网状导管及管胞较小。(图 2-13)

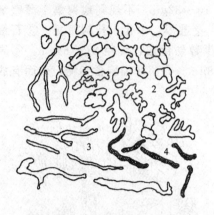

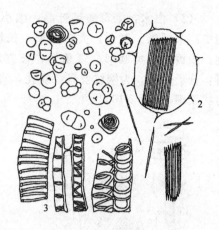

图 2-11 茯苓粉末图

1.颗料状团块；2.分枝状团块；

3.无色菌丝；4.有色菌丝

图 2-12 半夏粉末图

1.淀粉粒；2.草酸钙针晶束；

3.导管

（6）甘草：①纤维及晶纤维：纤维成束，直径 $8\sim14\mu m$，壁厚；纤维束周围薄壁细胞含草酸钙方晶，形成晶纤维，草酸钙方晶大至 $30\mu m$。②具缘纹孔导管：较大，直径至 $160\mu m$，稀有网纹导管。③木栓细胞：多角形或长方形，红棕色。④淀粉粒：多为单粒，卵圆形或椭圆形，长 $3\sim20\mu m$，脐点点状。⑤棕色块状物：形状不一。（图 2-14）

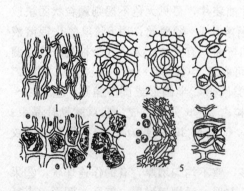

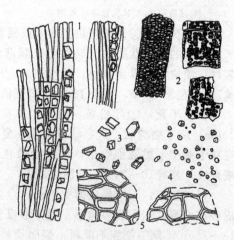

图 2-13 陈皮粉末图

1.中果皮薄壁细胞；2.果皮表皮细胞；

3.草酸钙方晶；4.橙皮苷结晶；5.油室碎片

图 2-14 甘草粉末图

1.晶纤维；2.导管；3.草酸钙方晶；

4.淀粉粒；5.木栓细胞

对以上观察结果进行比较分析，排除两味或两味以上药材共有的（如导管、淀粉粒、菊糖）或不易察见的（如节状乳管）显微特征，将专属性显微特征确定为：党参的石细胞；白术的草酸钙针晶；茯苓的菌丝及多糖团块；半夏的草酸钙针晶束；陈皮的草酸钙方晶；甘草的晶纤维。

2. 专属性显微特征的验证与确定 取六君子丸数粒，用研钵研成粉末，按粉末制片法制片，并置显微镜下连续观察多个标本片，验证并确认上述专属性显微特征；再根据专属性特征，进行六君子丸的显微鉴别：①石细胞呈方形、长方形或多角形，壁不甚厚（党参）。②草酸钙针晶细小，长 $10\sim32\mu m$，不规则地聚集于薄壁细胞中（白术）。③不规则分枝状团块无色，遇水合氯醛液溶化；菌丝无色或淡棕色，直径 $4\sim6\mu m$（茯苓）。④草酸钙针晶成束，长 $32\sim144\mu m$，存在于黏液细胞中或散在（半夏）。⑤草酸钙方晶成片存在于中果皮薄壁细胞中（陈皮）。⑥纤维束周围薄壁细胞含草酸钙方晶，形成晶纤维（甘草）。（图 2-15）

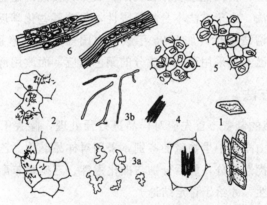

图 2-15 六君子丸显微特征图
1.党参（石细胞）；2.白术（草酸钙针晶）；
3.茯苓（a.多糖团块；b.菌丝）；4.半夏（草酸钙针晶束）；
5.陈皮（草酸钙方晶）；6.甘草（晶纤维）

第三节 理化鉴别

中药制剂的理化鉴别系指利用制剂中所含某些化学成分的物理或化学性质，通过化学或仪器分析的方法，检验中药制剂真伪的过程。为确保鉴别方法的专属性、重现性和灵敏度，首先应进行处方分析，首选主药、辅药、贵重药和毒性药作为鉴别重点，再根据选定药物所含的有效成分、毒性成分、主成分或特征性成分的理化性质，拟定鉴别方案；其次应研究制剂中的辅料及干扰成分对鉴别结果的影响，选用适当的方法排除干扰，可采用阴性和阳性对照，对拟订的鉴别方法进行反复验证。常用的理化鉴别方法有化学反应鉴别法、升华鉴别法、荧光分析鉴别法、光谱鉴别法、色谱鉴别法等。

一、化学反应鉴别法

本法是利用化学试剂与制剂中的指标成分发生化学反应，根据所产生的颜色、沉淀或气体等现象，来判断某些药味或成分的有无，并以此鉴别制剂真伪的方法。具有操作简便，适用性较强等优点，但由于选定的化学反应大多为某类成分的通用显色或沉淀反应，因此它只能鉴别待测成分属何类成分，而不能鉴别其为何种成分，其否定功能强于肯定功能，专属性较差。例如，利用盐酸-镁粉反应鉴别大山楂丸中的山楂，当呈负反应时，可以得出样品中不含山楂黄酮和山楂的结论；若呈正反应，则只能说明存在黄酮类成分，要想确定是否存在山楂，还需配合其他鉴别方法。由于方法本身的局限性，目前某些化学反应鉴别法已被专属性较强的薄层色谱法取代，如 2005 年版《中国药典》在鉴别制剂中的大黄、何首乌等药味时，已不再采用蒽醌类成分的颜色反应，而改用薄层色谱鉴别法。

（一）操作方法

1. 供试品溶液的制备　首先应对样品进行预处理，除去干扰成分，富集待测成分。例如昆明山海棠中生物碱的鉴别，采用对样品碱化，乙醚提取，再用酸水萃取，以除去干扰性成分，然后分别与碘化汞钾、三硝基苯酚两种生物碱沉淀试剂反应，均呈阳性，才给予肯定结论。

固体制剂的供试品溶液，一般是根据鉴别对象的溶解性能，选用适当的溶剂进行提取而制成的。例如，室温下用水浸泡过夜，滤液可供检识氨基酸、蛋白质等；用 60℃热水提取，滤液可供检识糖类、苷类、鞣质等；用乙醇或甲醇回流提取，滤液可供检识生物碱、黄酮、酚类、有机酸等；用亲脂性有机溶剂提取，滤液可供检识醌类、内酯、苷元、挥发油等，药渣挥去有机溶剂，再用甲醇提取，滤液可供检识各种苷类。经溶剂提取所得供试液一般仍含较多的成分，必要时可采取液-液萃取法或色谱法进一步分离。

液体制剂可直接取样检测或经有机溶剂萃取分离后再行检测。制剂中的挥发性成分（如前列舒丸中的丹皮酚）及升华性成分（如冰片）可分别采用水蒸气蒸馏法及升华法分离后，再进行鉴别。

2. 检测方法　采用化学反应鉴别法时，应选择专属性较强的检测试剂，必要时做阳性或阴性对照试验加以验证，从而保证检测结果的专属性和灵敏度。化学反应法多在试管中进行，即取供试液适量置于试管中，滴加试剂进行反应；或将供试液置蒸发皿或坩埚中，挥去溶剂，滴加试剂于残留物上进行检识，如皂苷的醋酐-浓硫酸反应；或使待测成分与检测试纸反应，如氰苷的苦味酸试纸反应、珠黄吹喉散的姜黄试纸反应和养阴清肺膏的 Gibbs 反应等。现将 2005 年版《中国药典》常用的化学鉴别反应归纳如下（见表 2-12 及表 2-13）。

表 2-12　　　　　植（动）物药类成分常用的化学鉴别反应

成分类型	化学鉴别反应	应用品种举例（或说明）
生物碱	碘化铋钾反应，生成橘红色或红棕色沉淀	1．应用品种：止喘灵注射液（洋金花）、马钱子散、石淋通片（广金钱草）、川贝雪梨膏（川贝母）等 2．说明：①反应需在酸性水溶液或稀醇溶液中进行；②蛋白质、氨基酸、鞣质等亦可与此类试剂产生沉淀，故应进行预处理，排除干扰
	碘化汞钾反应，生成类白色沉淀；加过量试剂，沉淀复溶解	
	碘-碘化钾反应，生成棕色至褐色沉淀	
	硅钨酸反应，生成灰白色沉淀	
	三硝基苯酚（苦味酸）反应，生成黄色沉淀	
黄酮	在样品的甲醇或乙醇提取液中，加入少许镁粉，振摇，再加盐酸数滴，多数显红棕色、橙红色或红紫色	大山楂丸（山楂）、抗骨增生丸（淫羊藿）、参茸保胎丸（黄芩）、石淋通片（广金钱草）
蒽醌	取样品的酸水提取液，加乙醚振摇，分取醚层，加入氢氧化钠或氨试液，振摇，水层显红色。	大黄流浸膏等
皂苷	样品水溶液强烈振摇，产生持久性泡沫	地奥心血康胶囊（黄山药和穿龙薯蓣的提取物）、灵宝护心丹（红参、三七）、养心定悸膏（甘草、红参、麦冬）、黄杨宁片、三七叶总皂苷等
	样品的三氯甲烷提取液，滴加醋酐-浓硫酸试液，甾体皂苷显红→紫→蓝→污绿色；三萜皂苷显红→紫→蓝色	
	供试液加三氯化锑或五氯化锑的三氯甲烷溶液，三萜皂苷显紫蓝色，甾体皂苷多显黄色	
	样品的三氯甲烷提取液，加浓硫酸，三氯甲烷层显红色或蓝色，硫酸层显绿色荧光	
香豆素	Gibbs 反应，显蓝色	养阴清肺膏（牡丹皮）、前列舒丸（牡丹皮）等
	异羟肟酸铁反应，显红色	
	重氮盐偶合反应，显红色	
挥发油	取供试液，加香草醛-硫酸试液，显红色或红紫色	万应锭（冰片）、牛黄解毒片（冰片）、养心定悸膏（桂枝、生姜）等
氨基酸、蛋白质	取供试液，加茚三酮试液 1 滴，微热，显紫红色	龟龄集（鹿茸、海马、雀脑等）、参茸保胎丸（阿胶、鹿茸）等

表 2-13 矿物药类成分常用的化学鉴别反应

成分类型	化学鉴别反应	应用品种举例与反应机理
汞盐	取供试品，用盐酸湿润后，在光洁铜片上摩擦，铜片表面显银白色光泽，加热烘烤后，银白色消失	①应用品种：万氏牛黄清心丸、天王补心丹等中成药中朱砂的鉴定；②反应机理：Hg^{2+}被 Cu 还原成 Hg 附着在铜片表面，显银白色，加热则升华消失。即： $HgS + 2HCl + Cu \longrightarrow CuCl_2 + Hg + H_2S \uparrow$
钙盐	取供试液，加甲基红指示液，用氨试液中和，再滴加盐酸至恰呈酸性，加草酸铵试液，即生成白色沉淀；分离，沉淀不溶于醋酸，但可溶于盐酸	①应用品种：止咳橘红口服液（石膏）、安胃片（海螵蛸）、龙牡壮骨颗粒（牡蛎、龙骨、乳酸钙、葡萄糖酸钙）等；②反应机理： $CaSO_4 + (NH_4)_2C_2O_4 \longrightarrow CaC_2O_4 （白） \downarrow + (NH_4)_2SO_4$ $CaC_2O_4 + 2HCl \longrightarrow CaCl_2 + H_2C_2O_4 （溶于盐酸）$
雄黄（主含 As_2S_2）	氯化钡沉淀法（检出硫）：将雄黄中的硫氧化成硫酸，再与氯化钡生成硫酸钡白色沉淀	①应用品种：牙痛一粒丸等；②反应机理： $As_2S_2 + 6KClO_3 + 4HNO_3 \xrightarrow{[O]} 2K_3AsO_3 + 2H_2SO_4 + 3Cl_2 \uparrow + 4NO \uparrow$ $H_2SO_4 + BaCl_2 \longrightarrow BaSO_4 \downarrow （白） + 2HCl$
	硫化氢反应（检出砷）：先将雄黄加热氧化生成三氧化二砷，再与硫化氢反应生成黄色的三硫化二砷。后者在稀盐酸中产生黄色沉淀，但溶于碳酸铵试液	①应用品种：小儿惊风散等；②反应机理： $2As_2S_2 + 7O_2 \xrightarrow{\triangle} 2As_2O_3 + 4SO_2 \uparrow$ $As_2O_3 + 3H_2O \longrightarrow 2H_3AsO_3$ $2H_3AsO_3 + 3H_2S \longrightarrow As_2S_3 （黄） + 6H_2O$ 　　　　　　　　　└→在稀盐酸中析出黄色沉淀 $4As_2S_3 + 12(NH_4)_2CO_3 \longrightarrow 4(NH_4)_3AsO_3 + 4(NH_4)_3AsS_3 + 12CO_2 \uparrow$

（二）应用举例

1. 参茸保胎丸的鉴别 本品由党参、黄芩、杜仲等 23 味药材制备而成，其中包括阿胶、鹿茸等动物类药材。①鉴别阿胶、鹿茸中的氨基酸、蛋白质：取本品 2g，研细，加水 10ml，置水浴上温热 10 分钟，放冷，滤过，滤液滴在滤纸上，加茚三酮试液 1 滴，在 105℃加热约 2 分钟，斑点显紫色。②鉴别黄芩中的黄酮类成分：取本品 2g，研细，加乙醇 5ml，振摇 5 分钟，静置 20 分钟，滤过，取滤液 1ml，加镁粉少量，再加盐酸 1ml，溶液显橙红色。

2. 养心定悸膏的鉴别 本品由地黄、麦冬、红参、阿胶、黑芝麻、桂枝、生姜、炙甘草等药材制备而成。①鉴别桂枝、生姜中的挥发油：取本品 10ml，加水 10ml，摇匀，用氯化钠饱和后，加乙醚 15ml 振摇提取，分取乙醚液，置白瓷皿中，挥干，残渣加 0.5％香草醛-硫酸溶液数滴，即显紫红色。②鉴别红参、炙甘草中的皂苷类成分：取本品 10ml，加水 5ml，摇匀，加正丁醇 10ml，振摇，分取正丁醇液，置水浴上蒸干，残渣加三氯甲烷 1ml 使溶解，移至试管中，沿管壁滴加硫酸 0.5ml，两液接界处显红色环。

3. 茴香橘核丸中桃仁的鉴别 本品由小茴香（盐炒）、八角茴香、橘核（盐炒）、桃仁等 17 味药材制备而成。取本品 18g，研细，加乙醇 25ml，摇匀，放置过夜，滤过，取滤液 3ml 置具塞试管中，加 5％硫酸溶液 1ml，混匀，试管中悬挂一条三硝基苯酚试纸，密塞，在热水浴中放置 10 分钟，试纸显砖红色。

说明：此反应为鉴别桃仁的专属性反应。桃仁含氰苷，酸水解后，逸出氢氰酸气体，再与三硝基苯酚反应呈砖红色。

4. 抗骨增生丸的鉴别 本品由熟地黄、肉苁蓉（蒸）、狗脊（盐制）、女贞子（盐制）、淫羊藿、鸡血藤、莱菔子（炒）、骨碎补、牛膝 9 味药材制备而成。①鉴别肉苁蓉中的生物碱：取本品 6g，加 70％酸性乙醇溶液 25ml，置水浴上回流 15 分钟，滤过，取滤液 5ml，置水浴上蒸干，残渣加 5％硫酸溶液使溶解，滤过，取滤液 3ml，分置三支试管中：一管中加碘化铋钾试液 1～2 滴，生成红棕色沉淀；一管中加碘化汞钾试液 1～2 滴，生成白色沉淀；另一管中加硅钨酸试液 1～2 滴，生成白色沉淀。②鉴别淫羊藿中的黄酮类成分：取本品 6g，加甲醇 10ml，浸渍 2 小时，滤过。取滤液 1ml，加盐酸 3～4 滴与镁粉少许，置沸水浴上加热约 3 分钟，显红棕色。

5. 养阴清肺膏中牡丹皮的鉴别 本品由地黄、麦冬、玄参、川贝母、白芍、牡丹皮、薄荷等药材制备而成。取本品 2g，置 100ml 烧杯中，加水 10ml，搅匀，烧杯口平铺一张用水湿润的滤纸，在滤纸上平铺少量氯亚氨基-2，6-二氯醌 1 份与四硼酸钠 32 份的混合粉末，上盖一表面皿，小火加热至微沸时停止加热，滤纸即显蓝色。

说明：此反应为鉴别丹皮酚的 Gibbs 反应。利用丹皮酚的挥发性，加热使其逸出，遇 Gibbs 试剂反应而显色。

6. 珠黄吹喉散的鉴别 本品由珍珠、人工牛黄、硼砂（煅）、西瓜霜、雄黄、儿茶、黄连、冰片等药材制备而成。①鉴别儿茶：取本品约 0.3g，加三氯甲烷 10ml，搅拌，滤过，滤液蒸干，残渣加 60％醋酸溶液 1ml 使溶解，加新配制的 1％糠醛溶液 1ml，再加硫酸溶液（1→2）5ml，在 70℃加热 10 分钟，溶液渐显蓝紫色。②鉴别冰片的升华性成分龙脑：取本品约 0.2g，进行升华，升华物用乙醇 1～2 滴溶解后，加新配制的 1％香草醛-硫酸试液 1～2 滴，即显紫红色。③鉴别硼砂中的主成分十水四硼酸钠（$Na_2B_4O_7 \cdot 10H_2O$）：取本品约 1g，加水 5ml，振摇，滤过，滤液加盐酸使成酸性后，点于姜黄试纸上使润湿，干燥，即显橙红色斑点，用氨蒸气熏后，斑点则变为绿黑色。

7. 猴头健胃胶囊中多糖类成分的鉴别 取本品内容物 1g，加水 5ml，在50℃～60℃的水浴中加热 1 小时，滤过，滤液加碱性酒石酸铜试液 10ml，置水浴中加热 10 分钟，放冷，滤过，取滤液少许，加 1 倍体积的碱性酒石酸铜试液同上法操作，应无沉淀产生。另取滤液少许，加盐酸 2ml，煮沸 20 分钟，放冷，再加过量氢氧化钠试液使呈碱性，加碱性酒石酸铜试液适量，水浴加热 10 分钟，即生成橘黄色的 Cu_2O 沉淀。

二、升华鉴别法

本法是利用中药制剂中所含的某些化学成分，在一定温度下能升华的性质，获得升华物，根据升华物的理化性质进行鉴别的方法。本法操作简便迅速，升华物纯度较高，鉴别含升华性成分的制剂专属性强。

（一）操作方法

升华法包括微量升华法、坩埚法及蒸发皿法，以微量升华法最常用。微量升华装置如图 2-16 所示。

取一块与载玻片大小相当的金属片安放在有圆孔（直径约为 2mm）的石棉板上，在金属片上放一小金属圈（内径约 1.5cm，高约 0.8cm），对准石棉板上的圆孔，圈内放入待检制剂粉末，使成一均匀薄层，圈上覆盖载玻片，在石棉板下圆孔处用酒精灯缓缓加热，至粉末开始变焦，载玻片上有升华物凝集时，去火放冷。将载玻片取下，反转后，置显微镜下观察升华物晶形、颜色，或在升华物上滴加化学试剂，观察产生的颜色变化；或在紫外光灯下观察升华物的荧光以及滴加化学试剂后荧光的变化；

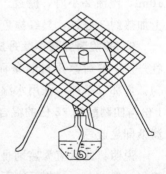

图 2-16　微量升华装置

或直接在供试品上方悬挂有试液的滤纸条，加热供试品，滤纸条遇到升华物后，即显出颜色变化；或用显微镜熔点测定仪测定其熔点。

在实际工作中，也可改用简化方法收集升华物，即在一载玻片上放适量样品粉末，铺成一薄层，在载玻片两端各放一段支撑物（如小玻璃棒、火柴杆等），其上方再盖一载玻片，用酒精灯加热升华。

（二）注意事项

1. 升华时应缓缓加热，温度过高，易使药粉焦化，在载玻片上产生焦油状物，影响对升华物的观察或检识。温度的控制可通过调整酒精灯火焰与石棉板的间距来实现。为使升华物易于凝集析出，可在载玻片上滴加少量水降温。

2. 样品粉末用量一般约 0.5g，过少不易产生足够量的升华物。

（三）应用举例

1. 万应锭中冰片的鉴别 本品由胡黄连、黄连、儿茶、冰片等 9 味药制备而成。取本品 0.15g，研细，进行微量升华，升华物置显微镜下观察，呈不定形的无色片状结晶，加新配制的 1‰香草醛-硫酸溶液 1 滴，渐显紫红色。

2. 小儿惊风散中雄黄的鉴别 本品由全蝎、僵蚕（炒）、雄黄、朱砂、甘草制备而成。取本品 0.2g，置坩埚中，加热至产生白烟，取玻片覆盖后，有白色冷凝物，将此玻片置烧杯中，加水 10ml，加热使溶解。取溶液 5ml，加硫化氢试液数滴，即显黄色，加稀盐酸生成黄色絮状沉淀，加入碳酸铵试液后沉淀复溶解。

3. 大黄流浸膏中大黄的鉴别 本品为大黄制成的流浸膏。取本品 1ml，置瓷坩埚中，在水浴上蒸干后，坩埚上覆以载玻片，置石棉网上直火徐徐加热，至载玻片上呈现升华物后，取下载玻片，放冷，置显微镜下观察，有菱形针状、羽状和不规则晶体，滴加氢氧化钠试液，结晶溶解，溶液显紫红色（检识游离蒽醌）。

三、荧光分析鉴别法

本法是利用中药制剂中所含的某些化学成分，在紫外光或可见光下能产生一定颜色荧光，或经试剂处理后能产生荧光的性质进行鉴别的方法。本法操作简便、灵敏，并具有一定的专属性。例如大黄和土大黄（常为大黄的伪品）的显微特征和化学反应都很相似，但二者的醇提液点加在滤纸上，置紫外光灯下检视，前者显棕色至棕红色荧光，而后者显亮蓝色荧光，可资区分。

（一）操作方法

直接取供试液点在滤纸、试纸上或加入蒸发皿中，置紫外光灯下观察所产生的荧光，必要时可在供试品上加酸、碱或其他试剂，再观察荧光及其变化。

（二）注意事项

1. 供试液一般用毛细管吸取，少量多次点于滤纸上，使斑点集中且具有一定浓度。

2. 荧光的强度较弱，故一般应在暗室中观察。紫外光对人的眼睛和皮肤有损伤，操作者应避免与紫外光较长时间接触。试验时，一般将供试品置于紫外光灯下约 10cm 处观察所产生的荧光。紫外光波长一般为 365nm，如用 254～265nm 波长观察荧光，应加以说明。

（三）应用举例

1. 板蓝根茶　本品为板蓝根经加工制成的茶块。取本品 0.5g，加水 5ml 使溶解，静置，取上清液点于滤纸上，晾干，置紫外光灯下观察，斑点显蓝紫色。

2. 复方鸡血藤膏　本品由滇鸡血藤膏粉、川牛膝、续断、红花、黑豆、糯米、饴糖制备而成。取本品粉末 1g，加水 10ml，加热 10 分钟，滤过，取滤液置紫外光灯下观察，显淡蓝色荧光。

四、薄层色谱鉴别法

本法系将吸附剂或支持剂涂铺于光洁的玻璃板、塑料板或铝制薄板上，使成一均匀薄层，将供试品与对照品按同法在同板上点样、展开、干燥、显色后，对比供试品与对照品的色谱图，用以进行中药制剂鉴别的方法。具有展开时间短、分离效果好、灵敏度高、专属性强、显色方便（可直接喷洒腐蚀性显色剂，并可加热）等特点，且具有分离和分析的双重功能，因而广泛应用于中药制剂的鉴别、检查及杂质检查。2005 年版《中国药典》中有 845 个品种收载了薄层色谱鉴别法，占总品种数（1146）的 74%，其中中药制剂为 488 个品种、1165 项，有许多品种设立了多项薄层色谱鉴别，可以鉴别多种药味。例如千柏鼻炎片的理化鉴别，2000 年版《中国药典》采用了三项显色反应，2005 年版则弃用显色反应，全部采用薄层色谱鉴别法，分别鉴别了千里光、决明子和麻黄三味药材。

（一）仪器与材料

1. 薄层板

（1）市售薄层板：亦称预制薄层板，分普通薄层板和高效薄层板。常用的有硅胶薄层板、硅胶 GF_{254} 薄层板、聚酰胺薄膜、氧化铝薄层板、纤维素薄层板、C_{18} 键合相薄层板、氨基键合相薄层板、腈基键合相薄层板等。

（2）自制薄层板：在保证色谱质量的前提下，如需对薄层板进行处理和化学改性，以适应供试品分离的要求时，可用自制的薄层板。玻璃板规格可为 10cm×10cm、10cm×15cm、20cm×10cm、20cm×20cm 等。制板用的玻璃板应光滑、平整，不得有油污，洗后不挂水珠。常用的吸附剂或载体有硅胶 G、硅胶 GF_{254}、硅胶 H、硅胶 HF_{254}、微晶纤维素等，其颗粒大小，一般要求粒径为 $10\sim40\mu m$。

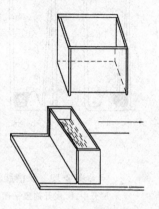

薄层板的制备有两种：一种是无黏合剂的，称为不黏合薄层，系将吸附剂或载体直接涂布于玻璃板上；另一种是含黏合剂的，称为黏合薄层，系在吸附剂或载体中加入一定量的黏合剂，一般常用 10%～15%煅石膏（缩写为"H"，在 140℃烘 4 小时），混匀后加水适量，也可用 0.2%～0.5% 的羧甲基纤维素钠（CMC-Na）水溶液适量调成糊状，移入涂布器中，均匀涂布于玻璃板上，亦可加入荧光剂或缓冲液等。涂

图 2-17 手动简易涂布器

布器有手动（图 2-17）、半自动、全自动等类型。所用涂布器应能使固定相在玻璃板上涂成一层符合厚度要求的均匀薄层。

2. 点样器材 为增强中药制剂定性鉴别的可比性，药典规定采用定量点样，一般采用微升毛细管（图 2-18）或手动、半自动、全自动点样器材。为提高点样效率，还可选用点样辅助设备，如点样支架等。

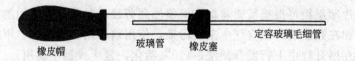

橡皮帽　　　　玻璃管　橡皮塞　　定容玻璃毛细管

图 2-18 微升毛细管

3. 展开容器 应当使用薄层色谱专用的展开缸，展开缸有水平式及直立式两种类型。上行展开一般使用直立展开缸，它又分为平底式和双槽式。其中双槽展开缸（图 2-19）具有节省溶剂、便于预饱和（预平衡）、可控制展开缸内的湿度等优点。展开缸盖子应能密闭，体积应与薄层板大小相适应。不能用生物标本缸等其他玻璃器皿作为展开缸，否则影响展开质量。

4. 显色（检视）装置 展开后的薄层板，一般需采用相应的显色方法使板上的待测成分斑点显色。喷雾显色应使用玻璃喷雾瓶或专用喷雾器（图 2-20），使显色剂呈均匀细雾状喷出；浸渍显色可用专用玻璃器皿或适宜的展开缸作为浸渍槽；蒸气熏蒸显色可在双槽展开缸或大小适宜的干燥器中进行；荧光检视装置为装有可见光源、254nm 及 365nm 紫外光源和相应滤光片的暗箱，可附加摄像设备供拍摄图像用，暗箱内光源应有足够的光照度。

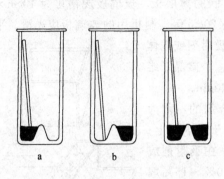 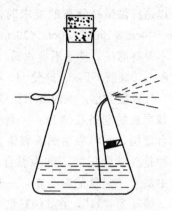

图 2-19　双槽展开缸　　　　　　　　　　图 2-20　喷雾瓶

a.展开中；b.展开剂预平衡；c.展开过程
中用不同于展开剂的溶剂调节缸内气相组成

（二）操作方法

一般操作步骤为：薄层板的制备（制板）→供试品溶液的制备→对照品溶液
的制备→点样→展开→显色与检视→结果判断与记录。

1. 薄层板的制备

（1）市售薄层板：临用前一般应在 110℃活化 30 分钟。聚酰胺薄膜不需活
化。铝基片薄层板可根据需要剪裁，但须注意剪裁后的薄层板底边的硅胶层不得
有破损。如在贮放期间被空气中杂质污染，使用前可用三氯甲烷、甲醇或二者的
混合溶剂在展开缸中上行展开预洗，110℃活化，置干燥器中备用。

（2）自制薄层板：除另有规定外，将 1 份固定相和 3 份水（或含有黏合剂的
水溶液）在研钵中向同一方向研磨混合，去除表面的气泡后，倒入涂布器中，在
玻璃板上平稳地移动涂布器进行涂布，取下涂好薄层的玻璃板，置水平台上于室
温下晾干后，在 110℃烘 30 分钟，置于有干燥剂的干燥箱中备用。由于不同厂
家或不同批号的硅胶质量不一，所需的加水量和研磨时间也不同，若加有改性剂
更是如此，宜在操作中细心体会掌握。薄层的厚度一般为 0.2～0.3mm，由于国
产商品硅胶的颗粒大小分布较宽（10～40μm），在用颗粒较粗的硅胶时，涂布的
太薄反而会降低分离能力，所以有的品种（如人参）要求用 0.5mm 厚的薄层
板。薄层板一般要求新鲜制备，当天使用。使用前应在反射光及透射光下检查其
质量，若板面不均匀、不平整或有麻点、有气泡、有破损及污染（灰尘可在日光
下检查、纤维可在紫外光灯下检查）等情况，应弃去不用。

2. 供试品溶液的制备　薄层色谱法虽有分离作用，但分离能力有限，有的

待测成分含量较低，层析斑点易混有几种成分难以检出。因此，应对样品进行适当的提取、分离和净化，除去干扰物质，提高待测成分的浓度，以期获得清晰的色谱图。样品提取的方法很多，除常规的冷浸、渗漉、加热回流及索氏提取法外，还可使用超声波提取法、水蒸气蒸馏法、升华法等。对提取液的进一步纯化，可使用萃取法、蒸馏法、升华法、离子交换法和柱色谱法等。有的成分在制剂中以苷或酯等结合状态存在，检验前需水解成游离状态再与相应的对照品一同展开，如万应锭中熊胆的鉴别、定坤丹中人参和三七的鉴别、牛黄上清丸中大黄的鉴别等。

3. 对照物的选择与对照品溶液的制备 作薄层鉴别用的对照物有已知主成分的对照品、对照药材及对照提取物三种，应按国家标准进行来源确证和纯度考查。在进行薄层鉴别时，大多选用一至数种对照物，按供试品溶液的制备方法，制成对照品溶液，将供试品溶液和对照品溶液，在同一块薄层板上分别点样，在相同的条件下展开并显色后，比较供试品与对照物的色谱图，二者应在相应的位置上，有相同颜色的斑点或主斑点。

2005 年版药典共收载对照品 282 个、对照药材 218 个、对照提取物 11 个。既可设置一至数种对照品或对照药材，又可同时设置对照品和对照药材（双对照）。双对照和对照提取物的设置，大大提高了薄层色谱鉴别法的专属性和整体性。

3. 点样 除另有规定外，在洁净干燥的环境，用微升毛细管或微量注射器将样液在薄层板上点成圆点状或窄细的条带状。点样不同溶液必须更换点样量器。点样量可为几至几十微克，其多少对分离效果有很大影响，点样量太少，展开后斑点模糊，甚至看不到斑点；点样量太多，易出现斑点过大或拖尾等现象，甚至不能实现完全分离。点样时应小心操作，用点样量器吸取一定量的样液，轻轻点触在薄层的起始线，起始线约距薄层底边 10～15mm（高效板 8～10mm），点间距离一般不少于 8mm（高效板不少于 5mm）。如样液较稀，可分次点完，每点一次，应待溶剂挥干后再点。点样后所形成的原点面积越小越好，一般以原点直径不超过 3mm（高效板不超过 2mm），条带宽度 5～10mm（高效板 4～8mm）为宜。点样时应少量多次点加，以保证原点小而圆，还需注意勿损伤薄层表面；点加条带原点时应注意条带的均匀性，用喷雾状条带点样器，可保证其质量。

4. 展开 薄层色谱所用的展开槽多为长方形展开槽、直立形的单槽展开缸或双槽展开缸。展开方式主要有：①上行展开：将点好样的薄层板放入已盛有展开剂的直立形展开槽中，斜靠于展开槽的一边壁上，薄层板浸入展开剂的深度以液面距原点 5mm 为宜，展开剂沿薄层下端借毛细管的作用缓慢上升，待展开距离达 8～15cm（高效板 5～8cm）时，取出薄层板，在前沿作上记号，挥干溶剂后显色。该方式适用于含黏合剂的硬板的展开，是目前薄层色谱法中最常用的一种展开方式。②多次展开：取经展开一次后的薄层板挥干溶剂，再用同一种展开剂或者改用一种新的展开剂按同样的方法进行第二次、第三次展开，以达到增加分离度的目的。③双向展开：即经第一次展开后，取出薄层板，挥去溶剂，将其旋转 90°角后，再改用另一种展开剂展开。双向展开所用的薄层板规格一般为 20cm×20cm。该方式常用于成分较多、性质接近的难分离物质的展开。

5. 显色与检视 展开后，若为有色成分，可在自然光下观察。若为无色化合物，可加热显色，或在紫外光灯下观察荧光，或喷雾显色剂显色。某些无色、有紫外吸收且不产生荧光的成分可用含有荧光剂的硅胶板（如硅胶 GF_{254} 板），在紫外光灯（254nm）下观察板面上的暗斑（荧光猝灭物质）进行鉴别，如艾附暖宫丸中香附的待测成分香附酮在硅胶 GF_{254} 板的黄绿色荧光背景下呈深蓝色斑点。有的成分可用碘或氨蒸气熏蒸显色，如气滞胃痛颗粒中延胡索中的延胡索乙素，采用碘蒸气熏蒸显色。

6. 结果判断与记录 供试品色谱中，在与对照品或对照药材色谱相应的位置上，应显相同颜色或荧光的斑点，则判断为符合规定。薄层色谱图像可采用摄像设备拍摄（图 2-21），以光学照片或电子图像的形式保存，也可用薄层扫描仪扫描记录相应的色谱图。

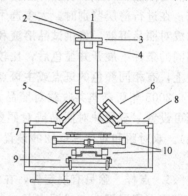

图 2-21 摄像设备
1.联接计算机；2.冷却线；3.电荷偶合装置；4.照相机镜头；5.观察窗；6.紫外光源；7.样品台；8.有机玻璃窗；9.调节平台；10.传感器

（三）注意事项

1. 在测定供试品前，应按各品种项下的规定，进行系统适用性试验，对实验条件进行试验和调整，以期达到规定的检测灵敏度、分离度和重复性要求。

（1）检测灵敏度：用于限量检查时，采用供试品溶液和对照品溶液与稀释若干倍的对照品溶液在规定的色谱条件下，在同一块薄层板上点样、展开、检视，后者应显示清晰的斑点。

（2）分离度：用于定性鉴别时，对照品溶液与供试品溶液应显示两个清晰分离的主斑点（图 2-22）。用于限量检查和含量测定时，要求定量峰与相邻峰之间有较好的分离度，除另有规定外，分离度应大于 1.0。分离度（R）的计算公式为：

$$R = 2(d_2 - d_1) / (W_1 + W_2)$$

式中：d_2——相邻两峰中后一峰与原点的距离；

d_1——相邻两峰中前一峰与原点的距离；W_1 及 W_2 为相邻两峰各自的峰宽。

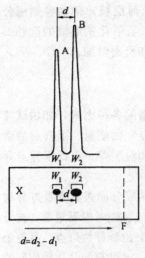

$$d = d_2 - d_1$$

图 2-22 组分分离示意图

（3）重复性：同一供试品溶液在同一块薄层板上平行点样，其待测成分的峰面积测量值的相对标准偏差应不大于 3.0%；需显色后测定的相对标准偏差应不大于 5.0%。

2. 制备薄层板最好使用厚度 1～2mm 的优质平板玻璃，普通玻璃板一般不宜使用。玻璃板需洗净至不挂水珠，晾干，贮存于干燥洁净处备用。玻璃板反复使用时，应注意经常用洗液和碱液清洗，保持玻璃板面的光洁，保证薄层板的质量。

3. 溶解供试品和对照品的溶剂，一般多用挥发性有机溶剂，最好用与展开剂极性相似的溶剂。尽量避免用水为溶剂，因为水溶液点样时，水不易挥发，易使斑点扩散。

4. 配制展开剂所用溶剂质量的优劣，直接影响薄层色谱的分离能力。使用多次开瓶的残存溶剂，因逐渐吸收大气中的水分而不同程度地分解，常使色谱的分离度下降，故最好使用新鲜溶剂配制展开剂。

5. 为使展开槽内展开剂蒸气饱和并维持不变，展开操作时，展开槽必须密闭良好。玻璃槽口与盖的边缘磨砂处不严实时，应涂抹甘油淀粉糊（展开剂为脂溶性时）或凡士林（展开剂为水溶性时），使其密闭。

6. 展开操作时，应注意防止边缘效应。产生边缘效应的主要原因是由于展开槽内溶剂蒸气未达饱和，造成展开剂的蒸发速度在薄层板两边与中间部分不等，展开剂中极性较弱和沸点较低的溶剂在边缘挥发较快，致使边缘部分的展开剂中极性溶剂比例增大，故 R_f 值相对变大。因此，展开前一般需用展开剂对展开缸进行预平衡，使缸内展开剂的气液两相达到动态平衡，该过程亦称"预饱和"。可在展开缸内加入适量展开剂，密闭，保持 15～30 分钟，预平衡后，迅速将薄层板放入展开缸中，立即密闭，展开。若薄层板需同时预平衡，可将点样后的薄层板放入双槽展开缸的一侧槽中，另一侧槽中加入展开剂，预饱和约 15～30 分钟，待展开槽内的空间以及内面的薄层板被展开剂蒸气完全饱和后，再将展开剂移入放有薄层板的槽中，展开。

7. 注意展开过程中的恒温恒湿。温度的变化会影响物质在两相间的溶解度和溶剂的挥发性，致使展开剂的组成改变，从而影响物质的 R_f 值和分离效果。空气中湿度的变化也会影响分离效果。这是因为水与吸附剂（尤其是经活化后的硅胶）之间存在着很强的亲合力，薄层板吸附水分会降低活性，而影响分离效果。

8. 配制多元展开剂时，各种溶剂应分别量取后再混合，不得在同一量具中累积量取。小体积溶剂宜使用移液管等精确度较高的量具量取。

9. 有的药品需使用加有改性剂如酸、碱或缓冲液的薄层板，例如鉴别国公酒、蛇胆陈皮散、保和丸等中的陈皮，即使用加有 0.5％氢氧化钠溶液的硅胶 G 板。制备此类薄层板时，应细心体会，找出最佳加水量和研磨时间。

（四）影响薄层色谱鉴别的因素

为获得良好的鉴别效果，必须充分了解影响薄层色谱的各种因素，如供试液的净化程度、吸附剂的性能、薄层板的质量、点样（原点）的质量、展开剂的组成与饱和情况、对照品的纯度、展开的距离、相对湿度和温度等。在此仅重点介绍展开剂、相对湿度和温度的影响。

1. 展开剂的选择　展开剂（溶剂系统）的选择是待测成分能否具有良好分离度的关键因素，因此必须合理地选择展开剂。选择展开剂应首先考虑吸附剂、被分离物质的性质和展开剂的极性这三者之间的关系，选用能突出特征性斑点，且便于分析比较的展开剂。在选择时，应首选药品标准中收载的，或已有的且比较成熟的展开剂。

在实际工作中，常需选用由两种或两种以上溶剂按一定比例组成的复合溶剂系统进行展开。复合溶剂系统中每种溶剂在展开剂中所起的作用各不相同，其中所占比例较大的溶剂起溶解物质和基本分离作用，其溶剂的极性一般相对较小；所占比例较小的溶剂，其极性较大，有较强的洗脱能力，但不能提高分辨率。适量中等极性的溶剂，有利于不相溶解的溶剂混合，并可降低展开剂的黏度，提高展开速度。展开剂中加入少量酸或碱可抑制某些斑点的拖尾，有利于弱酸、弱碱性物质的分离，如鉴别甘草（甘草酸）、熊胆（游离胆酸类）、大黄（大黄酚、大黄酸、芦荟大黄素等）、白芍（丹皮酚）等药味时，展开剂中常加入甲酸、冰醋酸等；鉴别黄柏和黄连（小檗碱）等药味，展开剂中常加入浓氨试液。试验时，可先将样品以苯-无水乙醇（4：1）展开，若主成分的 R_f 值＞0.7，可改用苯-三氯甲烷（1：3）；若主成分的 R_f 值＜0.3，可改用丙酮-甲醇（1：1），使用上述展开剂仍难以分离时，则可改用其他展开剂。展开剂的极性应与被分离成分的极性相适应，即分离亲脂性较强的成分，宜用极性较小的展开剂；分离亲水性较强的成分，宜用极性较大的展开剂。例如，检识一捻金中的人参（对照品：人参二醇、人参三醇），展开剂选用三氯甲烷-乙醚（1：1）；而检识龟龄集中的人参（对照品：人参皂苷 Rg_1、Re、Rb_1），则选用三氯甲烷-甲醇-水（13：7：2）。有时，单用一种溶剂系统分离效果不理想，可采用两种不同溶剂系统进行二次展开。

用作展开剂的各种溶剂，各项理化指标应符合国家药品标准的有关规定。应新鲜配制，不宜多次反复使用。必要时，应在使用前进行重蒸馏或用其他方法纯化处理。展开剂如需分层，则按要求放置分层后取需要的一相（上层或下层）使用。

2. 相对湿度（RH）　硅胶和氧化铝为亲水性吸附剂，其含水量越高，吸附活性越低；反之，则越高。因此，薄层板在不同的相对湿度下，其吸附活性亦不同，对色谱质量影响较大。例如，苍术正己烷提取物的薄层鉴别，相对湿度越大，分辨率越高，相对湿度达 80％时，获得最佳分离效果（图 2-23）。相反，《中国药典》规定万应锭中熊胆的鉴别须在相对湿度 40％以下展开，方可将其中的胆酸、去氧胆酸、熊去氧胆酸等游离胆酸完全分离（图 2-24）；而在 70％相对湿度下展开色谱质量明显降低，难以辨别（图 2-25）；若相对湿度在 80％以上展开，则色谱面目全非。此外，《中国药典》还规定了复方皂矾丸中西洋参的鉴别，应在相对湿度小于 60％的条件下展开。有些检品的成分和所选用的展开剂对相对湿度要求不甚严格，相对湿度在 30％～70％之间均可获得相对稳定的色谱，但为了在不同实验室之间及不同季节时均可重现试验结果，应尽可能在相对湿度可控的条件下展开，并记录试验时的实际相对湿度。

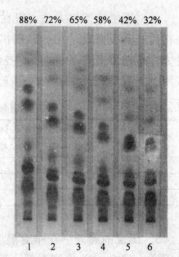

图 2-23　相对湿度对苍术正
己烷提取物薄层色谱分辨率的影响
1～6.苍术正己烷提取物

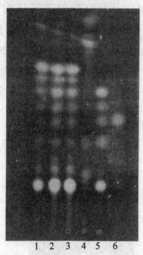

图 2-24　万应锭薄层色谱图（Rh＜40％）
1～3.万应锭；4.万应锭乙酸乙酯提取物；
5.胆酸、猪去氧胆酸、熊去氧胆酸、鹅去
氧胆酸、去氧胆酸(自下而上)；6.熊去氧胆酸

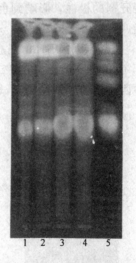

图 2-25　万应锭薄层色谱图（Rh＝70％）
1～4.万应锭；5.胆酸、猪去氧胆酸、
熊去氧胆酸、鹅去氧胆酸、
去氧胆酸(自下而上)

　　相对湿度的控制方法，可在双槽展开箱的一侧槽中加入适当浓度的硫酸，将点样后的薄层板放入另一侧槽中，密闭放置 15～20 分钟，再加展开剂展开。另一种方法是在预先准备好的条件控制箱（状如平卧式展开箱，内盛适当浓度的硫酸，或用大小适宜的干燥器）内进行。控制相对湿度的硫酸溶液的制备见表 2-13。

表 2-13　　　　　　　　　控制相对湿度的硫酸溶液的制备

相对湿度	所需硫酸的浓度（V/V）		相对湿度	所需硫酸的浓度（V/V）	
	硫酸（ml）	水（ml）		硫酸（ml）	水（ml）
32%	68	100	65%	34	100
42%	57	100	72%	27.5	100
58%	39.5	100	80%	10.8	100

注：硫酸的相对密度为 1.86（96%～97%）

　　3. 温度的影响　　在相对湿度恒定的条件下，一般在较高温度下展开时，R_f 值较高；反之，R_f 值则降低。展开温度相差 ±5℃ 时，R_f 值的变动一般不会超过 ±0.02，对色谱行为影响不大，但展开温度相差较大时，则不同程度影响色谱质量。温度的影响首先在于展开剂中各有机溶剂因沸点、蒸气压、相对密度等不同而使蒸发程度各异，因此在展开缸空间分布的各种有机溶剂的蒸气比例也发生变化，必将直接影响到被分离成分的色谱行为。其次，由于温度的变化，含水的两相展开剂在放置分层过程中或展开时有机相中水的比例亦不同，从而不同程度地改变了展开剂的极性，影响到色谱的分离度。例如三七总皂苷的薄层鉴别，当用三氯甲烷-甲醇-水（65∶35∶10）的下层溶液作展开剂，在硅胶高效预制板（Merck）上常温下展开时，三七皂苷 R_1 与人参皂苷 Re 不能分开（图 2-26）；只有在低于 10℃ 下展开，才能将二者分离（图 2-27）。又如《中国药典》对于复方皂矾丸中西洋参的鉴别，规定试验温度为 10℃～25℃。

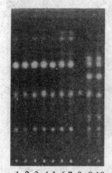 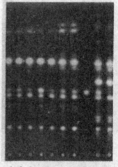

1 2 3 4 5 6 7 8 9 10　　　　　　1 2 3 4 5 6 7 8 9 10

图 2-26　三七总皂苷的薄层图谱（常温）　　图 2-27　三七总皂苷的薄层图谱（<10℃）

1～7.三七；8.三七皂苷 R_1；　　　　　1～7.三七；8.三七皂苷 R_1；

9.三七皂苷 R_1＋人参皂苷；10.人参皂苷　　　9.三七皂苷 R_1＋人参皂苷；10.人参皂苷

（五）应用举例

1. 华佗再造丸中川芎、吴茱萸的鉴别 取本品8g，研碎，加乙醚50ml，置水浴上加热回流1小时，滤过，滤液挥干，残渣加乙酸乙酯2ml使溶解，作为供试品溶液。另取川芎对照药材0.8g，吴茱萸对照药材0.2g，分别加乙醚20ml，置水浴上加热回流1小时，滤过，滤液挥干，残渣分别加乙酸乙酯1ml使溶解，作为对照药材溶液。吸取供试品溶液2～4µl及上述对照药材溶液各1～2µl，分别点于同一硅胶G薄层板上，以正己烷-乙酸乙酯（9∶1）为展开剂，展开，取出，晾干，置紫外光灯（365nm）下检视。供试品色谱中，在与川芎对照药材色谱相应的位置上，应显相同颜色的荧光斑点；喷以5％三氯化铝乙醇溶液，在与吴茱萸对照品药材色谱相应的位置上，应显相同颜色的荧光斑点（图2-28，图2-29）。

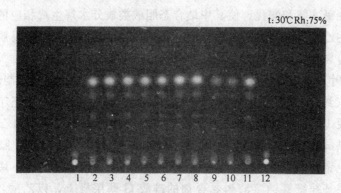

图2-28 华佗再造丸薄层色谱图（喷显色剂前）

1,12.吴茱萸对照药材；2,11.川芎对照药材；3～10.华佗再造丸

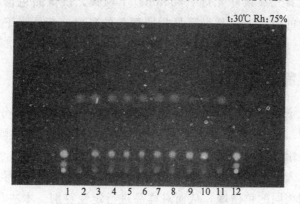

图2-29 华佗再造丸（喷显色剂后）

1,12.吴茱萸对照药材；2,11.川芎对照药材；3～10.华佗再造丸

2. 万应锭中熊胆的鉴别　取本品 6g，研碎，加甲醇 20ml，置水浴中温浸 1 小时，滤过，取滤液 10ml，蒸干，残渣加 5% 氢氧化钠溶液 5ml，置水浴中加热 8 小时，放冷，加盐酸调节 pH 值至 2～3，加水 10ml，摇匀，用乙醚提取 2 次，每次 30ml，合并乙醚液，挥干，残渣加甲醇 1ml 使溶解，作为供试品溶液。另取熊去氧胆酸、胆酸、去氧胆酸对照品，加甲醇分别制成每 1ml 含 1mg 的溶液，作为对照品溶液。吸取上述四种溶液各 2μl，分别点于同一硅胶 G 薄层板上，以异辛烷-乙酸乙酯-冰醋酸（15：7：5）为展开剂，在相对湿度 40% 以下展开，展距约 18cm，取出，挥尽溶剂，喷以硫酸乙醇溶液（1→10），在 110℃ 加热数分钟。供试品色谱中，分别在与各对照品色谱相应的位置上，日光下应显相同颜色的斑点；紫外光灯（365nm）下应显相同颜色的荧光斑点（图 2-24）。

说明：①尽量在低温（20℃）及低相对湿度（40%）以下展开。②甲醇提取物（残渣）经碱水解和酸化，使其中结合态胆酸类成分水解生成相应的游离态胆酸类，进而用乙醚提取制成供试品溶液。③本试验所用的展开剂容易脱混，而使色谱上部部分斑点挤压，且产生第二溶剂前沿，但不影响鉴别。

3. 银杏叶片中银杏提取物的鉴别　本品为银杏叶提取物经加工制成的片剂。取本品适量（约相当于含总黄酮苷 48mg），除去包衣，研细，加正丁醇 15ml，置水浴中温浸 15 分钟并时时振摇，放冷，滤过，滤液蒸干，残渣加乙醇 2ml 使溶解，作为供试品溶液。另取银杏叶对照提取物 0.2g，同法制成对照提取物溶液。照薄层色谱法试验，吸取上述两种溶液各 3μl，分别点于同一块以含 4% 醋酸钠的羧甲基纤维素钠溶液为黏合剂的硅胶 G 薄层板上，以乙酸乙酯-丁酮-甲醇-水（5：3：1：1）为展开剂，展开，取出，晾干，喷以 3% 三氯化铝乙醇溶液，分别置日光及紫外光灯（365nm）下检视。供试品色谱中，在与对照提取物色谱相应的位置上，日光下显相同颜色的斑点，紫外光下显相同颜色的荧光斑点。

五、气相色谱鉴别法

在一定的色谱条件下，相同的物质应具有相同的色谱特性（分配系数）和色谱行为（保留值）。保留值中保留时间常用作定性参数，保留时间（t_R）系指从进样开始，到该组分色谱峰顶点的时间间隔。在同一色谱条件下，将供试品与对照品溶液分别注入气相色谱仪，对二者的气相色谱图进行对比，供试品应呈现与对照品保留时间相同的色谱峰，从而对样品进行定性鉴别。本法具有高分辨率、高灵敏度、快速、准确等特点，尤适于测定制剂中的挥发性成分，如麝香酮、薄荷醇、冰片等。一般情况下，气相色谱不适于测定蒸气压较低的也即挥发性较小的成分，因而其使用具有一定的局限性。

（一）操作方法

1. 进行色谱条件适用性实验，即使用规定的对照品对仪器进行试验和调整，应达到药品标准规定的理论板数（n），分离度（R）应大于 1.5，峰面积相对标准偏差（RSD）或平均校正因子相对标准偏差（RSD）均不应大于 2.0%。

2. 先通载气，确保管路无泄漏并使载气通过检测器后，才可打开各部分电路开关，设置气化室、柱箱和检测器温度，开始加热。待各部分温度恒定后，开启氢气钢瓶和空气压缩机，调节载气流速或流量。按下点火按钮，点燃氢气。

3. 调节放大器灵敏度，走基线，待基线稳定后，即可进样测试。在同一色谱条件下，将对照品溶液和供试品溶液分别进样，记录相应的色谱图。一般色谱图应于 30 分钟内记录完毕。

4. 测试完毕，先关闭各加热电源以及氢气和空气开关，待检测器和柱箱温度降至 100℃ 以下时，关闭载气。

5. 比较供试品与对照品色谱图，供试品呈现与对照品保留时间相同的色谱带，则判断为符合药品标准规定。

（二）注意事项

1. 进样口温度应高于柱温 30℃～50℃；检测器温度通常为 250℃～350℃，一般应高于柱温，并不得低于 100℃，以免水汽凝结。

2. 进样时，注射器刺入胶垫、注入测试溶液及拔出胶垫应迅速，并尽量保持留针时间的一致性，以保证进样的准确性和重现性。

（三）应用举例

1. 少林风湿跌打膏 本品由生川乌、生草乌、薄荷脑、水杨酸甲酯、冰片、肉桂、当归、乳香等 23 味中药，加由橡胶、松香制成的基质制备而成。取本品 10 片，研碎，置 250ml 平底烧瓶中，加水 150ml，照挥发油测定法测定，自测定器上端加水使充满刻度部分，并溢流入烧瓶为止，再加乙酸乙酯 5ml，加热回流 40 分钟，将挥发油测定器中的液体移至分液漏斗中，分取乙酸乙酯层，用铺有无水硫酸钠的漏斗滤过，滤液作为供试品溶液。另取薄荷脑 8mg、冰片 8mg 与水杨酸甲酯 8mg，加乙醇 10ml 使溶解，作为对照品溶液。照气相色谱法试验，柱长 2m，以聚乙二醇（PEG）-20M 为固定液，涂布浓度为 10%，柱温为

130℃。分别取对照品溶液和供试品溶液适量，注入气相色谱仪。供试品应呈现出与对照品保留时间相同的色谱峰。

说明：①本法采用水蒸气蒸溜法，将薄荷脑、水杨酸甲酯、冰片等挥发性成分从制剂中提取分离出来，再进行气相色谱分析；②乙酸乙酯层通过铺有无水硫酸钠的漏斗滤过，目的在于除去有机溶液中的水分和水溶性杂质。

2. 安宫牛黄丸中麝香的鉴别　本品由牛黄、水牛角浓缩粉、麝香、珍珠等 11 味药材制备而成。取本品 3g，剪碎，按挥发油测定法依法测定，加环己烷 0.5ml，缓缓加热至沸，并保持微沸约 2.5 小时，放置半小时后，取环己烷液作为供试品溶液。另取麝香酮对照品，加环己烷制成每 1ml 含 2.5mg 的溶液，作为对照品溶液。按气相色谱法试验，柱长为 2m，以苯基（50％）甲基硅酮（OV-17）为固定相，涂布浓度为 9％，柱温为 210℃。分别取对照品溶液和供试品溶液适量，注入气相色谱仪。供试品应呈现与对照品保留时间相同的色谱峰。（图 2-30）。

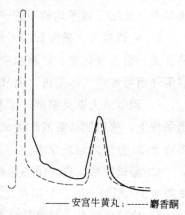

—— 安宫牛黄丸；------ 麝香酮

图 2-30　安宫牛黄丸中麝香的
气相色谱图（柱温 210℃）

六、高效液相色谱鉴别法

本法在原理和操作上与气相色谱法有许多相似之处，具有高效、快速、微量、自动化程度高、不受样品挥发性的限制、固定相和流动相的选择范围较宽、检测手段多样等特点，在中药制剂分析中较气相色谱法应用更为广泛。目前在中药制剂质量标准中，单独使用本法进行定性鉴别较少，常与含量测定结合进行，或进行中药指纹图谱鉴别。其鉴别方法通常采用在相同的色谱条件下，比较样品与对照品的保留时间（t_R）是否一致，或加入对照品，观察被测峰是否增高，从而对待测成分（药味）的存在情况做出判断。例如，四君子丸中甘草酸和六味地黄丸中芍药苷的鉴别（图 2-31，图 2-32）。

（一）操作方法

操作方法、记录与结果判断同气相色谱法。但应注意：①进样前，色谱柱应用流动相充分冲洗平衡，待压力基线稳定后方可进样。②流动相需经脱气，用微孔滤膜（0.45μm）滤过，才可使用，打开冲洗键（PURGE）进行泵排气。③测试溶液需用微孔滤膜（0.45μm）滤过。④工作完毕，应先后用水和甲醇充分冲洗液路系统，尤其是使用了含盐的流动相，更应充分冲洗。

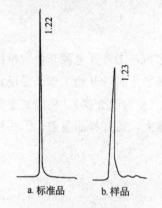

图 2-31 四君子丸中甘草酸高效液
相色谱图

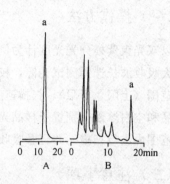

图 2-32 六味地黄丸中芍药苷的高效液
相色谱图 （a.芍药苷）
A.芍药苷对照品；B.六味地黄丸供试品

（二）应用举例

龙牡壮骨颗粒中维生素 D_2 的鉴别：本品由党参、黄芪、麦冬、龟板（醋制）、维生素 D_2 等 16 味中药制备而成。取本品 10g，研细，加石油醚（30℃～60℃）35ml，超声处理 30 分钟，滤过，滤液挥干，残渣加甲醇 10ml 使溶解，作为供试品溶液。另取维生素 D_2 对照品，加甲醇制成每 1ml 含 10μg 的溶液，作为对照品溶液。照高效液相色谱法试验，以十八烷基硅烷键合硅胶为填充剂；以甲醇为流动相；检测波长为 265nm。吸取上述两种溶液各 10μl，分别注入液相色谱仪，测定，供试品色谱应呈现与对照品保留时间相同的色谱峰。

七、紫外-可见分光光度法

中药制剂的紫外吸收光谱是各组分特征吸收光谱叠加而成。若将中药制剂作为一个特定的整体，在一定的测试条件下，只要各药味及其成分的组成与含量相对稳定，则其紫外吸收光谱就具有一定的特征性和重现性，可以用于定性鉴别。本法具有灵敏、简便、准确、既可定性又可定量等优点，但分辨率较低，图谱简单，某些不同的样品可能出现相似或相同的光谱图，使其实际应用受到一定限制。对样品进行预处理，除去干扰成分，可提高其专属性。药典规定，以最大吸收波长（λ_{max}）作为主要鉴别参数，样品吸收峰波长应在该品种项下规定的波长

±2nm 以内。也可通过比较其与对照品吸收光谱的一致性，吸收波长与吸光度的一致性，吸收波长与吸光度比值的一致性等，进行中药制剂的定性鉴别。

（一）操作方法

以双光束紫外分光光度计为例，其操作方法为：①打开电源开关，根据规定的最大吸收波长选择测试光源，校正波长，预热半小时后开始工作。②设定扫描波长范围（上限、下限）、扫描速度、测量方式（多为吸光度）、狭缝宽度等。③将样品和空白溶液分别置于样品光路和参比光路上，盖好样品室盖；④在规定的波长范围内进行扫描，并记录吸收光谱。

（二）注意事项

1. 为保证测量的准确性，所用仪器应按国家计量检定规程或《中国药典》的有关规定，进行准确度检定，符合规定者才可使用。

2. 测定时最好使用配对吸收池。否则，应在测量波长范围内进行基线校正。

3. 参数设定不当，会影响测定结果，如狭缝太宽，使吸光度值降低，分辨率下降；狭缝太窄，则噪声过大，使读数不准确。

4. 测定时应将样品室盖关严，以免引入过多的杂散光，使吸光度读数下降。

（三）应用举例

木香槟榔丸：本品由木香、槟榔、枳壳、陈皮、青皮（醋炒）、香附（醋制）、三棱（醋制）、莪术（醋制）等药材制备而成。取本品粉末 4g，置蒸馏瓶中，加水 10ml，使供试品湿润后，水蒸气蒸馏，收集馏液约 100ml，照紫外分光光度法依法测定，在 253nm 波长处有最大吸收。

复习思考题

1. 解释下列名词：

相对密度 熔点 比旋度 折光率 旋光度 边缘效应 预饱和 双向展开

2. 简述水合氯醛透化制片的操作方法及注意事项。

3. 简述粉末制片的操作方法，并说明如何避免粉末制片时出现大量气泡？

4. 如何区别木质化细胞壁与木栓化细胞壁、淀粉粒与糊粉粒、碳酸钙结晶与草酸钙结晶？

5. 某显微镜在接目镜头为 10×，接物镜头为 40×时，测得目镜测微尺 98 小格相当于载物台测微尺 33 小格。①计算该条件下目镜测微尺每小格所相当的长度（μm）。②在该放大倍数下测得某淀粉粒长径占目镜测微尺 20 小格，试计算该淀粉粒长度。

6. 如何避免鞣质、氨基酸和蛋白质对生物碱沉淀反应的干扰？

7. 写出中药制剂薄层色谱鉴别的操作步骤及注意事项。

8. 如何确定中药制剂中需鉴别的专属性显微特征？举例说明。

第三章 | 中药制剂的检查

　　《中国药典》"检查"项下规定的内容系指药品在加工、生产和贮藏过程中可能含有并需要控制的物质，包括安全性、有效性、均一性与纯度要求四方面。中药制剂检查的内容主要包括杂质检查、制剂通则检查及卫生学检查三类，应严格按药典附录和具体品种项下的有关规定，依法进行检查。本章重点讨论中药制剂的杂质检查和有共性的制剂通则检查。个别制剂的常规检查见第二篇各论，中药制剂的卫生学检查见第四章。

第一节　中药制剂的杂质检查

一、概述

　　1. 杂质的概念　中药制剂的杂质是指存在于制剂中的不具治疗作用，甚至对人体有害或影响制剂质量的物质。为确保中药制剂安全有效，必须根据杂质对人体的危害性和使用要求，对其所含的杂质及其限量作必要的检查和规定。

　　2. 杂质的分类　中药制剂的杂质可分为一般杂质和特殊杂质两种类型。

　　（1）一般杂质：系指在自然界中分布较广泛，在原料药材的生产、收购、炮制以及制剂的生产或贮藏过程中容易引入的杂质，如泥沙、非药用部分、酸、碱、水分、氯化物、硫酸盐、铁盐、重金属、砷盐、微生物、农药残留、有机溶剂残留等。其检查方法均在《中国药典》附录中加以规定，如总灰分测定、酸不溶性灰分测定、水分测定、重金属检查等。对于中药制剂，并非每种剂型、每个品种都进行一般杂质的全面检查，而是根据具体要求，进行一定项目的检查。

　　近年来，随着人类崇尚"健康、无污染"意识的不断加强，世界各国日益重视中药的安全性（有害物质）问题。中药的安全性涉及四个方面：①药物本身含有的毒性或潜在毒性因素：如有肾毒性的马兜铃酸。②化学污染：如农药残留、重金属和有害元素、兽药残留（动物源性药物）。③生物污染：如黄曲霉毒素污染。④人为添加：如非法添加化学药品。当前发达国家在农药残留量检查、重金属和有害元素分析、黄曲霉毒素测定及药物掺杂检查等方面均制定了严格的质量标准，采用了气相-质谱联用（GC-MS）、电感耦合等离子质谱（ICP-MS）、高效液相（HPLC）荧光检测、液相-质谱联用（LC-MS）等高效、可靠、快速、灵敏、准确的检测技术手段。近年来，我国也开始关注相关研究，并取得了长足的进步。2005 年版《中国药典》制定了农药残留量的测定法，铅、镉、砷、汞、铜测定法，重金属测定法，砷盐检查法等。

（2）特殊杂质：系指某些制剂在生产和贮藏过程中，根据其来源、生产工艺及药品的性质有可能引入或存在，而非其他制剂所共有的杂质。这种杂质在《中国药典》中列入个别制剂的检查项下，如大黄流浸膏的原料药材大黄常有同属的波叶大黄等多种植物的根茎（土大黄）掺杂，伪品含有特征性成分土大黄苷，故《中国药典》规定对大黄流浸膏应进行土大黄苷的检查。

3. 杂质的来源　中药制剂中存在的杂质，主要来源于处方原料、生产制备过程和贮运过程。

（1）处方原料：中药制剂原料药材来源广泛，品种繁多，假劣药材时有发生，中药材本身的质量又受生长环境、采收季节、栽培方法、炮制及贮藏等多种因素的影响，带有杂质的原料药材在制备前不除尽，极有可能带入制剂成品中。

原料药材中的杂质主要包括：①来源与规定相同，但其性状或部位与规定不符的物质：如山茱萸中带有果核、果柄，柴胡中带有地上茎叶等。②来源与规定不同的物质：如大黄中掺有土大黄。③混入的沙石、泥土等无机杂质：使总灰分或酸不溶性灰分增高。

（2）制备过程：中药制剂从投料到成品包装各制备环节均可能带入杂质。如用污染的水清洗原料药材，粉碎过程的机器磨损，制备过程中化学试剂或有机溶剂的残留，制备环境卫生条件差而使微生物限度超标等。

（3）贮运过程：贮藏或运输不当，可造成产品破裂、虫蛀、鼠咬、霉变、氧化、分解、腐败等现象，污染制剂，引入杂质。如一些制剂在日光、温度、湿度、空气等外界条件的影响或微生物的作用下，产生聚合、分解、氧化、水解、发霉等变化，有的甚至产生有毒、有害物质。因此，中药制剂应按规定的条件贮藏，加强养护，以保证其质量的稳定性。

4. 杂质的限量检查　对于中药制剂中存在的杂质，不必测定其准确含量，只要其含量在一定的限度内，不至于对人体有害，不会影响制剂的稳定性和疗效，就可供使用。因此，《中国药典》中规定的杂质检查均为限量检查。

杂质限量系指药物中所含杂质的最大允许量，通常用百分之几（%）或百万分之几（ppm）来表示。杂质限量检查法即取一定量与被检杂质相同的纯物质或其他对照品配制成标准溶液，与一定量的供试品溶液，在相同条件处理下，比较反应结果，从而确定杂质含量是否超过规定。可用下式来计算：

$$杂质限量 = \frac{杂质最大允许量}{样品量} \times 100\%$$

由于样品中的杂质限量是通过与一定量杂质标准溶液进行比较而确定的，杂质的最大允许量也就是杂质标准溶液的体积与其浓度的乘积，因此杂质限量可用下式计算：

$$杂质限量 = \frac{标准溶液的体积 \times 标准溶液的浓度}{样品量} \times 100\%$$

$$或\ L = \frac{V \times C}{S} \times 100\%$$

式中 L——杂质限量（%）；

V——杂质标准溶液的体积（ml）；

C——杂质标准溶液的浓度（g/ml）；

S——样品量（g）。

例如，阿胶中砷盐的检查：取本品 2.0g，加氢氯化钙 1g，混合，加少量水，搅匀，干燥后先用小火炽灼使其炭化，再在 500℃～600℃炽灼使其完全灰化，放冷，加盐酸 3ml 与适量的水使溶解成 30ml，分取溶液 10ml，加盐酸 4ml 与水 14ml，依法检查其砷盐，不得过百万分之三。如果标准砷溶液（每 1ml 相当于 1μg 的 As），取用量为 2ml。杂质限量的计算方法为：

$$L = \frac{V \times C}{S} \times 100\% = \frac{2 \times 1.0 \times 10^{-6}}{2 \times \frac{10}{30}} \times 100\% = 0.0003\% = 百万分之三（3ppm）$$

杂质的限量检查，也可不用标准溶液进行对比，而是在供试品溶液中加入某种试剂，在一定反应条件下，观察有无正反应出现，即从该测定条件下的反应灵敏度，来控制杂质的限量。如肉桂油中重金属的检查：取肉桂油 10ml，加水 10ml 与盐酸 1 滴，振摇后，通硫化氢气体使饱和，水层与油层均不得变色。

二、重金属检查法

重金属系指在规定实验条件下能与硫代乙酰胺或硫化钠作用而显色的金属杂质。在弱酸性条件下，能与硫代乙酰胺生成不溶性硫化物而显色的金属离子有 Ag^+、As^{3+}、As^{5+}、Bi^{3+}、Cu^{2+}、Cd^{2+}、Co^{2+}、Hg^{2+}、Ni^{2+}、Pb^{2+}、Sb^{3+}、Sn^{2+}、Sn^{4+} 等；在碱性溶液中，能与硫化钠作用生成不溶性硫化物而显色的金属离子有 Bi^{3+}、Cd^{2+}、Cu^{2+}、Co^{2+}、Fe^{3+}、Hg^{2+}、Ni^{2+}、Pb^{2+}、Zn^{2+} 等。因在药品生产中遇到铅的机会较多，而且铅易积蓄中毒，故检查时以铅为代表。在弱酸性（pH 值为 3～3.5）条件下，硫代乙酰胺可水解而产生硫化氢，硫化氢易与重金属离子生成有色硫化物的均匀混悬液。以 Pb^{2+} 为例，反应式如下：

$$CH_3CSNH_2 + H_2O \xrightarrow{pH3.5} CH_3CONH_2 + H_2S\uparrow$$

$$Pb^{2+} + H_2S \longrightarrow PbS\downarrow + 2H^+$$

在碱性条件下，硫化钠与重金属离子作用生成不溶性硫化物，反应式如下：

$$Pb^{2+} + Na_2S \longrightarrow PbS\downarrow（黑色）+ 2Na^+$$

此外，2005 年版《中国药典》新增了采用原子吸收或电感耦合等离子体质谱法测定铅、镉、砷、汞、铜含量的方法。并首次规定，西洋参、白芍、甘草、丹参、金银花、黄芪等药材含重金属铅（Pb）不得过 5.0mg/kg（百万分之五），镉（Cd）不超过 0.3mg/kg（千万分之三），砷（As）不得过 2.0mg/kg（百万分之二），汞（Hg）不得过 0.2mg/kg（千万分之二），铜（Cu）不得过 20.0mg/kg（百万分之二十）。

（一）检查方法

根据实验条件不同，重金属限量检查可分为下列四种检查方法。

1. 第一法（硫代乙酰胺法） 适用于供试品不经有机破坏，在酸性溶液中显色的重金属限量检查。取 25ml 纳氏比色管两支，甲管中加标准铅溶液一定量与醋酸盐缓冲液（pH3.5）2ml 后，加水或各品种项下规定的溶剂稀释成 25ml，乙管中加入按该品种项下规定的方法制成的供试品溶液 25ml；若供试品溶液带颜色，可在甲管中滴加少量的稀焦糖溶液或其他无干扰的有色溶液，使之与乙管一致；再在甲、乙两管中分别加硫代乙酰胺试液各 2ml，摇匀，放置 2 分钟，同置白纸上，自上向下透视，乙管中显示的颜色与甲管比较，不得更深。

2. 第二法（炽灼法） 适用于需炽灼破坏，取炽灼残渣测定的供试品的重金属限量检查。取炽灼残渣项下遗留的残渣，加硝酸 0.5ml，蒸干，至氧化氮蒸气除尽后（或取供试品一定量，缓缓炽灼至完全炭化，放冷，加硫酸 0.5～1.0ml，使恰湿润，低温加热至硫酸除尽后，加硝酸 0.5ml，蒸干，至氧化氮蒸气除尽后，放冷，在 500℃～600℃炽灼使完全灰化），放冷，加盐酸 2ml，置水浴上蒸干后加水 15ml，滴加氨试液至对酚酞指示液显中性，再加醋酸盐缓冲液（pH3.5）2ml，微热溶解后，移置纳氏比色管中，加水稀释成 25ml；另取配制供试品溶液的试剂，置瓷皿中蒸干后，加醋酸盐缓冲液（pH3.5）2ml 与水 15ml，微热溶解后，移置纳氏比色管中，加标准铅溶液一定量，再用水稀释成 25ml。照上述第一法检查，即得。

3. 第三法（硫化钠法） 适用于能溶于碱而不溶于稀酸（或在稀酸中即生成沉淀）的供试品的重金属限量检查。取供试品适量，加氢氧化钠试液 5ml 与水 20ml 溶解后，置纳氏比色管中，加硫化钠试液 5 滴，摇匀，与一定量的标准铅溶液同样处理后的颜色比较，不得更深。

4. 第四法（微孔滤膜法） 用微孔滤膜滤过，使重金属硫化物沉淀富集成色斑，适用于有色溶液或重金属限量低的供试品的重金属限量检查。

（1）仪器装置：滤器由具有螺纹丝扣并能密封的上、下两部，以及垫圈、滤膜和尼龙垫网所组成。（见图 3-1）

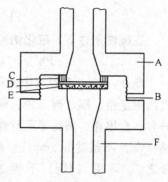

图 3-1　微孔滤膜滤过装置

A 为滤器上盖部分，入口处应能与 50ml 注射器紧密连接；B 为连接头；C 为外径 10mm、内径 6mm 的垫圈；D 为直径 10mm、孔径 3.0μm 的滤膜，用前需在水中浸泡 24 小时以上；E 为直径 10mm 的尼龙垫网（孔径不限）；F 为滤器下部，出口处应套上一合适的橡皮管。

（2）标准铅斑的制备：精密量取标准铅溶液一定量，置小烧杯中，用水或各品种项下规定的溶剂稀释成 10ml，加入醋酸盐缓冲液（pH3.5）2ml 与硫代乙酰胺试液 1.0ml，摇匀，放置 10 分钟，用 50ml 注射器转移至微孔滤膜滤过装置中，以每分钟约 1ml 的滤速压滤，滤过完成后，取下滤膜，置滤纸上干燥，即得。

（3）检查方法：取按各药品项下规定方法制成的供试品溶液 10ml，照上述（2）项"标准铅斑"的制备，自"加入醋酸盐缓冲液（pH3.5）2ml"起，依法操作，将生成的斑点与标准铅斑比较，不得更深。

（二）注意事项

1. 方法的灵敏度 加硫代乙酰胺试溶液显色时，最适合目视比较的标准铅溶液用量为 20μg（相当于标准铅溶液 2ml）。小于 10μg 时显色太浅，大于 30μg 时显色太深，均不利于目视比较。

2. 反应条件 硫代乙酰胺试液与重金属反应的最佳 pH 值为 3.5，故配制醋酸盐缓冲液（pH＝3.5）时，要用 pH 计调节。通常硫代乙酰胺试液的最佳用量为 2ml（呈色最深），最佳显色时间为 2 分钟，但第四法中铅的检测限度为 2～5μg，且体积小，硫代乙酰胺试液的最佳用量为 1.0ml，最佳显色时间为 10 分钟。

3. 供试液有颜色时的处理 供试品在加硫代乙酰胺试液前如带色，可用稀焦糖液（取蔗糖或葡萄糖约 5g，置瓷蒸发皿或瓷坩埚中，在玻璃棒不断搅拌下，加热至呈棕色糊状，放冷，用水溶解成约 25ml，滤过，贮于滴瓶中备用）调整标准溶液，使两者颜色一致，而后加入硫代乙酰胺试液。若滴加稀焦糖溶液，仍不能使颜色一致时，可加其他对测定无干扰的试液调色，如常用的指示剂。供试品溶液的颜色与不同酸碱条件下加入指示剂的量如下（见表 3-1）。

表 3-1　　　　　　　　　　调色用指示剂的加入量

溶液颜色	指示剂 (0.01%)	在加有不同酸碱的样品溶液中加入指示剂的滴数[1]			
		氨试液 (1ml)[2]	氢氧化钠试液 (5ml)	稀醋酸液 (2ml)	稀盐酸液 (2ml)
黄	甲基橙	6.0	6.0	—	—
	甲基红	3.0	3.0	—	—
	溴麝香草酚蓝	—	—	12.0	12.0
橙黄	甲基橙	4.0	4.0	1.3	0.3
	甲基红	1.0	1.0	—	—
	邻氯酚红	—	—	4.0	4.0
橙	刚果红	2.0	2.0	—	—
	甲基红	5.0	5.0	—	—
	邻氯酚红	—	—	3.0	3.0
	甲基橙	—	—	1.3	1.3
橙红	刚果红	3.0	3.0	—	—
	邻氯酚红	0.3	0.3	0.3	1.3
	甲基橙	—	—	3.5	2.0
黄绿	甲基橙	9.0	9.0	—	—
	溴麝香草酚蓝	1.3	1.3	12.0	14.0
	刚果红	—	—	1.5	1.5
	溴甲酚绿	—	—	2.0	2.0

续表

溶液颜色	指示剂 (0.01%)	在加有不同酸碱的样品溶液中加入指示剂的滴数[1]			
		氨试液 (1ml)[2]	氢氧化钠试液 (5ml)	稀醋酸液 (2ml)	稀盐酸液 (2ml)
粉红	刚果红	2.5	2.5	—	—
	邻氯酚红	0.5	0.5	—	0.3
	甲基橙	—	—	2.3	2.0
肉红	刚果红	0.5	0.5		
	稀焦糖液	极少	极少	极少	极少
	甲基橙	—	—	0.5	0.5

[1] 表中加入指示剂 0.5 滴（指半滴）；0.3 滴（指小半滴）。指示剂加入量要求不十分严格，只要调节至所需颜色即可。

[2] 表中"氨试液（1ml）"表示制备检品溶液时加入 1ml 者。

4. 其他离子的干扰

（1）供试品中如含有高铁盐，在弱酸性溶液中会使硫代乙酰胺水解生成的硫化氢进一步氧化析出乳硫，影响检查。可在供试品溶液中加入抗坏血酸，将高铁离子还原为亚铁离子，以消除干扰。

（2）为消除化学试剂可能夹杂的重金属，干扰反应结果，当配制供试品溶液使用盐酸超过 1.0ml，或使用与盐酸 1.0ml 相当的稀盐酸，或使用氨试液超过 2ml，或使用硫酸或硝酸进行有机破坏，或加入其他试剂进行处理时，除另有规定外，对照溶液应取同样量试液蒸干后，依法检查。

（3）检查重金属的供试品为铁盐时，可利用 Fe^{3+} 在比重为 $1.103 \sim 1.105$ 的盐酸（盐酸 9ml 与蒸馏水 6ml 的混合液）中生成 $HFeCl_6^{2-}$，再用乙醚提取而除去，然后将酸性溶液加氨试液使呈碱性后，用氰化钾作为微量铁盐的掩蔽剂，再加硫化钠试液测定（应用氰化钾试液时，应特别注意安全，用完不得倒入酸缸中！）。

5. 中药制剂中重金属检查的前处理

中药及其制剂中重金属的检出通常需先将其灼烧破坏，使所含的重金属游离。但应注意炽灼温度应控制在 500℃～600℃，以免重金属盐破坏损失。为使有机物分解完全，应在炽灼残渣中加硝酸，并加热使硝酸蒸干，除尽亚硝酸，防止亚硝酸使硫代乙酰胺水解生成的硫化氢，因氧化析出乳硫，影响检查。蒸干后的残渣再加盐酸处理，使重金属转化为氯化物，在水浴上蒸干，以除去多余的盐酸，加水溶解，加入酚酞指示液 1 滴，再逐滴加入氨试液，边加边搅拌，直至溶液恰显浅红色，再加醋酸盐缓冲液（pH＝3.5），使供试液的 pH 调节至 3.5。

6. 其他

（1）为防止硝酸铅水解而造成误差，标准铅溶液应在临用前精密量取标准铅贮备液新鲜稀释配制，配制标准铅溶液所用玻璃仪器，均不得含有铅。

（2）硫化钠的纯度关系到硫化钠试液的稳定性，故应采用分析纯的硫化钠配制，贮于棕色瓶中（可保存 1～2 个月）备用。

（3）含有 Pb^{2+} 的中性或弱酸性溶液，经滤纸滤过时，因滤纸能吸附 Pb^{2+}，易造成 Pb^{2+} 大量损失，故一般不应经滤纸滤过，可用玻砂漏斗滤过。必要时可加入对酚酞呈微碱性的饱和醋酸铵溶液，温热后用直径较小的定量滤纸滤过。

（4）当供试品本身能生成不溶性硫化物而影响检查时，可加入适当的**掩蔽剂**。

三、砷盐检查法

砷盐检查法系指用于药品中微量砷（以 As 计）限量检查的方法。2005 年版《中国药典》中规定的方法是古蔡法和二乙基二硫代氨基甲酸银法。

（一）古蔡法

本法系采用锌和酸作用所产生的初生态氢与供试品中微量砷盐化合物反应生成挥发性砷化氢，再与溴化汞试纸作用生成黄色至棕色砷斑，比较供试品与标准砷溶液在同一条件下所显砷斑的颜色深浅，以判断供试品含砷限度的方法。

$$AsO_3^{3-}+3Zn+9H^+ \longrightarrow AsH_3\uparrow+3Zn^{2+}+3H_2O$$
$$AsH_3+2HgBr_2 \longrightarrow 2HBr+AsH(HgBr)_2（黄色）$$
$$AsH_3+3HgBr_2 \longrightarrow 3HBr+As(HgBr)_3（棕色）$$

五价砷在酸性溶液中也能被金属锌还原为砷化氢，但生成砷化氢比三价砷慢。三价砷生成砷化氢在 2 小时内已反应完全，而五价砷在同时间内仅有 20％起反应。为避免五价砷影响测定结果的准确性，需加入碘化钾、酸性氯化亚锡还原剂，将五价砷还原为三价砷。碘化钾被氧化生成 I_2，以氯化亚锡来还原，使反应液维持有碘化钾还原剂存在。

$$AsO_4^{3-}+2I^-+2H^+ \longrightarrow AsO_3^{3-}+I_2+H_2O$$
$$AsO_4^{3-}+Sn^{2+}+2H^+ \longrightarrow AsO_3^{3-}+Sn^{4+}+H_2O$$
$$I_2+Sn^{2+} \longrightarrow 2I^-+Sn^{4+}$$

溶液中的 I^- 与反应中产生的 Zn^{2+} 形成配合物，使生成砷化氢的反应不断进行。

$$4I^- + Zn^{2+} \longrightarrow [ZnI_4]^{2-}$$

氯化亚锡与碘化钾存在，还可抑制锑化氢生成，在试验条件下，$100\mu g$ 锑存在不至于干扰测定。同时氯化亚锡可在锌粒表面形成锌锡齐（锌锡的合金），起去极化作用，使锌粒与盐酸作用缓和，放出氢气均匀，产生的砷化氢气体一致，有利于砷斑的形成，增加反应的灵敏度和准确度。

$$Sn^{2+} + Zn \longrightarrow Sn + Zn^{2+}$$

1. 检查方法

（1）仪器装置：如图 3-2 所示：A 为 100ml 标准磨口锥形瓶；B 为中空的标准磨口塞，上连导气管 C（外径 8.0mm，内径 6.0mm），全长约 180mm；D 为具孔的有机玻璃旋塞，其上部为圆形平面，中央有一圆孔，孔径与导气管 C 的内径一致，其下部孔径与导气管 C 的外径相适应，将导气管 C 的顶端套入旋塞下部孔内，并使管壁与旋塞的圆孔适相吻合，黏合固定；E 为中央具有圆孔（孔径 6.0mm）的有机玻璃旋塞盖，与 D 紧密吻合。

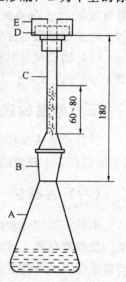

图 3-2　古蔡法检查砷盐装置（单位：mm）

测试时，于导气管 C 中装入醋酸铅棉花 60mg（装管高度为 60~80mm）；再于旋塞 D 的顶端平面上放一片溴化汞试纸（试纸大小以能覆盖孔径而不露出平面外为宜），盖上旋塞 E 并旋紧，即得。

（2）标准砷斑的制备：精密量取标准砷溶液 2ml，置 A 瓶中，加盐酸 5ml 与水 21ml，再加碘化钾试液 5ml 与酸性氯化亚锡试液 5 滴，在室温放置 10 分钟后，加锌粒 2g，立即将照上法装妥的导气管 C 密塞于 A 瓶上，并将 A 瓶置 25℃~40℃水浴中反应 45 分钟，取出溴化汞试纸，即得。

（3）检查方法：取按规定方法制成的供试液，置 A 瓶中，照标准砷斑的制备，从"再加碘化钾试液 5ml"起依法操作。将生成的砷斑与标准砷斑比较，不得更深。

2. 注意事项

（1）方法灵敏度：本法反应灵敏度约为 $0.75\mu g$（以 As 计），砷斑色泽的深度随砷化氢的量而异，《中国药典》规定标准砷斑为 2ml 标准砷溶液（相当于 $2\mu g$ 的 As）所形成的色斑，此浓度得到的砷斑色度适中，清晰，容易辨认。供试品规定含砷限量不同时，采用改变供试品取用量的方法来适应要求，而不采用改变标准砷溶液取用量的方法。

（2）反应液的酸度及各种试液用量：反应液的酸度相当于 2mol/L 的盐酸

液。含 KI 的浓度为 2.5%，含 $SnCl_2$ 的浓度为 0.3%，加入锌粒以 2g 为宜。

（3）反应温度和时间：反应温度一般控制在 25℃～40℃ 之间，时间为 45 分钟。冬季气温低，可置温水浴中进行反应。如反应太快，则宜适当降低反应温度，使砷化氢气体能被均匀吸收。

（4）锌粒的影响：本法所用锌粒应无砷，以能通过一号筛的细粒为宜，如使用的锌粒较大时，用量应酌情增加，反应时间亦应延长为 1 小时。

（5）汞试纸的选择：浸入乙醇制溴化汞试液的滤纸的质量，对生成砷斑的色泽有影响。必须选用质量较好、组织疏松的中速定量滤纸，以使所显砷斑色调鲜明，梯度规律。不宜使用定性滤纸，否则所显砷斑色暗，深浅梯度无规律；溴化汞试纸宜新鲜制备。

（6）醋酸铅棉花的作用：醋酸铅棉花系取脱脂棉 1.0g，浸入醋酸铅试液与水的等容混合液 12ml 中，湿透后，挤压除去过多的溶液，并使之疏松，在100℃ 以下干燥后，贮于玻璃塞瓶中备用。

供试品和锌粒中可能含有少量硫化物，在酸性溶液中产生 H_2S 气体，干扰实验，故使用醋酸铅棉花吸收除去 H_2S。醋酸铅棉花用量过多或塞得太紧会影响砷化氢的通过，反之，又可能除不尽 H_2S。实验证明，称取醋酸铅棉花 0.1g，装管高度约 60～80mm，在 1000μg 的 S^{2-} 存在下，不干扰测定。由于药物含 S^{2-} 的量一般较少，故《中国药典》规定，称取 60mg 醋酸铅棉花，装管高度约 60～80mm，这样既控制了醋酸铅棉花填充的松紧度，除去硫化物的干扰，又可使砷化氢以适宜的速度通过导气管。在管内置干燥醋酸铅棉花时，应先将棉花撕成疏松薄片状，每次少量以细玻棒轻轻塞入测砷管，不要塞入近下端。

$$H_2S+Pb(CH_3COO)_2 \longrightarrow PbS\downarrow +2CH_3COOH$$

（7）供试品的前处理：因砷在中药及其制剂中常以有机状态结合存在，故砷盐的检查通常应先行有机破坏，使砷盐析出。常用的方法有酸破坏法（溴-稀硫酸破坏法、硫酸-过氧化氢破坏法）、碱破坏法（氢氧化钙破坏法、无水碳酸钠破坏法、硝酸钠-无水碳酸钠破坏法）及直接炭化法等。以氢氧化钙破坏法较为常用。方法是：取一定量的供试品，加入等量的无砷氢氧化钙混匀后，加水湿润，烘干，在小火上小心炽灼（注意切勿使内容物溅出）至烟雾除尽，移入高温炉中，在 500℃～600℃ 炽灼至灰化，砷成为非挥发性的亚砷酸钙，取出放冷，加蒸馏水 5ml，再缓缓加入盐酸及浓溴液数滴（不含硫的检品可不加浓溴液），置水浴上加热至溶液中的红色溴驱尽，滴加氯化亚锡试液数滴，再全部转入测砷瓶中，依法测定，作空白试验校正。注意炽灼温度以 600℃ 左右较为合适，温度过高，As_2O_3 损失大，给检查带来误差。此外，一定要灰化完全，若不完全，有游离碳存在，能使所显砷斑颜色变浅，且不规律。

（8）干扰物质的处理：本测定法的干扰因素较多，应根据实际情况，对供试品进行特殊处理后，再按《中国药典》规定的方法检查。其干扰物质主要有：①无机化合物：如供试品中有磷化合物、锑化合物、硫化物、亚硫酸盐、硫代硫酸盐等存在时，与氢作用产生 H_3P、H_3Sb、SO_2 等气体，使溴化汞试纸变色，故必须先除去。②硝酸：能与盐酸作用生成 Cl_2，与锌粒作用放出氮的氧化物，使新生态的氢被氧化，导致砷不能成为砷化物而逸出。③其他：如碘、氯、汞、银、镍、钴、铜、铁、铋等。

（9）其他

①所用仪器和试液等照本法检查，均不应生成砷斑，或至多生成仅可辨认的斑痕。新购置的仪器，在使用前应检查是否符合要求。可用其依法制备标准砷斑，所得的砷斑应呈色一致。同一套仪器应能辨别出标准砷溶液 1.5ml 与 2.0ml 所呈砷斑的深浅。

②制备标准砷斑或标准砷对照液，应与供试品检查同时进行。因砷斑不稳定，反应中应保持干燥及避光，并立即比较。标准砷溶液应于实验当天配制，标准砷贮备液存放时间不宜超过一年。

③酸性氯化亚锡试液宜新鲜配制，且放置时间不宜过长，否则不能把反应中生成的碘还原，影响色斑的色调。以加入 1～2 滴碘试液后，色即褪去，方可使用。

（二）二乙基二硫代氨基甲酸银法（Ag-DDC 法）

利用金属锌与酸作用产生新生态的氢，与药品中的微量亚砷酸盐反应生成具有挥发性的砷化氢，用二乙基二硫代氨基甲酸银溶液吸收，使之还原生成红色的胶态银，与同条件下一定量标准砷溶液所产生的红色胶态银在 510nm 处测定吸光度，进行比较，以判定砷盐的限量或含量。

　　　　二乙基二硫代氨基甲酸银　　　　　　　　　　二乙基二硫代氨基甲酸
　　　　　（简称 Ag－DDC）　　　　　　　　　　　　　（简称 HDDC）

1. 检查方法

（1）仪器装置：如图 3-3 所示：A 为 100ml 标准磨口锥形瓶。B 为中空的标准磨口塞，上端与 C 相连。C 为导气管，一端的外径为 8mm，内径为 6mm；另一端长 180mm，外径 4mm，内径 1.6mm，尖端内径为 1mm。D 为平底玻璃管，长 180mm，内径 10mm，于 5.0ml 处有一刻度。测试时，于导气管 C 中装入醋酸铅棉花 60mg，装管高度约 80mm；并于 D 管中精密加入二乙基二硫代氨基甲酸银试液 5ml。

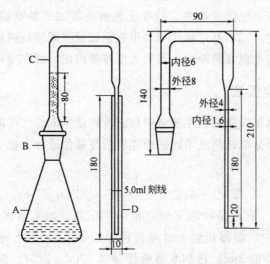

图 3-3　Ag-DDC 法测砷装置（单位：mm）

（2）标准砷对照液的制备：精密量取标准砷溶液 5ml，置 A 瓶中，加盐酸 5ml 与水 21ml，再加碘化钾试液 5ml 与酸性氯化亚锡试液 5 滴，在室温放置 10 分钟后，加锌粒 2g，立即将导气管 C 与 A 瓶密塞，使生成的砷化氢气体导入 D 管中，并将 A 瓶置 25℃～40℃水浴中反应 45 分钟，取出 D 管，添加三氯甲烷至刻度，混匀，即得。若供试品需经有机破坏后再行砷检，则应取标准砷溶液代替供试品，照该品种项下规定的方法同法处理后，依法制备标准砷斑。

（3）检查方法：取照各品种项下规定方法制成的供试液，置 A 瓶中，照标准砷对照液的制备，自"再加碘化钾试液 5ml"起，依法操作。将所得溶液与标准砷对照液同置白色背景上，从 D 管上方向下观察、比较，所得溶液的颜色不得比标准砷对照液更深。必要时，可将所得溶液转移至 1cm 吸收池中，以二乙基二硫代氨基甲酸银试液作空白，用适宜的分光光度计或比色计，在 510nm 波长处测定吸光度，与标准砷对照液按同法测得的吸光度比较，即得。

2. 注意事项

（1）有机碱液的选择：该法需要加入一定量的有机碱以中和反应中的二乙基二硫代氨基甲酸。USP（23）采用 0.5％Ag-DDC 吡啶溶液，其检测灵敏度高，但吡啶有恶臭。采用含 1.8％三乙胺的 0.25％二乙基二硫代氨基甲酸银的三氯甲烷溶液，呈色稳定性及试剂稳定性均好，低毒，无臭，与砷化氢产生的颜色在

510nm 处有最大吸收,当供试液中含砷 (As) 0.75～7.5μg 时,显色反应的线性关系良好。

(2) 反应的温度和时间:本法宜在 25℃～40℃水浴中反应 45 分钟。在此温度下,有部分三氯甲烷挥发损失,故在比色前应添加三氯甲烷至 5.00ml,摇匀后再进行比色测定。二乙基二硫代氨基甲酸银试液在配制后两周内稳定,因该试液呈浅黄绿色,应考虑背景补偿,测吸光度时要用此试液作空白。

四、铁盐检查法

本法系利用硫氰酸盐在酸性溶液中与三价铁盐生成红色可溶性硫氰酸铁的配位离子,与一定量标准铁溶液用同法处理后所显颜色进行比较,以判断药物中铁盐的含量。

$$Fe^{3+} + 6SCN^- \xrightarrow{H^+} [Fe(SCN)_6]^{3-}$$

1. 检查方法　取各品种项下规定量的供试品,加水溶解使成 25ml,移置 50ml 纳氏比色管中,加稀盐酸 4ml 与过硫酸铵 50mg,用水稀释使成 35ml 后,加 30%硫氰酸铵溶液 3ml,再加水适量稀释成 50ml,摇匀;如显色,立即与标准铁溶液一定量制成的对照溶液(取各品种项下规定量的标准铁溶液,置 50ml 纳氏比色管中,加水使成 25ml,加稀盐酸 4ml 与过硫酸铵 50mg,用水稀释使成 35ml,加 30%硫氰酸铵溶液 3ml,再加水适量稀释成 50ml,摇匀)比较,即得。

2. 注意事项

(1) 方法灵敏度:当 50ml 溶液中含 Fe^{3+} 为 20～50μg 时,色泽梯度明显;当溶液中含 Fe^{3+} 低于 15μg 或高于 50μg 时,色泽太浅或太深,均不利于比较为提高灵敏度,可用正丁醇提取,因硫氰酸铁的配位离子在正丁醇等有机溶剂中的溶解度大,可增加颜色深度,且能排除某些干扰物质的影响。如供试管与对照管色调不一致时,可分别移至分液漏斗中,各加正丁醇 20ml 提取,待分层后,将正丁醇层移置 50ml 纳氏比色管中,再用正丁醇稀释至 25ml,比较,即得。

(2) 加入稀盐酸的目的和用量:在中性或碱性溶液中,Fe^{3+} 水解形成棕色的水合羟基铁离子 $[Fe(H_2O)_5OH]^{2+}$ 或红棕色的氢氧化铁沉淀,故反应宜在酸性溶液中进行。实验证明,宜用稀盐酸进行酸化,用量以 50ml 溶液中含稀盐酸 4ml 为宜。硝酸有氧化性,可使 SCN^- 受到破坏,若硝酸中含有亚硝酸,还能与 SCN^- 作用生成红色化合物 ($NO \cdot SCN$),故不宜用硝酸。

$$3SCN^- + 13NO_3^- + 10H^+ \longrightarrow 3SO_4^{2-} + 3CO_2 \uparrow + 16NO \uparrow + 5H_2O$$

(3) 加入过硫酸铵的目的:过硫酸铵为氧化剂,可使供试品中的 Fe^{2+} 氧化成 Fe^{3+},同时可防止硫氰酸铁因光线而被还原或分解褪色。

（4）光线和温度影响颜色的稳定性：光线促使硫氰酸铁还原或分解褪色，褪色的程度与光照时间成正比。为避免褪色，可加入氧化剂过硫酸铵 $(NH_4)_2S_2O_8$。某些药物（如葡萄糖、碳酸氢钠、糊精、重质碳酸镁等）在检查过程中加硝酸处理，则可不加过硫酸铵，但必须加热煮沸，以除去氧化氮，否则亚硝酸与硫氰酸根作用生成红色的亚硝酰硫氰化物（NO·SCN），影响比色测定。温度越高，褪色越快，因此在测定时，供试品溶液与标准溶液的实验条件应一致，以免造成误差。

（5）其他离子的干扰：硫氰酸根能与其他许多金属离子发生反应，而干扰测定，如与高汞、锌、锑等金属离子形成配合物，而减低硫氰酸铁配离子的颜色；与银、亚汞、铜、钴、铋、铬等离子产生有色沉淀，而发生干扰。许多阴离子如氟化物、氯化物、硫酸盐、砷酸盐、枸橼酸盐、磷酸盐等，可与高铁离子形成配合物，使红色消褪，如当溶液中含有硫酸盐（以 SO_4^{2-} 计）达400mg时，则结果偏低6.3%，含硫酸盐如达800mg，则偏低17.8%。

（6）标准铁溶液的制备：为防止硫酸铁铵的水解，在配制标准铁溶液时应加入硫酸。方法是：称取硫酸铁铵0.863g，置1000ml量瓶中，加水溶解后，加硫酸2.5ml，用水稀释至刻度，摇匀，作为贮备液。临用前，精密量取贮备液10ml，置100ml量瓶中，加水稀释至刻度，摇匀，即得（每1ml相当于10μg的Fe）。

五、氯化物检查法

利用氯化物在硝酸酸性溶液中与硝酸银试液作用，生成氯化银的白色浑浊液，与一定量标准氯化钠溶液在相同条件下生成的氯化银浑浊液比较，以判断供试品中的氯化物是否超过了限量。

$$AgNO_3 + Cl^- \longrightarrow AgCl\downarrow + NO_3^-$$

1. 检查方法 取各品种项下规定量的供试品，加水溶解使成25ml（溶液如显碱性，可滴加硝酸使成中性），再加稀硝酸10ml；溶液如不澄清，应滤过；置50ml纳氏比色管中，加水使成约40ml，摇匀，即得供试品溶液。另取该品种项下规定量的标准氯化钠溶液，置50ml纳氏比色管中，加稀硝酸10ml，加水使成40ml，摇匀，即得对照溶液。于供试品溶液与对照溶液中，分别加入硝酸银试液1.0ml，用水稀释使成50ml，摇匀，在暗处放置5分钟，同置黑色背景上，从比色管上方向下观察、比较，即得。

标准氯化钠溶液的制备：称取氯化钠0.165g，置1000ml量瓶中，加水适量使溶解并稀释至刻度，摇匀，作为贮备液。临用前，精密量取贮备液10ml，置100ml量瓶中，加水稀释至刻度，摇匀，即得（每1ml相当于10μg的 Cl^-）。

2. 注意事项

（1）方法灵敏度：检查方法中使用的标准氯化钠溶液"每 1ml 相当于 $10\mu g$ 的 Cl^-"，在测定条件下，氯化物浓度以 50ml 中含 $50\sim80\mu g$ 的 Cl^- 为宜，相当于标准氯化钠溶液 $5\sim8ml$。在此范围内氯化物所显浑浊度梯度明显，便于比较。因此，在检查时，应根据氯化物的限量考虑供试品的取用量，使氯化物的含量在适宜比浊的范围内。

（2）加入硝酸的目的和用量：加入硝酸可避免碳酸银、磷酸银等弱酸银盐及氧化银沉淀的形成而干扰检查，同时可加速氯化银沉淀的生成，并产生较好的浊度。其酸度以 50ml 供试品溶液中含稀硝酸 10ml 为宜。

（3）观察方法：为避免光线使单质银析出，在观察前应在暗处放置 5 分钟。由于氯化银为白色沉淀，故应将比色管置黑色背景上，自上向下观察、比较。

（4）温度对浑浊度的影响：温度在 $30℃\sim40℃$ 时，产生的浑浊度最大，结果也较恒定。

（5）供试品溶液带颜色或不澄明时的处理：如果供试品溶液带颜色，除另有规定外，可取供试品溶液两份，分置 50ml 纳氏比色管中，一份中加硝酸银试液 1.0ml，摇匀，放置 10 分钟，如显浑浊，可反复滤过，至滤液完全澄清，再加规定量的标准氯化钠溶液与水适量使成 50ml，摇匀，在暗处放置 5 分钟，作为对照溶液；另一份中加硝酸银试液 1.0ml 与水适量使成 50ml，摇匀，在暗处放置 5 分钟，按上述方法与对照溶液比较，即得。如果供试品溶液不澄明，可用滤纸滤过，滤纸中如含有氯化物，可预先用含有硝酸的水溶液洗净后使用。

（6）其他离子的干扰：如硫氰酸盐可与硝酸银生成沉淀，干扰测定。可采用加硫酸铜与亚硫酸的方法，除去硫氰酸盐。

$$2KSCN+2CuSO_4+H_2SO_3+H_2O \longrightarrow Cu_2(SCN)_2 \downarrow +2KHSO_4+H_2SO_4$$

六、干燥失重测定法

药品的干燥失重，系指药品在规定条件下干燥后所减失重量的百分率。减失的重量主要包括水分、结晶水和挥发性物质（如乙醇）等。药品中含有较大量的水分或挥发性物质时，不仅使药品的相对含量降低，用药剂量不准，而且会引起药品水解或发霉变质。此外，含水量还可反映出制剂的生产工艺是否稳定，包装及贮存条件是否适宜等。因此对某些中药制剂应进行干燥失重测定。

（一）测定方法

干燥失重的检查，应根据中药制剂组成的性质和含水情况，选择适当的方法进行测定。常用的测定方法有：

1. 常压恒温干燥法 又称为烘干法，系指将供试品放置烘箱中，在规定温度下进行干燥至恒重的方法。适用于对热较稳定的供试品的测定，如刺五加浸膏、牙痛一粒丸等中药制剂的干燥失重测定。

取供试品，混合均匀（如为较大的结晶，应先迅速捣碎使成 2mm 以下的小粒），取约 1g 或各品种项下规定的重量，置与供试品同样条件下干燥至恒重的扁形称量瓶中，精密称定，置烘箱中在规定条件下干燥至恒重。由减失的重量和取样量计算供试品的干燥失重。本法的干燥温度一般为 105℃，干燥时间一般在达到指定温度±2℃后，继续干燥 2～4 小时至恒重为止。

2. 干燥剂干燥法 系指将供试品置于干燥器内，利用干燥器内贮放的干燥剂，吸收供试品中的水分，干燥至恒重的方法。适用于受热易分解或挥发的供试品的测定。根据干燥剂的不同，又可分为：

（1）硅胶干燥法：硅胶为最常用的干燥剂，其吸水力较硫酸大，但次于五氧化二磷，使用方便，价廉。变色硅胶 1g 吸水约 20mg 后开始变色，吸水约 200mg 后完全变色。使用后如变红色，可在 120℃干燥至变蓝色后再使用。

（2）五氧化二磷干燥法：五氧化二磷的吸水效力、吸水容量和吸水速度均较好，使用时，可铺于培养皿中，置于干燥器内，如发现表层已结块，或出现液滴，即需更换。该干燥剂价格较贵，不适于普遍使用。

（3）硫酸干燥法：硫酸的吸水效力与吸水速度次于五氧化二磷，但吸水容量比五氧化二磷大，价格也较便宜。硫酸有腐蚀性，因此取用时，应盛于培养皿或烧杯中，不能直接倾入干燥器中，搬动干燥器时，应注意勿使硫酸溅到称量瓶中或供试品上，用过的硫酸，经加热除去水分后可再使用。

（4）无水氯化钙：无水氯化钙的干燥能力强，干燥速度快，能再生，价格较便宜。但对眼睛有刺激性，使用时应避免吸入其尘末，避免与眼睛及皮肤接触。

3. 减压干燥法 系指在一定温度下，减压干燥的方法。在减压条件下，可降低干燥温度及缩短干燥时间，故适用于熔点低，受热不稳定及较难赶除水分的供试品检查。减压干燥一般可用减压干燥器进行干燥，常用的干燥剂为五氧化二磷。压力应在 2.67kPa（20mmHg）以下，如果压力太低，会有爆破危险。

4. 热分析法 物质在加热过程中，往往会发生脱水（表面水或结晶水）、挥发、相变（熔化、升华、沸腾等）以及分解、氧化、还原等物理变化或化学变化，热分析法就是测定物质的物理化学性质与温度关系的一类仪器分析方法。其类型有多种，常用的有热重分析法（TGA）、差热分析法（DTA）、差示扫描量热法（DSC）等。

（二）注意事项

1. 供试品的用量一般为 1g，其颗粒大小，一般应控制在 2mm 以下，若供试品为较大结晶，为避免在研磨过程中水分损失，应先迅速捣碎成 2mm 以下的小粒。

2. 供试品干燥时，应平铺于扁形称量瓶中，厚度不宜超过 5mm，如为疏松物质，厚度不宜超过 10mm。放入烘箱或干燥器进行干燥时，应将瓶盖取下，置称量瓶旁，或将瓶盖半开进行干燥。取出时，须将称量瓶盖好。置烘箱内干燥的供试品，应在干燥后取出置干燥器中放冷至室温，然后称定重量。

3. 供试品如未达到规定的干燥温度即融化时，应先将供试品在较低的温度下干燥至大部分水分除去后，再按规定条件干燥。

4. 减压时需注意压力变化，如真空度较高时，干燥器容易爆炸！初次使用新干燥器时，宜用较厚的布包在外部，以防玻璃飞溅而引起伤害。

5. 恒重系指供试品连续两次干燥后称重的差异在 0.3mg 以下的重量，干燥至恒重的第二次及以后各次称重均应在规定条件下继续干燥 1 小时后进行。

七、水分测定法

水分测定法系指采用规定的方法对不同性质的中药制剂进行水分含量测定的方法，适用于丸剂、片剂、颗粒剂、胶囊剂、茶剂等固体中药制剂。干燥失重测定法可测定供试品中的水分及其挥发性成分；而水分测定法仅仅是测定供试品中的水分。因此，它们之间的测定方法、测定条件和要求并不尽相同。

（一）测定方法

水分测定法包括烘干法、甲苯法、减压干燥法及气相色谱法等，测定用的供试品，一般先破碎成直径不超过 3mm 的颗粒或碎片；直径和长度在 3mm 以下的可不破碎；用减压干燥法测定水分时，供试品需通过二号筛。

1. 烘干法　本法适用于不含或少含挥发性成分的药品。取供试品 2～5g，平铺于干燥至恒重的扁形称量瓶中，厚度不超过 5mm，疏松供试品不超过 10mm，精密称定，打开瓶盖，在 100℃～105℃干燥 5 小时，将瓶盖盖好，移置干燥器中，冷却 30 分钟，精密称定重量，再在上述温度干燥 1 小时，冷却，称重，至连续两次称重的差异不超过 5mg 为止。根据减失的重量，计算供试品中含水量（％）。

2. 甲苯法　本法适用于含挥发性成分的药品。

仪器装置如图 3-4。图中，A 为 500ml 的短颈圆底烧瓶；B 为水分测定管；

C 为直形冷凝管，外管长 40cm。使用前，全部仪器应清洁，并置烘箱中烘干。

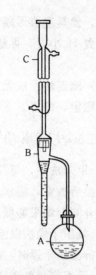

取供试品适量（约相当于含水量 1～4ml），精密称定，置 A 瓶中，加甲苯约 200ml，必要时加入干燥、洁净的沸石或玻璃珠数粒，将仪器各部分连接，自冷凝管顶端加入甲苯，至充满 B 管的狭细部分。将 A 瓶置电热套中或用其他适宜方法缓缓加热，待甲苯开始沸腾时，调节温度，使每秒钟馏出 2 滴。馏出液甲苯和水分进入水分测定管中，水的相对密度大于甲苯，沉于底部，甲苯流回 A 瓶。待水分完全馏出，即测定管刻度部分的水量不再增加时，将冷凝管内部先用甲苯冲洗，再用饱蘸甲苯的长刷或其他适当的方法，将管壁上附着的甲苯推下，继续蒸馏 5 分钟，放冷至室温，拆卸装置，如有水黏附在 B 管的管壁上，可用

图 3-4　甲苯法测定水分装置

蘸甲苯的铜丝推下，放置，使水分与甲苯完全分离（可加亚甲蓝粉末少量，使水染成蓝色，以便分离观察）。检读水量，并计算供试品中的含水量（%）。

3. 减压干燥法　本法适用于含有挥发性成分的贵重药品。取直径 12cm 的培养皿，加入五氧化二磷干燥剂适量，使铺成 0.5～1cm 的厚度，放入直径 30cm 的减压干燥器中。取供试品 2～4g，混合均匀。分取约 0.5～1g，置已在与供试品相同条件下干燥并称重的称量瓶中。精密称定，打开瓶盖，放入上述减压干燥器中，减压至 2.67kPa（20mmHg）以下持续半小时，室温放置 24 小时。在减压干燥器出口连接新鲜无水氯化钙干燥管，打开活塞，待内外压一致，关闭活塞，打开干燥器，盖上瓶盖，取出称量瓶迅速精密称定重量，计算供试品中含水量（%）。

4. 气相色谱法　该法具有简便、快速、灵敏、准确的特点，且不受样品组分和环境湿度的影响，适用于各类型中药制剂中微量水分的精密测定。

（1）色谱条件与系统适用性试验：用直径为 0.25～0.18mm 的二乙烯苯-乙基乙烯苯型高分子多孔小球作为载体，柱温为 140℃～150℃，热导检测器检测。注入无水乙醇，照气相色谱法测定，应符合下列要求：①理论板数按水峰计算应大于 1000，理论板数按乙醇峰计算应大于 150；②水和乙醇两峰的分离度应大于 2；③用无水乙醇进样 5 次，水峰面积的相对标准偏差不得大于 3.0%。

（2）对照溶液的制备：取纯化水约 0.2g，精密称定，置 25ml 量瓶中，加无水乙醇至刻度，摇匀，即得。

（3）供试品溶液的制备：取供试品适量（含水量约 0.2g），剪碎或研细，精

密称定，置具塞锥形瓶中，精密加无水乙醇 50ml，密塞，混匀，超声处理 20 分钟，放置 12 小时，再超声处理 20 分钟，密塞，放置，待澄清后倾取上清液，即得。

（4）测定法：取无水乙醇、对照溶液及供试品溶液各 1～5μl，注入气相色谱仪，测定，即得。

（二）注意事项

1. 甲苯法中，可用化学纯甲苯直接测定；必要时，可先将甲苯加水少量，充分振摇后放置，将水层分离弃去，经蒸馏后使用，以减少因甲苯与微量水混溶引起水分测定结果偏低。

2. 减压干燥法以五氧化二磷或无水氯化钙为干燥剂，干燥剂应保持有效状态。进行减压干燥时，减压操作宜逐渐进行，不可骤然大幅度减压。

3. 采用气相色谱法时需注意：①无水乙醇含水量约 3%，对照溶液与供试品溶液的配制须用新开启的同一瓶无水乙醇。②用外标法计算供试品中的含水量。计算时，应扣除无水乙醇中的含水量，方法如下：

对照溶液中实际加入水的峰面积＝对照溶液中总水峰面积－K×对照溶液中乙醇峰面积

供试品中水的峰面积＝供试品溶液中总水峰面积－K×供试品溶液中乙醇峰面积

$$K = \frac{\text{无水乙醇中水峰面积}}{\text{无水乙醇中乙醇峰面积}}$$

（三）应用举例

某药检所进行某中药制剂的水分检查（烘干法），测定数据如下：

仪器：AE-200 电子天平，DHG-102 型电热干燥箱；破碎度：直径＜3mm；干燥温度：105℃；室温：19℃；扁瓶恒重：23.7555g；供试品重：3.2673g；扁瓶加供试品干燥 5 小时称重：26.6282g；再干燥 1 小时称重：26.6252g。试计算该制剂的水分含量（%）。

解：水分含量（%）$= \dfrac{m_1 - m_2}{m_s} \times 100\%$

$= \dfrac{23.7555 + 3.2673 - 26.6252}{3.2673} \times 100\% = 12.2\%$

八、炽灼残渣检查法

中药及其制剂多由有机化合物组成，有机物经炽灼炭化，再加硫酸湿润，加热使硫酸蒸气除尽后，于高温（700℃～800℃）炽灼至完全灰化，使有机质破坏分解变为挥发性物质逸出，非挥发性无机杂质（多为金属的氧化物或无机盐类）成为硫酸盐而残留，称为炽灼残渣。

（一）检查方法

取供试品 1.0～2.0g 或各药品项下规定的重量，置已炽灼至恒重的坩埚中，精密称定，缓缓炽灼至完全炭化，放冷至室温；除另有规定外，加硫酸 0.5～1ml 使湿润，低温加热至硫酸蒸气除尽后，在 700℃～800℃ 炽灼使完全灰化，移置干燥器内，放冷至室温，精密称定后，再在 700℃～800℃ 炽灼至恒重，即得。如需将残渣留作重金属检查，则炽灼温度必须控制在 500℃～600℃。

本法亦适用于检查含挥发性无机成分的中药，如轻粉主含氯化亚汞（Hg_2Cl_2），具挥发性，其炽灼残渣不得超过 0.1%。

（二）注意事项

1. 取样量可根据炽灼残渣限量来决定，取样量过多，炭化及灰化时间长，取样量过少，炽灼残渣少，称量误差大。当炽灼残渣限量为 0.2% 时，取样约 1g；限量为 0.05% 时，取样约 2g；限量在 1% 以上时，取样量可在 1g 以下；如遇贵重药品或供试品数量不足时，取样量也可酌情减少。由于中药制剂的炽灼残渣限量多在 0.05%～0.2% 之间，所以取样量一般为 1.0～2.0g。

2. 加热时，必须小心地先用小火加热，切不可直接大火加热坩埚底部，或燃烧。

3. 如需将残渣留作重金属检查，则炽灼温度必须控制在 500℃～600℃。

九、灰分测定法

将纯净而无任何杂质的中药或其制剂经粉碎后加热，高温炽灼至灰化，则其细胞组织及其内含物成为灰烬而残留，由此所得的灰分称为"生理灰分"。每种中药或制剂的生理灰分一般都在一定范围内，如果总灰分超过生理灰分限度范围，则说明掺有外来杂质。因此依法测定总灰分，对于控制中药及其制剂中无机杂质的含量，保证中药及其制剂的洁净度有重要意义。2005 年版《中国药典》规定了许多中药及其制剂的总灰分限量，如红花不得超过 15.0%，甘草浸膏不得过 12.0% 等。

有些中药，尤其是组织中含有较多草酸钙结晶的中药，其本身的生理灰分差异较大，如大黄的生理灰分为 8%～20%。在这种情况下，总灰分的测定则不能说明是否有外来无机杂质的存在，应测定其酸不溶性成分。将中药或其制剂经高温炽灼得到的总灰分加盐酸处理，得到不溶于盐酸的灰分，称为酸不溶性灰分。

由于药材本身含有的无机盐类（包括钙盐）溶于稀盐酸，而泥土、砂石主成分为硅酸盐类，不溶于稀盐酸而残留，得到酸不溶性灰分，从而精确表明中药及其制剂中泥土、砂石等杂质的掺杂量。2005 年版《中国药典》规定了许多中药及其制剂的酸不溶性灰分限量，如黄芪总灰分不得过 5.0%，酸不溶性灰分不得过1.0%；安宫牛黄丸酸不溶性灰分不得过 1.0% 等。

（一）测定方法

1. 总灰分的测定　测定用的供试品须粉碎，使能通过 2 号筛，混合均匀后，取供试品 2~3g（如需测定酸不溶性灰分，可取供试品 3~5g），置炽灼至恒重的坩埚中，称定重量（准确至 0.01g），缓缓炽热，注意避免燃烧，至完全炭化时，逐渐升高温度至 500℃~600℃，使完全灰化并至恒重。根据残渣重量，计算供试品中总灰分的含量（%）。

$$总灰分含量（\%）=\frac{残渣重量（g）}{供试品重量（g）}\times100\%$$

如供试品不易灰化，可将坩埚放冷，加热水或 10% 硝酸铵溶液 2ml，使残渣湿润，然后置水浴上蒸干，得到的残渣照前法炽灼，至坩埚内容物完全灰化。

2. 酸不溶性灰分的测定　取上项所得的灰分，在坩埚中小心加入稀盐酸约10ml，用表面皿覆盖坩埚，置水浴上加热 10 分钟，表面皿用热水 5ml 冲洗，洗液并入坩埚中，用无灰滤纸滤过，坩埚内的残渣用水洗于滤纸上，并洗涤至洗液不显氯化物反应为止。滤渣连同滤纸移置同一坩埚中，干燥，炽灼至恒重。根据残渣重量，计算供试品中酸不溶性灰分的含量（%）。

（二）应用举例

某药检所进行某中成药的总灰分及酸不溶性灰分检查，测定数据如下：

仪器：AE-200 电子天平，SX₂-2.5-10 高温电炉；破碎度：通过二号筛；灰化温度：600℃；坩埚恒重：27.5603g→27.5601g；供试品重：3.5570g；灰分加坩埚恒重 28.0455g；酸不溶性灰分加坩埚恒重：27.5881g。试计算该中成药的总灰分及酸不溶性灰分含量。

解：总灰分含量（%）$=\dfrac{残渣重量（g）}{供试品重量（g）}\times100\%$

$$=\frac{28.0455-27.5601}{3.5570}\times100\%=13.6\%$$

酸不溶性灰分含量（%）$=\dfrac{残渣重量（g）}{供试品重量（g）}\times100\%$

$$=\frac{27.5881-27.5601}{3.5570}\times100\%=0.78\%$$

十、特殊杂质的检查

利用药品及其杂质的理化性质及生理作用的差异，采用物理、化学、药理、微生物等方法对某些品种因特有的来源、制备工艺、贮运过程等有可能引入的杂质进行的检查，称为特殊杂质的检查。该项检查在《中国药典》中列在各药品的检查项下。对不同品种进行特殊杂质的检查，对于保证中药及其制剂的质量，具有重要意义。举例如下：

1. 土大黄苷的检查　正品大黄主要含有蒽醌苷类及其苷元；伪品大黄（习称土大黄，为同属波叶大黄组多种植物的根及根茎）中一般均含有土大黄苷，后者为二苯乙烯衍生物，属于芪苷。2005年版《中国药典》规定，对大黄及其制剂应检查土大黄苷，土大黄苷在紫外光灯下呈亮蓝紫色荧光。此法简单，但应注意假阳性的发生。如大黄流浸膏中土大黄苷的检查：取本品 0.2ml，加甲醇 2ml，温浸 10 分钟，放冷，取上清液 10μl，点于滤纸上，以 45％乙醇展开，取出，晾干，放置 10 分钟，置紫外光灯（365nm）下检视，不得显持久的亮紫色荧光。

土大黄苷

2. 阿胶膏剂挥发性碱性物质的检查　阿胶为哺乳纲马科动物驴的皮，经煎熬、浓缩制成的胶块，具有滋阴润燥、补血、止血的功能。驴皮在腐败过程中，由于酶和细菌的作用，使蛋白质分解而产生一种对人体有害的碱性含氮物质，包括游离氮和三甲胺、尸胺、吲哚等挥发性低链胺、芳香胺类成分。因此，《中国药典》规定，本品每 100g 样品中含挥发性碱性物质以氮（N）计，不得超过0.10g。

挥发性碱性物质的检查方法为：取本品约 5g，精密称定，置 100ml 量瓶中，加水使溶解并稀释至刻度，摇匀，精密量取 5ml，置凯氏蒸馏瓶中，立刻加 1％氧化镁混悬溶液 5ml，迅速密塞，通入水蒸气进行蒸馏，以 2％硼酸溶液 5ml 为接收液，加甲基红-溴甲酚绿混合指示液 5 滴，从滴出第一滴凝结水珠时起，蒸馏 7 分钟停止，馏出液用硫酸滴定液（0.005mol/L）滴定至溶液由蓝绿色变为灰紫色，并将滴定的结果用空白试验（空白和供试品所得馏液的容积应基本相同，约 70 ～ 75ml）校正，按每 1ml 硫酸滴定液（0.005mol/L）相当于

0.1401mg 的 N 计算，即得。

3. 乌头酯型生物碱的检查 川乌、附子及草乌中含有多种生物碱，生品药材中生物碱结构中的 C_{14}、C_8 羟基分别与乙酸、苯甲酸结合成双酯型（乌头碱型）生物碱，亲酯性强，味麻辣，毒性强。炮制品在加工过程中双酯型生物碱易水解，先失去一分子乙酸，生成毒性较小的单酯型生物碱；再继续水解，则失去一分子苯甲酸，生成毒性更小的不带酯键的胺醇型生物碱。因此，乌头类药材炮制品的毒性均较其生品小。为保证用药安全，《中国药典》规定，应进行酯型生物碱的检查。常用的检查方法有比色法和薄层色谱法两种。举例如下：

（1）制川乌中酯型生物碱的检查（比色法）：双酯型生物碱在碱性条件下与盐酸羟胺反应，生成异羟肟酸，再与三价铁离子反应，生成红色的异羟肟酸铁，在 520nm 波长处有特征吸收，在此波长处测定其吸光度，并计算出其浓度，以控制毒性成分含量。方法如下：

①对照品溶液的制备：精密称取乌头碱对照品 20mg，置 10ml 量瓶中，加无水乙醇溶解并稀释至刻度。

②标准曲线的制备：精密量取对照品溶液 0.25ml、0.50ml、1.0ml、1.5ml、2.0ml、2.5ml，分别置 25ml 量瓶中，均加无水乙醇使成 2.5ml，各精密加入碱性盐酸羟胺试液 1.5ml，摇匀，在 60℃～65℃水浴中保温 10 分钟，放冷，加高氯酸铁试液 13ml，摇匀，放置 5 分钟，精密加入高氯酸试液 8ml，用高氯酸铁试液稀释至刻度，摇匀，放置 15 分钟，以相应试剂为空白，在 520nm 波长处测定吸光度，以吸光度为纵坐标，浓度为横坐标，绘制标准曲线。

③测定法：取制川乌粗粉约 10g，精密称定，置具塞锥形瓶中，加乙醚 50ml 与氨试液 4ml，密塞，摇匀，放置过夜，滤过，药渣加乙醚 50ml，连续振摇 1 小时，滤过，药渣再用乙醚洗涤 3～4 次，每次 15ml，滤过，洗液与滤液合并，低温蒸干。残渣加三氯甲烷 2ml 使溶解，转入分液漏斗中，用三氯甲烷 3ml 分次洗涤容器，洗液并入分液漏斗中，用硫酸液（0.05mol/L）提取 3 次，每次 5ml，酸液依次用同一三氯甲烷 10ml 振摇洗涤，合并酸液，加氨试液调节 pH 值至 9，再用三氯甲烷提取 3 次，每次 10ml，三氯甲烷液依次用同一水 20ml 振摇洗涤，合并三氯甲烷液，低温蒸干，残渣加无水乙醇适量使溶解，转入 5ml 量瓶中，用无水乙醇分次洗涤容器，洗涤液并入量瓶中，再加无水乙醇稀释至刻度，摇匀。精密量取上述溶液及无水乙醇空白溶液各 2.5ml，分别置 25ml 量瓶中，照标准曲线制备项下的方法，自“各精密加入碱性盐酸羟胺试液 1.5ml”起，依法测定吸光度，从标准曲线上读出供试品溶液中酯型生物碱的重量（μg），计算，即得。

制川乌中含酯型生物碱以乌头碱（$C_{34}H_{47}NO_{11}$）计，不得过 0.15%。

(2) 附子理中丸中乌头碱的检查（薄层色谱法）：取本品水蜜丸适量，研碎，取 25g，或取大蜜丸适量，剪碎，取 36g，加氨试液 4ml，搅匀，放置 2 小时，加乙醚 60ml，振摇 1 小时，放置 24 小时，滤过，滤液蒸干，残渣用无水乙醇溶解使成 1ml，作为供试品溶液。取乌头碱对照品适量，精密称定，加无水乙醇制成每 1ml 含 1mg 的溶液，作为对照品溶液。精密吸取供试品溶液 12μl、对照品溶液 5μl，分别点于同一硅胶 G 薄层板上，以苯-乙酸乙酯-二乙胺（14：4：1）为展开剂，展开，取出，晾干，喷以稀碘化铋钾试液。供试品色谱中，在与对照品色谱相应位置上出现的斑点应小于对照品的斑点，或不出现斑点。

十一、农药残留量的检查

农药按防治对象可分为杀虫剂、杀菌剂、除草剂、杀鼠剂、杀螨剂等。按化学成分又可分为有机氯化合物、有机磷化合物、氨基甲酸酯、有机氮化合物、拟除虫菊酯、有机氟化合物、有机锡化合物等。农药对人体的危害主要表现为神经毒性，有时严重危及生命，农药残留问题已成为制约中药现代化、国际化的关键。因此，《中国药典》2005 年版规定，采用气相色谱法测定中药及其制剂中部分有机氯类、有机磷类和拟除虫菊酯类农药的限量。如对有机氯农药残留量的检查限度为：六六六（总 BHC）不得过千万分之二，滴滴涕（总 DDT）不得过千万分之二，五氯硝基苯（PCNB）不得过千万分之一。对 12 种有机磷类农药的检查限度为：敌敌畏不得过 $0.2\mu g/g$、甲胺磷不得过 $0.1\mu g/g$、乙酰甲胺磷不得过 $0.1\mu g/g$、氧化乐果不得过 $0.1\mu g/g$、二嗪农不得过 $0.1\mu g/g$、久效磷不得过 $0.1\mu g/g$、乐果不得过 $0.1\mu g/g$、甲基对硫磷不得过 $0.2\mu g/g$、马拉硫磷不得过 $0.5\mu g/g$、对硫磷不得过 $0.5\mu g/g$、杀扑磷不得过 $0.1\mu g/g$、乙硫磷不得过 $0.5\mu g/g$。

（一）测定方法

1. 有机氯类农药残留量的测定

(1) 色谱条件与系统适用性试验：弹性石英毛细管柱（30m×0.32mm×0.25μm）SE-54（或 DB-1701），[63]Ni-ECD 电子捕获检测器。进样口温度：230℃；检测器温度：300℃。不分流进样。程序升温：初始温度为 100℃，先以每分钟 10℃升至 220℃，再以每分钟 8℃升至 250℃，并保持 10 分钟。理论板数按 α-BHC 峰计算，应不低于 1×10^6，两个相邻色谱峰的分离度应大于 1.5。

(2) 对照品储备液制备：精密称取六六六（BHC）[α-BHC，β-BHC，γ-BHC，δ-BHC]，滴滴涕（DDT）[PP′-DDE，PP′-DDD，OP′-DDT，PP′-DDT] 及五氯硝基苯（PCNB）农药对照品适量，用石油醚（60℃～90℃）分别制成每

1ml 约含 4~5μg 的溶液，即得。

（3）混合对照品储备液的制备：精密量取上述各对照品储备液 0.5ml，置 10ml 量瓶中，用石油醚（60℃～90℃）稀释至刻度，摇匀，即得。

（4）混合对照品溶液的制备：精密量取上述混合对照品储备液，用石油醚（60℃～90℃）制成每 1L 含 0μg、1μg、5μg、10μg、50μg、100μg、500μg 的溶液，即得。

（5）供试品溶液的制备

①药材：取供试品于 60℃ 干燥 4 小时，粉碎成细粉，取约 2g，精密称定，置 100ml 具塞锥形瓶中，加水 20ml 浸泡过夜，精密加丙酮 40ml，称定重量，超声处理 30 分钟，放冷，再称定重量，用丙酮补足减失的重量，再加氯化钠约 6g 及二氯甲烷 30ml，称定重量，超声处理 15 分钟，再称定重量，用二氯甲烷补足减失的重量，静置使分层，将有机相迅速移入装有适量无水硫酸钠的 100ml 具塞锥形瓶中，放置 4 小时。精密量取 35ml，于 40℃ 水浴上减压浓缩至近干，加少量石油醚（60℃～90℃）如前反复操作至二氯甲烷及丙酮除净，用石油醚(60℃～90℃)溶解并转移至 10ml 具塞刻度离心管中，加石油醚（60℃～90℃）精密稀释至 5ml，小心加入硫酸 1ml，振摇 1 分钟，离心（3000 转/分）10 分钟。精密量取上清液 2ml，置具刻度的浓缩瓶（见图 3-5）中，连接旋转蒸发器，40℃下（或用氮气）将溶液浓缩至适量，精密稀释至 1ml，即得。

②制剂：取供试品，研成细粉（蜜丸切碎，液体制剂直接量取），精密称取适量（相当于药材 2g），以下按上述供试品溶液制备法制备，即得供试品溶液。

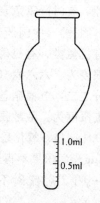

图 3-5　刻度浓缩瓶

（6）测定法：分别精密吸取供试品溶液和与之相对应浓度的混合对照品溶液各 1μl，分别连续进样 3 次，取 3 次平均值，按外标法计算供试品中 9 种有机氯农药的残留量。

2. 有机磷类农药残留量的测定

（1）色谱条件与系统适用性试验：弹性石英毛细管柱（30m×0.25mm×0.25μm）DB-17MS（或 HP-5），氮磷检测器（NPD）。进样口温度：220℃；检测器温度：300℃。不分流进样。程序升温：初始温度为 120℃，先以每分钟 10℃升至 200℃，再以每分钟 5℃升至 240℃，保持 2 分钟，最后以每分钟 20℃升至 270℃，保持 0.5 分钟。理论板数按敌敌畏峰计算，应不低于 6000，两个相邻色谱峰的分离度应大于 1.5。

（2）对照品储备液制备：精密称取对硫磷、甲基对硫磷、乐果、氧化乐果、甲胺磷、久效磷、二嗪农、乙硫磷、马拉硫磷、杀扑磷、敌敌畏、乙酰甲胺磷农药对照品适量，用乙酸乙酯分别制成每 1ml 约含 100μg 的溶液，即得。

（3）混合对照品储备液的制备：精密量取上述各对照品储备液 1ml，置 20ml 棕色量瓶中，加乙酸乙酯稀释至刻度，摇匀，即得。

（4）混合对照品溶液的制备：精密量取上述混合对照品储备液，用乙酸乙酯制成每 1ml 分别含 0.1μg、0.5μg、1μg、2μg、5μg 的溶液，即得。

（5）供试品溶液的制备（药材）：取供试品粉末（过二号筛）约 5g，精密称定，加无水硫酸钠 5g，加入乙酸乙酯 50～100ml，冰浴超声处理 3 分钟，放置，取上层液滤过，药渣加乙酸乙酯 30～50ml，冰浴超声处理 2 分钟，放置，滤过，合并两次滤液，用少量乙酸乙酯洗涤滤纸及残渣，与上述滤液合并。取滤液于 40℃以下减压浓缩至近干，用乙酸乙酯转移至 5ml 量瓶中，并稀释至刻度，精密量取 1ml，置活性炭小柱 [120～400 目，0.25g，内径 0.9cm（Supelclean ENVI-Carb SPE Tubes，3ml 活性炭小柱），用乙酸乙酯 5ml 预洗] 上，置多功能真空样品处理器上，用正己烷-乙酸乙酯（1：1）混合溶液 5ml 洗脱，收集洗脱液，置氮吹仪上浓缩至近干，精密加入乙酸乙酯 1ml 使溶解，即得。

（6）测定法：分别精密吸取供试品溶液和与之相对应浓度的混合对照品溶液各 1μl，分别连续进样 3 次，取 3 次平均值，按外标法计算供试品中 12 种有机磷农药的残留量。

3. 拟除虫菊酯类农药残留量的测定

（1）色谱条件与系统适用性试验：弹性石英毛细管柱（30m×0.32mm×0.25μm）SE-54（或 DB-5），^{63}Ni-ECD 电子捕获检测器。进样口温度：270℃；检测器温度：330℃。分流比 20：1；5：1（或根据仪器设置选择最佳的分流比）。程序升温：初始温度为 160℃，保持 1 分钟，先以每分钟 10℃升至 278℃，保持 0.5 分钟，再以每分钟 1℃升至 290℃，保持 5 分钟。理论板数按溴氰菊酯计算应不低于 $1×10^5$，两个相邻色谱峰的分离度应大于 1.5。

（2）对照品储备液制备：精密称取氯氰菊酯、氰戊菊酯及溴氰菊酯农药对照品适量，用石油醚（60℃～90℃）分别制成每 1ml 约含 20～25μg 的溶液，即得。

（3）混合对照品储备液的制备：精密量取上述各对照品储备液 1ml，置 10ml 量瓶中，用石油醚（60℃～90℃）稀释至刻度，摇匀，即得。

（4）混合对照品溶液的制备：精密量取上述混合对照品储备液，用石油醚（60℃～90℃）稀释制成每 1L 分别含 0μg、4μg、8μg、40μg、200μg 的溶液，即得。

（5）供试品溶液的制备（药材）：取供试品于 60℃干燥 4 小时，粉碎成细粉

（过五号筛），取约 1～2g，精密称定，置 100ml 具塞锥形瓶中，加石油醚（60℃～90℃)-丙酮（4∶1）混合溶液 30ml，超声处理 15 分钟，滤过，药渣再重复上述操作两次后，合并滤液。滤液加入适量无水硫酸钠脱水后，于 40℃～45℃减压浓缩至近干，用少量石油醚（60℃～90℃）反复操作至丙酮除尽，残渣加适量石油醚（60℃～90℃）溶解，置混合小柱〔从下至上依次为无水硫酸钠2g、弗罗里硅土 4g、微晶纤维素 1g、氧化铝 1g、无水硫酸钠 2g，用石油醚（60℃～90℃)-乙醚（4∶1）混合溶液 20ml 预洗〕上，用石油醚（60℃～90℃)-乙醚（4∶1）混合溶液 90ml 洗脱，收集洗脱液，于 40℃～45℃减压浓缩至近干，再用石油醚（60℃～90℃）3～4ml 重复操作至乙醚除净，用石油醚（60℃～90℃）溶解转移至 5ml 量瓶中，并稀释至刻度，即得。

（6）测定法：分别精密吸取供试品溶液和与之相对应浓度的混合对照品溶液各 1μl，分别连续进样 3 次，取 3 次平均值，按外标法计算供试品中 3 种拟除虫菊酯农药的残留量。

（二）注意事项

1. 合理选择提取溶剂　提取溶剂直接影响提取效果，应合理选择提取溶剂。选择提取溶剂时，首先要考虑提取溶剂的极性，根据相似相溶原理，可使用单一溶剂提取，也可以使用混合溶剂；其次是农药残留量测定属痕量分析，因此对溶剂纯度的要求甚高，所以应尽量选用优级试剂；另外应选择适宜沸点范围的提取溶剂，以避免挥发度过高或引起不稳定农药的分解。有机氯、有机磷和拟除虫菊酯类农药的法定提取溶剂分别为丙酮、乙酸乙酯和石油醚（60℃～90℃）-丙酮（4∶1）混合溶液。

2. 合理选择提取、净化方法　农药残留量测定为痕量分析，为使测定结果准确，应合理选择提取净化方法。在常用的浸渍漂洗法、匀浆捣碎法、超声提取法、索氏提取法、微波辅助提取法和消化法等方法中，超声波提取法是目前使用最广泛的一种快速高效提取法，也是 2005 年版《中国药典》规定的提取方法，可选用单一有机溶剂（如丙酮），也可采用混合溶剂（如石油醚-丙酮）；索氏提取法是一种效率高、操作简便的经典提取方法，亦为国际上的标准方法；微波辅助提取法快速，节省溶剂，可同时进行多个样品的测定；消化法（样品中加入消化剂，加热使样品消化，再用溶剂将待测农药提取出来）多用于测定不易匀浆、不易捣碎的动物组织样品或较稳定的有机氯农药。

3. 合理选择净化方法　净化的目的是除去提取富集后样品中的干扰物质。常用的净化方法有薄层色谱法、低温冷冻法、氢氧化钾净化法、液-液分配法、吸附柱色谱法、磺化法、凝结剂沉淀法等。有机氯农药的净化采用磺化法，用浓硫酸与样品提取液中的脂肪、蜡质等干扰物质起磺化反应，而与农药分离，磺化后以 2%硫酸钠水溶液洗去提取液中残留的硫酸，即可定容检测。由于有机磷和拟除虫菊酯类农药遇浓硫酸易分解或发生反应，故不宜采用磺化法。常采用液-液分配法，使干扰杂质与待测农药初步分离后，再进行柱层析分离，以达到净化的目的。柱色谱常用的吸附剂有弗罗里硅土（Florisil）、硅藻土（Celit）、活性炭等。近年来，固相萃取、超临界液体萃取、微波辅助萃取、样品固相分散萃取、自动索氏萃取、在线 HPLC 萃取等检测技术都取得了很大进步，使农药残留检出的灵敏度和速度进一步提高，一向十分费时费事的样品预处理工作，正向着省时、省力、廉价、减少环境污染、微型化和自动化方向发展。

4. 合理选择检测方法 目前我国常用的农药残留检测方法有气相色谱法、高效液相色谱法、气相色谱-质谱联用等。其中，气相色谱法具有操作简便、分析速度快、分离效能高、灵敏度高、应用范围广等特点，可分析含有多种残留农药组分的复杂样品，再配以高性能的选择检测器，可使分析速度更快，结果更可靠，是目前应用最广的农药残留检测方法，占相关报道的 70%以上，也是 2005年版《中国药典》规定的检测方法。用于气相色谱法的检测器主要有 FID、ECD、FPD 等，填充柱和毛细管柱均可用于分离样品。

5. 规范操作，保证测定结果准确可靠 ①收集样品后应尽快分析，以免发生物理或化学变化；如需长期保存，样品应置于密闭容器内冷藏，也可进行提取，除去溶剂，浸出物应在阴凉处保存。②光线可使许多农药降解，因此样品及其浸出物应避免曝光。③所用容器、包装材料、溶剂和试剂应不含有能干扰化学反应、影响分析结果或促进农药降解的物质；应按规定的方法做空白试验。④为防止残留农药在浓缩过程中损失，应置具刻度的浓缩瓶中，使用旋转式真空干燥器，在 40℃下（或用氮气）蒸发溶剂；或置氮吹仪上浓缩至近干。

十二、黄曲霉毒素的检查

黄曲霉毒素（Aflatoxin）是黄曲霉和寄生曲霉的代谢产物，具有极强的毒性和致癌性，能诱发肝癌等多种癌症。因此，为保证用药安全，应对中药及其制剂中的黄曲霉毒素进行限量检查。

黄曲霉毒素包括黄曲霉毒素 B_1、B_2、G_1、G_2、M_1、M_2、P_1、Q 等，其基本结构都含有 1 个糠酸呋喃和 1 个氧杂萘邻酮。黄曲霉毒素不溶于水、乙烷、乙醚、石油醚等，而溶于三氯甲烷、甲醇、苯、丙酮等有机溶剂，可在紫外光下发出荧光。黄曲霉毒素的测定方法有微柱色谱法、薄层色谱法、高效液相色谱法、荧光分析法和免疫化学分析法等。

（一）微柱色谱法

本法是将样品提取液通过氧化铝-硅镁型吸附剂填充的微柱，样品的杂质被氧化铝吸附，黄曲霉毒素则被硅镁型吸附剂吸附，在紫外光灯下观察荧光环，与标准品比较进行定量的方法。具有简便、快速的特点，检测灵敏度为 $10\mu g/kg$，主要用于中药制剂中黄曲霉毒素总量的测定。

1. 测定方法

（1）标准品溶液的制备：精确吸取标准贮备液适量，置棕色量瓶中，用三氯甲烷稀释至每 1ml 含黄曲霉毒素 B_1 $0.2\mu g$ 的溶液，再准确吸取上述溶液适量，用三氯甲烷分别稀释至 1.0ml，制成含黄曲霉毒素 B_1 分别为 0.005、0.01、0.025、0.05μg 四种浓度的标准溶液。

（2）供试品溶液的制备：称取过 20 目筛的样品粉末 20g，置 250ml 具塞锥形瓶中，加水 4ml 使润湿，加三氯甲烷 40ml（为加水量的 10 倍）振摇 30 分钟，再加入无水硫酸钠 10g，摇匀，放置 10 分钟，使之脱水，滤过，作为供试品溶液。

（3）微柱色谱：①微柱的制备：取柱长约 12cm、内径 0.4cm 的微柱 6 支，分别将柱下端塞入棉花或带有砂芯的滤板，再从柱上口依次加入无水硫酸钠（厚度 0.5cm）、硅镁型吸附剂（厚度 0.5cm）、无水硫酸钠（厚度 0.5cm）、中性氧化铝（厚度 2.5cm）、无水硫酸钠（厚度 1cm），其上铺一层棉花，即得。②色谱展开：取上述制备的微柱 6 支，垂直插入微柱架上，一支加入供试品提取液 1.0ml（相当于样品 0.5g），4 支分别加入含黄曲霉毒素 B_1 0.005、0.01、0.025、0.05μg 的标准溶液各 1.0ml（相当于样品管的浓度依次为 10、20、50 和 100$\mu g/$ kg），一支微柱加入三氯甲烷 1.0ml 作为空白管。当各管液面流至近上层棉花层时，立即加入 1.0ml 丙酮-三氯甲烷（10：90）的展开剂，待展开剂流完，置紫外光灯（365nm）下观察。③结果判断：根据样品柱的硅镁型吸附剂层是否有荧光，并与空白柱比较进行定性；与各标准柱比较蓝色荧光强度确定其含量。

2. 注意事项

（1）所用试剂及棉花中不得含有荧光性物质，以免干扰测定。试剂中含有荧光性杂质时，应采用全玻璃器具重蒸馏后使用；棉花中含有荧光性杂质时，可将棉花置索氏提取器中，以三氯甲烷提取 2 小时，取出晾干使用。

（2）所用无水硫酸钠应为 60～100 目，使用前于 500℃灼烧 3 小时，密塞放冷后备用；中性氧化铝应为 60～120 目，使用前于 110℃～120℃活化 2 小时，备用；硅镁型吸附剂应为 60～120 目，使用前于 110℃～120℃活化 2 小时，备用。

（3）实验结束后，应采用安替福民溶液或 5％次氯酸钠溶液破坏实验室中的黄曲霉毒素。使用后的玻璃器皿、接触过毒素的棉花和纸片等，均应及时消毒处理。

（二）薄层色谱法

本法系将供试品经提取净化后制成供试品溶液，与黄曲霉毒素标准溶液点于同一薄层板上展开后，置紫外光灯（365nm）下观察荧光（标准品产生蓝紫色荧光），通过比较二者的荧光强度对其进行限量检查的方法。本法的灵敏度可达 $5\mu g/kg$。

1. 测定方法

（1）黄曲霉毒素标准溶液的制备：①标准稀释液 I：准确吸取浓度为 $10\mu g/ml$ 的黄曲霉毒素 B_1 标准贮备液 0.5ml 置棕色量瓶中，用苯-乙腈（98∶2）混合溶剂稀释至 10ml，制成每 1ml 含黄曲霉毒素 B_1 0.5μg 的溶液，置冰箱中备用。②标准稀释液 II：准确吸取标准稀释液 I 2ml，置棕色量瓶中，用苯-乙腈（98∶2）混合溶剂稀释至 5ml，制成每 1ml 含黄曲霉毒素 B_1 0.2μg 的溶液，置冰箱中备用。③标准稀释液 III：准确吸取标准稀释液 II 1.0ml，置棕色量瓶中，用苯-乙腈（98∶2）混合溶剂稀释至 5ml，制成每 1ml 含黄曲霉毒素 B_1 0.04μg 的溶液，置冰箱中备用。

（2）供试品溶液的制备：供试品研碎，过 20 目筛，称取 20g，置 250ml 具塞锥形瓶中，加正己烷（或石油醚）30ml，再加甲醇-水（55∶45）混合溶剂 100ml，在瓶塞上涂一层水，盖严防漏，振荡提取 30 分钟，静置片刻，以折叠式快速定性滤纸过滤于分液漏斗中，待下层甲醇-水溶液澄清后，将甲醇-水溶液放于另一具塞锥形瓶中，吸取此甲醇-水溶液 20ml（相当于样品 4g），置于另一125ml 分液漏斗中，加三氯甲烷 20ml，振摇 2 分钟，静置分层（如出现乳化现象可滴加甲醇促使分层）后，放出三氯甲烷层，用盛有约 10g 无水硫酸钠（先用三氯甲烷湿润）的定量慢速滤纸过滤于 50ml 蒸发皿中，分液漏斗中再加三氯甲烷 5ml，重复振摇提取，三氯甲烷层一并滤于蒸发皿中，最后用少量三氯甲烷洗涤滤器，洗液并入蒸发皿中，于 65℃水浴上蒸干，置冰盒上冷却 2～3 分钟后，准确加入苯-乙腈（98∶2）混合溶剂 1.0ml，用带橡皮头滴管的管尖将残渣和溶剂充分混合（若有苯的结晶析出，将蒸发皿从冰盒上取下，继续溶解，混合，晶体即消失）后，用此滴管吸取上清液转于 2ml 量瓶中，作为供试品溶液。

（3）薄层色谱：吸取标准稀释液 III 10μl、供试品溶液 20μl、供试品溶液 20μl＋标准稀释液 III 10μl、供试品溶液 20μl＋标准稀释液 II 10μl，分别点于同一硅胶 G 薄层板上，以无水乙醚为展开剂，展开 12cm，取出，晾干，再以三氯甲烷-丙酮（92∶8）为展开剂，展开 10cm，取出，晾干，置紫外光灯（365nm）

下观察，确定供试品溶液中黄曲霉毒素 B_1 的位置及含量。

（4）结果判断：观察供试品溶液在与标准稀释液 III 相应位置上有无荧光斑点，如有荧光斑点且小于标准稀释液 III，表示样品中黄曲霉毒素 B_1 含量低于 $5\mu g/kg$；如供试品溶液的荧光斑点大于对照品，需点浓度较大的标准品溶液，再进行限量确证试验。

2. 注意事项

（1）黄曲霉毒素 B_1 最低检出量因实验条件而异，应先于薄层板上点不同量的标准品进行试验。一般条件下，本法最低检出量为 $0.0004\mu g$，灵敏度为 $5\mu g/kg$。

（2）薄层展开时，点"供试品＋标准品"斑点是为了确证薄层实验条件，并对黄曲霉毒素 B_1 进行定位。如样品中杂质很少或不干扰对黄曲霉毒素 B_1 荧光点的观察，可不进行预展。当用薄层色谱法单向展开后，由于黄曲霉毒素 B_1 含量低，受到杂质干扰，无法观察黄曲霉毒素 B_1 的荧光时，可改用双向展开法进行分离。双向展开法由于比较有效地消除了杂质干扰，因而可提高检出灵敏度。展开时先用无水乙醚对薄层作横向展开，将干扰的杂质推到样品点的一侧而黄曲霉毒素 B_1 留在点样处；然后再用三氯甲烷-丙酮（92：8）展开剂作纵向展开，黄曲霉毒素 B_1 所在位置的杂质底色大大减少，因而有利于观察。

（3）将层析硅胶中加入热盐酸（1：4），浸泡搅拌 15 分钟，再用水洗至无氯离子，于 $100℃$ 干燥，磨细过筛，可使斑点集中不拖尾，且黄曲霉毒素 B_1 荧光不易消失。

（三）高效液相色谱法

本法用于黄曲霉毒素的检测，具有灵敏度高，特异性好，分离能力强等优点。黄曲霉毒素虽有紫外吸收，但荧光较弱，常通过衍生而使荧光增强。可采用柱前三氟乙酸衍生、柱后碘衍生和柱后过溴化溴化吡啶（PBPB）衍生，以荧光检测器进行检测，最小检出量为 $0.2\mu g/kg$，回收率大于 77.0%。

（四）荧光分析法

根据黄曲霉毒素具有荧光的性质，用柱色谱法将样品分离后，直接测定其荧光；或将样品经提取净化后，加入提取液 1/5 体积的 $3mol/L$ NaOH 三氯甲烷溶液，1 分钟后测定其荧光值（激发波长 360nm，发射波长为 450nm）。

（五）免疫化学分析法

本法分为放射免疫法、亲和液相色谱法和酶联免疫法三种。放射免疫法特异性强、灵敏度高、操作简单，但需特殊设备和安全保护。亲和液相色谱法采用

AFB₁ 单克隆抗体填充柱，用少量甲醇洗脱与黄曲霉毒素 B_1、B_2、G_1、G_2 结合的抗体，在紫外光下检测其含量。酶联免疫吸附法（ELISA）是近年来出现的新的免疫测定技术，其原理是抗原（或抗体）吸附于载体上的免疫吸附剂和酶标记的抗体（或抗原）与标本中的待测物（抗原或抗体）起特异的免疫反应，再用测定酶活力的方法来检测黄曲霉毒素的含量；方法是将样品中的黄曲霉毒素 B_1 提取、脱脂、浓缩后与定量特异性抗体反应，多余的游离抗体则与酶标板内的包被抗原结合，加入酶标记物和底物后显色，与标准比较测定含量。目前国内外已研制了酶标记免疫吸附测定药盒及配套仪器供检测使用。

第二节　中药制剂的制剂通则检查

一、崩解时限检查法

本法系检查丸剂、片剂、滴丸剂、胶囊剂等固体制剂能否在规定的条件和时限内，全部崩解溶散，并通过筛网（不溶性包衣材料或破碎的胶囊壳除外）的方法。凡规定检查溶出度、释放度或融变时限的制剂，不再进行崩解时限检查。

1. 仪器装置 采用升降式崩解仪，主要结构为一能升降的金属支架与下端镶有筛网的吊篮，并附有挡板。金属支架上下升降移动的距离为 55mm±2mm，往返频率为每分钟 30～32 次。

（1）吊篮：玻璃管 6 根，管长 77.5mm±2.5mm，内径 21.5mm，壁厚 2mm；透明塑料板 2 块，直径 90mm，厚 6mm，板面有 6 个孔，孔径 26mm；不锈钢板 1 块（放在上面一块塑料板上），直径 90mm，厚 1mm，板面有 6 个孔，孔径 22mm；不锈钢丝筛网 1 张（放在下面一块塑料板下），直径 90mm，筛孔内径 2.0mm；不锈钢轴 1 根（固定在上面一块塑料板与不锈钢板上），长 80mm。将上述 6 根玻璃管垂直置于 2 块塑料板的孔中，并用 3 只螺丝将不锈钢板、塑料板和不锈钢丝筛网固定，即得。（见图 3-6）

（2）挡板：为一平整光滑的透明塑料块，相对密度 1.18～1.20，直径 20.7mm±0.15mm，厚 9.5mm±0.15mm；挡板共有 5 个孔，孔径 2mm，中央 1 个孔，其余 4 个孔距中心 6mm，各孔间距相等；挡板侧边有 4 个等距离的 V 形槽，V 形槽上端宽 9.5mm，深 2.55mm，底部开口处的宽与深度均为 1.6mm。（见图 3-7）

2. 检查方法 将吊篮通过上端的不锈钢轴悬挂于金属支架上，浸入 1000ml 烧杯中，并调节吊篮位置，使其下降时筛网距烧杯底部 25mm，烧杯内盛有温度为 37℃±1℃ 的水，调节水位高度使吊篮上升时筛网在水面下 15mm 处。除另有规定外，取供试品 6 片（粒），分别置上述吊篮的玻璃管中，加挡板，启动崩解仪进行检查。

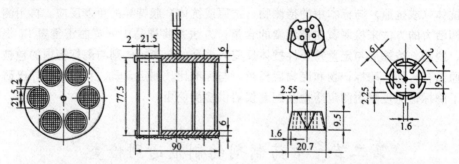

图 3-6　吊蓝示意图（单位：mm）　　　图 3-7　挡板示意图（单位：mm）

3. 结果判断　片剂、胶囊剂及滴丸剂分别按下述方法进行检查，均应符合规定。如有 1 片（粒）不能完全崩解，应另取 6 片复试，均应符合规定。

（1）片剂：①普通片：药材原粉片各片均应在 30 分钟内全部崩解；浸膏（半浸膏）片、糖衣片各片均应在 1 小时内全部崩解。如供试品黏附挡板，应另取 6 片，不加挡板进行检查，应符合规定。②薄膜衣片：按上述装置与方法，改用盐酸溶液（9→1000）进行检查，应在 1 小时内全部崩解。③肠溶衣片：按上述装置与方法不加挡板进行检查，先在盐酸溶液（9→1000）中检查 2 小时，每片均不得有裂缝、崩解或软化等现象；继将吊篮取出，用少量水洗涤后，每管各加挡板一块，再在磷酸盐缓冲液（pH6.8）中进行检查，1 小时内应全部崩解。④泡腾片：取供试品 6 片，分别置于 6 个 250ml 烧杯中，烧杯内盛有 200ml 水，水温为 15℃～25℃，有大量气泡放出，并逐渐溶解或分散在水中，无聚集的颗粒剩留。除另有规定外，各片均应在 5 分钟内崩解。

凡含有药材浸膏、树脂、油脂或大量糊化淀粉的片剂，如有小部分颗粒状物未通过筛网，但已软化无硬心者，可作符合规定论。

（2）胶囊剂：①硬胶囊或软胶囊：取供试品 6 粒，按上述装置与方法加挡板进行检查，硬胶囊应在 30 分钟内全部崩解；软胶囊可改在人工胃液中进行检查，应在 1 小时内全部崩解。②肠溶胶囊剂：取供试品 6 粒，先在盐酸溶液（9→1000）中不加挡板检查 2 小时，每粒的囊壳均不得有裂缝或崩解现象；继将吊篮取出，用少量水洗涤后，每管各加挡板一块，再在人工肠液［含有胰酶的磷酸盐缓冲液（pH6.8）］中进行检查，1 小时内应全部崩解。

（3）滴丸剂：按上述装置，但不锈钢丝筛网的筛孔内径应为 0.425mm；除另有规定外，取供试品 6 粒不加挡板进行检查，应在 30 分钟内全部溶散，包衣滴丸应在 1 小时内全部溶散。以明胶为基质的滴丸，可改在人工胃液中进行检查。

4. 注意事项

（1）供试品 6 片（粒）均能在规定的时限内全部崩解（或溶散）；或初试时，在规定时限内仍有 1 片（粒）不能完全崩解（或溶散），另取 6 片（粒）复试时，各片（粒）在规定时限内均能全部崩解（或溶散），判为符合规定。初试时，在规定时限内有 2 片（粒）或 2 片（粒）以上不能完全崩解（或溶散）；或在复试时有 1 片（粒）或 1 片（粒）以上不能完全崩解（或溶散），即判为不符合规定。肠溶衣片（或胶囊），在盐酸溶液（9→1000）中检查时，如发现有裂缝、崩解或软化，即判为不符合规定。

（2）在测试过程中，烧杯内的水温（或介质温度）应保持在 37℃±1℃。

（3）每测试一次后，应清洗吊篮的玻璃管内壁、筛网和挡板等，并重新更换水或规定的溶液。

（4）人工肠液：取磷酸二氢钾 6.8g，加水 500ml 使溶解，用 0.1mol/L 氢氧化钠溶液调节 pH 值至 6.8；另取胰酶 10g，加水适量使溶解，将两液混合后，加水稀释至 1000ml，即得。

（5）人工胃液：取稀盐酸 16.4ml，加水约 800ml 与胃蛋白酶 10g，摇匀后，加水稀释成 1000ml，即得。

二、融变时限检查法

本法系用于检查栓剂、阴道片等固体制剂在规定条件下的融化、软化或溶散情况。

（一）栓剂

1. 仪器装置　由透明的套筒与金属架组成（如图 3-8）。透明套筒为玻璃或适宜的塑料材料制成，高为 60mm，内径为 52mm，壁厚适当；金属架由两片不锈钢的金属圆板及 3 个金属挂钩焊接而成。每个圆板直径为 50mm，具 39 个孔径为 4mm 的圆孔（如图 3-9）；两板相距 30mm，通过 3 个等距的挂钩焊接在一起。

2. 检查方法　取供试品 3 粒，在室温放置 1 小时后，分别放在 3 个金属架的下层圆板上，装入各自的套筒内，并用挂钩固定。除另有规定外，将上述装置分别垂直浸入盛有不少于 4L 的 37.0℃±0.5℃水的容器中，其上端位置应在水面下 90mm 处。容器中装一转动器，每隔 10 分钟在溶液中翻转该装置一次。

3. 结果判断　除另有规定外，脂肪性基质的栓剂 3 粒均应在 30 分钟内全部融化、软化或触压时无硬芯；水溶性基质的栓剂 3 粒均应在 60 分钟内全部溶解。

如有 1 粒不符合规定，应另取 3 粒复试，均应符合规定。

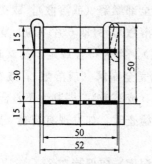 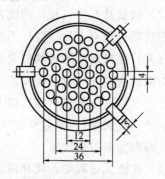

图 3-8　融变时限检查装置　　　　　图 3-9　融变时限检查装置
　　（示透明套筒与金属架）　　　　　　　（示金属圆板）

（二）阴道片

1. 仪器装置　同上述栓剂的检查装置，但应将金属架挂钩的钩端向下，倒置于容器内（如图 3-10）。

2. 检查方法　调节水液面至上层金属圆盘的孔恰为均匀的一层水覆盖。取供试品 3 片，分别置于上面的金属圆盘上，装置上盖一玻璃板，以保证空气潮湿。

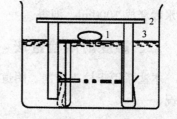

3. 结果判断　除另有规定外，阴道片 3 片，均应在 30 分钟内全部融化或崩解溶散并通过开孔金属圆盘，或仅残留少量无硬芯的软　　　　图 3-10　阴道片融变时限检查装置
性团块。如有 1 片不符合规定，应另取 3 片复试，均应符合规定。

三、最低装量检查法

本法适用于标示装量不大于 500g（ml）的固体、半固体或液体制剂。制剂通则中规定检查重（装）量差异与装量的剂型不再进行最低装量检查。

（一）重量法

本法适用于标示装量以重量计者。除另有规定外，取供试品 5 个（50g 以上者 3 个），除去外盖和标签，容器外壁用适宜的方法清洁并干燥后，分别称定重量，除去内容物，容器用适宜的溶剂洗净并干燥，再分别精密称定空容器的重量，求出每个容器内容物的装量与平均装量，按表 3-2 的规定，均应符合规定。如有一个容器装量不符合规定，应另取 5 个（50g 以上者 3 个）复试，均应符合规定。

表 3-2　　　　　　　　　　　最低装量限度一览表

标示装量	固体、半固体、液体		黏稠液体（容量法）	
	平均装量	每个容器装量	平均装量	每个容器装量
20g（ml）及 20g（ml）以下	不少于标示装量	不少于标示装量的 93%	不少于标示装量的 90%	不少于标示装量的 85%
20g（ml）以上至 50g（ml）	不少于标示装量	不少于标示装量的 95%	不少于标示装量的 95%	不少于标示装量的 90%
50g（ml）以上至 500g（ml）	不少于标示装量	不少于标示装量的 97%	不少于标示装量的 95%	不少于标示装量的 93%

（二）容量法

适用于标示装量以容量计者。除另有规定外，取供试品5个（50ml以上者3个），开启时应注意避免损失，将内容物分别用干燥并预经标化的干燥注射器抽尽，50ml以上者可倾入预经标化的干燥量筒中，黏稠液体倾出后，将容器倒置15分钟以上，尽量倾尽。读出每个容器内容物的装量（取三位有效数字），并求出其平均装量，均应符合规定。如有一个容器装量不符合规定，则应另取5个（50ml以上者3个）复试，均应符合规定。

四、粒度测定法

粒度系指颗粒的粗细程度及粗细颗粒的分布，用于测定制剂的粒子大小或限度。《中国药典》规定了两种测定方法，检测时应根据规定选用。

1. 显微镜法　本法是在显微镜下观察药物制剂微粒大小的方法，适用于眼膏剂、气雾剂、混悬型滴眼剂、软膏剂等的粒度检查。

首先进行目镜测微尺的标定，以确定使用同一显微镜及特定倍数的物镜、目镜和镜筒长度时，目镜测微尺上每一格所代表的长度。具体方法见第二章（第二节）内容。

取供试品，用力摇匀（黏度较大者可按品种项下的规定加适量50%甘油溶液稀释），照该剂型或品种项下的规定取供试品，置载玻片上，覆以盖玻片（注意防止气泡混入），轻压使颗粒分布均匀；半固体可直接涂在载玻片上，立即在50～100倍显微镜下检视盖玻片全部视野，应无凝聚现象，并不得检出该剂型或品种项下规定的 $50\mu m$ 及 $50\mu m$ 以上的粒子。再在200～500倍显微镜下检视该剂型或品种项下规定的视野内的总粒数及规定大小的粒数，计算所占百分比，并判定该品种的粒度是否符合要求。

如混悬型滴眼剂的粒度检查：取供试品强力振摇后，立即量取适量，置于载玻片上，照上述方法检查，不得检出大于 $90\mu m$ 的粒子。

2. 筛分法　分为单筛分法和双筛分法。

（1）单筛分法：除另有规定外，取供试品 10g，称定重量，置规定筛号的药筛内，筛上加盖，并在筛下配有密合的接收容器，按水平方向旋转振摇至少 3 分钟，并不时在垂直方向轻叩药筛。取筛下的颗粒及粉末，称定重量，计算所占百分比。

本法适用于散剂的粒度测定。除另有规定外，散剂通过六号筛的粉末重量，不得少于 95％。

（2）双筛分法：除另有规定外，取供试品 30g，称定重量，置规定的药筛中，保持水平状态过筛，左右往返，边筛动边轻叩 3 分钟。取不能通过小号筛和能通过大号筛的颗粒及粉末，称定重量，计算所占百分比。

本法适用于颗粒剂的粒度测定。除另有规定外，颗粒剂不能通过一号筛的粗颗粒和能通过五号筛的粉末的总和，不得过 15％。

五、乙醇量测定法

含乙醇量系指在 20℃ 时制剂中含乙醇（C_2H_5OH）的容量百分数（％）（ml/ml），是酒剂、酊剂、流浸膏剂的一项重要质控指标。其法定测定方法有气相色谱法和蒸馏法两种。

（一）气相色谱法

由于测定前不需对供试品进行预处理，且操作简便、结果准确、重现性好，因此本法广泛应用于各类制剂中含乙醇量的测定。

1. 测定方法

（1）色谱条件与系统适用性试验：用直径为 0.25～0.18mm 的二乙烯苯-乙基乙烯苯型高分子多孔小球为载体，柱温 120℃～150℃；理论板数按正丙醇峰计算应不低于 700；乙醇和正丙醇两峰的分离度应大于 2。

（2）校正因子的测定：精密量取恒温至 20℃ 的无水乙醇 4ml、5ml、6ml，分别置 100ml 量瓶中，精密加入恒温至 20℃ 的正丙醇（作为内标物质）各 5ml，加水稀释成 100ml，混匀（必要时可进一步稀释），取上述三种溶液适量，照气相色谱法测定，分别连续进样 3 次，测定峰面积，计算校正因子，所得校正因子的相对标准偏差不得大于 2.0％。

（3）供试品溶液的制备与测定：精密量取恒温至 20℃ 的供试品溶液适量（相当于乙醇约 5ml），置 100ml 量瓶中，精密加入恒温至 20℃ 的正丙醇 5ml，加水稀释成 100ml，摇匀（必要时可进一步稀释），取适量注入气相色谱仪，测定，即得。

2. 注意事项 在不含内标物质的供试品溶液的色谱图中，与内标物质峰相应位置处不得出现杂质峰。选用其他载体时，系统适用性试验必须符合《中国药典》规定。

（二）蒸馏法

本法系用蒸馏后测定相对密度的方法测定制剂在 20℃时乙醇含量的方法。

1. 测定方法 按制剂的性质不同，分为下列三法。

第一法 本法适用于测定多数流浸膏、酊剂及甘油制剂中的乙醇含量。根据制剂中含乙醇量的不同，又可分为两种情况。

（1）含乙醇量低于 30％者：取供试品，调节温度至 20℃，精密量取 25ml，置 150～200ml 蒸馏瓶中，加水约 25ml，加玻璃珠数粒或沸石等物质，连接冷凝管，直火加热，缓缓蒸馏，速度以馏出液一滴接一滴为宜。馏出液导入 25ml 量瓶中，待馏出液约达 23ml 时，停止蒸馏。将馏出液温度调节至 20℃，加 20℃的水至刻度，摇匀，在 20℃时依法测定相对密度。在乙醇相对密度表（见附录十一）内查出乙醇的含量，即为供试品中的乙醇含量（％）（ml/ml）。

（2）含乙醇量高于 30％者：取供试品，调节温度至 20℃，精密量取 25ml，置 150～200ml 蒸馏瓶中，加水约 50ml，加玻璃珠数粒，如上法蒸馏。馏出液导入 50ml 量瓶中，待馏出液约达 48ml 时，停止蒸馏。调节馏出液温度至 20℃，加 20℃的水至刻度，摇匀，在 20℃时按上法测定相对密度。将查得的乙醇的含量（％）（ml/ml）与 2 相乘，即得。

第二法 本法适用于测定含有挥发性物质如挥发油、三氯甲烷、乙醚、樟脑等的酊剂、醑剂等制剂中的乙醇量。根据制剂中含乙醇量的不同，也可分为两种情况。

（1）含乙醇量低于 30％者：取供试品，调节温度至 20℃，精密量取 25ml，置 150ml 分液漏斗中，加等量的水，并加入氯化钠使之饱和，再加石油醚，振摇 1～3 次，每次约 25ml，使妨碍测定的挥发性物质溶入石油醚层中，待两液分离，分取下层水液，置 150～200ml 蒸馏瓶中，石油醚层用氯化钠的饱和溶液洗涤 3 次，每次用 10ml，洗液并入蒸馏瓶中，按上述第一法（1）蒸馏并测定。

（2）含乙醇量高于 30％者：取供试品，调节温度至 20℃，精密量取 25ml，置 250ml 分液漏斗中，加水约 50ml，如上法加入氯化钠使之饱和，并用石油醚提取 1～3 次，分取下层水液，按上述第一法（2）蒸馏并测定。

供试品中加石油醚振摇后，如发生乳化现象，或经石油醚处理后，馏出液仍很浑浊时，可另取供试品，加水稀释，照第一法蒸馏，再将得到的馏出液按本法处理、蒸馏并测定。供试品如为水棉胶剂，可用水代替饱和氯化钠溶液。

第三法　本法适用于测定含有游离氨或挥发性酸的制剂中的乙醇含量。供试品中含有游离氨，可酌加稀硫酸，使成微酸性；如含有挥发性酸，可酌加氢氧化钠试液，使成微碱性。再按第一法测定。如同时含有挥发油，除按照上述方法处理外，并照第二法处理。供试品中如含有肥皂，可加过量硫酸，使肥皂分解，再依法测定。

2. 注意事项　①任何一法的馏出液如显浑浊，可加滑石粉或碳酸钙振摇，滤过，使溶液澄清，再测定相对密度。②蒸馏时，如发生泡沫，可在供试品中酌加硫酸或磷酸，使成强酸性，或加稍过量的氯化钙溶液，或加少量石蜡后再蒸馏。

六、甲醇量检查法

本法系用气相色谱法测定中药酒剂中的甲醇量。除另有规定外，按下列方法测定。

（一）测定方法

1. 色谱条件与系统适用性试验　用直径为 $0.25\sim0.18$mm 的二乙烯苯-乙基乙烯苯型高分子多孔小球作为载体；柱温 125℃。理论板数按甲醇峰计算，应不低于 1500；甲醇、乙醇和内标物质各相邻色谱峰之间的分离度应符合规定。

2. 校正因子测定　精密量取正丙醇 1ml，置 100ml 量瓶中，加水溶解并稀释至刻度，摇匀，作为内标溶液。另精密量取甲醇 1ml，置 100ml 量瓶中，加水稀释至刻度，摇匀，精密量取 10ml，置 100ml 量瓶中，精密加入内标溶液 10ml，用水稀释至刻度，摇匀，取 1μl 注入气相色谱仪，连续进样 3～5 次，测定峰面积，计算校正因子。

3. 测定方法　精密量取内标溶液 1ml，置 10ml 量瓶中，加供试液至刻度，摇匀，作为供试品溶液，取 1μl 注入气相色谱仪，测定，即得。

4. 结果判断　除另有规定外，供试液含甲醇量不得过 0.05％ （ml/ml）。

（二）注意事项

1. 在不含内标物质的供试品溶液的色谱图中，与内标物质峰相应的位置处应不出现杂质峰。内标物质峰相应的位置若出现杂质峰，应另行选择内标物质试验或选用外标法。

2. 选用其他载体时，系统适用性试验必须符合《中国药典》规定。

复习思考题

1. 解释下列名词：

一般杂质　特殊杂质　重金属　杂质限量　生理灰分　酸不溶性成分　炽灼残渣

2. 简述水分测定、挥发油测定及融变时限检查的方法及其适用范围。

3. 何谓药品的干燥失重？其测定方法主要有哪几种？

4. 简述砷盐限量检查的原理和方法。

5. 某药检所进行某中药制剂的总灰分及酸不溶性灰分检查，测定数据如下：坩埚恒重：21.3601g → 21.3603g；供试品重：3.1245g；灰分加坩埚恒重 23.1255g；酸不溶性灰分加坩埚恒重：22.0822g。试计算该制剂的总灰分及酸不溶性灰分。

6. 某药检所进行某中成药的水分检查（烘干法），测定数据如下：仪器：AE-200 电子天平，DHG-102 型电热干燥箱；破碎度：直径<3mm；干燥温度：105℃；室温：19℃；扁瓶恒重：24.1557g→24.1555g；供试品重 3.5675g；扁瓶加供试品干燥 5 小时称重：26.8285g；再干燥 1 小时称重：26.8282g。试计算该中成药的水分含量（％）。

第四章

中药制剂的卫生学检查

中药制剂的原辅料、包装材料、制备过程和贮运等环节，极易受到微生物的污染。为保证药剂卫生，提高药品质量，《中国药典》规定，对无菌制剂应依法进行无菌检查，静脉滴注用注射剂应进行无菌、热原及细菌内毒素检查，各种非规定灭菌制剂应进行微生物限度检查，并应符合标准规定。

第一节　概　　述

微生物（Microorganisms）是一群必须借助显微镜才能观察到的微小生物，通常以微米（μm）计量。按其基本形态可分为球菌、杆菌和螺形菌三类；按其结构特点可分为真核细胞型、原核细胞型和非细胞型三类。真核细胞型微生物有核膜、核仁和染色体，胞浆内有完整的细胞器，如真菌；原核细胞型微生物仅有原始细胞核结构，无核膜和核仁，胞浆内细胞器很少，如细菌、衣原体、支原体、立克次体、螺旋体和放线菌等；非细胞型微生物体积微小，能通过滤菌器，无细胞结构，只能在活细胞内生长繁殖，如病毒。与中药制剂卫生学检查有关的微生物主要有细菌和真菌两大类。

一、细菌

（一）细菌的基本结构

各种细菌共有的结构包括细胞壁、细胞膜、细胞质、核质等。

1. 细胞壁　是细菌的最外层结构，与细胞膜紧密相连，其主要功能是维持细菌的形态，保护细菌，与细胞膜共同完成菌体内外的物质交换。革兰阳性菌细胞壁较厚，其主要成分为肽聚糖、磷壁酸和少量表面蛋白质；革兰阴性菌细胞壁较薄，肽聚糖含量少，肽聚糖外层还有由脂蛋白和脂多糖组成的多层结构。

2. 细胞膜　位于细胞壁内侧，是半渗透性生物膜，主要成分是蛋白质、磷脂和少量的糖。膜上有许多特异性的酶，可高度选择性地吸收营养物质，排泄废物，维持渗透压平衡。

3. 细胞质　为无色透明的胶状物质，其基本成分为水、无机盐、核酸、蛋白质和脂类等。细胞质内常含有核蛋白体、质粒和胞浆颗粒等多种内含物。

4. 细胞核　无核膜和核仁，但在细胞浆中有固定的核区，称核质。核质由裸露的双股脱氧核糖核酸链所组成，主要功能是控制细菌的遗传和变异。

某些细菌具有荚膜、芽胞、鞭毛和菌毛。其中芽胞对热、干燥、化学药品与辐射均有较强的抵抗力。因此，在消毒灭菌时应以杀死芽胞作为彻底灭菌的指标。

（二）细菌的形态学检查

由于细菌的等电点较低，约在 pH2～5 之间，故在中性、碱性和弱酸性溶液中带负电荷，易与带正电荷的碱性染料结合而着色。用两种以上的染料先后进行染色，可将不同的细菌染成不同的颜色，用于观察细菌的形态、排列及其染色特性，对细菌的鉴别有重要意义。制作染色标本的基本步骤如下：

1. 涂片　于洁净载玻片上加一滴生理盐水，再用取菌环挑取菌落少许，均匀涂布于载玻片上。

2. 干燥　在空气中自然干燥。必要时，可将标本面向上，在火焰上烘干。但应注意，切勿紧靠火焰，以免标本烤焦。

3. 固定　将已干燥的玻片来回通过火焰三次，以热而不烫为宜。目的是杀死细菌，使细菌黏附在玻片上，增强染料对细菌的通透性，便于染料着色。

4. 染色　常用的革兰染色步骤如下：①将结晶紫染液滴加在已固定的细菌涂片上，染1分钟后水洗。②滴加卢戈碘液，1分钟后水洗。③滴加乙醇，摇动玻片至无明显紫色脱落为止，水洗。④滴加复染液（如沙黄染液）复染0.5～1分钟，水洗，自然干燥或用滤纸吸干后镜检。革兰阳性（G+）菌染成紫色，革兰阴性（G-）菌染成红色。

（三）细菌的生长繁殖条件

细菌和其他生物一样，必须不断地从外界吸收营养物质，用以合成自身的细胞成分和获得能量，同时排泄废物，进行新陈代谢，以维持自身的生长和繁殖。

1. 细菌生长繁殖的条件

（1）充足的营养：细菌生长繁殖所需的营养物质有水、无机盐、碳源、氮源和生长因子。生长因子是许多细菌生长过程中必需但又不能自身合成的因子，如某些特殊氨基酸、维生素、嘌呤和嘧啶等。

（2）适宜的酸碱度：不同种类的细菌，生长时的最适酸碱度有差异。多数病原菌的最适 pH 值为 7.2～7.6。但有些细菌，如霍乱弧菌在 pH 值为 8.4～9.2 时生长良好；乳酸杆菌的最适 pH 为 5.0 左右。

（3）适宜的温度：不同种类的细菌，对温度的适应性不同，一般在 15℃～40℃条件下均能生长。大多数病原菌生长的最适温度为 30℃～35℃。

（4）必要的气体环境：细菌生长繁殖所需的气体主要是氧气和二氧化碳。按对氧气的要求不同，可将细菌分为三类：①只能在有氧条件下生长的细菌称为专性需氧菌，如霍乱弧菌；②只能在无氧环境下才能生长的细菌称为专性厌氧菌，如破伤风梭菌；③在有氧和无氧条件下均能生长的细菌称为兼性厌氧菌，多数病原菌属此类型，如葡萄球菌。

2. 细菌的繁殖方式与速度

（1）细菌的繁殖方式：通常为无性的二分裂法，即细菌由一个分裂为两个，两个分裂为四个，如此继续分裂。

（2）细菌的繁殖速度：在适宜的条件下，多数细菌繁殖很快，每 20～30 分钟分裂一次。在培养 10 小时后，可形成肉眼可见的菌落。因营养物质的消耗和代谢产物的不断累积，细菌不可能始终保持原有的增殖速度，而是有一定规律的。细菌的繁殖分为四个时期：①迟缓期：细菌进入一个新环境，需要一定的适应时间，细菌不分裂，菌数不增加。②对数生长期：此期间细菌的分裂繁殖速度最快，菌数呈 2^n 增加。③稳定期：由于培养基中营养物质的消耗及毒性产物的逐步积累，繁殖逐渐减少。④衰退期：活菌数越来越少，直至繁殖停止。

（四）细菌的代谢产物

细菌在代谢过程中产生多种代谢产物，其中有些产物可供鉴别细菌用，有些与细菌的致病性有关，有些可用于防治疾病。

1. 合成代谢产物

（1）毒素及侵袭性酶：细菌能产生对机体有害的毒素。内毒素由 G^- 菌产生；外毒素大多由 G^+ 菌产生，但少数 G^- 菌也能产生外毒素。某些细菌还能产生具有侵袭性的酶，损伤机体组织，如金黄色葡萄球菌产生的血浆凝固酶等。

（2）热原质：许多 G^- 杆菌及少数 G^+ 杆菌，能产生一种耐热物质，注入人或动物体内可致发热反应，故称热原质。它耐高温，一般的高压蒸气灭菌法不易使之破坏。可用蒸馏、吸附、滤过等方法除去液体中的大部分热原质。生物制品、静脉滴注用注射剂应不含有热原质。

（3）色素：许多细菌在一定条件下能产生各种色素，如金黄色葡萄球菌产生的金黄色脂溶性色素和铜绿假单胞菌产生的绿色水溶性色素等，这些特征有助于鉴别细菌。

（4）抗生素：是指某些微生物在代谢过程中产生的，能选择性抑制和杀死它种生物细胞的代谢产物。抗生素主要由放线菌和真菌产生。

（5）细菌素：某些细菌能产生一类具有抗菌作用的蛋白质，其抗菌范围狭窄，仅对近缘细菌有抗菌作用。主要用于细菌的分型和流行病学调查。

（6）维生素：人体肠道内的某些细菌如大肠杆菌，能合成维生素 B 和维生素 K，可供人体利用。

2. 分解代谢产物 各种细菌具有不同的酶，对物质的分解利用能力和代谢产物有所不同。利用这些生化特性来鉴别细菌，统称为细菌的生化反应。细菌的分解代谢产物主要有：

（1）糖代谢产物：主要有酸类（甲酸、乙酸和乳酸）、醇类（乙醇、丁醇、乙酰甲基甲醇等）、酮类和气体（二氧化碳、氢气）等。例如大肠埃希菌能分解乳糖和葡萄糖，产酸并产气；而伤寒杆菌则只能分解葡萄糖，产酸而不产气。

（2）蛋白质代谢产物：如大肠埃希菌能分解色氨酸产生靛基质；沙门菌能分解胱氨酸等含硫氨基酸产生硫化氢气体。

（五）细菌的生理学检验

1. 培养基的种类 培养基是根据细菌的生长需要，人工配制的营养环境。按其性状分为固体、半固体和液体培养基。按其用途可分为以下几类：

（1）基础培养基：含有细菌需要的最基本营养成分，可供大多数细菌生长，如普通肉汤培养基、普通琼脂培养基。

（2）营养培养基：在基础培养基中加入葡萄糖、血液、血清和某些生长因子等，可供营养要求较高的细菌生长，如血平板、血清肉汤等。

（3）选择培养基：利用不同种类细菌对各种化学物质的敏感性不同，制成有利于欲分离细菌而抑制其他细菌生长的培养基。例如加入煌绿、胆盐等的沙门、志贺菌属琼脂培养基（SS 培养基），能抑制 G^+ 菌和大肠埃希菌，有利于 G^- 肠道致病菌生长。

（4）鉴别培养基：在培养基中加入某些特定成分（如糖、醇类的指示剂等），用于观察细菌的各种生化反应。

（5）厌氧培养基：专性厌氧菌须在无氧条件下才能生长，因此需制备与氧隔绝或在细菌生长时达到无氧环境的培养基，如疱肉培养基。

2. 常用培养基的制备程序 制备一般培养基的主要程序可分为配料、溶化、调整 pH 值、滤过、分装、灭菌、检定、保存等步骤。

3. 细菌的接种方法　接种细菌采用接种针（环）来蘸取细菌标本，进行接种。接种针（环）以白金丝最为理想，也可用镍铬丝代替，二者均能耐高温且传热快，经火焰灭菌后冷却快。常用的接种方法有：

（1）平板曲线划线法：先将标本涂于平板表面的一角，然后用接种环自此开始，向左右两侧划线并逐渐向下移动，连续划成若干条分散的平行线。

（2）斜面接种法：以左手持培养基，右手持接种环（针），通过火焰灭菌并冷却后，挑取菌落；左手立即换取斜面培养基管，以右手小指和无名指拔取棉塞，夹持于手指间，立即将管口通过火焰灭菌，再将接种环伸入斜面管内，先从斜面底部到顶端拖一条接种线，再自下而上划曲线接种。

（3）倾注平板法：取原标本或经适当稀释的标本 1ml，置于直径 9cm 无菌平皿内，倾注已熔化并冷却至 50℃ 左右的培养基约 13～15ml，立即混匀，待凝固后倒置，于 37℃ 培养 18～24 小时，作菌落计数。

（4）穿刺接种法：以接种针挑取菌落少许，插入半固体培养基的中央，穿刺至培养基底部，然后沿原穿刺线退出接种针。

（5）液体接种法：以接种环挑取菌落，在试管内壁与液面交界处轻轻研磨，使细菌混匀在液体培养基中。

4. 细菌的培养方法　细菌的培养方法有以下三种：①一般培养法：又称需氧培养法，在 30℃～37℃ 温箱中培养普通需氧菌或兼性厌氧菌。②二氧化碳培养法：将某些在有二氧化碳环境下才能生长的细菌，放在二氧化碳环境中进行培养。③厌氧培养法：厌氧菌由于对氧敏感，在其分离及鉴定过程中均需在无氧的环境下培养，否则就不能生长甚至死亡。

5. 细菌在培养基中的生长现象　将细菌接种到培养基中，经 37℃ 培养 18～24 小时，即可出现肉眼可见的生长现象。在液体培养基中，可出现均匀混浊、沉淀及形成菌膜等。当细菌在固体培养基表面生长时，可形成单一的肉眼可见的细菌集团，称为菌落；有时细菌密集生长，多个菌落融合在一起，称为菌苔。在半固体培养基中，无鞭毛的细菌，沿穿刺线生长；有鞭毛的细菌则沿穿刺线向周围扩散呈云雾状混浊生长，借此可判断细菌有无动力。细菌菌落的形态及色泽因细菌种类的不同而异，有助于细菌的鉴别（见图 4-1）。

二、真菌

真菌为真核细胞型微生物，其结构比细菌复杂，有细胞壁、细胞质和细胞核。细胞核具有核膜、核质和核仁。真菌的基本形态有单细胞和多细胞两种，单细胞真菌呈圆形或椭圆形，常见的有酵母菌或类酵母菌；多细胞真菌由菌丝和孢子组成，菌丝分枝交织形成菌丝体，孢子是真菌的繁殖结构。真菌种类繁多，形

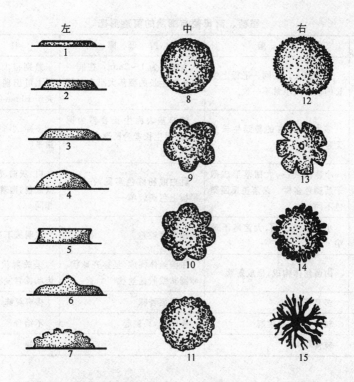

图 4-1 细菌的菌落形态（左：侧面观；中、右：表面观）

1. 扁平；2. 高起；3. 低度凸出；4. 圆屋顶状凸出；5. 纽扣状凸出；6. 乳头状凸出；7. 高起带齿轮状边缘；8. 边缘整齐；9. 边缘波状；10. 分叶；11. 边缘皱状；12. 边缘齿状；13. 边缘深裂；14. 伞状 15. 根茎状

态大小不一。革兰染色为阳性。大多数真菌不需复杂的营养就能生长，适宜生长温度为 22℃～28℃，生长时需要较高的湿度和氧气。虽繁殖力较强，但生长速度较慢。一般需数日至十几日才能长出菌落。真菌的菌落有单细胞真菌的酵母型、酵母样菌落与多细胞真菌的丝状菌落三种。

1. 酵母型菌落 类似一般细菌菌落，菌落光滑、湿润、柔软、致密，显微镜下可见圆形或椭圆形芽生细胞，如酵母菌、隐球菌等。

2. 酵母样菌落 外观性状同酵母型菌落。但在菌落表面除有芽生细胞外，还有假菌丝伸入培养基中，如白色念珠菌。

3. 丝状菌落 菌落疏松，呈棉絮状、绒毛状或粉末状，菌落正面和背面可显示白色、黄色、红色、紫色或灰色等不同颜色，如毛霉菌、皮肤丝状菌等多细胞真菌。

霉菌、酵母菌与细菌在营养琼脂及玫瑰红钠琼脂平板上的菌落形态区别如下（见表 4-1）。

表 4-1 霉菌、酵母菌与细菌的菌落形态

	霉　菌	酵　母　菌	细　菌
大小	一般较大。在同一平板上生长的菌落大小常不一致	直径多为 1~2mm。在同一平板上生长的菌落大小有时不一致	差别很大。在同一平板上可出现针尖大小至大于 10mm 的菌落
形状	多为圆形,有的蔓延生长为无定形	培养基表面生长者多为圆形,内层生长者为圆形、纺锤形或三角形	多样,小而突起或大而扁平
色泽	小菌落灰白,大菌落形成孢子后颜色多样。菌落正反面颜色不同	乳白或粉红色多见,在同一平板上色调较单一	白、灰白、淡黄、淡褐或淡红色,菌落正反面颜色相同
透明度	小菌落半透明,大菌落不透明	透明度较差	透明或不透明
边缘	由菌丝体构成,呈放射状	由菌丝体构成,呈整齐球状、卵圆状或假菌丝状	呈放射状、树枝状、锯齿状或卷发状
气味	多有霉味	多带酒香味	多有臭味
与培养基结合	较牢固,不易挑起	不结合,易挑起	不结合
生长速度	较慢	较快	很快

第二节　微生物限度检查法

本法系检查非规定灭菌制剂及其原辅料受微生物污染程度的方法。检查项目包括细菌数、霉菌数、酵母菌数及控制菌检查。

一、染菌限度检验原则

(一)无菌操作室技术要求

1. 无菌操作室应为单向流空气区域,附近应无污染源。室内墙壁、天花板和地板应光滑平整,无缝隙;表面可贴瓷砖或用光滑的硬漆涂刷。室内必须安装严密的门窗;必须装有供空气消毒的紫外线灯,对紫外线的消毒效果应定期检查,及时更换失效的灯管;定期用乳酸蒸熏,彻底消毒。室外应设缓冲间,其结构同无菌室。

2. 无菌操作室内环境洁净度应达到 10000 级,操作台面的洁净度应达到100 级。室内温度应控制在 25℃±2℃,湿度应控制在 45%~60%。其单向流空

气区域、工作台面及室内环境应定期按现行国家标准《医药工业洁净室（区）悬浮粒子、浮游菌和沉降菌的测试方法》进行洁净度试验。

3. 检验全过程应严格遵守无菌操作，防止再污染。工作人员进入无菌室应换专用并经消毒的鞋、衣、帽、口罩，并定期消毒。

（二）供试品抽样、保存及检验量

供试品一般按批号随机抽样。每批取检验用量的 3 倍量。抽样时，应先抽取有异常、有疑问的样品。但其包装有机械损伤或明显破裂的，不能抽作样品。肉眼可见长螨、发霉、虫蛀及变质的药品，无需再抽样检查，可直接判为不合格品。供试品在检验前不得任意开启，以防再污染。所需样品必须保存在阴凉干燥处，勿冷藏或冷冻，以防引起原染菌状况发生变化。

检验量系指一次检验所需的供试品量（g、ml 或 cm²），除另有规定外，固体和半固体制剂的检验量为 10g（大蜜丸不得少于 4 丸）；液体制剂为 10ml；中药膜剂为 50cm²（不得少于 4 片）；贵重药品、微量包装药品的检验量可酌减，但内服药不得低于 3g，外用药不得低于 5g，液体制剂采用原液直接测定者不得低于 6ml，采用供试液稀释者，不得低于 3ml。要求检查沙门菌的供试品，其检验量应增加 10g 或 10ml。所有剂型的检验量必须取自 2 个以上的最小包装单位。取供试液检验时，应注意摇匀，以便均匀取样。

（三）检验条件

1. 培养温度　除另有规定外，细菌培养温度为 30℃～35℃，霉菌、酵母菌培养温度为 23℃～28℃，控制菌培养温度为 35℃～37℃。

2. 阴性对照　在进行药品卫生学检查前应先做阴性对照试验，以确定无菌技术的可靠性。方法是：取制备供试液用的稀释剂，分别按细菌数、霉菌与酵母菌数及各控制菌检验方法培养，均应无菌生长。

3. 阳性对照　在规定的控制菌检查中，应做阳性对照试验，目的是检查供试品对控制菌生长有无干扰，培养条件是否适宜。方法是：将供试液分为两组，一组中加入一定数量标准对照菌株，另一组不加对照菌株，两组平行培养，观察培养结果。如果已知阳性菌未检出，供试品的阴性结果应认为无效，而阳性结果需做具体分析或实验再作结论。

（四）供试液的制备

根据供试品的理化特性与生物学特性，采取适宜的方法制备供试液。供试液制备若需用水浴加热时，温度不应超过 45℃。供试液从制备至加入检验用培养基，不得超过 1 小时。除另有规定外，常用的供试液制备方法如下。

1. 液体供试品 取供试品 10ml，加 pH7.0 无菌氯化钠-蛋白胨缓冲液至 100ml，混匀，作为 1∶10 的供试液。油剂可加入适量无菌聚山梨酯—80 使供试品分散均匀。水溶性液体制剂可用混合的供试品原液作为供试液。

2. 固体、半固体或黏稠性供试品 取供试品 10g，加 pH7.0 无菌氯化钠-蛋白胨缓冲液至 100ml，用匀浆仪或其他适宜方法混匀后，作为 1∶10 的供试液。必要时可加适量无菌聚山梨酯—80，并在 45℃以下水浴加热，使供试品分散均匀。

3. 非水溶性供试品 制备方法有两种：①取供试品 5g（或 5ml），加至含溶化的（温度不超过 45℃）5g 司盘—80、3g 单硬脂酸甘油酯、10g 聚山梨酯—80 无菌混合物的烧杯中，用无菌玻棒搅拌成团后，慢慢加入 45℃的 pH7.0 无菌氯化钠-蛋白胨缓冲液至 100ml，边加边搅拌，使供试品充分乳化，作为 1∶20 的供试液。②取供试品 10g，加至含 20ml 无菌十四烷酸异丙酯（选用孔径为 0.22μm 的脂溶性薄膜，滤过除菌，再在 140℃干热灭菌 2 小时，即得）和无菌玻璃珠的适宜容器中，必要时可增加十四烷酸异丙酯的用量，充分振摇，使供试品溶解。然后加入 45℃的 pH7.0 无菌氯化钠-蛋白胨缓冲液 100ml，振摇 5～10 分钟，萃取，静置使油水明显分层，取其水层作为 1∶10 的供试液。

4. 膜剂供试品 取供试品 50cm²，剪碎，加 50ml 或 100ml 的 pH7.0 无菌氯化钠-蛋白胨缓冲液（必要时可增加稀释液），浸泡，振摇，作为 1∶10 或 1∶20 的供试液。

5. 肠溶或结肠溶制剂的供试品 取供试品 10g，加 pH6.8 无菌磷酸盐缓冲液（用于肠溶制剂）或 pH7.6 无菌磷酸盐缓冲液（用于结肠溶制剂）至 100ml，置 45℃±1℃水浴中，振摇，溶解，作为 1∶10 的供试液。

6. 具抑菌活性的供试品 应在消除其抑菌活性后再依法检查。方法如下：

（1）培养基稀释法：取规定量的供试液，至较大量的培养基中，使单位体积内的供试品含量减少至不具抑菌作用的浓度。平皿法测定菌数时，每 1ml 供试液可等量分注多个平皿，所生长的菌数之和即为 1ml 的菌落数；控制菌检查时，可加大增菌培养基的用量。

（2）离心沉淀集菌法：取规定量的供试液，高速（3000 转/分）离心沉淀 20 分钟，弃去上清液，留底部集菌液约 2ml，再稀释成原规定量的供试液。如有不溶性药渣，可先低速（500 转/分）离心沉淀 5 分钟，取全部上清液，再行集菌处理。

（3）薄膜滤过法：取规定量的供试液，置稀释剂 100ml 中，摇匀，以无菌操作加入装有直径约 50mm、孔径不大于 0.45μm±0.02μm 微孔滤膜的滤过器内，减压抽干后，用稀释剂冲洗滤膜三次，每次 50～100ml，取出滤膜备检。

（4）中和法：凡含有硫胺、汞、砷类或防腐剂等抑菌作用的供试品，可用适宜的中和剂或灭活剂消除其抑菌成分，再制成供试液。

7. 气雾剂、喷雾剂供试品　取规定量供试品，置冰冻室冷冻约 1 小时，取出，迅速消毒供试品开启部位，用无菌钢锥在该部位钻一小孔，放至室温，并轻轻转动容器，使抛射剂缓缓全部释出。用无菌注射器吸出全部药液，加至适量的 pH7.0 无菌氯化钠-蛋白胨缓冲液（若含非水溶性成分，加适量的无菌聚山梨酯—80）中，混匀，取相当于 10g 或 10ml 的供试品，再稀释成 1：10 的供试液。

二、常用稀释液、试液、指示液及培养基

1. 稀释液　稀释液配制后，应采用验证合格的灭菌程序灭菌。

（1）pH7.0 无菌氯化钠-蛋白胨缓冲液：取磷酸二氢钾 3.56g，磷酸氢二钠 7.23g，氯化钠 4.30g，蛋白胨 1.0g，加水 1000ml，微温使溶解，滤过，分装，灭菌。必要时可在灭菌前或灭菌后加入表面活性剂或中和剂。

（2）pH6.8 无菌磷酸盐缓冲液：取 0.2mol/L 磷酸二氢钾溶液 250ml，加 0.2mol/L 氢氧化钠溶液 118ml，用水稀释至 1000ml，滤过，分装，灭菌，即得。

（3）pH7.6 无菌磷酸盐缓冲液：取磷酸二氢钾 27.22g，加水使溶解成 1000ml，取 50ml，加 0.2mol/L 氢氧化钠溶液 42.4ml，再加水稀释至 200ml，滤过，分装，灭菌，即得。

（4）0.9％无菌氯化钠溶液：取氯化钠 9.0g，加水溶解使成 1000ml，滤过，分装，灭菌，即得。

2. 试液

（1）二盐酸二甲基对苯二胺试液：取二盐酸二甲基对苯二胺 0.1g，加水 10ml，即得。需新鲜少量配制，于冷处避光保存；如试液变成红褐色，不可使用。

（2）亚碲酸钠（钾）试液：取亚碲酸钠（钾）0.1g，加新鲜煮沸后冷至 50℃的水 10ml 使溶解。

（3）玫瑰红钠试液：取玫瑰红钠 0.1g，加水使溶解成 75ml。

（4）亮绿试液：取亮绿 0.1g，加水 100ml 使溶解。

（5）盐酸试液：取盐酸 8.4ml，加水稀释成 100ml。

（6）靛基质试液：取对二甲氨基苯甲醛 5.0g，加入戊醇（或丁醇）75ml，充分振摇，使完全溶解后，再取浓盐酸 25ml 徐徐滴入，边加边振摇，以免骤热导致溶液色泽变深，或取对二甲氨基苯甲醛 1.0g，加入 95％乙醇 95ml，充分振

摇，使完全溶解后，取浓盐酸 20ml 徐徐滴入。

（7）碘试液：取碘 6g 与碘化钾 5g，加水 20ml 使溶解。

（8）过氧化氢试液：取浓过氧化氢溶液（30％），加水稀释成 3％的溶液。临用时配制。

3. 指示液

（1）中性红指示液：取中性红 1.0g，研细，加 95％乙醇 60ml 使溶解，再加水至 100ml。变色范围 pH6.8～8.0（红→黄）。

（2）亚甲蓝指示液：取亚甲蓝 0.5g，加水使溶解成 100ml。

（3）酚磺酞指示液：取酚磺酞 1.0g，加 1mol/L 氢氧化钠溶液 2.82ml，使溶解，再加水至 100ml。变色范围 pH6.8～8.4（黄→红）。

（4）溴甲酚紫指示液：取溴甲酚紫 1.6g，加 95％乙醇使溶解成 100ml。变色范围pH5.2～6.8（黄→紫）。

（5）曙红钠指示液：取曙红钠 2.0g，加水使溶解成 100ml。

4. 培养基

培养基可按以下处方制备，亦可使用按该处方生产的符合规定的脱水培养基。配制后，应采用验证合格的灭菌程序灭菌。

（1）硫乙醇酸盐流体培养基（用于培养需氧菌、厌氧菌）：酪胨（胰酶水解）15.0g、氯化钠 2.5g、葡萄糖 5.0g、新配制的 0.1％刃天青溶液 1.0ml、L-胱氨酸 0.5g、硫乙醇酸钠 0.5g（或硫乙醇酸 0.3ml）、琼脂 0.75g、酵母浸出粉 5.0g、水 1000ml。除葡萄糖和刃天青溶液外，取上述成分混合，微温溶解，调节 pH 为弱碱性，煮沸，滤清，加入葡萄糖和刃天青溶液，摇匀，调节 pH 值使灭菌后为 7.1±0.2。分装至适宜的容器中，其装量与容器高度的比例应符合培养结束后培养基氧化层（粉红色）不超过培养基深度的 1/2，115℃灭菌 30 分钟。在供试品接种前，培养基氧化层的高度不得超过培养基深度的 1/5，否则，须经 100℃水浴加热至粉红色消失（不超过 20 分钟），迅速冷却，只限加热一次，并应防止被污染。本培养基应置 30℃～35℃培养。

（2）改良马丁培养基（用于培养真菌）：胨 5.0g、磷酸氢二钾（K_2HPO_4）1.0g、酵母浸出粉 2.0g、硫酸镁（$MgSO_4 \cdot 7H_2O$）0.5g、葡萄糖 20.0g、水 1000ml。除葡萄糖外，取上述成分混合，微温溶解，调节 pH 约为 6.8，煮沸，加葡萄糖溶解后，摇匀，滤清，调 pH 值使灭菌后为 6.4±0.2，分装，灭菌。本培养基应置 23℃～28℃培养。

（3）改良马丁琼脂培养基：按改良马丁培养基的处方及制法，加入 14.0g 琼脂，调节 pH 值使灭菌后为 6.4±0.2，分装，灭菌，趁热斜放使凝固成斜面。

（4）选择性培养基：按上述硫乙醇酸盐流体培养基或改良马丁培养基的处方和制法，在培养基灭菌或使用前加入适量的中和剂或表面活性剂，如聚山梨酯—

80（用于非水溶性供试品）等。中和剂或表面活性剂的用量应通过验证。

（5）营养肉汤培养基：胨 10.0g、牛肉浸出粉 3.0g、氯化钠 5.0g、水 1000ml。取上述成分混合，微温溶解，调节 pH 为弱碱性，煮沸，滤清，调节 pH 值使灭菌后为 7.2±0.2，分装，灭菌。

（6）营养琼脂培养基：照上述营养肉汤培养基的处方及制法，加入 14.0g 琼脂，调节 pH 值使灭菌后为 7.2±0.2，分装，灭菌。

（7）玫瑰红钠琼脂培养基：胨 5.0g、玫瑰红钠 0.0133g、葡萄糖 10.0g、琼脂14.0g、磷酸二氢钾 1.0g、硫酸镁 0.5g、水 1000ml。除葡萄糖、玫瑰红钠外，取上述成分，混合，微温溶解，滤过，加入葡萄糖、玫瑰红钠，分装，灭菌。

（8）酵母浸出粉胨葡萄糖琼脂培养基（YPD）：胨 10.0g、琼脂 14.0g、酵母浸出粉 5.0g、葡萄糖 20.0g、水 1000ml。除葡萄糖外，取上述成分，混合，微温溶解，滤过，加入葡萄糖，分装，灭菌。

（9）胆盐乳糖培养基（BL）：胨 20.0g、磷酸二氢钾 1.3g、乳糖 5.0g、牛胆盐 2.0g（或去氧胆酸钠 0.5g）、磷酸氢二钾 4.0g、氯化钠 5.0g、水 1000ml。除乳糖、牛胆盐（或去氧胆酸钠）外，取上述成分，混合，微温加热使溶解，调节 pH 值使灭菌后为 7.4±0.2，煮沸，滤清，加入乳糖、牛胆盐（或去氧胆酸钠），分装，灭菌。

（10）胆盐乳糖发酵培养基：取未灭菌的胆盐乳糖培养基 1000ml，加入 0.04％溴甲酚紫指示液 25ml，分装于含倒管的试管中，每管 10ml。双料乳糖胆盐发酵培养基除蒸馏水外，其他成分加倍，分装于含倒管的大试管中，每管 10ml。灭菌。所用倒管的规格应保证产气结果的观察。

（11）曙红亚甲蓝琼脂培养基（EMB）：营养琼脂培养基 100ml、曙红钠指示液 2ml、20％乳糖溶液 5ml、亚甲蓝指示液 1.3～1.6ml。取营养琼脂培养基，加热溶化后，冷至 60℃，按无菌操作加入灭菌的其他 3 种溶液，摇匀，倾注平皿。

（12）麦康凯琼脂培养基（MacC）：胨 20.0g、1％中性红指示液 3ml、乳糖 10.0g、琼脂 14.0g、牛胆盐 5.0g、氯化钠 5.0g、水 1000ml。除乳糖、1％中性红指示液、牛胆盐及琼脂外，取上述成分混合，微温溶解，调节 pH 值使灭菌后为 7.2±0.2，加入琼脂，加热溶化后，再加入其余各成分，摇匀，分装，灭菌，冷至约 60℃，倾注平皿。

（13）4-甲基伞形酮葡糖苷酸（4-Methylumbelliferyl-β-D-Glucuronide，MUG）培养基：胨 10.0g、磷酸二氢钾（无水）0.9g、硫酸锰 0.5mg、磷酸氢二钠（无水）6.2g、硫酸锌 0.5mg、亚硫酸钠 40mg、硫酸镁 0.1g、去氧胆酸钠 1.0g、氯化钠 5.0g、MUG75mg、氯化钙 50mg、水 1000ml。除 MUG 外，取上

述成分，混合，微温溶解，调节 pH 值使灭菌后为 7.3±0.1，加入 MUG，溶解后，每管分装 5ml，灭菌。

（14）三糖铁琼脂培养基（TSI）：胨 20.0g、硫酸亚铁 0.2g、牛肉浸出粉 5.0g、硫代硫酸钠 0.2g、乳糖 10.0g、0.2%酚磺酞指示液 12.5ml、蔗糖 10.0g、琼脂 12.0g、葡萄糖 1g、氯化钠 5.0g、水 1000ml。除乳糖、蔗糖、葡萄糖、0.2%酚磺酞指示液、琼脂外，取上述成分，混合，微温溶解，调节 pH 值使灭菌后为 7.3±0.1，加入琼脂，加热溶化后，再加入其余各成分，摇匀，分装，灭菌，制成高底层（2～3cm）短斜面。

（15）四硫磺酸钠亮绿培养基（TTB）：胨 5.0g、硫代硫酸钠 30.0g、牛胆盐 1.0g、碳酸钙 10.0g、水 1000ml。取上述成分，混合，微温溶解，灭菌。临用前，取上述培养基，每 10ml 加入碘试液 0.2ml 和亮绿试液 0.1ml，混匀。

（16）沙门、志贺菌属琼脂培养基（SS）：胨 5.0g、硫代硫酸钠 8.5g、牛肉浸出粉 5.0g、中性红指示液 2.5ml、乳糖 10.0g、亮绿试液 0.33ml、牛胆盐 8.5g、琼脂 16.0g、枸橼酸钠 8.5g、枸橼酸铁铵 1.0g、水 1000ml。除乳糖、中性红指示液、琼脂外，取上述成分，混合，微温溶解，调节 pH 值使灭菌后为 7.2±0.1，滤过，加入琼脂，加热溶化后，再加入其余各成分，摇匀，灭菌，冷至 60℃，倾注平皿。

（17）胆盐硫乳琼脂培养基（DHL）：胨 20.0g、枸橼酸钠 1.0g、牛肉浸出粉 3.0g、枸橼酸铁铵 1.0g、乳糖 10.0g、中性红指示液 3ml、蔗糖 10.0g、琼脂 16.0g、去氧胆酸钠 1.0g、硫代硫酸钠 2.3g、水 1000ml。除糖、中性红指示液及琼脂外，取上述成分，混合，微温溶解，调节 pH 值使灭菌后为 7.2±0.1，加入琼脂，加热溶化后，再加入其余成分，摇匀，冷至 60℃，倾注平皿。

（18）溴化十六烷基三甲铵琼脂培养基：胨 10.0g、溴化十六烷基三甲铵 0.3g、牛肉浸出粉 3.0g、琼脂 14.0g、氯化钠 5.0g、水 1000ml。除琼脂外，取上述成分，混合，微温溶解，调节 pH 值使灭菌后为 7.5±0.1，加入琼脂，加热溶化后，分装，灭菌，冷至 60℃，倾注平皿。

（19）亚碲酸盐肉汤培养基：临用前，取灭菌的营养肉汤培养基，每 100ml 中加入新配制的 1%亚碲酸钠（钾）试液 0.2ml，混匀，即得。

（20）卵黄氯化钠琼脂培养基：胨 6.0g、10%氯化钠卵黄液 100ml、牛肉浸出粉 1.8g、琼脂 14.0g、氯化钠 30.0g、水 650ml。除 10%氯化钠卵黄液外，取上述成分，混合，微温溶解，调节 pH 值使灭菌后为 7.6±0.1，灭菌，待冷至约 60℃，以无菌操作加入 10%氯化钠卵黄液，充分振摇，倾注平皿。

10%氯化钠卵黄液的制备：取新鲜鸡蛋 1 个，以无菌操作取出卵黄，放入 10%无菌氯化钠溶液 100ml 中，充分振摇，即得。

(21) 甘露醇氯化钠琼脂培养基：胨 10.0g、酚磺酞指示液 2.5ml、牛肉浸出粉 1.0g、琼脂 14.0g、甘露醇 10.0g、氯化钠 75.0g、水 1000ml。除甘露醇、酚磺酞指示液及琼脂外，取上述成分，混合，微温溶解，调节 pH 值使灭菌后为 7.4±0.2，加入琼脂，加热溶化后，滤过，分装，灭菌，冷至 60℃，倾注平皿。

(22) 乳糖发酵培养基：胨 20.0g、0.04% 溴甲酚紫指示液 25ml、乳糖 10.0g、水 1000ml。除 0.04% 溴甲酚紫指示液外，取上述成分混合，微温溶解，调节 pH 值，使灭菌后为 7.2±0.2，加入指示液，分装于含倒管的小试管中，每管 3ml，灭菌。

(23) 绿脓菌素（Pyocyanin）测定用培养基（PDP 琼脂培养基）：胨 20.0g、甘油 10ml、氯化镁（无水）1.4g、琼脂 14.0g、硫酸钾（无水）10.0g、水 1000ml。取胨、氯化镁、硫酸钾与水混合，微温溶解，调节 pH 值使灭菌后为 7.3±0.1，加入甘油及琼脂，加热溶化，混匀，分装于试管，灭菌，置成斜面。

(24) 庖肉培养基

牛肉碎块的制备：取新鲜牛肉，除去脂肪和筋腱，加蒸馏水煮沸约 10 分钟，切成约 5mm³ 的小块，称重，按 1:3（肉:水）加蒸馏水，置 4℃～10℃ 浸 18～20 小时后，煮沸 1 小时，用白布滤过（滤液即为 1:3 牛肉浸液），肉渣用自来水漂洗 2 次，然后加入适量氢氧化钠液，搅拌，使 pH 在 8.4 左右，浸泡过夜，次日倾去上层水，用蒸馏水冲洗 2～3 次，放在纱布上，自动沥干（不要挤压）。将肉渣铺在搪瓷盘上，灭菌，于 80℃～100℃ 烘干，筛去碎屑，装瓶，保持干燥，备用。

庖肉培养基的制备：将上述碎肉块装入合适的容器内，再加入营养肉汤培养基，碎肉的用量约为 1.5%，调节 pH 值使灭菌后为 7.3±0.1，灭菌，备用。

(25) 哥伦比亚琼脂培养基：酪蛋白胰酶消化物 10.0g、肉胃酶消化物 5.0g、心胰酶消化物 3.0g、酵母浸出粉 5.0g、玉米淀粉 1.0g、氯化钠 5.0g、琼脂 15.0g、水 1000ml。除琼脂外，取上述成分，混合，微温溶解，调节 pH 值使灭菌后为 7.3±0.2，加入琼脂，加热溶化，滤过，分装，灭菌，冷至 45℃～50℃，加入相当于 20mg 庆大霉素的无菌硫酸庆大霉素，混匀，倾注平皿。

三、细菌、霉菌及酵母菌计数

细菌、霉菌及酵母菌计数是检测非灭菌制剂受到微生物污染程度的重要指标，也是评价制剂原辅料、设备器具、工艺流程、生产环境和操作人员卫生状况的重要依据。

（一）计数方法的验证

在建立药品微生物限度检查方法时，应进行细菌、霉菌及酵母菌计数方法的验证，以确认所采用的方法适合于该药品的细菌、霉菌及酵母菌数测定。当药品的组分及原检验条件发生改变，并可能影响检验结果时，计数方法应重新验证。验证时，按供试液的制备和细菌、霉菌及酵母菌计数所规定的方法及下列要求进行。对各试验菌的回收率应逐一进行验证。

1. 菌种　从菌种保存中心获得的冷冻干燥菌种为第 0 代，验证试验所用菌种传代次数不得超过 5 代，并采用适宜的菌种保存技术，以保证试验菌种的生物学特性。国家规定的的标准菌株是：大肠埃希菌［CMCC（B）44102］、金黄色葡萄球菌［CMCC（B）26003］、枯草芽孢杆菌［CMCC（B）63501］、白色念珠菌［CMCC（F）98001］、黑曲霉［CMCC（F）98003］。

2. 菌液制备　接种大肠埃希菌、金黄色葡萄球菌及枯草芽孢杆菌的新鲜培养物至营养肉汤或营养琼脂培养基中，培养 18～24 小时；接种白色念珠菌的新鲜培养物至改良马丁培养基或改良马丁琼脂培养基中，培养 24～48 小时。上述培养物用 0.9% 无菌氯化钠溶液制成每 1ml 含菌数为 50～100cfu（"Colony forming units" 的缩写，代表含有的菌落数）的菌悬液。接种黑曲霉的新鲜培养物至改良马丁琼脂斜面培养基中，培养 5～7 天，加入 3～5ml 0.9% 无菌氯化钠溶液，将孢子洗脱。然后吸出孢子悬液至无菌试管中，用 0.9% 无菌氯化钠溶液制成每 1ml 含孢子数 50～100cfu 的孢子悬液。

3. 验证方法　验证试验至少应进行 3 次独立的平行试验，并分别计算各试验菌每次试验的回收率；可与供试品的细菌、霉菌及酵母菌计数同时进行。

（1）试验组：用平皿法计数时，取试验可能用的最低稀释级供试液 1ml，加入试验菌 50～100cfu，分别注入平皿中，立即倾注琼脂培养基，每株试验菌平行制备 2 个平皿，按平皿法测定其菌数。用薄膜滤过法计数时，取规定量试验可能用的最低稀释级供试液，滤过，冲洗，在最后一次的冲洗液中加入试验菌 50～100cfu，滤过，按薄膜滤过法测定其菌数。

（2）菌液组：测定所加的试验菌数。

（3）供试品对照组：取规定量的供试液，按菌落计数方法测定供试品本底菌数。

（4）稀释剂对照组：当供试液制备需要分散、乳化、中和、离心或薄膜滤过等特殊处理时，应增加稀释剂对照组，以考察供试液制备过程中微生物受影响的程度。试验时，可用相应的稀释液替代供试品，加入试验菌，使最终菌浓度为每 1ml 供试液含 50～100cfu，按试验组的供试液制备方法和菌落计数方法测定其菌数。

4. 结果判断　在 3 次独立的平行试验中，稀释剂对照组的菌回收率（稀释剂对照组的平均菌落数占菌液组的平均菌落数的百分率）应均不低于 70％。若试验组的菌回收率（试验组的平均菌落数减去供试品对照组的平均菌落数的值占菌液组的平均菌落数的百分率）均不低于 70％，照该供试液制备方法和计数法测定供试品的细菌、霉菌及酵母菌数；若任一次试验中试验组的菌回收率低于70％，应采用培养基稀释法、离心沉淀集菌法、薄膜滤过法、中和法等方法或综合使用这些方法消除供试品的抑菌活性，并重新进行方法验证。

（二）检查方法

包括平皿法和薄膜滤过法两种。检查时，按已验证的方法进行供试品的细菌、霉菌与酵母菌数的测定。取按验证的方法制备的均匀供试液，用 pH7.0 无菌氯化钠-蛋白胨缓冲液稀释成 $1:10$、$1:10^2$、$1:10^3$ 等稀释级。

1. 平皿法

（1）供试液的稀释：各类制剂按前述方法制备 $1:10$ 供试液。用 1ml 无菌吸管，吸取混匀的供试液 1ml，沿管壁注入装有 9ml 无菌稀释剂的试管内，混成 $1:10^2$ 的稀释液。按同法依次 10 倍递增稀释成 $1:10^3$、$1:10^4$ 的稀释液备用。每一次稀释均需更换一支 1ml 吸管。根据对供试品污染程度的估计，选择适宜的连续 2～3 个稀释级的供试液。

（2）倾注培养基：取供试液 1ml，置直径 90mm 的无菌平皿中，注入 15～20ml 温度不超过 45℃ 的溶化的营养琼脂培养基或玫瑰红钠琼脂培养基或酵母浸出粉胨葡萄糖琼脂培养基，旋摇平皿使混合均匀，置水平台上待冷凝固，倒置培养。每稀释级每种培养基至少制备 2 个平板。

（3）阴性对照试验：取试验用的稀释液 1ml，置无菌平皿中，注入培养基，凝固，倒置培养。每种计数用的培养基各制备 2 个平板，均不得有菌生长。

（4）培养和计数：除另有规定外，细菌培养 48 小时，逐日点计菌落数，一般以 48 小时的菌落数报告。霉菌、酵母菌培养 72 小时，逐日点计菌落数，一般以 72 小时的菌落数报告；必要时，可适当延长培养时间至 5～7 天进行菌落计数并报告。菌落蔓延生长成片的平板不宜计数。点计菌落数后，计算各稀释级供试液的平均菌落数，按菌数报告规则报告菌数。若同稀释级两个平板的菌落平均数不小于 15，则两个平板的菌落数不能相差 1 倍或以上。

一般营养琼脂培养基用于细菌计数；玫瑰红钠琼脂培养基用于霉菌及酵母计数；酵母浸出粉胨葡萄糖琼脂培养基用于酵母菌计数。在特殊情况下，若营养琼脂培养基上长有霉菌和酵母菌、玫瑰红钠琼脂培养基上长有细菌，则应分别点计霉菌和酵母菌、细菌菌落数。然后将营养琼脂培养基上的霉菌和酵母菌数或玫瑰红钠琼脂培养基上的细菌数，与玫瑰红钠琼脂培养基中的霉菌和酵母菌数或营养琼脂培养基中的细菌数进行比较，以菌落数高的培养基中的菌数为计数结果。

含蜂蜜、王浆的液体制剂，用玫瑰红钠琼脂培养基测定霉菌数，用酵母浸出粉胨葡萄糖琼脂培养基测定酵母菌数，合并计数。

(5) 菌数报告规则：宜选取细菌、酵母平均菌落数在 30～300 之间、霉菌平均菌落数在 30～100 之间的稀释级，作为菌数报告（取两位有效数字）的依据。当菌落数在 100 以内时，按实有数据报告；当菌落数大于 100 时，采用两位有效数字报告，第三位按数字修约规则处理，为简便计算，也可用 10 的指数报告。以细菌数为例，其报告原则如下：

①当仅有 1 个稀释级的菌落数符合上述规定，以该级的平均菌落数乘以稀释倍数的值报告菌数。（表 4-2 例 1）

表 4-2　　　　　　　　　　稀释度选择及细菌数报告规则举例

规　则	原　液	供试品稀释倍数			级间比值	菌落数	报告数书写
		10^{-1}	10^{-2}	10^{-3}			
例 1	—	1365	164	20	—	16400	16000 或 1.6×10^4
例 2	—	2760	295	46	1.6	37750	38000 或 3.8×10^4
例 3	—	2890	271	60	2.2	27100	27000 或 2.7×10^4
例 4	—	239	202	35	1.7	27600	28000 或 2.8×10^4
例 5	—	236	196	42	2.1	19600	20000 或 2.0×10^4
例 6	—	不可计	4650	513	—	513000	510000 或 5.1×10^5
例 7	—	不可计	305	12	—	30500	30000 或 3.0×10^4
例 8	—	24	19	—	—	240	240 或 2.4×10^2
例 9	22.3	27	7	—	—	270	270 或 2.7×10^2
例 10	—	0.6	0	0	—	6	6

②当同时有 2 个稀释级的菌落数符合上述规定时，视两者比值（为高稀释级的菌落数与稀释倍数的乘积除以低稀释级的菌落数与其稀释倍数的乘积）而定。若比值≤2，以两稀释级的菌落数乘以稀释倍数的均值报告菌数；若比值＞2，但≤5 时，以低稀释级的菌落数乘以稀释倍数的值报告菌数；当出现比值＞5，或高稀释级的菌落数≥低稀释级的菌落数等异常情况时，应查明原因再行检查，必要时，应进行方法的重新验证。（表 4-2 例 2 及例 3）

③若同时有 3 个稀释级的平均菌落数均符合上述规定，采用后 2 个稀释级计算级间比值报告菌数。（表 4-2 例 4 及例 5）

④若所有稀释度的平均菌落数均大于300，则应按稀释度最高的平均菌落数乘以稀释倍数报告菌数。（表4-2例6）

⑤若所有稀释度的平均菌落数均不在30～300间，以最接近30或300的稀释级平均菌落数乘以稀释倍数报告菌。（表4-2例7）

⑥若各稀释级的平均菌落数均少于30，则应按最低稀释级的平均菌落数乘以稀释倍数报告菌数。但若用原液为供试液，当1：10稀释级平均菌落数等于或大于原液时，应以培养基稀释法测定，按测定结果报告。（表4-2例8及例9）

⑦若各稀释级的平板均无菌落生长，或仅最低稀释级的平板有菌落生长，但平均菌落数小于1时，以菌落数乘以最低稀释倍数报告菌数。（表4-2例10）

2. 薄膜滤过法

（1）滤过：采用薄膜滤过法，滤膜孔径应不大于0.45μm，直径约为50mm。选择滤膜材质时应保证供试品及其溶剂不影响微生物的充分被截留。滤器及滤膜使用前应采用适宜的方法灭菌。使用时，应保证滤膜前后的完整性。水溶性供试液滤过前应先将少量的冲洗液滤过以湿润滤膜；油类供试液滤过前应先将滤器及滤膜充分干燥。为发挥滤膜的最大滤过效率，滤过时，应使供试液或冲洗液覆盖整个滤膜表面。供试液经薄膜滤过后，若需用冲洗液冲洗滤膜，每张滤膜每次冲洗量为100ml。每片滤膜的总滤过量不宜过大，以免滤膜上的微生物受损伤。

取相当于每张滤膜含1g或1ml供试品的供试液，加至适量的稀释剂中，混匀，滤过。若供试品每1g或1ml所含的菌数较多时，可取适宜稀释级的供试液1ml，滤过，用pH7.0无菌氯化钠-蛋白胨缓冲液或其他适宜的冲洗液冲洗滤膜，冲洗方法和冲洗量同"计数方法的验证"。冲洗后取出滤膜，菌面朝上贴于营养琼脂培养基、玫瑰红钠琼脂培养基或酵母浸出粉胨葡萄糖琼脂培养基平板上培养。每种培养基至少制备一张滤膜。

（2）阴性对照试验：取试验用的稀释液1ml同法操作，作为阴性对照。阴性对照不得有菌生长。

（3）培养和计数：培养条件和计数方法同平皿法，每片滤膜上的菌落数应不超过100个。

（4）菌数报告规则：以相当于1g或1ml供试品的菌落数报告菌数。若滤膜上无菌落生长，以<1报告菌数（每张滤膜滤过1g或1ml供试品），或以<1乘以最低稀释倍数的值报告菌数。

（三）注意事项

1. 由于检验中细菌计数用营养琼脂在30℃～35℃需氧培养，霉菌与酵母菌计数用玫瑰红钠琼脂或酵母浸出粉胨葡萄糖琼脂在23℃～28℃需氧培养，厌氧菌和嗜冷菌在此条件下不生长，有特殊营养要求的菌也受到限制，因而测定数只包括一群能在上述培养基上生长的嗜中温、需氧和兼性厌氧菌的菌落总数。因此，测定时，必须严格按规定的条件操作，以免产生实验误差。

2. 所有器具必须经严格灭菌，使用过程中不得与外界未消毒物品接触，一旦接触应立即换用。切忌长时间暴露于空气中。

3. 进行细菌检验的整个过程均须在无菌室、超净工作台或接种罩内进行操作（特殊情况例外）。

4. 灭菌的试管及玻璃瓶每次打开和关闭时，口部均应在火焰上通过1~2次，以杀灭可能从空气中落入的杂菌。接种环或接种针每次使用前后，均应在火焰上彻底烧灼灭菌，金属棒或玻璃棒亦须转动着通过火焰三次。

5. 皮肤表面及口腔内常存在有大量杂菌，故在检验时切忌用手接触标本及已灭菌的器材内部，也勿用口吸、吹。吸管上端应塞以棉花，以防其他杂菌混入培养物中。

四、控制菌检查

本法包括大肠埃希菌、大肠菌群、铜绿假单胞菌、沙门菌、金黄色葡萄球菌及梭菌的检查。

大肠埃希菌为肠杆菌科埃希氏菌属细菌，主要寄生于人和动物的肠道内，随粪便排出体外。大肠菌群是多种与粪便污染有关的需氧及兼性厌氧革兰阴性无芽胞杆菌，包括大肠埃希菌、柠檬酸杆菌、产气克雷白氏菌和阴沟肠杆菌等。药品中检出大肠埃希菌或大肠菌群，均证明已污染肠道病原体。因此，大肠埃希菌和大肠菌群被列为粪便污染指示菌，是口服药品的控制菌之一。

沙门菌为肠杆菌科沙门菌属细菌，是人畜共患的肠道传染病病原体。易引发伤寒、副伤寒、食物中毒和败血症等疾病。沙门菌可通过人、畜、禽的粪便或带菌者，直接或间接污染药品、生产环境及各生产环节。药品被沙门菌污染，不仅直接危害患者健康，而且可造成沙门菌的传染和流行。因此，沙门菌被列为药品的控制菌。

铜绿假单胞菌俗称绿脓杆菌，广泛分布于土壤、空气、水、人体皮肤、呼吸道和肠道中，可通过生产的各个环节污染药品。该菌是常见的化脓性感染菌，并对许多抗菌药物有天然的耐药性。烧伤、烫伤、眼科疾患及其他外伤，常由该菌引起继发感染。因此，眼科用制剂及一般外用药，不得检出铜绿假单胞菌。

金黄色葡萄球菌为葡萄球菌属的一种，广泛分布于自然界，如土壤、空气、日用品、人及动物的皮肤表面、鼻腔、咽部、肠道等，生产各环节均易污染药品。该菌是化脓性感染的主要病原菌，比其他葡萄球菌的致病力更强。因此，

《中国药典》规定，外用药品和滴眼剂中不得检出金黄色葡萄球菌。

梭菌为芽孢杆菌科梭菌属多种细菌，因芽孢常比菌体大，致使菌体呈梭状而得名。广泛分布于土壤、人和动物肠道中。其主要病原菌有破伤风梭菌、气性坏疽菌群和肉毒杆菌等，均能产生强烈的外毒素，使人和动物致病，因此，梭菌被列为药品的控制菌。

（一）控制菌检查方法的验证

在建立药品的微生物限度检查法时，应进行控制菌检查方法的验证，以确认所采用的方法适合于该药品的控制菌检查。当药品组分或原检验条件改变并可能影响检验结果时，检查方法应重新验证。验证时，依各品种项下微生物限度标准中规定检查的控制菌选择相应验证的菌株，大肠菌群检查法的验证菌株为大肠埃希菌。验证试验按供试液的制备和控制菌检查法的规定及下列要求进行。

1. 菌种　国家规定的的控制菌标准菌株是：大肠埃希菌 [CMCC（B）44102]、金黄色葡萄球菌 [CMCC（B）26003]、乙型副伤寒沙门菌 [CMCC（B）50094]、铜绿假单胞菌 [CMCC（B）10104] 及生孢梭菌 [CMCC（B）64941]。对试验菌种的要求同细菌、霉菌、酵母菌计数方法的验证。

2. 菌液的制备　接种大肠埃希菌、金黄色葡萄球菌、乙型副伤寒沙门菌、铜绿假单胞菌的新鲜培养物至营养肉汤或营养琼脂培养基中；接种生孢梭菌的新鲜培养物至硫乙醇酸盐流体培养基中。培养 18～24 小时。用 0.9% 无菌氯化钠溶液制成每 1ml 含菌数为 10～100cfu 的菌悬液。

3. 验证方法

（1）试验组：取规定量供试液及 10～100cfu 试验菌加入增菌培养基中，依相应控制菌检查法进行检查。当采用薄膜滤过法时，取规定量供试液，滤过，冲洗，试验菌应加在最后一次冲洗液中，滤过后，注入增菌培养基或取出滤膜接入增菌培养基中。

（2）阴性菌对照组：设立阴性菌对照组，是为了验证该控制菌检查方法的专属性。方法同试验组，验证大肠埃希菌、大肠菌群、沙门菌检查法时的阴性对照菌采用金黄色葡萄球菌；验证铜绿假单胞菌、金黄色葡萄球菌、梭菌检查法时的阴性对照菌采用大肠埃希菌。不得检出阴性对照菌。

4. 结果判断　阴性菌对照组不应检出阴性对照菌。若试验组检出试验菌，按此供试液制备法和控制菌检查法进行供试品的该控制菌检查；若试验组未检出试验菌，应采用培养基稀释法、离心沉淀集菌法、薄膜滤过法、中和法等方法或联合使用这些方法消除供试品的抑菌活性，并重新进行方法验证。验证试验也可与供试品的控制菌检查同时进行。

（二）检查方法

供试品的控制菌检查应按已验证的方法进行，增菌培养基的实际用量同控制菌检查方法的验证。供试品进行控制菌检查时，应做阳性对照试验。阳性对照试验的加菌量为 10～100cfu，方法同供试品的控制菌检查。阳性对照试验应检出相应的控制菌。另取稀释剂 10ml 照相应控制菌检查法检查，作为阴性对照。阴性对照应无菌生长。

1. 大肠埃希菌（Escherichia coli）

（1）取均匀供试液 10ml（相当于供试品 1g、1ml、10cm²），直接或处理后接种至适量（不少于 100ml）的胆盐乳糖培养基中，培养 18～24 小时，必要时可延长至 48 小时。

（2）取上述培养物 0.2ml，接种至含 5ml 4-甲基伞形酮葡糖苷酸（MUG）培养基的试管内，培养，于 5 小时、24 小时在 365nm 紫外光灯下观察，同时用未接种的 MUG 培养基作本底对照。若管内培养物有荧光，为 MUG 阳性；无荧光，为 MUG 阴性。观察后，沿培养管的管壁加入数滴靛基质试液，液面呈玫瑰红色，为靛基质阳性；呈试剂本色，为靛基质阴性。本底对照应为 MUG 阴性和靛基质阴性。

（3）如 MUG 阳性、靛基质阳性，判供试品检出大肠埃希菌；如 MUG 阴性、靛基质阴性，判供试品未检出大肠埃希菌；如 MUG 阳性、靛基质阴性，或 MUG 阴性、靛基质阳性，则应取胆盐乳糖培养基的培养物划线接种于曙红亚甲蓝琼脂培养基或麦康凯琼脂培养基的平板上，培养 18～24 小时。若平板上无菌落生长，或生长的菌落与表 4-3 所列的菌落形态特征不符，则判供试品未检出大肠埃希菌。若平板上生长的菌落与表 4-3 所列的菌落形态特征相符或疑似，应对可疑菌落进行分离、纯化、染色镜检和适宜的生化试验，确认是否为大肠埃希菌。

表 4-3　　　　　　　　　　大肠埃希菌菌落形态特征

培养基类型	菌落形态
麦康凯琼脂	鲜桃红色或微红色,菌落中心呈深桃红色,圆形,扁平,边缘整齐,表面光滑,湿润
曙红亚甲蓝琼脂	呈紫黑色、浅紫色、蓝紫色或粉红色,菌落中心呈深紫色或无明显暗色中心;圆形,稍凸起,边缘整齐,表面光滑,湿润,常有金属光泽

2. 大肠菌群（Coliform）

（1）取含适量（不少于 10ml）的胆盐乳糖发酵培养基管 3 支，分别加入 1：10 的供试液 1ml（含供试品 0.1g 或 0.1ml）、1：100 的供试液 1ml（含供试品

0.01g 或 0.01ml)、1∶1000 的供试液 1ml(含供试品 0.001g 或 0.001ml),另取 1 支胆盐乳糖发酵培养基管加入稀释液 1ml 作为阴性对照管。培养 18～24 小时。

(2) 胆盐乳糖发酵管若无菌生长,或有菌生长但不产酸产气,判该管未检出大肠菌群;若产酸产气,应将发酵管中的培养物分别划线接种于曙红亚甲蓝琼脂培养基或麦康凯琼脂培养基的平板上,培养 18～24 小时。

(3) 若平板上无菌落生长,或生长的菌落与表 4-4 所列的菌落形态特征不符或为非革兰阴性无芽孢杆菌,判该管未检出大肠菌群;如若平板上生长的菌落与表 4-4 所列的菌落形态特征相符或疑似,且为革兰阴性无芽孢杆菌,应进行确证试验。

表 4-4 大肠菌群菌落形态特征

培养基类型	菌 落 形 态
麦康凯琼脂	鲜桃红色或粉红色;圆形,扁平或稍凸起,边缘整齐;表面光滑,湿润
曙红亚甲蓝琼脂	紫黑色、紫红色、红色或粉红色;圆形,扁平或稍凸起,边缘整齐;表面光滑,湿润

(4) 确证试验:从上述分离平板上挑选 4～5 个疑似菌落,分别接种于乳糖发酵管中,培养 24～48 小时。若产酸产气,判该胆盐乳糖发酵管检出大肠菌群,否则判未检出大肠菌群。

(5) 根据大肠菌群的检出管数,按表 4-5 报告 1g 或 1ml 供试品中的大肠菌群数。

表 4-5 可能的大肠菌群数

各供试品量的检出结果			可能的大肠菌群数 N
0.1g 或 0.1ml	0.01g 或 0.01ml	0.001g 或 0.001ml	(个/g 或 ml)
+	+	+	>10^3
+	+	−	$10^2 < N < 10^3$
+	−	−	$10 < N < 10^2$
−	−	−	<10

注:+代表检出大肠菌群;−代表未检出大肠菌群。

3. 沙门菌 (Salmonella)

(1) 取供试品 10g 或 10ml,直接或处理后接种至适量(不少于 200ml)的营养肉汤培养基中,用匀浆仪或其他适宜方法混匀,培养 18～24 小时。

(2) 取上述培养物 1ml,接种于 10ml 四硫磺酸钠亮绿培养基中,培养 18～24 小时后,分别划线接种于胆盐硫乳琼脂(或沙门、志贺菌属琼脂)培养基和麦康凯琼脂(或曙红亚甲蓝琼脂)培养基的平板上,培养 18～24 小时,必要时延长至 40~48 小时。若平板上无菌落生长，或生长的菌落不同于表 4-6 所列特征，判供试品未检出沙门菌。

表 4-6 沙门菌菌落形态特征

培养基类型	菌 落 形 态
胆盐硫乳琼脂	无色至浅橙色,半透明,菌落中心带黑色或全部黑色或无黑色
沙门、志贺菌属琼脂	无色至淡红色,半透明或不透明,菌落中心有时带黑褐色
曙红亚甲蓝琼脂	无色至浅橙色,透明或半透明,圆形,光滑,湿润
麦康凯琼脂	无色至浅橙色,透明或半透明,菌落中心有时为暗色

（3）若平板上生长的菌落与表 4-6 所列的菌落形态特征相符或疑似，用接种针挑选 2~3 个菌落分别于三糖铁琼脂培养基高层斜面上进行斜面和高层穿刺接种，培养 18~24 小时，如斜面未见红色、底层未见黄色；或斜面黄色、底层无黑色，判供试品未检出沙门菌。否则，应取三糖铁琼脂培养基斜面的培养物进行适宜的生化试验和血清凝集试验，确认是否为沙门菌。

4. 铜绿假单胞菌（Pseudomonas aeruginosa）

（1）取供试液 10ml（相当于供试品 1g、1ml、10cm²），直接或处理后接种至适量（不少于 100ml）的胆盐乳糖培养基中，培养 18~24 小时。取上述培养物，划线接种于溴化十六烷基三甲铵琼脂培养基的平板上，培养 18~24 小时。铜绿假单胞菌的典型菌落呈扁平无定形，灰白色，表面湿润，周边时有蓝绿色素扩散。

（2）如平板上无菌落生长或生长的菌落与上述菌落特征不符，判供试品未检出铜绿假单胞菌。如平板生长的菌落特征与上述菌落特征相符或疑似，应挑选 2~3 个菌落，分别接种于营养琼脂培养基斜面上，培养 18~24 小时。取斜面培养物进行革兰染色、镜检及氧化酶试验。

（3）氧化酶试验：取洁净滤纸片置于平皿内，用无菌玻璃棒取斜面培养物涂于滤纸片上，滴加新配制的 1%二盐酸二甲基对苯二胺试液，在 30 秒内若培养物呈粉红色并逐渐变为紫红色，为氧化酶试验阳性，否则为阴性。

（4）若斜面培养物为非革兰阴性无芽孢杆菌或氧化酶试验阴性，均判供试品未检出铜绿假单胞菌。否则，应进行绿脓菌素（Pyocyanin）试验。方法是：取斜面培养物接种于绿脓菌素专用 PDP 琼脂培养基斜面上，培养 24 小时，加三氯甲烷 3~5ml 至培养管中，搅碎培养基并充分振摇。静置片刻，将三氯甲烷相移至另一试管中，加入 1mol/L 盐酸试液约 1ml，振摇后，静置片刻，观察。若盐酸溶液呈粉红色，为绿脓菌素试验阳性，否则为阴性。同时用未接种的 PDP 琼脂培养基斜面同法作阴性对照，阴性对照试验应呈阴性。

（5）若上述疑似菌为革兰阴性无芽胞杆菌，氧化酶试验阳性及绿脓菌素试验阳性，判供试品检出铜绿假单胞菌。若上述疑似菌为革兰阴性杆菌，氧化酶试验阳性，但绿脓菌素试验阴性，应进行适宜的生化试验，确认是否为铜绿假单胞菌。

5. 金黄色葡萄球菌（Staphylococcus aureus）

（1）取供试液 10ml（相当于供试品 1g、1ml、10cm²）直接或处理后接种至适量（不少于 100ml）的亚碲酸钠（钾）肉汤（或营养肉汤）培养基中，培养 18～24 小时，必要时可延长至 48 小时。取上述培养物，划线接种于卵黄氯化钠琼脂培养基或甘露醇氯化钠琼脂培养基的平板上，培养 24～72 小时。若平板上无菌落生长或生长的菌落不同于表 4-7 所列特征，判供试品未检出金黄色葡萄球菌。

表 4-7 金黄色葡萄球菌菌落形态特征

培养基类型	菌 落 形 态
甘露醇氯化钠琼脂	金黄色，圆形凸起，边缘整齐，外周有黄色环；菌落直径 0.7～1mm
卵黄氯化钠琼脂	金黄色，圆形凸起，边缘整齐，外周有白色沉淀圈；菌落直径 1～2mm

（2）若平板上生长的菌落与表 4-7 所列的菌落特征相符或疑似，应挑选 2～3 个菌落，分别接种于营养琼脂培养基斜面上，培养 18～24 小时。取营养琼脂培养基的培养物进行革兰染色，并接种于营养肉汤培养基中，培养 18～24 小时，进行血浆凝固酶试验。

（3）血浆凝固酶试验：取灭菌小试管 3 支，各加入血浆和无菌水混合液（1∶1）0.5ml，再分别加入可疑菌株的营养肉汤培养物（或由营养琼脂培养基斜面培养物制备的浓菌悬液）0.5ml、金黄色葡萄球菌营养肉汤培养物（或由营养琼脂培养基斜面培养物制备的浓菌悬液）0.5ml、营养肉汤或 0.9％无菌氯化钠溶液 0.5ml，即为试验管、阳性对照管和阴性对照管。将 3 管同时培养，3 小时后开始观察，直至 24 小时。阴性对照管的血浆应流动自如，阳性对照管血浆应凝固，若试验管血浆凝固者为血浆凝固酶试验阳性，否则为阴性。如阳性对照管或阴性对照管不符合规定时，应另制备血浆，重新试验。

（4）若上述疑似菌为非革兰阳性球菌、血浆凝固酶试验阴性，判供试品未检出金黄色葡萄球菌。

6. 梭菌（Clostridium）

（1）取供试液 10ml（相当于供试品 1g、1ml）2 份，其中一份置 80℃保温 10 分钟后迅速冷却，上述 2 份供试液直接或处理后分别接种于 100ml 的 0.1％新鲜庖肉培养基中。各培养基管在厌氧条件下培养 72～96 小时。如试验管不出现混浊、产气、消化碎肉、臭气等现象，判供试品未检出梭菌；否则，应取上述培养物 0.2 ml，涂抹接种于含庆大霉素的哥伦比亚琼脂培养基平板上，在厌氧条件下培养 48～72 小时。若平板上无菌落生长，判供试品未检出梭菌；若平板上有菌落生长，应挑选 2～3 个菌落进行革兰染色和过氧化氢酶试验。

（2）过氧化氢酶试验：取上述平板上的菌落，置洁净玻片上，滴加 3% 过氧化氢试液，若菌落表面有气泡产生，为过氧化氢酶试验阳性，否则为阴性。

（3）若上述可疑菌落为革兰阳性梭菌，有或无卵圆形或球形的芽孢，过氧化氢酶阴性，判供试品检出梭菌，否则，判供试品未检出梭菌。

（三）结果判断

1. 供试品检出控制菌或其他致病菌时，按一次检出结果为准，不再复试。

2. 供试品的细菌数、霉菌和酵母菌数其中任何一项不符合该品种项下的规定，应从同一批样品中随机抽样，单独复试两次，以 3 次结果的平均值报告均数。

3. 眼用制剂检出霉菌和酵母菌数时，须以两次复试结果均不得长菌，方可判供试品的霉菌和酵母菌数符合该品种项下的规定。

4. 若供试品的细菌数、霉菌和酵母菌数、控制菌三项检验结果均符合该品种项下的规定，判供试品符合规定；若其中任何一项不符合规定，判供试品不符合规定。

五、微生物限度标准

非无菌药品的微生物限度标准是基于药品的给药途径和对患者健康潜在的危害以及中药的特殊性而制订的。药品的生产、贮存、销售过程中的检验，中药提取物及辅料的检验，新药标准的制订，进口药品标准的复核，考察药品质量及仲裁等，除另有规定外，其微生物限度均以现行《中国药典》标准为依据。

1. 制剂通则、品种项下要求无菌的制剂及标示无菌的制剂 应符合无菌检查法规定。

2. 口服给药制剂

（1）不含药材原粉的制剂：①细菌数：每 1g 不得过 1000 个；每 1ml 不得过 100 个。②霉菌和酵母菌数：每 1g 或 1ml 不得过 100 个。③大肠埃希菌：每 1g 或 1ml 不得检出。

（2）含药材原粉的制剂：①细菌数：每 1g 不得过 10000 个（丸剂每 1g 不得过 30000 个）；每 1ml 不得过 500 个。②霉菌和酵母菌数：每 1g 或 1ml 不得过

100 个。③大肠埃希菌：每 1g 或 1ml 不得检出。④大肠菌群：每 1g 应小于 100 个；每 1ml 应小于 10 个。

(3) 含豆豉、神曲等发酵成分的制剂：①细菌数：每 1g 不得过 100000 个；每 1ml 不得过 1000 个。②霉菌和酵母菌数：每 1g 不得过 500 个；每 1ml 不得过 100 个。③大肠埃希菌：每 1g 或 1ml 不得检出。④大肠菌群：每 1g 应小于 100 个；每 1ml 应小于 10 个。

3. 局部给药制剂

(1) 用于手术、烧伤及严重创伤的局部给药制剂：应符合无菌检查法规定。

(2) 一般局部给药制剂：①细菌数：每 1g、1ml 或 10cm² 不得过 100 个。②霉菌和酵母菌数：每 1g、1ml 或 10cm² 不得过 100 个。③金黄色葡萄球菌、铜绿假单胞菌：每 1g、1ml 或 10cm² 不得检出。

(3) 用于表皮或黏膜完整的含药材原粉的局部给药制剂：①细菌数：每 1g 或 10cm² 不得过 10000 个；每 1ml 不得过 100 个。②霉菌和酵母菌数：每 1g、1ml 或 10cm² 不得过 100 个。③金黄色葡萄球菌、铜绿假单胞菌：每 1g、1ml 或 10cm² 不得检出。

(4) 用于表皮或黏膜不完整的含药材原粉的局部给药制剂：①细菌数：每 1g 或 10cm² 不得过 1000 个；每 1ml 不得过 100 个。②霉菌和酵母菌数：每 1g、1ml 或 10cm² 不得过 100 个。③金黄色葡萄球菌、铜绿假单胞菌：每 1g、1ml 或 10cm² 不得检出。

(5) 眼部给药制剂：①细菌数：每 1g 或 1ml 不得过 10 个。②霉菌和酵母菌数：每 1g 或 1ml 不得检出。③金黄色葡萄球菌、铜绿假单胞菌、大肠埃希菌：每 1g 或 1ml 不得检出。

(6) 耳、鼻及呼吸道吸入给药制剂：①细菌数：每 1g、1ml 或 10cm² 不得过 100 个。②霉菌和酵母菌数：每 1g、1ml 或 10cm² 不得过 10 个。③金黄色葡萄球菌、铜绿假单胞菌：每 1g、1ml 或 10cm² 不得检出。④大肠埃希菌：鼻及呼吸道给药的制剂，每 1g、1ml 或 10cm² 不得检出。

(7) 阴道、尿道给药制剂：①细菌数：每 1g 或 1ml 不得过 100 个。②霉菌和酵母菌数：每 1g或 1ml 应小于 10 个。③金黄色葡萄球菌、铜绿假单胞菌、梭菌：每 1g 或 1ml 不得检出。

(8) 直肠给药制剂：①细菌数：每 1g 不得过 1000 个；每 1ml 不得过 100 个。②霉菌和酵母菌数：每 1g 或 1ml 不得过 100 个。③金黄色葡萄球菌、铜绿假单胞菌、大肠埃希菌：每 1g 或 1ml 不得检出。

4. 含动物组织（包括提取物）及动物类原药材粉（蜂蜜、王浆、动物角、阿胶除外）的口服给药制剂 每 10g 或 10ml 还不得检出沙门菌。

5. 有兼用途径的制剂 应符合各给药途径的标准。

6. 霉变、长螨者 以不合格论。

7. 中药提取物及辅料 参照相应制剂的微生物限度标准执行。

第三节 活螨检查法

螨为节肢动物门蛛形纲蜱螨目，其种类多，分布广。中药制剂常常在原料、制剂、包装、贮运等环节受到螨的污染。药品染螨后，可在短期内发霉变质，某些螨类可引起皮炎、肺螨、肠螨等疾病，危害人体健康。因此《中国药典》规定，长螨的药品以不合格论。

螨的体形小，多在1mm以下，肉眼可察见，但需用放大镜或显微镜才能鉴别。螨的形状一般呈卵圆形或椭圆形，无头、胸、腹界限。幼虫足三对，成虫足多为四对；足通常由六节组成。口器向前端突出，螯肢呈螯钳状，有齿，由2～3节组成；须肢由1～5节组成。躯体两侧对称，表面被有几丁质的硬板。体表有刚毛。螨的形态因种类而异（见图4-2）。螨类与蜘蛛、昆虫，外形近似，应注意区别（表4-8）。

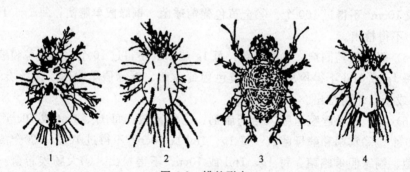

图 4-2 螨的形态

1. 粉螨（腹）；2. 粉螨（背）；3. 肉食螨；4. 嗜甜螨

表 4-8 螨与蜘蛛、昆虫的形态鉴别

特 征	成 螨	蜘 蛛	昆 虫
分类	蛛形纲 蜱螨目	蛛形纲 蜘蛛目	昆虫纲 啮虫目
足	4 对	4 对	3 对
触角	无	无	1 对
体段	头、胸、腹无界限	分头胸部和腹部二部分	分头、胸、腹三部分

一、活螨的检查

（一）活螨的一般检查方法

1. 漂浮法 将供试品放入盛有适量饱和盐水的漂浮瓶中，搅拌均匀，再缓慢加入饱和盐水，至液面略高于瓶口（为防止水溢出，可将漂浮瓶放在培养皿内），上覆以洁净的载玻片，使玻片与液面接触并沾取液面上的漂浮物，将载玻片翻转，置显微镜下观察。

2. 直检法 取供试品先用肉眼观察，若有疑似活螨的白点或其他颜色的点状物，可用 5～10 倍放大镜或实体显微镜检查。有螨者，用解剖针、发丝针（取长约 10cm 的小金属棒一根和长约 1.5cm 的头发丝一根，以头发丝长度的一半紧贴在金属棒的尖端上，用细线将其缠紧，然后粘上加拿大树脂或油漆晾干，即得）或小毛笔挑取活螨放在滴有一滴稀甘油的载玻片上，置显微镜下观察。

3. 分离法 也称烤螨法，将供试品置于附有适宜孔径筛网的玻璃漏斗内，利用活螨避光、怕热的习性，在漏斗的广口上面放一个 60～100W 的灯泡，距离药品 6cm 处，照射 1～2 小时。活螨可沿漏斗底部细颈内壁向下爬，用小烧杯装半杯稀甘油，放在漏斗的下口处，收集爬出的活螨。

（二）各剂型中药制剂活螨的检查

各剂型供试品，每批应抽取 2 瓶或 2 盒以上的包装单位；贵重或微量包装的供试品，取样量可酌减。必要时，可再次抽样，或选取有疑问的样品进行检查。

1. 大蜜丸 将药丸外壳（蜡壳或纸蜡壳）置酒精灯小火焰上，转动，适当烧灼（杀灭外壳可能污染的活螨）后，小心打开。①表面完好的药丸，用消毒的解剖针刺入药丸，手持解剖针，在放大镜或实体显微镜下检查。同时注意检查丸壳的内壁或包丸的油纸有无活螨。②有虫粉的药丸，可用放大镜或实体显微镜直接检查，也可用漂浮法检查。

2. 小蜜丸、水丸 ①表面完好的药丸，可将供试品放在预先衬有洁净黑纸的培养皿或小搪瓷盘中，用直检法、漂浮法或烤螨法检查。②有虫粉的药丸，可用直检法或漂浮法检查，同时注意检查药瓶内壁及内盖有无活螨。

3. 散剂、颗粒剂和胶囊剂 先直接检查药品内盖及塑料薄膜袋的内侧有无活螨，再将药品放在衬有洁净黑纸的培养皿或搪瓷盘中，使成薄层，直接检查。必要时可再用漂浮法检查。并注意检查药瓶口及内壁是否有螨。

4. 块状冲剂 直接检查供试品的包装蜡纸、玻璃纸或塑料薄膜的内侧有无活螨。有虫粉者，用直检法配合漂浮法检查。

5. 液体制剂及半固体膏剂 先用75％乙醇将药瓶的外盖螺口周围消毒后小心旋开外盖，用直检法，检查药瓶外盖内侧及瓶口内外的周围与内盖有无活螨。必要时配合漂浮法或烤螨法检查。

二、活螨卵的检查

螨卵极小，一般在0.1mm以下，乳白色，卵圆形，显微镜下才能察见。对可疑供试品，未检出活螨时，应注意检查活螨卵。可采用检查活螨的直检法或漂浮法检查。如发现可疑螨卵时，小心挑取，放入中央滴有2滴稀甘油的载玻片上，置显微镜下检查。为确证挑取物是否为活螨卵，可将上述载玻片置培养皿中，加盖，25℃～30℃培养10天，每天上、下午定时用显微镜检查，如在稀甘油中孵出幼螨，则判断为检出活螨卵。

供试品按上述规定检查，检出活螨，应作检出活螨报告；未检出活螨，但检出活螨卵，也按检出活螨处理。

第四节 热原检查法

本法系将一定剂量的供试品，静脉注入家兔体内，在规定时间内，观察家兔体温升高的情况，以判定供试品所含热原的限度是否符合规定。热原（Pyrogen）系指药品中含有的能引起体温升高的杂质。当含有热原的注射液注入人体后，能引起发冷、寒颤、发热，甚至昏迷、休克死亡。因此，《中国药典》规定，供静脉滴注用的注射剂以及容易感染热原的品种，都需检查热原。《中国药典》采用"家兔法"检查热原，供试验用的家兔必须符合有关的要求，并按规定作好实验前的准备。

一、供试用家兔

供试用的家兔应健康合格，体重1.7～3.0kg，雌兔应无孕。预测体温前7日即应用同一饲料饲养，在此期间内，体重应不减轻，精神、食欲、排泄等不得有异常现象。未曾使用于热原检查的家兔；或供试品判定为符合规定，但组内升温达0.6℃的家兔；或三周内未曾使用的家兔，均应在检查供试品前3～7日内预测体温，进行挑选。挑选试验的条件与检查供试品时相同，仅不注射药液，每隔0.5小时测量体温1次，共测8次，8次体温均在38.0℃～39.6℃的范围内，且最高与最低体温相差不超过0.4℃的家兔，方可供热原检查用。用于热原检查后的家兔，如供试品判定为符合规定，至少应休息 48 小时方可再供热原检查用。如供试品判定为不符合规定，则组内全部家兔不再使用。每一家兔的使用次数，用于一般药品的检查，不应超过 10 次。

二、试验前的准备

在作热原检查前 1～2 日，供试用家兔应尽可能处于同一温度的环境中，实验室和饲养室的温度相差不得大于 5℃，实验室的温度应在 17℃～25℃，在试验全部过程中，应注意室温变化不得大于 3℃，防止动物骚动并避免噪音干扰。家兔在试验前至少 1 小时开始停止给食并置于适宜的装置中，直至试验完毕。测量家兔体温应使用精密度为 ±0.1℃ 的测温装置。测温探头或肛温计插入肛门的深度和时间各兔应相同，深度一般约 6cm，时间不得少于 1.5 分钟，每隔 30 分钟测量体温 1 次，一般测量 2 次，两次体温之差不得超过 0.2℃，以此两次体温的平均值作为该兔的正常体温。当日使用的家兔，正常体温应在 38.0℃～39.6℃ 的范围内，且各兔间正常体温之差不得超过 1℃。

试验用的注射器、针头及一切与供试品溶液接触的器皿，应置烘箱中用 250℃ 加热 30 分钟，也可用其他适宜的方法除去热原。

三、检查方法

取适用的家兔 3 只，测定其正常体温后 15 分钟以内，自耳静脉缓缓注入规定剂量并温热至约 38℃ 的供试品溶液，然后每隔 0.5 小时按前法测量其体温 1 次，共测 6 次，以 6 次体温中最高的一次减去正常体温，即为该兔体温的升高温度（℃）。如 3 只家兔中有 1 只体温升高 0.6℃ 或 0.6℃ 以上，或 3 只家兔体温升高均低于 0.6℃，但体温升高的总和达 1.4℃ 或 1.4℃ 以上，应另取 5 只家兔复试，检查方法同上。

四、结果判断

在初试的 3 只家兔中，体温升高均低于 0.6℃，并且 3 只家兔体温升高总和低于 1.4℃；或在复试的 5 只家兔中，体温升高 0.6℃ 或 0.6℃ 以上的家兔不超过 1 只，并且初试、复试时 8 只家兔的体温升高总和为 3.5℃ 或 3.5℃ 以下，均判为供试品的热原检查符合规定。

在初试的 3 只家兔中，体温升高 0.6℃ 或 0.6℃ 以上的家兔超过 1 只；或在复试的 5 只家兔中，体温升高 0.6℃ 或 0.6℃ 以上的家兔超过 1 只；或在初试、复试合并 8 只家兔的体温升高总和超过 3.5℃，均判为供试品的热原检查不符合规定。当家兔升温为负值时，均以 0℃ 计。

第五节　无菌检查法

本法系用于检查《中国药典》要求无菌的药品、原料、辅料及其他品种是否无菌的一种方法。若供试品符合无菌检查法的规定，仅表明供试品在该检验条件下未发现微生物污染。无菌检查应在环境洁净度为 10000 级以下、局部洁净度100 级的单向流空气区域内或隔离系统中进行，其全过程应严格遵守无菌操作，防止微生物感染。检查中应取相应溶剂和稀释剂同法操作，作为阴性对照。《中国药典》的"无菌检查法"有直接接种法和薄膜滤过法两种。

一、直接接种法

直接接种法适用于无抗菌作用的供试品。检查时按《中国药典》规定的最低检验量取样后，分别接种于需气菌、厌气菌培养基 6 管，其中 1 管接种金黄色葡萄球菌对照用菌液 1ml，作为阳性对照，另接种于真菌培养基 5 管。轻轻摇动，使供试品与培养基混合。需气菌、厌气菌培养基管置 30℃～35℃，真菌培养基管置20℃～25℃，培养 14 日。阳性对照管在 24 小时内应有菌生长，需气菌、厌气菌和真菌培养基管均为澄清或虽显混浊但经证明并非有菌生长，则判断为供试品符合规定。如培养基中有 1 管显混浊并确证有菌生长，应重新取 2 倍供试品，依法复试，除阳性对照管外，其他各管均不得有菌生长，否则应判为供试品不符合规定。

二、薄膜滤过法

如供试品有抗菌作用，用薄膜滤过法检查。检查时取规定量的供试品，加入0.9％无菌氯化钠溶液或其他适宜的溶剂至少 100ml 中，混合后，通过装有孔径不大于 0.45μm 的薄膜滤过器，再用 0.9％无菌氯化钠溶液或其他溶剂冲洗滤膜至阳性对照菌正常生长，将需气菌、厌气菌培养基，真菌培养基以及阳性对照分别加至薄膜滤过器内，或取出滤膜分成 3 等份，分别加入上述培养基中，阳性对照管应加入相应的对照菌液 1ml。按规定时间培养，判断的方法同直接接种法。即阳性对照管在 24～48 小时内应有菌生长，需气菌、厌气菌和真菌培养基管均为澄清或虽显混浊但经证明并非有菌生长，则判断为供试品合格。如培养基中有1 管显混浊并确证有菌生长，应重新取 2 倍供试品，依法复试，除阳性对照管外，其他各管均不得有菌生长，否则应判为供试品不符合规定。

第六节 细菌内毒素检查法

本法是利用鲎试剂来检测或量化由革兰阴性菌产生的细菌内毒素，以判断供试品中细菌内毒素的限量是否符合规定的一种方法。

细菌内毒素（Bacterial Endotoxins）是细菌细胞壁的组分，由脂多糖组成，热原主要来源于细菌内毒素，内毒素的量用内毒素单位（EU）表示。细菌内毒素的检查方法是：取装有 0.1ml 鲎试剂溶液的 10mm×75mm 试管 5 支，其中 2 支加入 0.1ml 按最大有效稀释倍数稀释的供试品溶液，1 支加入 0.1ml 内毒素溶液作为阳性对照管，1 支加入 0.1ml 细菌内毒素检查用水作为阴性对照管，1 支加入供试品阳性对照溶液（供试品溶液加细菌内毒素溶液）作为供试品阳性对照管。将试管轻轻混匀后，封闭管口，垂直放入 37℃±1℃ 的恒温器中，保温 60±2 分钟后，将试管取出，缓缓倒转 180°，若管内凝胶不变形，不从管壁脱落为阳性（＋），凝胶不能保持完整并从管壁脱落为阴性（－）。供试品 2 管均为（－），认为合格；2 管均为（＋），认为不合格；若 2 支中 1 支为（＋），1 支为（－），则另取 4 支复试，4 支中有 1 支为（＋）即认为不合格。阳性对照管和供试品阳性对照管应为（＋），阴性对照管应为（－），否则试验无效。

复习思考题

1. 解释下列名词：
   热原质 菌落 菌苔 阴性对照 阳性对照 培养基
2. 简述用复染法制作染色标本的基本步骤和方法。
3. 如何对含蜂蜜及王浆的液体制剂进行霉菌及酵母菌计数？
4. 如果营养琼脂平板生长了霉菌、酵母菌，玫瑰红钠琼脂平板生长了细菌，如何作菌数报告？
5. 含抑菌成分的供试品如干扰控制菌检验，应如何处理？
6. 简述活螨及活螨卵的检查方法。
7. 试比较霉菌、酵母菌与细菌的菌落形态。
8. 某检品在 10^{-1}、10^{-2} 和 10^{-3} 三种稀释倍数测得的平均菌落数分别为 2900、262 和 60，按细菌总数报告原则，计算该检品的细菌总数。
9. 为什么要对非灭菌制剂进行染菌量检查？如何检查？
10. 如何检查大肠埃希菌、铜绿假单胞菌、金黄色葡萄球菌等控制菌？
11. 简述热原检查、无菌检查及细菌内毒素检查的基本方法。

第五章

中药制剂定量分析技术

　　中药制剂定量分析技术是利用各种化学和仪器分析的方法对中药制剂中有代表性的成分、有效成分或毒性成分进行含量测定的技术。中药制剂组成复杂，产生的疗效不是某单一成分作用的结果，检测一种或几种活性成分均不能反映其整体疗效，但这种借鉴化学药品的质量控制模式，测定一至多种药物的有效成分、活性成分或指标性成分的定量方法，对于在中药制剂的生产、研究中优化生产工艺、控制药品质量起着不可替代的作用。它也确能反映中药制剂中有效成分、毒性成分或指标性成分的含量高低，可以衡量其制剂工艺的稳定性和原料药的质量优劣，从而保证中药制剂的质量，以达到临床用药安全、有效的目的。

　　中药制剂的成分复杂，干扰因素较多，而且待测成分往往含量较低，因此在测定前，应根据待测成分和干扰物的结构、理化性质、存在形式和含量等情况，采取相应的预处理措施，保证待测成分提取完全，避免各成分之间以及辅料对测定成分的干扰，使其符合对所选定分析方法的专属性和灵敏度要求。例如，待测成分的酸碱性及溶解性能涉及到药物的提取手段；待测成分是否具有挥发性涉及到能否采用气相色谱法测定；药物的光谱特性及官能团性质涉及到分析仪器的选择、能否制成衍生物及应用特殊检测器的可能性。待测成分在样品中浓度较大的样品，对前处理要求可稍低；浓度越低则对样品预处理要求越高。

第一节　化学分析法

　　化学分析法是以物质的化学反应为基础的经典分析方法。其优点是仪器简单、准确度高、精密度高，在严格的操作条件下，其相对误差不大于 0.2%；缺点是灵敏度低、操作繁琐费时、专属性不高，对于微量成分的测定准确性较低，仅可用于测定制剂中的总生物碱、总皂苷等含量较高的成分及矿物药无机成分。按其操作方法的不同，化学分析法可分为重量分析法和滴定分析法两大类。

　　用化学分析法测定中药制剂中的成分含量，一般需经提取、分离、净化、浓集（或衍生化）后再进行测定；当待测组分为无机元素时，需经消化破坏制剂中其他有机成分后再进行测定；当制剂组成简单、干扰成分较少或组方纯粹为无机物时，可直接进行测定。

一、重量分析法

本法是采用适当的方法使待测组分从样品中分离出来并转化为称量形式，根据称量形式的重量，计算待测组分含量的方法。按分离方法的不同，重量分析法又可分为挥发法、萃取法和沉淀法等。

（一）测定方法

1. 挥发法 又称气化法或干燥法，系将一定重量的样品加热或与某种试剂作用，使待测组分挥发逸出，再根据样品减少的重量，计算待测组分的含量；或采用某种吸收剂将挥发性物质吸收，根据吸收剂增加的重量，计算待测组分的含量。挥发法常用于测定具有挥发性或能定量转化为挥发性物质的组分含量，如中药制剂分析中水分的测定（烘干法）、灰分的测定、浸出物的测定、炽灼残渣的测定、干燥失重的测定等均属挥发法。

2. 萃取法 又称提取法或抽取法，是根据待测组分在互不相溶的两相溶剂中溶解度的不同，利用适宜的有机溶剂将待测组分从样品中萃取出来，然后蒸干溶剂，称量干燥物的重量，并计算待测组分含量的方法。如 2005 年版《中国药典》收载的昆明山海棠片中总生物碱的含量测定、姜流浸膏中醚溶性物质的含量测定等均采用萃取法。

3. 沉淀法 系利用沉淀反应将待测组分定量转化为难溶化合物，以沉淀的形式从溶液中分离出来，将沉淀滤过、洗涤、干燥后，称其重量，据此计算待测组分的含量的方法。适用于制剂中纯度较高的成分，如 2005 年版《中国药典》收载的西瓜霜润喉片中西瓜霜的含量测定、地奥心血康胶囊中甾体总皂苷的含量测定等均采用沉淀法。

（二）应用举例

1. 西瓜霜润喉片中西瓜霜的含量测定 本品为西瓜霜、冰片、薄荷素油、薄荷脑四味药加工制成的片剂。取本品 60 片，精密称定，研细，混匀，取约 18g，精密称定，加水 150ml，振摇 10 分钟，离心，滤过，沉淀物用水 50ml 分三次洗涤，离心，滤过，合并滤液，加盐酸 1ml，煮沸，不断搅拌，并缓缓加入热氯化钡试液使沉淀完全，置水浴上加热 30 分钟，静置 1 小时，用无灰滤纸或已炽灼至恒重的古氏坩埚滤过，沉淀用水分次洗涤，至洗液不再显氯化物的反应，干燥，并炽灼至恒重，精密称定，与 0.6086 相乘，计算，即得。本品每片含西瓜霜以硫酸钠（Na_2SO_4）计，小片应为 11.5～13.5mg，大片应为 23～27mg。

2. 昆明山海棠片的含量测定 本品为昆明山海棠经加工制成的浸膏片。取本品 60 片，除去糖衣，精密称定，研细，取约相当于 25 片的量，精密称定，置 200ml 锥形瓶中，加适量硅藻土（每 1g 中加入硅藻土 0.2g），混匀，加乙醇 70ml，加热回流 40 分钟，放冷，滤过，滤渣加乙醇 50ml，加热回流 30 分钟，放冷，滤过，合并滤液，置水浴上蒸干，残渣加盐酸溶液（1→100）30ml，置水浴上搅拌使溶解，放冷，滤过，残渣再用盐酸溶液（1→200）同法提取 3 次（20ml，15ml，15ml），合并滤液于分液漏斗中，加氨试液使溶液呈碱性，用乙醚振摇提取 4 次（40ml，30ml，25ml，20ml），合并乙醚液，用水振摇洗涤 2 次，每次 10ml，将乙醚液滤过，滤液置已在 100℃ 干燥至恒重的蒸发皿中，在低温水浴上蒸去乙醚，残渣加少许无水乙醇，蒸干，在 100℃ 干燥至恒重，称定重量，计算，即得。本品每片含总生物碱不得少于 1.0mg。

二、滴定分析法

本法系将已知准确浓度的试剂溶液，滴加到待测组分的溶液中，直到所加的试剂溶液与待测组分定量反应完全，根据试剂溶液的浓度和消耗的体积，计算待测组分含量的方法。已知准确浓度的试剂溶液称为标准溶液（在滴定分析法中称滴定液）。将标准溶液从滴定管滴加到样品溶液中的过程称为滴定。滴入的标准溶液与待测组分按照反应方程式所表示的化学计量关系定量作用的点称为化学计量点（简称计量点）。滴定时，化学计量点是通过指示剂变色来判定的，在滴定过程中，指示剂发生颜色变化的转变点称为滴定终点。化学计量点（理论终点）与滴定终点（实际终点）不一定能恰好符合，二者之间的差别称为终点误差。

本法对化学反应的要求：①反应要定量进行，一般要达到 99.9％ 以上。②反应要迅速，在滴定过程中瞬间即可完成。③有简便可靠的方法判定化学计量点，即有适宜的指示剂可供选用。④无干扰杂质存在。

（一）测定方法

滴定分析法多在水溶液中进行，当被测物质因在水中溶解度小或其他原因不能以水为溶剂时，也可采用非水溶剂为滴定介质。根据反应的类型，滴定分析法可分为下列四类：

1. 酸碱滴定法 又称中和法，系以酸碱中和反应为基础的一种滴定方法。可以用酸作标准溶液，测定碱及碱性物质的含量；也可以用碱作标准溶液，测定酸及酸性物质的含量。对于 $K·C \geqslant 10^{-8}$ 的酸、碱组分，可在水溶液中直接滴定。如 2005 年版《中国药典》收载的止喘灵注射液、北豆根片、颠茄酊中生物碱的含量测定。而对于 $K \cdot C < 10^{-8}$ 的弱有机酸、生物碱或水中溶解度很小的酸、碱，只能采用间接滴定或非水滴定法测定。

2. 沉淀滴定法　系以沉淀反应为基础的一种滴定方法，其实质是离子与离子形成难溶性的盐。可分为银量法、四苯硼钠法和亚铁氰化钾法等。在中药制剂分析中最常用的是银量法，用硝酸银标准溶液测定卤化物的含量，主要用于测定制剂中生物碱、生物碱的氢卤酸盐及含卤素的其他有机成分的含量。

3. 氧化-还原滴定法　系以氧化-还原反应为基础的一种滴定方法，包括碘量法、高锰酸钾法及亚硝酸钠法等。可用氧化剂作标准溶液，测定还原性物质，也可用还原剂作标准溶液，测定氧化性物质。适用于测定含酚类、糖类、铁、砷等具有氧化还原性成分的中药制剂。如 2005 版《中国药典》收载的牛黄解毒片、小儿惊风散中雄黄的含量测定，即采用碘量法。

4. 配位滴定法　是以配位反应为基础的一种滴定方法，包括 EDTA 法和硫氰酸铵法等。适用于测定制剂中鞣质、生物碱及含 Ca^{2+}、Fe^{3+}、Hg^{2+} 等矿物药金属离子的含量。如 2005 年版《中国药典》收载的万氏牛黄清心丸、九一散、保赤散、益元散、琥珀抱龙丸、暑症片中朱砂的含量测定采用硫氰酸铵法；藏青果冲剂中鞣质的含量测定，安络片中安妥明铝盐的含量测定，青矾胶囊中明矾的含量测定均采用 EDTA 滴定法。

5. 非水溶液滴定法　是在非水溶剂（如冰醋酸、二甲基甲酰胺、甲醇、三氯甲烷）中进行滴定的分析方法。主要用来测定有机碱及其氢卤酸盐、磷酸盐、硫酸盐或有机酸盐，以及有机酸的碱金属盐类药物的含量，也用于测定某些有机弱酸的含量。常用的是非水酸碱滴定法。

6. 电位滴定法与永停滴定法　是滴定分析中用以确定终点或选择核对指示剂变色域的方法。选用适当的电极系统可以作氧化还原、中和法（水溶液或非水溶液）、沉淀法、重氮化法或水分测定法等的终点指示。

（1）电位滴定法：可用电位滴定仪、酸度计或电位差计测定。选用二支不同的电极。一只为指示电极，其电极电势随溶液中被分析成分离子浓度的变化而变化；另一支为参比电极，其电极电势固定不变。在到达滴定终点时，因被分析成分的离子浓度急剧变化，而引起指示电极的电势突减或突增，此转折点称为突跃点。

（2）永停滴定法：可用永停滴定仪测定。采用二支相同的铂电极。当在电极间加一低电压（例如 50mV）时，若电极在溶液中极化，则在未到滴定终点时，仅有很小或无电流通过；但当到达滴定终点时，滴定液略有过剩，使电极去极化，溶液中即有电流通过，电流计指针突然偏转，不再回复。反之，若电极由去极化变为极化，则电流计指针由偏转回到零点，也不再变动。

（二）应用举例

九一散中红粉（氧化汞）的含量测定：本品为石膏（煅）900g、红粉100g，经配研、过绢丝筛、混匀制得的散剂。取本品约2g，精密称定，加稀硝酸25ml，待红粉溶解后，滤过，滤渣用水约80ml，分次洗涤，合并洗液与滤液，加硫酸铁铵指示液2ml，用硫氰酸铵滴定液（0.1mol/L）滴定，每1ml硫氰酸铵滴定液（0.1mol/L）相当于10.83mg的氧化汞（HgO）。本品每1g含红粉以氧化汞计，应为90～110mg。

第二节　仪器分析法

一、高效液相色谱法（HPLC）

高效液相色谱法系采用高压输液泵将规定的流动相泵入装有填充剂的色谱柱，进行分离测定的色谱方法。它以经典液相色谱法为基础，引入了气相色谱技术，流动相改为高压泵输送，采用高效固定相及高灵敏度检测器。与普通液相色谱法相比，具有分离效能高、分析速度快、检测灵敏度高等特点；与气相色谱法相比，有适用范围广、流动相选择性大、色谱柱可反复应用以及流出组分容易收集等优点。因流动相为液体，固体样品只要求制成溶液而不需要气化，因而不受样品挥发性的限制，对于挥发性低，热稳定性差，分子量大的高分子化合物以及离子型化合物尤为适宜，如氨基酸、蛋白质、生物碱、核酸、甾体、类脂、维生素以及无机盐类等。

近年来，高效液相色谱仪器，包括各种高性能的检测器进一步得到普及，样品纯化处理方法进一步自动化、多样化，为HPLC法用于中药及其制剂的质量控制提供了应用基础和广阔的前景，现已广泛应用于中药及其制剂中的有效成分及指标成分的检测、杂质或有关物质检查、有害物质或添加物的检测及中药指纹图谱的分析。《中国药典》2005年版（一部）收载的成方及单味制剂564个品种中，有438个建立了含量测定，采用HPLC法分析的为412个，占94%，如牛黄解毒丸、双黄连口服液等制剂中黄芩的含量测定；牛黄降压丸、猴头健胃胶囊等制剂中白芍、赤芍的含量测定；三黄片、烧伤灵酊等制剂中大黄、虎杖的测定；香砂养胃丸、藿香正气水中厚朴的含量测定等。HPLC法已成为中药制剂定量分析最常用的分析方法。

（一）仪器简介

高效液相色谱仪由输液泵、进样器、色谱柱、检测器及色谱数据处理系统组成（见图 5-1）。输液泵是将贮液器中的流动相以高压连续不断地泵入装有固定相的色谱柱；进样器一般采用带有定量管的六通进样阀；色谱柱管一般为直形不锈钢管，常量柱内径 2～6mm，长度 5～30cm，样品注入量一般为数微升，柱温为室温；最常用的检测器为紫外吸收检测器，尚有二极管阵列检测器、荧光检测器、示差折光检测器等。

（二）基本原理

1. 塔板理论 用于计算理论塔板数及塔板高度，衡量色谱柱的柱效。在系统适用性试验中，其理论塔板数不得低于各品种项下规定的最小理论塔板数。

$$n = 5.54\left(\frac{t_R}{W_{1/2}}\right)^2$$

$$H = L/n$$

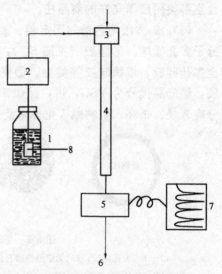

图 5-1 高效液相色谱仪示意图
1.流动相贮瓶；2.输液泵；3.进样器；4.色谱柱；
5.检测器；6.废液出口；7.记录装置；8.滤过器

2. 速率理论 液相色谱与气相色谱的速率理论方程式的主要差别表现在纵向扩散项（B/u）和传质阻抗项（Cu）上。在 HPLC 中流动相为液体，黏度大，柱温低，扩散系数 D_m 很小，因此纵向扩散项 B/u 可忽略不计，其速率方程式为：

$$H = A + Cu$$

$$C = C_m + C_{sm} + C_s$$

式中 C_m、C_{sm}、C_s 分别为组分在流动相、静态流动相和固定相中的传质阻抗系数。对于化学键合相色谱，"固定液"是被键合在载体表面的单分子层，$C_s \approx 0$，则 $C = C_m + C_{sm}$。在 HPLC 中，当流动相的线速度大于 1cm/s 时，流动相的流速与板高基本呈直线关系，为兼顾柱效与分析速度，多采用较低流速；内径 2～4.6mm 的色谱柱，多采用 1ml/分钟。

（三）实验条件的选择

1. 色谱柱的选择 色谱柱由柱管和固定相组成，填充剂的性能与色谱柱的填充，直接影响色谱柱的柱效与分离度。孔径大于 30nm 的填充剂适于分离分子量大于 2000 的化合物；孔径小于 15nm 的填充剂适于分离分子量小于 2000 的化合物。高效液相色谱法的填充剂应为耐高压、粒度小而均匀的球形颗粒。色谱柱的填充常采用匀浆高压（600～1000kg/cm²）装柱，技术性很强，目前大部分实验室都使用已填充好的商品柱。

（1）液-固吸附色谱的固定相：多选择具有吸附活性的吸附剂，如硅胶和高分子多孔微球。①硅胶（见图 5-2）：分为表孔硅胶、无定形全多孔硅胶、球形全多孔硅胶、堆积硅胶等类型。②高分子多孔微球：高分子多孔微球也称有机胶，国产品代号为 YSG，进口品如日立 3010 胶，兼有吸附与分配作用，可用于分离芳烃、杂环、生物碱等化合物及分子量较小的高分子化合物。

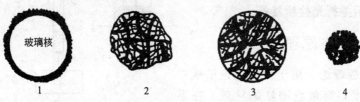

玻璃核

1　　　　2　　　　3　　　　4

图 5-2　各种类型硅胶示意图
1. 表孔硅胶；2. 无定形全多孔硅胶；3. 球形全多孔硅胶；4. 堆积硅胶

（2）液-液分配色谱的固定相：由载体和固定液组成。按两者的结合方式不同分为机械涂层固定相和化学键合固定相。机械涂层固定相是将固定液涂在载体上，使用过程中，固定液极易流失，目前已淘汰。化学键合固定相是将固定液通过化学反应键合在载体上，化学稳定性好，使用过程中不流失，热稳定性好，可选用的流动相范围广。

根据键合相官能团的极性不同，可将化学键合固定相分为：①非极性或中等极性键合相：如十八烷基硅烷键合硅胶（ODS 或 C_{18}）、辛基硅烷键合硅胶（C_8）、甲基与苯基硅烷键合硅胶（可诱导极化）、醚基硅烷键合硅胶（ROR′）等，常用作反相色谱系统的填充剂。②极性键合相：如氨基硅烷键合硅胶（NH_2）、氰基硅烷键合硅胶（CN）等，常用作正相色谱系统的填充剂。③离子型键合硅胶：如强酸性磺酸型键合硅胶（$-SO_3H$）、强碱性季铵盐型键合硅胶（$-NR_3Cl$），常用作离子交换色谱的填充剂。

以硅胶为载体的键合固定相适用于 pH2～8 的流动相。当 pH 大于 8 时，可使载体硅胶溶解；当 pH 小于 2 时，与硅胶相连的化学键合相易水解脱落。当需使用 pH 大于 8 的流动相时，应采用耐碱的填充剂，如有机-无机杂化填充剂或非硅胶填充剂等；当需使用 pH 小于 2 的流动相时，应选用耐酸的填充剂，如具有大体积侧链能产生空间位阻保护作用的二异丙基或二异丁基取代十八烷基硅烷键合硅胶、有机-无机杂化填充剂等。

色谱柱的选择应考虑被分离物质的化学结构、极性和溶解度等因素。大多数药物可用 C_{18} 反相（ODS）柱加以分离测定。在建立 HPLC 分离方法时，可先试用反相柱，若效果不理想再改用正相分配色谱柱（氨基柱、氰基柱）或硅胶吸附色谱柱。对于解离药物可用离子对色谱、离子抑制色谱或离子交换色谱测定；对于脂溶性的药物异构体的测定可采用硅胶吸附色谱柱。

2. 流动相的选择 在液相色谱中，可供选择的流动相的范围较宽，且还可组成多元溶剂系统与不同配比，在固定相确定后，流动相的种类、配比、pH 值及添加剂等能显著影响分离效果，因此 HPLC 中流动相的选择至关重要。

（1）液-固吸附色谱的流动相：在液-固吸附色谱法中，流动相对分离的影响比较显著，控制分离选择性和分离速度主要靠选择合适的流动相来实现。一般采用二元以上的混合溶剂系统，在低极性溶剂如烃类中，加入适量极性溶剂如三氯甲烷、醇类等以调节溶剂系统的极性。

（2）化学键合色谱的流动相：可采用固定比例（等度洗脱）或按规定程序改变比例（梯度洗脱）的溶剂组成作为流动相系统。在液-固吸附色谱法中，一般采用二元以上的混合溶剂系统，在低极性溶剂如烃类中，加入适量极性溶剂如三氯甲烷、醇类等以调节溶剂系统的极性；在液-液分配色谱法中，流动相极性小于固定相极性称为正相色谱；流动相极性大于固定相极性称为反相色谱。正相色谱用于分离极性及中等极性的分子型化合物；反相色谱用于分离非极性至中等极性的分子型化合物。在药物分析中，反相色谱应用最广。在反相色谱法中，由于固定相是非极性的，所以，流动相极性越弱，其洗脱能力越强。典型的反相色谱法是用非极性固定相，常用十八烷基键合相（ODS 或 C_{18}），流动相用甲醇-水或乙腈-水。洗脱时，极性大的组分先流出色谱柱，极性小的组分后流出色谱柱。由于 C_{18} 链在水相环境中不易保持伸展状态，故对于反相色谱系统，流动相中有机溶剂的比例通常应不低于 5％。否则 C_{18} 链的随机卷曲将导致组分保留值变化，造成色谱系统不稳定。

反相键合相色谱的流动相常选用下列三种：①部分含水溶剂：以水为基础溶剂，再加入一定量可与水互溶的有机极性调节剂（如甲醇、乙腈、四氢呋喃），适用于分离中等极性、弱极性药物，常用甲醇-水、乙腈-水系统。②非水溶剂：用于分离疏水性物质，尤其在柱填料表面键合的十八烷基硅胶量较大时，固定相对疏水化合物有异常的保留能力，需用有机溶剂，可在乙腈或甲醇中加入二氯甲烷或四氢呋喃（称非水反相色谱）。③缓冲溶液：适用于可溶于水并可解离的化合物，如蛋白质、多肽及弱酸、弱碱类成分。缓冲液及其 pH 值不同会影响组分的保留值，常用的缓冲液有三乙胺磷酸盐、磷酸盐、醋酸盐溶液，选用的 pH 值应使溶质尽可能成为非解离形式，使固定相有较大保留能力（反相离子抑制色谱）。

正相键合相色谱的流动相通常采用饱和烷烃（如正己烷）中加入异丙醚等极性较大的溶剂作为极性调节剂，通过调节极性调节剂的浓度来改变溶剂强度，常采用二元以上的混合溶剂系统，可用薄层色谱（TLC）探索合适的流动相。

反相离子对色谱的流动相为极性较强的水系统混合溶剂，最常用的是甲醇-水、乙腈水中加入 $0.003\sim0.01$ mol/L 的离子对试剂，调节有机溶剂的比例使组分 k 值在适宜范围。离子对试剂的性质和浓度、流动相的 pH 值及流动相中有机溶剂的性质和比例都会影响组分的保留值和分离的选择性。

3. 洗脱方式　有等度洗脱和梯度洗脱两种。等度洗脱系指在同一分析周期内流动相的组成及配比保持恒定的洗脱方式，具有操作简便、色谱柱易再生等优点，但仅适合于分析组分数较少、性质差异不大的样品；在一个分析周期内，按一定的程序不断改变流动相的组成、配比及 pH 值等，称为梯度洗脱。它可使复杂供试品中性质差异较大的组分，都能在各自适宜的分离条件下分离。

4. 检测器　最常用的检测器为紫外检测器和二极管阵列检测器（DAD）。此外尚有荧光检测器、示差折光检测器、蒸发光散射检测器、电化学检测器和质谱检测器等。

（1）紫外检测器（UV 或 UVD）：为 HPLC 应用最普遍的检测器，灵敏度较高，噪音低，最低检出量可达 $10^{-7}\sim10^{-12}$ g，线性范围宽，对流速和温度波动不灵敏，可用于梯度洗脱。但只能用于检测有紫外吸收的物质，且流动相的选择有一定限制，流动相的截止波长必须小于检测波长。

目前应用的紫外检测器主要有可变波长型检测器和二极管阵列检测器。后者是一种光学多通道检测器，一般一个二极管对应接收光谱上一个纳米谱带宽的单色光。用二极管阵列装置能对色谱峰用不同波长进行紫外扫描，获得吸光度-波长-时间三维光谱-色谱图，同时得到定性、定量信息，在体内药物分析和中药成分分析中都有广泛应用。

（2）荧光检测器（FD）：荧光检测器灵敏度比紫外检测器高，但只适用于能产生荧光或其衍生物能发荧光的物质，主要用于氨基酸、多环芳烃、维生素、甾体化合物及酶等，检测限可达 1×10^{-10} g/ml。由于荧光检测器的高灵敏度和选择性，是体内药物分析常用的检测器之一。

（3）蒸发光散射检测器（ELSD）：为一种通用型检测器，主要用于检测糖类、高分子化合物、高级脂肪酸、磷脂、维生素、氨基酸、甘油三酯及甾体等成分。但对有紫外线吸收的样品组分检测灵敏度比 UVD 低，且只适用于流动相能挥发的色谱洗脱，不宜用于含缓冲盐的流动相（因为盐不挥发，形成高本底而影响检测)。如需用抑制色谱，应选择挥发性的抑制剂，如氨水、醋酸等。

(4) 电化学检测器 (ECD)：电化学检测器包括极谱、库仑、安培和电导检测器。前三种统称伏安检测器，适用于能氧化、还原的有机物质的检测；后一种适用于离子色谱的检测。其中，安培检测器的应用最广泛，对有机还原性物质的检测限可达 1×10^{-12} g/ml，灵敏度高，尤其适用于痕量组分的分析，但不能检测不能氧化、还原的物质。

(5) 示差折光检测器 (RID)：为一种通用型检测器，利用组分与流动相折射率之差进行检测。该检测器对多数物质的灵敏度低 (约 10^{-5} g/ml)，通常不能用于痕量分析，但其稳定性好，操作方便。对少数物质检测灵敏度较高，尤其适合于糖类的检测，检测限可达 10^{-8} g/ml。这类检测器的缺点是灵敏度低，受环境温度、流动相组成等波动的影响大，不适于梯度洗脱。

(6) 化学发光检测器 (CLD)：为近年来发展起来的高选择性、高灵敏度的新型检测器。特点是设备简单、自身发光 (无需光源)、价格便宜。化学发光反应常用酶为催化剂，将酶标记在待测物、抗原或抗体上，可进行药物代谢分析及免疫发光分析，尤其是痕量组分的测定，最小检测量可达 10^{-12} g。

5. HPLC 前处理

(1) 流动相的处理：①溶剂的纯化：应选用色谱纯溶剂，分析纯或优级纯溶剂有时亦可采用，但需进行除去紫外杂质、脱水、重蒸等纯化操作。②流动相脱气：HPLC 所用的流动相必须预先除去其中的空气，习称脱气。常用的脱气法有超声波振荡脱气、惰性气体 (He) 鼓泡吹扫脱气、抽真空和加热脱气等。超声脱气法是将盛有流动相的容器置于超声水浴中，超声振荡约 15 分钟，是目前应用最多的脱气方法。③滤过：为防止不溶物堵塞流路和色谱柱入口处的微孔垫片，应预先除去流动相中的任何固体微粒。可在玻璃容器内蒸馏，亦可用 $0.45\mu m$ 以下的微孔滤膜滤过。

(2) 样品的处理：分析前需对样品进行预处理，除去杂质，纯化样品，将待测物质有效地从样品基质中释放出来，制成便于 HPLC 分析测定的稳定供试品。

(3) 缓冲溶液的处理：磷酸盐、乙酸盐缓冲液是霉菌生长的良好基质，霉菌会堵塞色谱柱和系统，缓冲液应新鲜配制，必要时可放在冰箱内贮存；贮液器应定期用酸、水清洗，特别是盛水和缓冲液的瓶子，以免发霉。

(四) 定量分析方法

1. 外标法 以待测组分的标准品作对照物质，与对照物质对比计算供试品含量的方法称为外标法。常用外标工作曲线法和外标一点法。外标法的优点是不需知道校正因子，只要待测组分出峰，无干扰，保留时间适宜，即可用外标法进行定量分析。但要求进样量必须准确，否则定量误差大。

2. 内加法 又称叠加法，系将待测物 i 的纯品加入待测样品溶液中，通过测定该纯品加入前后 i 组分峰面积或峰高的变化来测定 i 组分含量的方法。

原样品 m 克定量进样，测定 i 组分的色谱峰面积为 A_i，再取 m 克原样，加入 Δm_i 克 i 组分的纯品，混匀，等量第二次进样，测得 i 组分的峰面积增加 ΔA_i。设 m 克原样中含 m_i 克 i 组分，则：

$$m_i \propto f_i A_i \qquad \Delta m_i \propto f_i \Delta A_i$$

$$\therefore \frac{m_i}{\Delta m_i} = \frac{A_i}{\Delta A_i}$$

$$C_i\% = \frac{m_i}{m} \times 100\% = \frac{A_i}{\Delta A_i} \cdot \frac{\Delta m_i}{m} \times 100\%$$

Δm_i 克 i 组分纯品加入后，供试品相当于被稀释，则第二次等量进样后，原样品中 m_i 克 i 组分的色谱图将比原 A_i 峰小（如图 5-3 所示），为了正确计算 ΔA_i 及消除进样不准确带来的误差，在色谱图中选一适宜的相邻组分的色谱峰为参考峰 A_r，用此峰作相对标准（起内标物作用），按内标法处理，用面积比代替面积及面积增量，则：

$$C_i\% = \frac{A_i/A_r}{A_i'/A_r' - A_i/A_r} \cdot \frac{\Delta m_i}{m} \times 100\%$$

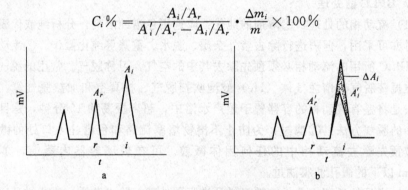

图 5-3　内加法示意图

a. 原样品的色谱图；b. 添加 i 组分纯品后的色谱图；

r. 参比峰；i. 待测组分峰；ΔA_i. 添加 i 组分后增加的峰面积

式中 A_i' 和 A_r' 为内加后 i 组分和参考组分的色谱峰面积，A_i 和 A_r 为内加前 i 组分和参考组分的色谱峰面积。对于正常峰，可用峰高比代替峰面积比，即：

$$C_i\% = \frac{h_i/h_r}{h_i'/h_r' - h_i/h_r} \cdot \frac{\Delta m_i}{m} \times 100\%$$

该法的优点是不需内标物，又具有内标法的优点，只要两次进样时实验条件恒定即可，尤其适用于低浓度多组分样品的定量分析。其缺点是需 i 组分的纯品。

（五）应用举例

小儿热速清口服液中黄芩苷的含量测定（反相 HPLC 外标一点法）：①色谱条件与系统适用性试验：以十八烷基硅烷键合硅胶为填充剂；甲醇-水-磷酸（47：53：0.2）为流动相；检测波长为 276nm。理论板数按黄芩苷峰计算应不低于 2500。②对照品溶液的制备：取黄芩苷对照品约 10mg，精密称定，置 200ml 量瓶中，加 50％甲醇适量，置热水浴中振摇使溶解，放置至室温，加 50％甲醇至刻度，摇匀，即得（每 1ml 含黄芩苷 50μg）。③供试品溶液的制备：精密量取本品 0.5ml，置 D101 大孔吸附树脂柱（内径约 1.5cm，柱高 10cm）上，以每分钟 1.5ml 的流速，用水 70ml 洗涤，继用 40％乙醇洗脱，弃去 7～9ml，收集续洗脱液，置 50ml 量瓶中，至刻度，摇匀，即得。④测定法：分别精密吸取对照品溶液 5μl 与供试品溶液 10μl，注入液相色谱仪，测定，即得。本品每 1ml 含黄芩以黄芩苷（$C_{21}H_{18}O_{11}$）计，不得少于 2.2mg。

二、气相色谱法（GC）

本法系采用气体为流动相（载气）流经装有填充剂（固定相）的色谱柱，进行分离测定的色谱方法。它适用于分离和测定含挥发油及其他挥发性组分的含量，如冰片、樟脑、厚朴酚、丁香酚、龙脑等；还可用于中药及其制剂中含水量、含醇量的测定。本法具有分离效能高，选择性好，灵敏度高，分析速度快等特点。只要化合物有适当的挥发性，且在操作温度下有良好的稳定性，都可用气相色谱分析。但本法也存在一些局限性，它对于不具挥发性和热稳定性差的物质难以分析。

（一）仪器简介

气相色谱仪主要由以下五部分组成：载气系统、进样系统、分离系统、检测系统和记录系统。其分析流程如图 5-4 所示，载气（有氮气、氦气、氩气、氢气等）保存在高压气体钢瓶中，经减压阀减压后，通过一系列净化干燥装置去除载气中的杂质及水分。进样系统接受样品和载气，供试品用微量注射器或进样阀由进样器进入，如果样品为液体，进样后即刻在高温气化室瞬间气化为气体，随后被载气携带进入色谱柱。分离发生在色谱柱中，各组分在柱内经分离后依次流出色谱柱进入检测器。检测器可连续检测流出组分，输出电信号，用记录仪或其他示值装置显示。样品经检测器检测后放空。气相色谱的分离检测过程通常是在高温下进行的，进样、分离和检测系统都必须控制在确定的恒温条件下，所以它们被安装在电热恒温箱中。

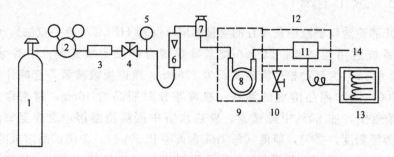

图 5-4　气相色谱仪示意图

1.载气瓶；2.减压阀；3.净化器；4.稳压阀；5.柱前压力表；6.转子流量计；7.进样器；8.色谱柱；
9.色谱柱恒温箱；10.组分收集口；11.检测器；12.检测器恒温箱；13.记录仪；14.尾气出口

（二）基本概念

1. 色谱流出曲线　检测器能将组分的浓度（或质量）随时间的变化量转变为易测量的电信号（电压或电流），经放大器放大后，由记录仪或数据处理装置记录下来，从而得到电信号-时间曲线，称为色谱流出曲线或色谱图（图 5-5）。

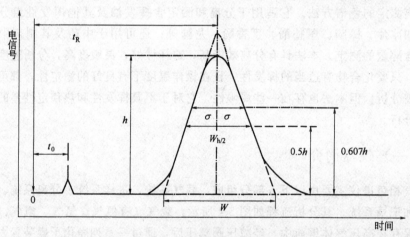

图 5-5　气相色谱流出曲线图

2. 基线　在操作条件下，色谱柱中没有样品组分流出时，记录仪记录的色谱流出曲线为基线。它反映仪器（主要是检测器）的噪音随时间不同发生的变化，稳定的基线应是一条平行于横轴的直线。

3. 色谱峰　在操作条件下，样品组分由色谱柱流出进入检测器时，记录仪记录的流出曲线上突起的部分称为色谱峰。它反映检测器响应信号随时间不同而发生的变化。正常色谱峰为对称的正态分布曲线。

4. 峰高、峰面积　色谱峰的顶点与基线之间的距离称为峰高，用 h 表示。色谱峰与基线之间所包含的面积称为峰面积，用 A 表示。色谱峰的峰高和峰面积是色谱定量分析的依据。

5. 色谱峰区域宽度　色谱峰区域宽度直接反映了色谱柱的分离效能。区域宽度越窄，色谱柱的分离效能越好。通常用以下三种方法表示色谱峰区域宽度：①标准差（σ）：峰高的 0.607 倍处，色谱峰宽度的一半。②半峰宽（$W_{h/2}$）：峰高一半处的色谱峰宽度，又称半宽度，这是常用的一种表示区域宽度的方法（$W_{h/2}=2.355\sigma$）。③峰宽（W）：又称基线宽度，是通过色谱峰两侧的转折点（拐点）所作的切线与基线相交部分的宽度（$W=4\sigma$）。

6. 保留值　保留值用来描述色谱峰在色谱图上的位置，是色谱定性参数，通常用时间或体积来表示：①保留时间（t_R）：指待测组分从进样开始到柱后出现浓度极大点的时间，即从进样开始到这个组分的色谱峰顶点的时间间隔。②死时间（t_0）：指不与固定相作用的惰性物质（如空气），从进样开始到柱后出现浓度极大点的时间；t_0 表示气体流经色谱柱空隙所需的时间，可以理解为某待测组分在流动相的停留时间。③调整保留时间（t'_R）：指扣除死时间后的保留时间，也即组分在固定相停留的时间。当实验条件一定时，调整保留时间仅决定于组分的性质。④保留体积（V_R）：指从进样开始到柱后待测组分出现浓度极大点（色谱峰顶点）时，通过色谱柱的载气体积。保留体积是保留时间 t_R 和载气流速 F_C（ml/min）的乘积。⑤死体积（V_0）：指不与固定相作用的惰性物质从进样开始到色谱峰顶点时，所需的载气体积，也就是从进样器经色谱柱到检测器出口的流路中，由气相所占有的体积。死体积是死时间和载气流速的乘积。⑥调整保留体积（V'_R）：指扣除死体积后的保留体积（$V'_R=t'_R F_C$ 或 $V'_R=V_R-V_0$）。保留时间与载气流速呈反比，载气流速变大，保留时间缩短，但两者的乘积不变。故保留体积与载气流速无关，在理论上要比保留时间准确。但测量保留体积不如测量保留时间方便，一般情况下均测量保留时间。⑦相对保留值（$r_{2,1}$）：某组分 2 的调整保留值与组分 1 的调整保留值之比，称为相对保留值。相对保留值只与柱温、固定相性质有关，与柱长、柱径、流动相流速、填充情况都无关。

（三）基本原理

1. 色谱过程　色谱过程是由于样品中各组分在两相间相对运动，不断产生分配平衡的过程，若混合物中两个组分的分配系数不同，则两组分被流动相携带移动的速度就不同，从而使两组分得到分离。分配系数小的组分先流出色谱柱，分配系数大的组分后流出色谱柱。塔板理论是由马丁和辛格于 1941 年建立的一种半经验理论。在塔板理论中，把色谱柱内每达成一次分配平衡所需要的柱长称为理论塔板高度（H），将色谱柱总长以 L 表示，则这根色谱柱的理论塔板数（n）为：$n = L/H$

一根色谱柱的柱长可以测量，理论塔板数 n 可由色谱图中的保留值和半峰宽或峰宽求得：

$$n = (t_R/\sigma)^2 = 5.54(t_R/W_{1/2})^2 = 16(t_R/W)^2$$

式中 t_R 为组分的保留时间，σ、$W_{1/2}$、W 分别为组分的标准差、半峰宽和基线宽度。

若以调整保留时间 t'_R 代替 t_R 计算塔板数，则得到反映色谱柱实际柱效的有效理论塔板数 n_{eff}。

$$n_{eff} = (t'_R/\sigma)^2 = 5.54(t'_R/W_{1/2})^2 = 16(t'_R/W)^2$$

$$H_{eff} = L/n_{eff}$$

可见，当 t_R 一定时，峰越窄，则 H 越小，n 越大，柱效越高，分离性能越好。

2. 速率理论 速率理论研究了色谱过程中各种动力学因素对柱效（峰展宽）的影响，提出了 Van Deemeter 方程式：

$$H = A + B/u + Cu$$

A、B/u、Cu 分别为涡流扩散项、分子扩散（纵向扩散）项、传质阻抗项，从而解释了板高随载气流速而改变，且有最佳流速（H_{min}）的现象。速率方程式对于色谱分离条件的选择具有指导意义，它可以说明色谱柱的填充均匀程度、载体粒度、载气种类、柱温和固定液膜厚度对柱效、峰扩张的影响。

对于开口毛细管柱色谱，涡流扩散项 $A=0$，故 Van Deemeter 方程式可简化为 $H = B/u + Cu$，其传质阻抗小，柱长又远远大于填充柱，所以毛细管柱的柱效要比填充柱高得多，其理论塔板数达 $10^5 \sim 10^6$。

（四）实验条件的选择

1. 系统适用性试验 色谱系统的系统适用性试验包括塔板理论、分离度、重复性和拖尾因子四个指标。其中，分离度和重复性是系统适用性试验中更具实用意义的参数。按各品种项下要求对色谱系统进行适用性试验，即用规定的对照品对仪器进行试验，应达到规定的要求。如达不到要求，应对色谱分离条件作适当的调整。

（1）色谱柱的理论板数（n）：在选定的色谱条件下，注入供试品溶液或各品种项下规定的内标物质溶液，记录色谱图，量出供试品主成分峰或内标物质峰的保留时间 t_R（以分钟或长度计，下同，但应取相同单位）和半高峰宽（$W_{h/2}$），

按 $n=5.54(t_R/W_{h/2})^2$ 计算色谱柱的理论板数。如果测得理论板数低于各品种项下规定的最小理论板数，应改变色谱柱的某些条件（如柱长、载体性能、色谱柱充填的优劣等），使理论板数达到要求。

（2）分离度（R）：分离度是衡量分离效果的指标，无论是定性鉴别还是定量分析，均要求待测峰与其他峰、内标峰或特定的杂质对照峰之间有较好的分离度。分离度的计算公式为：

$$R = \frac{t_{R_2} - t_{R_1}}{(W_1 + W_2)/2} = \frac{2(t_{R_2} - t_{R_1})}{W_1 + W_2}$$

式中，t_{R_2} 为相邻两峰中后一峰的保留时间；t_{R_1} 为相邻两峰中前一峰的保留时间；W_1 及 W_2 为此相邻两峰的峰宽（见图 5-6a）。

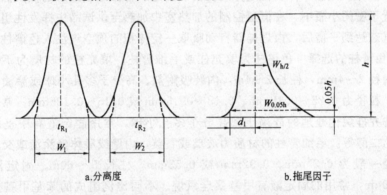

a.分离度　　　　　　　　　　b.拖尾因子

图 5-6　高效液相色谱法系统适用性因子

若 $R=1$，则两峰基本分离，若 $R \geqslant 1.5$，则两峰完全分离。除另有规定外，定量分析时分离度应不小于 1.5。

（3）重复性：取各品种项下的对照溶液，连续进样 5 次，除另有规定外，其峰面积测量值的相对标准偏差应不大于 2.0%，也可按各品种校正因子测定项下，配制相当于 80%、100% 和 120% 的对照品溶液，加入规定量的内标溶液，配成 3 种不同浓度溶液，分别进样 3 次，计算平均校正因子。其相对平均偏差应不大于 2.0%。

（4）拖尾因子（T）：为保证分离效果和测量精度，应检查待测峰的拖尾因子是否符合规定，拖尾因子的计算公式为：

$$T = \frac{W_{0.05h}}{2d_1}$$

式中：$W_{0.05h}$ 为 5% 峰高处的峰宽；d_1 为峰顶点至峰前沿之间的距离（见图 5-6b）。除另有规定外，用峰高法定量时，T 应在 0.95～1.05 之间；用峰面积法定量时，T 值偏离过大，也会影响小峰的检测和定量的准确度。

2. 载气的选择　选择载气主要考虑柱效（峰展宽）、柱压降及检测器灵敏度三方面因素。当载气流速较低时，宜用分子量较大的载气如 N_2；当流速较高时，宜用分子量较小的载气如 H_2、He。对于较长的色谱柱宜用 H_2 作载气，以减少柱压降。热导检测器宜选用 H_2、He；其他检测器一般用 N_2，N_2 为最常用的载气。常用的载气流速为 $20\sim80$ml/分钟。

3. 进样方式的选择　进样方式一般可采用溶液直接进样或顶空进样。溶液直接进样采用微量注射器、微量进样阀或有分流装置的气化室进样。采用溶液直接进样时，进样口温度应高于柱温 $30℃\sim50℃$；进样量一般不超过数微升，柱径越细，进样量应越少，采用毛细管柱时，一般应分流以免过载。顶空进样适用于固体和液体供试品中挥发性组分的分离和测定。将固态或液态的供试品制成供试液后置于密闭小瓶中，在恒温控制的加热室中加热至供试品中挥发性组分在非气态和气态达到平衡后，由进样器自动吸取一定体积的顶空气注入色谱柱中。

4. 色谱柱的选择　色谱柱为填充柱或毛细管柱。填充柱的材质为不锈钢或玻璃，内径 $2\sim4$mm，柱长 $2\sim4$m，内装吸附剂、高分子多孔小球或涂渍固定液的载体，粒径为 $0.25\sim0.18$mm、$0.18\sim0.15$mm 或 $0.15\sim0.125$mm。常用载体为经酸洗并硅烷化处理的硅藻土或高分子多孔小球，常用固定液有甲基聚硅氧烷、聚乙二醇等。毛细管柱的材质为玻璃或石英，内壁或载体经涂渍或交联固定液，内径一般为 0.25mm、0.32mm 或 0.53mm，柱长 $5\sim60$m，固定液膜厚 $0.1\sim5.0\mu m$，常用的固定液有甲基聚硅氧烷、不同比例组成的苯基甲基聚硅氧烷、聚乙二醇等。中药制剂分析中气-固色谱的固定相大多采用高分子多孔微球（GDX），用于分离水及含羟基（醇）化合物。新填充柱和毛细管柱在使用前需老化以除去残留溶剂及低分子量的聚合物，色谱柱如长期未用，使用前应老化处理，使基线稳定。

5. 柱温的选择　在实际工作中一般根据样品的沸点来选择柱温，具体有如下几点：①沸点为 $300℃\sim400℃$ 的样品，采用 $1\%\sim5\%$ 低固定液配比，柱温 $200℃\sim250℃$。②沸点为 $200℃\sim300℃$ 的样品，采用 $5\%\sim10\%$ 固定液配比，柱温 $150℃\sim180℃$。③沸点为 $100℃\sim200℃$ 的样品，采用 $10\%\sim15\%$ 固定液配比，柱温选各组分的平均沸点 $2/3$ 左右。④气体及低沸点样品，采用 $15℃\sim25\%$ 高固定液配比，柱温选沸点左右，在室温或 $50℃$ 以下进行分析。⑤对于宽沸程样品，需采用程序升温的方法进行分析。

由于柱温是由柱温箱来控制，柱温箱温度的波动会影响色谱分析结果的重现性，因此柱温箱控温精度应在 $\pm1℃$，且温度波动小于每小时 $0.1℃$，温度控制系统分为恒温和程序升温两种。

6. 检测器的选择　适合气相色谱法的检测器有火焰离子化检测器（FID）、

热导检测器（TCD）、氮磷检测器（NPD）、火焰光度检测器（FPD）、电子捕获检测器（ECD）、质谱检测器（MS）等。火焰离子化检测器对碳氢化合物响应良好，适于检测大多数的药物；氮磷检测器对含氮、磷元素的化合物灵敏度高；火焰光度检测器对含磷、硫元素的化合物灵敏度高；电子捕获检测器适于含卤素的化合物；质谱检测器还能给出供试品某个成分相应的结构信息，可用于结构确证。一般用火焰离子化检测器时，用氢气作为燃气，空气作为助燃气。数据处理系统可分为记录仪、积分仪以及计算机工作站等。一般色谱图约于 30 分钟内记录完毕。

7. 其他条件的选择

（1）气化室（进样口）温度：气化温度取决于样品的挥发性、沸点范围、稳定性及进样量等因素，一般采用样品的沸点或稍高于沸点，以保证瞬间气化，但不超过沸点 50℃ 以上，以防分解。对一般色谱分析，气化室温度应高于柱温 30℃～50℃。

（2）检测室温度：通常为 250℃～350℃。检测器温度一般需高于柱温，并且不得低于 150℃，以免色谱柱的流出物在检测器中冷凝而污染检测器。通常可高于柱温 30℃ 左右或等于气化室温度。

（3）进样量：对于填充柱，气体样品为 0.1～1ml，液体样品为 0.1～1μl，最大不超过 4μl 为宜。毛细管柱需用分流器分流进样，分流后的进样量为填充柱的 1/10～1/100。

在实际操作中，各品种项下规定的色谱条件，除检测器种类、固定液品种及特殊指定的色谱柱材料不得改变外，其余如色谱柱内径、长度、载体牌号、粒度、固定液涂布浓度、载气流速、柱温、进样量、检测器灵敏度等，均可适当改变，以适应具体品种并符合系统适用性试验的要求。

（五）定量分析方法

1. 内标法 由于气相色谱进样量少，且进样量不易准确控制，故外标法测定的误差较大，而归一化法又要求所有组分都有响应，因而内标法是中药制剂有效成分含量测定最常用的方法。适用于样品的所有组分不能全部流出色谱柱，或检测器不能对每个组分都产生信号，或只需测定样品中某些组分含量时的情况。选择化学结构、物理性质与待测组分相近的纯品作为内标物，将一定量的内标物加入到样品中，经色谱分离，根据供试品重量 W 和内标物重量 W_s 及待测组分和内标物的峰面积 A_i、A_s，求出待测组分的含量。

$$\frac{W_i}{W_s} = \frac{f_i A_i}{f_s A_s}$$

$$C_i\% = \frac{W_i}{W} \times 100\% = \frac{f_i A_i W_s}{f_s A_s W} \times 100\% = \frac{f_i A_i}{f_s A_s} C_s\%$$

式中 f_i、f_s 分别为待测组分和内标物的重量校正因子。

内标法的关键是选择合适的内标物。使用内标法，可抵消仪器稳定性差、进样量不够准确等原因所带来的定量分析误差。其不足之处是样品的配制较麻烦，有些内标物不易寻找。在中药制剂分析中，校正因子经常是未知的，可采用《中国药典》方法测定校正因子，再用内标法，或采用内标对比法测定。

（1）内标法加校正因子：精密称取待测物质的对照品 R，加入适量内标物 S 进样，记录色谱图，测量对照品和内标物的峰面积，则其相对校正因子为：

$$f = \frac{f_R}{f_s} = \frac{W_R/A_R}{W_s/A_s} = \frac{A_s/C_s\%}{A_R/C_R\%}$$

再取加入内标物的供试液，进样，记录色谱图，测量供试液中待测组分和内标物的峰面积，按下式计算其含量：

$$C_X\% = f \frac{A_X}{A_s} \times C_s\%$$

当配制校正因子测定用的对照溶液和含有内标物的供试液使用同一内标物溶液时，配制内标物溶液不必精密称取。

（2）内标对比法：本法是在不知校正因子时内标法的一种应用。在中药制剂分析时，校正因子常常是未知的，内标对比法不需知道校正因子，又具有内标法定量准确度与进样量无关的特点，方法简便实用，在中药制剂定量分析时常常采用此法定量。先称取一定量的内标物，加入标准品溶液中，制成标准品溶液；然后再将相同量的内标物加入同体积的供试品溶液，制成供试液，分别进样。由下式计算出试液中待测组分的含量。

$$\frac{(A_i/A_s)_{样品}}{(A_i/A_s)_{标准}} = \frac{(C_i\%)_{样品}}{(C_i\%)_{标准}}$$

$$(C_i\%)_{样品} = \frac{(A_i/A_s)_{样品}}{(A_i/A_s)_{标准}} \times (C_i\%)_{标准}$$

（3）内标工作曲线法：内标工作曲线法与外标法相同，只是在各种浓度的标准溶液中加入相同量的内标物，进样，以标准物与内标物的峰面积比 A_i/A_s 对 C_i 作工作曲线（或求回归方程）。样品测定时也加入等量的内标物。根据样品与内标物峰面积比 A_x/A_s，由工作曲线求得待测组分含量。

2. 外标法 外标法分为工作曲线法及外标一点法等。工作曲线法是用一系列浓度的对照品溶液确定工作曲线，在完全相同条件下，准确进样等体积的样品溶液，计算其含量。通常截距为零，若不等于零则说明存在系统误差。当工作曲线截距为零时，可采用外标一点法定量。

用同一浓度的对照品溶液与供试液在相同条件下，等体积平行进样多次，记录色谱图，测量对照品和供试品待测成分的峰面积，计算其含量：

$$C_X = C_R \times \frac{A_X}{A_R}$$

外标法操作简便，计算方便，不需用校正因子，不论样品中其他组分是否出峰，均可对待测组分定量，但要求进样量准确及实验条件恒定。

3. 归一化法 当样品中所有组分在操作时间内都能流出色谱柱，且检测器对它们都产生信号，同时已知各组分的校正因子时，可用校正面积归一化法测定各组分的含量：

$$C_i\% = \frac{W_i}{\sum W_i} \times 100\% = \frac{f_i A_i}{\sum f_i A_i} \times 100\%$$

若样品中各组分为同系物或性质接近，各组分的定量校正因子相近，可直接采用面积归一化法计算：

$$C_i\% = \frac{A_i}{\sum A_i} \times 100\%$$

归一化法的优点是简便，定量结果与进样量重复性无关（在最大进样量以下），操作条件略有变化对结果影响较小。其缺点是要求所有组分均要产生色谱峰，不适于微量杂质的含量测定。

（六）应用举例

内标法和校正因子测定马应龙麝香痔疮膏中冰片的含量：①色谱条件与系统适用性试验：用丁二酸二乙二醇聚酯（DEGS）为固定相，涂布浓度为15%；柱温105℃，取冰片对照品约40mg，置10ml量瓶中，加入内标溶液溶解并稀释至刻度，摇匀，作为系统适用性试验用溶液，取1μl注入气相色谱仪，记录色谱图；理论板数按水杨酸甲酯峰计算，应不低于2000；龙脑、异龙脑峰与水杨酸甲酯峰的分离度应符合要求。②校正因子测定：精密称取水杨酸甲酯适量，加环己烷-乙酸乙酯（1∶1）制成每1ml含3mg的溶液，作为内标溶液。另取龙脑对照品20mg，精密称定，置10ml量瓶中，加入内标溶液溶解并稀释至刻度，摇匀。吸取1μl注入气相色谱仪，连续进样3～5次，按平均峰面积计算校正因子。③测定法：取本品约1g，精密称定，置具塞锥形瓶中，精密加入内标溶液10ml，混匀，称定重量，超声处理15分钟，放冷，再称定重量，用环己烷-乙酸乙酯（1∶1）补足减失的重量，摇匀，滤过，吸取续滤液1μl，注入气相色谱仪，测定，即得。本品每1g含冰片以龙脑（$C_{10}H_{18}O$）计，不得少于19mg。

三、薄层扫描法（TLCS）

本法是在薄层色谱法的基础上，用薄层扫描仪对色谱斑点进行扫描，将扫描得到的图谱及积分数据用于药品的鉴别、杂质检查或含量测定的方法。在紫外-可见光区有吸收或经显色后有吸收的成分采用吸收测定方式，具有荧光或经激发后能发射出荧光的成分采用荧光测定方式。由于斑点不经洗脱，在薄层板上经扫描即可得到一种或几种成分的含量，因而具有快速、简便、灵敏度高、选择性好等优点，随着制板、点样、展开等操作的仪器化及仪器性能的改进，薄层扫描法检测的灵敏度、结果的精密度与准确度均大大提高，在中药制剂分析中得到广泛应用。2005 年版《中国药典》中共收载 45 种用薄层扫描法测定含量的品种，如六味地黄颗粒、山楂化滞丸、血脂宁片等制剂中山茱萸、山楂的含量测定，龟龄集、脑得生丸、舒胸片中人参、三七的含量测定等均采用双波长薄层吸收扫描法；二妙丸、三妙丸、芎菊上清丸、导赤丸中黄连、黄柏的含量测定，枳实导滞丸中枳实的含量测定则采用薄层荧光扫描法。

（一）基本原理

1. 薄层吸收扫描法　在紫外-可见光区有吸收或经显色后有吸收的物质，可分别以钨灯和氘灯为光源，在 200～800nm 波长范围内选择合适波长测定薄层斑点的峰面积进行定量分析。由于薄层板是许多细小的颗粒组成的半透明体，光照射到薄层表面，除了透射光、反射光之外，还有许多不规则的散射光存在，所以与光照射全透明的溶液不同，吸光度与物质浓度的关系不服从朗伯-比尔定律。

在透射法测量中，薄层色谱斑点的吸收度：$A = -\lg \dfrac{T}{T_0}$

式中：T 为斑点透光率；T_0 为空白板透光率。

在反射法测量中，薄层色谱斑点的吸收度：$A = -\lg \dfrac{R}{R_0}$

式中：R 为斑点反射率；R_0 为空白板反射率。

在 T 和 R 的测定中，涉及两个参数，散射参数 SX 和吸收参数 KX。散射参数 SX 与薄层厚度（X）及散射系数（S）有关。不同厂家的吸附剂和薄层板，其 SX 值不同。吸收参数 KX 与吸附剂的吸收系数（K）及薄层厚度（X）有关。待测组分的浓度是通过 KX 来反映的，即 $KX = C$（浓度）。用 A 对 KX 作图所得曲线即为薄层扫描定量分析的吸光度-浓度曲线，即 Kubelka-Munk 曲线。该曲线说明了薄层色谱斑点的吸光度与其浓度间呈非线性关系，是一条弯曲的线，其弯曲度与 SX 呈正比，只有当 $SX = 0$ 时，该曲线才是一直线，如图 5-7 所示。当 $SX \neq 0$ 时，可利用 SX 值将曲线校正为直线，用校正后的直线进行定量测定。如图 5-8 所示。

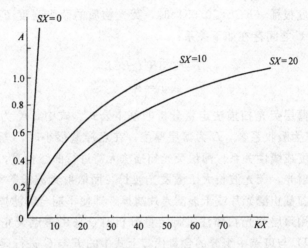

图 5-7 不同 SX 时，吸收度与 KX 间关系曲线

　　用于定量分析时需对曲线进行处理，曲线的处理有两种方法：曲线校直法和计算机回归法（线性及非线性回归）。岛津公司 CS 系列仪器采用前者，线性化器根据薄板的散射参数 SX 将 Kubelka-Munk 曲线校正为直线，简化 A 与 KX 间的关系，便于定量分析。曲线校直法必需已知薄层板的 SX 值，Merk 预制硅胶板的 $SX=3$，预制硅胶 GF_{254} 板的 $SX=7$，国产预制薄层板及自制的薄层板，可参考上述数据试调，CS－9301PC 仪器具有微处理机，只需输入适宜的 SX 值即可将相应的 Kubelka-Munk 曲线校正为直线。CAMAG 仪器则采用后者，根据最小二乘法原理，对标准样品测定值进行分析，得到回归方程，定义出最佳回归曲线。

　　2. 薄层荧光扫描法 本法适用于本身具有荧光或经过适当处理后可产生荧光的物质的测定，光源用氙灯或汞灯，采用直线式扫描。荧光测定法专属性强，灵敏度比吸收法高 1～3 倍，最低可测到 10～50pg（$1pg=10^{-3}ng=10^{-12}g$）样品。但由于多数物质本身无荧光，需与荧光试剂作

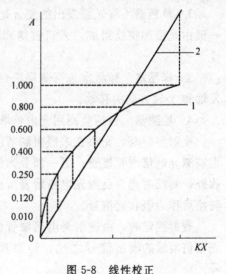

图 5-8 线性校正
1. 校正前的标准曲线；2. 校正后的标准曲线

用，生成荧光衍生物才能采用荧光扫描法测定。对于有紫外吸收，而不能产生荧光的物质，可采用荧光淬灭法测定。

当溶液浓度很稀（$ECL \leqslant 0.05$）时，荧光物质的荧光强度 F 与入射光强度 I_0 及物质浓度 C 之间存在如下关系：

$$F = 2.3K'I_0ECL$$
$$或\ F = KC$$

上式即为薄层荧光扫描法定量分析的基本公式。式中，K' 为常数（与荧光效率有关），E 为吸收系数，L 为薄层厚度。在点样量很小时，斑点中组分的浓度与其荧光强度成线性关系。薄层荧光扫描法无需进行曲线校直，这是因为斑点的荧光属于发射光，荧光波长大于激发光波长，而散射光波长等于激发光波长，因而很容易用前截止滤光片或干涉滤光片滤掉，即使不能全部滤掉，也只是影响直线的截距。用薄层荧光扫描法进行定量分析时，采用斑点荧光强度的积分值（色谱峰峰面积）与斑点中组分的含量代替上式中的 F 与 C 进行运算。

（二）仪器简介

薄层扫描仪（TLC-Scanner）是薄层扫描法的专用仪器，主要由光源、单色器、样品室、薄层板台架、检测器、记录仪及数据处理系统等部分组成。

1. 光源 提供紫外-可见光区的连续光谱。常用的是氘灯（200～370nm）、钨灯（370～700nm）、氙灯或汞灯。光源的转换通过转动反射镜而完成。

2. 单色器 将光源发出的复合光分解，并从中分出测量所需波长的单色光。一般由光栅和狭缝组成，入口狭缝固定，出口狭缝可根据需要调整其高度与宽度。

3. 样品室 样品室包括薄层板台架及驱动装置，薄层板台架可使薄层板作 X 轴和 Y 轴方向的移动。

4. 检测器 包括监测用光电倍增管及反射测定与透射测定用光电倍增管。

反射测定时，光束在未照射到薄层板上的斑点前，一部分光被石英窗板反射由监测光电倍增管接受；另一部分光照射到薄层板上的斑点，除部分光被样品吸收外，其反射光为反射光电倍增管所接受。两检测器输出信号之比经对数转换器转换后作为吸收度信号。

透射测定时，由透射光电倍增管代替反射光电倍增管，它的输出信号与监测光电倍增管的输出信号之比，经对数转换器转换后得到透射测定的吸收度信号。

5. 数据处理 设定适当参数，采集检测器的吸收度信号进行积分计算，通常仪器上还具有对信号作不同处理的功能，如背景校正、提高信噪比、工作曲线直线化等。可按要求进行数据的再处理，然后送至打印机，打印图谱及报告。

（三）操作步骤

薄层扫描法常用于中药制剂的含量测定，其操作一般分为供试品预处理、点样、展开、薄层扫描和数据处理等。

1. 供试品预处理　按各品种项下规定执行，但应取样两份，平行操作。

2. 点样　原点直径以 1～3mm 为宜，定量点样时，应尽可能在同一块薄层板上交叉点上样品和对照品，一同展开，降低因色谱条件不同而引起的误差。样品点样不得少于 4 个，对照品每一浓度不得少于 2 个。

3. 展开　将薄层板与展开槽进行预饱和，可得到重现的色谱图。展开距离以 15cm 左右为宜，且每次的展开距离应保持恒定。控制被分离物质的 R_f 值在 0.2～0.8 之间。展开过程中，温度变化不宜太大，展开剂需经预处理。

4. 薄层扫描

（1）检测方法的选择：①吸光度法：适用于在紫外-可见光区有吸收的化合物；②荧光法：适用于荧光物质及荧光衍生物。

（2）扫描条件的选择：①波长的选择：分离效果好、无背景干扰的薄层用单波长法，否则选用双波长法，即用两种波长的单色光交替照射斑点，测定斑点对两种波长单色光的吸收度之差。一般选择待测成分最大吸收波长为样品波长，用对该成分无吸收或最小吸收波长为参比波长。②测光方式的选择：普通板用反射法，电泳谱用透射法。③扫描方式的选择：线性扫描是用一狭窄光带照射于薄层板的一端，薄层板相对于光带作直线运动，该法适用于较规则的圆形斑点，锯齿扫描是用截面积为正方形的光束照射薄层板，光束的运行轨迹为锯齿形或矩形，由于光束反复通过斑点，积分值较大，重复性较好，适用于形状欠规则的斑点定量，但扫描速度较慢。

5. 数据处理　①预先设定参数、狭缝的宽度和高度、扫描起始位置、扫描波长等。②列出检测到的峰及峰面积。③打印出色谱图、参数及峰面积结果。④制作标准曲线。⑤算出待测成分含量。

（四）定量分析方法

1. 方法学考察　新建薄层扫描定量方法必须进行方法学考察，以验证新建方法的可靠性，考察的内容有工作曲线、定量结果的精密度及准确度、分离度等。

（1）工作曲线：对于用 Kubelka-Munk 曲线校直法进行定量校准的仪器，如 CS 系列薄层扫描仪，绘制色谱峰峰面积 A 与纯品点样量（μg/斑点）间的工作曲线，并非直接用于定量，其目的是：①检查所选择的散射参数 SX 值是否适宜：SX 值适宜则工作曲线被校直为直线，否则，调整 SX 值再校正，直至在一定点样量范围内工作曲线成直线为止（相关系数 $r \geqslant 0.999$）。②考察工作曲线是否过原点：直线过原点时，可用外标或内标一点法或二点法定量；直线不过原点时，不能用一点法定量，只能用二点法定量。③确定点样量的线性范围：即使采用曲线校直，也只是在一定点样量范围内工作曲线为直线，因此需确定点样量的上、下限。为降低定量误差，应调整点样量，使供试品与对照品的峰面积相接近；为克服薄层板间的差异，应将标准溶液与供试品溶液交叉点在同一块薄层板上。

采用回归法进行定量计算的薄层扫描仪，如 CAMAG 系列，其工作曲线直接用于定量。平行点多点标准溶液（或对照品），由计算机对所测得的数据进行线性或非线性回归，定义出回归方程或给出回归曲线，由回归方程式或回归曲线计算供试品的含量，无需进行曲线校直。

（2）精密度：取同一供试品溶液，在同一块薄层板上以相同点样量平行点 6 个点，展开后测定其峰面积，求算相对标准偏差（RSD），作为衡量定量分析结果精密度的指标。RSD 应不大于 3.0%；需显色后测定的 RSD 应不大于 5.0%。

（3）准确度：回收率是衡量定量方法准确度的指标，常用加样回收率（R）来衡量，其值应在 95%～105% 之间，测量数据一般为 5～6 个。将加入纯品的供试品溶液、供试品溶液及标准溶液点于同一块薄层板上，展开后进行薄层扫描，测定各斑点的峰面积，计算各溶液小组分的量，计算回收率（R）。

（4）分离度：用于限量检查和含量测定时，要求定量峰与相邻峰之间有较好的分离度。根据分离度（R）的计算公式 $[R = 2(d_2 - d_1)/(W_1 + W_2)]$（式中，$d_2$ 为相邻两峰中后一峰与原点的距离；d_1 为相邻两峰中前一峰与原点的距离；W_1 及 W_2 为相邻两峰各自的峰宽）计算，除另有规定外，分离度应大 1.0。

2. 定量方法 包括外标法、内标法、内加法（叠加法）及回归曲线定量法。

（1）外标法：首先做待测组分的标准曲线，其纵坐标为各斑点的峰面积积分值 A，横坐标为相应各斑点的物质量（μg）。考察标准曲线的线性范围及标准曲线是否通过原点。标准曲线通过原点，分析样品时用一点法定量；若不通过原点，分析样品时用两点法定量。为克服薄层板间的差异，应将供试品与标准溶液

（或对照溶液）交叉点于同一薄层板上。

①外标一点法：当标准曲线通过原点（截距为零）时，可用外标一点法（图 5-9）定量。只需点一种浓度的标准品溶液，与供试液同板展开，对比，测定组分含量，其计算公式为：$C = F_1 \cdot A$

式中：C 为组分浓度；A 为测得组分的峰面积；F_1 为直线的斜率或比例常数。

②外标二点法：当工作曲线不通过原点时，只能用外标二点法（图 5-10）定量，至少需点二种不同浓度的标准溶液（或一种浓度两种点样量），才能决定一直线，其计算公式为：$C = F_1 A + F_2$

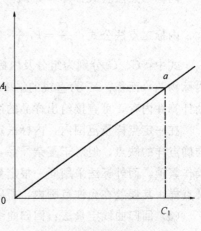

图 5-9 外标一点法

式中：C、A 同前；F_1 为直线的斜率或比例常数；F_2 为纵坐标的截距；F_1 和 F_2 值由仪器自动算出。

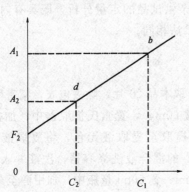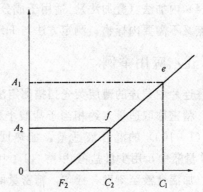

图 5-10 外标二点法

外标一点法、二点法只系指用一种或二种浓度的标准溶液对比定量，为减小误差，同一薄板上供试品点样不得少于 4 个，对照品每一浓度不得少于 2 个；并调整标推溶液的浓度或供试品与标准溶液的点样量，使其峰面积相接近，且点样量必须准确，宜用定量毛细管点样。

（2）内标法：内标法是选一个纯物质作为内标物，并准确称取一定量内标物加至供试液及标准液中，计算供试品溶液中某组分含量的定量方法。

与外标法相似，当工作曲线通过原点时采用内标一点法，工作曲线不通过原点时必须采用内标二点法，并以浓度比及峰面积比代替浓度及峰面积。

内标一点法公式：$\dfrac{C}{C_{is}} = F_1 \dfrac{A}{A_{is}}$

内标二点法公式：$\dfrac{C}{C_{is}} = F_1 \dfrac{A}{A_{is}} + F_2$

式中：C、C_{is} 分别为组分及内标物的浓度或重量；A、A_{is} 分别为测得组分及内标物的峰面积；F_1 为直线的斜率或比例常数；F_2 为截距。F_1 和 F_2 由仪器自动计算并内存，可直接给出样品的浓度或重量。

在一定点样量范围内，内标法定量准确度与点样量无关，克服了外标法必须准确点样的缺点。但对于复杂样品，常常不易找到适宜 R_f 值的纯品内标物，且操作繁琐，而外标法采用同一根定量毛细管将供试品与标准溶液在同一薄板上交叉点样，其误差在允许范围内，所以实际工作中主要采用外标法进行定量。

（3）回归曲线定量法：回归曲线定量法是将不同浓度（或不同量）的标推溶液与供试液点在同一块薄层板上，展开，扫描，由计算机对所测得的峰面积及相应点样量进行线性或非线性回归，直接由回归方程或回归曲线计算供试液含量的方法。CAMAG 系列薄层扫描仪即采用此法。

（4）内加法（叠加法）：适用于成分复杂供试品的定量分析，既具有内标法的特点又不需要内标物，测定方法与 HPLC 法相同。

（五）应用举例

香连片中黄连的薄层荧光扫描测定法：取本品 20 片，除去包衣，精密称定，研细，精密称取适量（约相当于盐酸小檗碱 60mg），置索氏提取器中，加盐酸-甲醇（1：100）的混合液适量，加热回流提取至提取液无色，将提取液移至 100ml 量瓶中，用少量盐酸-甲醇（1：100）的混合液洗涤容器，洗液并入提取液中，加混合液至刻度，摇匀，精密量取 2ml，置 50ml 量瓶中，加甲醇至刻度，摇匀，作为供试品溶液。另精密称取盐酸小檗碱对照品，加甲醇制成每 1ml 含 0.02mg 的溶液，作为对照品溶液。精密吸取供试品溶液 $2\mu l$、对照品溶液 $2\mu l$ 与 $6\mu l$，分别交叉点于同一硅胶 G 薄层板上，以苯-乙酸乙酯-异丙醇-甲醇-水（4：2：1：1：0.2）为展开剂，在另槽中加入等体积的浓氨试液，预平衡 15 分种后，展开，展距约 10cm，取出，晾干，照薄层色谱扫描法进行荧光扫描，激发波长 $\lambda = 366nm$，测量供试品与对照品荧光强度的积分值，计算，即得。本品每片含黄连以盐酸小檗碱（$C_{20}H_{18}ClNO_4$）计，小片不得少于 7.0mg，大片不得少于 20mg。

四、毛细管电泳法

毛细管电泳法系指以弹性石英毛细管为分离通道，以高压直流电场为驱动力，依据供试品中各组分的淌度（单位电场强度下的迁移速度）和（或）分配行为的差异而实现各组分分离的一种分析方法。

当熔融石英毛细管内充满缓冲液时，管内壁上的硅羟基解离释放氢离子至溶液中，使管壁带负电荷并与溶液形成双电层（ζ电位）。当毛细管两端加上直流电压时将使带正电的溶液整体地移向负极端，这种在电场作用下溶液的整体移动称为电渗流（EOF）。内壁硅羟基的解离度与缓冲液 pH 值与添加的改性剂有关。降低溶液的 pH 值会降低解离度，减小电渗流；增高溶液 pH 值提高解离度，增加电渗流。有机添加剂的加入有时会抑制内壁硅羟基的解离，减小电渗流。在操作缓冲液中带电粒子在电场作用下以不同速度向极性相反的方向移动，形成电泳。在操作缓冲液中带电粒子运动速度等于其电泳速度和电渗速度的矢量和。电渗速度通常大于电泳速度，因此电泳时各组分即使是阴离子也会从毛细管阳极端流向阴极端。为了减小或消除电渗流，除了降低操作缓冲液的 pH 值外，还可采用内壁聚合物涂层的毛细管。这种涂层毛细管可以减少大分子在管壁上的吸附。

（一）分离模式

毛细管电泳的分离模式有以下几种：

1. 毛细管区带电泳（CZE）　将待分析溶液引入毛细管进样一端，施加直流电压后，各组分按各自的电泳流和电渗流的矢量和流向毛细管出口端，按阳离子、中性离子和阴离子及其电荷大小的顺序通过检测器。中性组分彼此不能分离。出峰时间称为迁移时间（t_m），相当于高效液相色谱和气相色谱中的保留时间。

2. 毛细管凝胶电泳（CGE）　在毛细管中装入单体和引发剂引发聚合反应生成凝胶，这种方法主要用于分析蛋白质、DNA 等生物大分子。另外还可以利用聚合物溶液，如葡萄糖等的筛分作用进行分析，称为毛细管无胶筛分。有时将它们统称为毛细管筛分电泳，分为凝胶电泳和无胶筛分两类。

3. 毛细管等速电泳（CITP）　采用前导电解质和尾随电解质，在毛细管中充入前导电解质后，进样，电极槽中换用尾随电解质进行电泳分析，带不同电荷的组分迁移至各个狭窄的区带，然后依次通过检测器。

4. 毛细管等电聚焦电泳（CIEF）　将毛细管内壁涂覆聚合物减小电渗流，再将供试品和两性电解质混合进样，两个电极槽中分别加入酸液和碱液，施加电压后毛细管中的操作电解质溶液逐渐形成 pH 梯度，各溶质在毛细管中迁移至各自的等电点（PI）时变为中性形成聚焦的区带，然后用压力或改变检测器末端电极槽储液 pH 值的方法使溶质通过检测器。

5. 胶束电动毛细管色谱(MEKC 或 MECC) 当操作缓冲液中加入大于其临界胶束浓度的离子型表面活性剂时,表面活性剂就聚集形成胶束,其亲水端向外、疏水非极性核向内,溶质则在水和胶束两相间分配,各溶质因分配系数的差异而被分离。对于常用的阴离子表面活性剂十二烷基硫酸钠,进样后极强亲水性组分不能进入胶束,随操作缓冲液流过检测器(容量因子 $k'=0$);极强疏水性组分则进入胶束的核中不再回到水相,最后到达检测器($k'=\infty$)。常用的其他胶束试剂还有阳离子表面活性剂十六烷基三甲基溴化铵、胆酸等。

6. 毛细管电色谱(CEC) 将细粒径固定相填充到毛细管中或毛细管内壁涂覆固定相以电渗流驱动操作缓冲液(有时再加辅助压力)进行分离。

以上分离模式第 1 项和 5 项使用较多。第 5 项和 6 项两种模式的分离机理以色谱为主,但对荷电溶质则兼有电泳作用。

操作缓冲液中加入各种添加剂可获得多种分离效果。如加入环糊精、衍生化环糊精、冠醚、血清蛋白、多糖、胆酸盐或某些抗生素等,可拆分手性化合物;加入有机溶剂可改善某些组分的分离效果,以至可在非水溶液中进行分析。

(二)对仪器的一般要求

毛细管电泳仪的主要部件及其性能要求如下:

1. 毛细管 使用弹性石英毛细管,以内径 $50\mu m$ 和 $75\mu m$ 两种使用较多(毛细管电色谱有时用内径更大些的毛细管)。细内径者分离效果好,且焦耳热小,允许施加较高电压;但若采用柱上检测,则因光程较短,其检测限较粗内径管要差。毛细管长度称为总长度,根据分离度的要求,可选用 $20\sim100cm$ 长度;进样端至检测器间的长度称为有效长度。毛细管常盘放在管架上控制在一定温度下操作,以控制焦耳热,操作缓冲液的黏度和电导度,对测定的重复性很重要。

2. 直流高压电源 采用 $0\sim30kV$(或相近)可调节直流电源,可供应约 $300\mu A$ 电流,具有稳压和稳流两种方式可供选择。

3. 电极和电极槽 两个电极槽里放入操作缓冲液,分别插入毛细管的进口端与出口端以及铂电极;铂电极连接至直流高压电源,正负极可切换。多种型号的仪器将供试品瓶同时用作电极槽。

4. 冲洗进样系统 每次进样前毛细管要用不同溶液冲洗,选用自动冲洗进样仪器较为方便。进样方法有压力(加压)进样、负压(减压)进样、虹吸进样和电动(电迁移)进样等。进样时通过控制压力或电压及时间来控制进样量。

5. 检测系统 紫外-可见分光光度检测器、激光诱导荧光检测器、电化学检测器和质谱检测器均可用作毛细管电泳的检测器。其中以紫外-可见分光光度检测器应用最广,包括单波长、程序波长和二极管阵列检测器。将毛细管接近出口端的外层聚合物剥去约 2mm 一段,使石英管壁裸露,毛细管两侧各放置一个石英聚光球,使光源聚焦在毛细管上,透过毛细管到达光电池。对无光吸收(或荧光)的溶质的检测,还可采用间接测定法,即在操作缓冲液中加入对光有吸收(或荧光)的添加剂,在溶质到达检测窗口时出现反方向的峰。

6.数据处理系统　与一般色谱数据处理系统基本相同。

(三)系统适用性试验

为考察所配置的毛细管分析系统和设定参数是否适用,系统适用性测试项目和方法与高效液相色谱法或气相色谱法相同,相关计算和要求也相同;如重复性(相对标准偏差,RSD)、容量因子(k')、毛细管理论板数(n)、分离度(R)、拖尾因子(T)、线性范围、最低检验限(LOD)和最低定量限(LOQ)等,可参照测定。具体指标应符合各品种项下的规定,特别是进样精度和不同荷电溶质迁移速度的差异对分析精密度的影响。

(四)基本操作

(1)按仪器操作手册开机,预热,输入各项参数,如毛细管温度、操作电压、检测波长和冲洗程序等。操作缓冲液需滤过和脱气。冲洗液、缓冲液等放置于样品瓶中,依次放入进样器。

(2)毛细管处理的好坏,对测定结果影响很大。未涂层新毛细管要用较浓碱液在较高温度(例如用 1mol/L 氢氧化钠溶液在 60℃)冲洗,使毛细管内壁生成硅羟基,再依次用 0.1mol/L 氢氧化钠溶液、水和操作缓冲液各冲洗数分钟。两次进样中间可仅用缓冲液冲洗,但若发现分离性能改变,则开始须用 0.1mol/L 氢氧化钠溶液冲洗,甚至要用浓氢氧化钠溶液升温冲洗。凝胶毛细管、涂层毛细管、填充毛细管的冲洗则应按照所附说明书操作。冲洗时将盛溶液的供试品瓶依次置入进样器,设定顺序和时间进行。

(3)缓冲液的种类、pH 值和浓度,以及添加剂[用以增加溶质的溶解度和(或)控制溶质的解离度等]的选定对测定结果的影响也很大,应按各品种项下的规定配制,根据初试结果调整、优化。

(4)将待测供试品溶液瓶置于进样器中,设定操作参数,如进样压力(电动进样电压)、进样时间、正极端或负极端进样、操作电压或电流、检测器参数等,开始测试。根据初试的电泳谱图调整仪器参数和操作缓冲液以获得最佳效果,然后用优化条件正式测试。

(5)测试完毕后用水冲洗毛细管,并将毛细管两端浸入水中保存,如果长久不用应将毛细管用氮吹干,最后关机。

(6)由于进样方法的限制,目前毛细管电泳的精密度比用定量阀进样的高效液相色谱法要差,故定量测定以采用内标法为宜。用加压或减压法进样时,样品溶液的黏度会影响进样体积,应注意保持供试品溶液和对照品溶液黏度一致;用电动法进样时,因供试品溶液的离子强度会影响待测组分的迁移量,应注意其影响。

五、紫外-可见分光光度法(UV-VIS)

本法是通过测定被测物质在紫外-可见光区(200~760nm)对光的吸光度或发光强度,进行物质定性定量分析的方法。具有设备简单、操作简便、灵敏度和准确度较高等优点,是中药制剂定性鉴别、杂质检查及含量测定的常用方法。2005 年版《中国药典》收载用本法测定含量的中药制剂有小檗碱、莨菪碱、水苏碱、防己碱、丹皮酚、芦丁、总黄酮、总蒽醌、靛蓝等 41 个品种。

(一)基本原理

1. 吸收光谱 又称吸收曲线,系在不同波长下测定物质对光的吸收程度(吸光度),以波长为横坐标,以吸光度为纵坐标所绘制的曲线(见图 5-11)。测定的波长范围在紫外和可见光谱区,称紫外-可见吸收光谱。光谱图中凸起的部分称为吸收峰,凹陷的部分称为谷,它们所对应的波长分别称为最大吸收波长(λ_{max})和最小吸收波长(λ_{min});在吸收峰的旁边的小曲折称为肩峰,其对应波长为 λ_{sh};在吸收曲线短波长端呈现的不成峰形的较强吸收,称为末端吸收。不同的物质有不同的吸收光谱及特征参数,为物质定性分析的重要依据。

2. 朗伯-比尔定律 紫外-可见分光光度法的定量分析依据是朗伯-比尔定律。其物理意义是:当一束平行的单色光通过均匀的非散射体系的低浓度溶液时,在单色光强度、溶液温度等条件不变的情况下,吸光度与液层的厚度(光路长度)和吸光物质浓度的乘积成正比。其数学表达式为:

$$A = \lg \frac{1}{T} = KCL$$

式中:A 为吸光度;T 为透光率;K 为吸收系数;C 为吸光物质浓度;L 为液层厚度。

吸收系数系指吸光物质在单位浓度及单位厚度时的吸光度。吸收系数的大小,取决于物质(溶质、溶剂)的本性及单色光波长。在一定条件下(单色光波长、溶剂、温度等确定时),吸收系数是物质的特性常数。不同物质对同一波长的单色光,

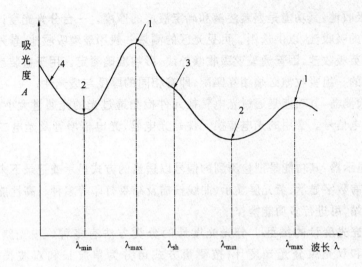

图 5-11 吸收光谱示意图
1.吸收峰 2.谷 3.肩峰 4.末端吸收

有不同的吸收系数,吸收系数越大,表明吸光物质的吸光能力越强,吸收系数是中药制剂定性和定量分析的依据。

吸收系数可分为百分吸收系数和摩尔吸收系数两种。百分吸收系数又称为比吸收系数,是指在一定波长下,溶液浓度为 $1\%(g/ml)$,液层厚度为 $1cm$ 时的吸光度,用 E 表示;摩尔吸收系数是指在一定波长下,溶液浓度为 $1mol/L$,液层厚度为 $1cm$ 时的吸光度,用 ε 表示。

两种吸收系数之间的关系是:$\varepsilon = \dfrac{M}{10} \times E_{1cm}^{1\%}$

式中:M 为待测物质的摩尔质量。吸收系数不能直接测定,需配制准确浓度的纯品稀溶液测定其吸光度,再进行换算求得。

(二)仪器简介

1.分光光度计的基本部件 通常由光源、单色器、吸收池、检测器及显示器四部分组成。

(1)光源:其功能是提供足够强度的、稳定的连续光谱。紫外光区和可见光区通常分别用氢灯(或氘灯)和钨灯(或卤钨灯)两种光源。

(2)单色器:其功能是将光源发出的复合光分解,并从中分出测量所需波长的单色光。一般由色散元件、狭缝、准直镜及聚光透镜等组成。色散元件有棱镜和光栅两种;狭缝有入射狭缝和出射狭缝两个。

（3）吸收池：其功能是盛装溶液和确定液层的厚度。一台分光光度计配有几组厚度不同的吸收池，以供选用。可见光区的测量一般用玻璃吸收池，紫外光区的测量则用石英吸收池，因普通玻璃吸收紫外线，影响准确测定。用于盛装参比溶液和样品溶液的一组吸收池必须相互匹配，即有相同的厚度与透光性。

（4）检测器：其功能是通过光电转换元件检测透过光的光通量大小，并将光信号转变成电信号。常用的光电转换元件是光电管、光电倍增管及光电二极管阵列检测器。

（5）显示器：其功能是把检测到的信号以适当的方式显示或记录下来。常用的显示方式有数字显示、荧光屏显示、曲线扫描及结果打印等多种。高性能的仪器还带有数据站，可进行多功能操作。

2. 分光光度计的类型 分光光度计的分类方法有多种。按光路系统可分为单光束和双光束分光光度计；按测量方式可分为单波长和双波长分光光度计。

（1）单光束分光光度计：单光束仪器只有一束单色光，参比溶液和样品溶液的测定，是在同一位置用同一束单色光先后进行。单光束仪器结构简单，操作简便，但对光源强度的稳定性要求较高。

（2）双光束分光光度计：双光束仪器的参比溶液和样品溶液分别位于参比光路和测量光路。检测器在不同的瞬间接受和处理参比信号和样品信号，其信号差经对数转换系统处理后由显示器显示出透光率、吸光度、浓度或进行波长扫描，记录吸收光谱。双光束分光光度计不仅可以自动扫描绘制样品的吸收光谱，而且可以减少或消除因光源强度不稳而引入的误差。

（3）双波长分光光度计：双波长分光光度计是具有两个并列单色器的仪器，用两束不同的单色光交替照射到样品溶液，测定样品溶液中待测组分在这两个波长下的吸光度差值 ΔA，根据 ΔA 求出样品溶液中待测组分的浓度。

（三）定量分析方法

由于中药制剂成分复杂，不同组分的紫外吸收光谱彼此重叠，干扰测定，因此在测定前必须经过适当的提取、净化或采用专属性显色反应等步骤，排除干扰。

1. 单组分样品的定量分析

（1）对照品比较法：在相同条件下，配制供试品溶液和对照品溶液，在规定的波长处分别测定供试品溶液和对照品溶液的吸光度，按下式计算供试品溶液中待测组分的浓度：

$$C_X = \frac{A_X}{A_R} \times C_R$$

式中:A_R 为对照品溶液的吸光度;A_X 为供试品溶液的吸光度;C_R 为对照品溶液的浓度;C_X 为供试品溶液的浓度。

此法操作简便,但要求供试品溶液与对照品溶液的浓度相近,对照品溶液中所含待测成分的量应为供试品溶液中待测成分规定量的 100%±10%,所用溶剂也应完全一致,才可获得准确的测定结果。止咳宝片中吗啡的含量测定、华山参片中莨菪碱的含量测定等,均采用对照品比较法测定。

(2)吸收系数法:当已知某物质在一定条件下的吸收系数 E 后,可在相同条件下,按规定方法配制该供试品溶液,在规定的波长处测定其吸光度,再根据朗伯-比尔定律,按下式计算待测组分的含量:

$$C_X = A/(E_{1cm}^{1\%} \times L)$$

该法的优点是无需对照品,方法简便。2005 年版《中国药典》采用吸收系数法测定的制剂成分有盐酸小檗碱、防己碱、芦荟苷、总番泻苷、羟基萘醌总色素等。用本法测定时,吸收系数通常应大于 100,并应严格按《中国药典》规定的方法对仪器波长、空白吸收进行校正,对吸光度的准确度进行检定,对杂散光进行检查,并严格控制测定条件(如溶剂、溶液浓度及酸度等),以保证测定结果的准确性。

(3)标准曲线法:配制一系列不同浓度的标准溶液,选择合适的参比溶液,在相同条件下分别测定各标准溶液的吸光度。以吸光度为纵坐标,浓度为横坐标绘制 A-C 曲线,称为标准曲线或工作曲线(见图 5-12)。在做精密测量时,用标准溶液的浓度与相应的吸光度进行线性回归,求出回归直线方程(相关系数 $r \geqslant 0.999$),绘出

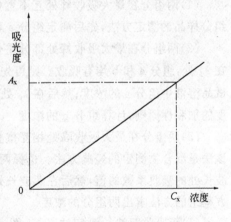

图 5-12　标准曲线

回归直线代替标准曲线,以尽量消除偶然误差。再在完全相同的条件下测定样品溶液的吸光度,从标准曲线(或回归直线)上查出样品溶液的对应浓度,或代入回归方程,求出样品溶液的浓度。

标准曲线法适用于批量样品的测定,在固定仪器和方法的条件下,绘制好的标准曲线可使用多次,不必每次实验都重新绘制,除非测定条件发生变化。2005 年版《中国药典》规定采用本法测定的制剂及成分有:复方皂矾中的硫酸亚铁,独一味

胶囊、消咳喘糖浆和排石颗粒中的总黄酮,金樱子中的多糖,槐花中的芦丁,青黛中的靛蓝等。

2. 混合物的测定方法　利用分光光度法可同时测定供试品中两种或多种以上组分的含量,不需化学分离,方法简便可靠。要求待测组分彼此不发生化学反应,同时每一组分必须在一定波长范围内符合比尔定律。根据吸收定律的加和性,可分别测定各组分的含量。当溶液中同时存在两组分 a 和 b 时,它们的吸收峰相互重叠的程度如图 5-13 所示。

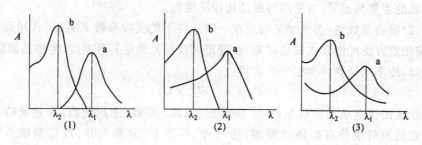

图 5-13　混合组分吸收光谱重叠示意图

(1)两组分在最大吸收峰处互不重叠:如图 5-13(1),可分别在 λ₁ 和 λ₂ 处用单组分样品的测定方法,先后测定组分 a 和 b 的浓度。

(2)两组分在最大吸收峰处部分重叠:如图 5-13(2),在 $λ_1$ 处,组分 b 无吸收,在 $λ_2$ 处,组分 a 和 b 均有吸收。则可先在 $λ_1$ 处用单组分样品的测量方法,测定供试品溶液中组分 a 的浓度;然后在 $λ_2$ 处测定供试品溶液的吸光度 A_2^{a+b},根据吸光度的加和性原则,计算组分 b 的浓度。

(3)两组分在最大吸收峰处相互重叠:如图 5-13(3),常采用解线性方程组法。该法是混合物测定的经典方法。选择两个测定波长 $λ_1$ 和 $λ_2$,首先测定两组分在两波长处的吸收系数的值,然后在两波长处测定供试品溶液的吸光度,最后用解线性方程组的方法求出两组分的浓度。

(4)等吸收双波长测定法:对于图 5-13(3)的情况,还可利用等吸收双波长测定法对其中一种组分或两种组分同时进行测定。

原理:先把一种组分的吸收设法消去,测定另一组分的浓度,如图 5-14 所示。测定 b 组分时,选择 b 组分的最大吸收波长作测定波长 $λ_1$,由 b 的峰顶 $λ_1$ 向横坐标作垂线与 a 吸收曲线的一侧相交,从相交点作横坐标的平行线与 a 吸收曲线的另一侧相交,交点所对应的波长为参比波长 $λ_2$。在 $λ_1$ 和 $λ_2$ 处分别测定吸光度 A_1^{a+b} 与 A_2^{a+b},然后相减求 $ΔA^{a+b}$。在两波长处 a 组分的吸光度相等 $ΔA^a = 0$,b 组分的吸光度差值 $ΔA^b$ 与 b 组分的浓度呈正比。测组分 a 时,可用相同的方法选择

b 组分具有等吸收的两个波长,消去 b 的干扰,测定 a 组分的浓度。本法不仅适用
于干扰组分有等吸收点的测定,还适用于浑浊溶液的测定。

操作步骤:①选择参比波长与测定波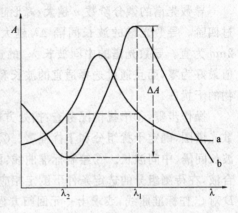
长:用混合物中两组分的对照品,分别配
成一定浓度的对照品溶液,测出各自的吸
收光谱,按波长选择原则,每个组分选出
合适的两个波长 λ_1 和 λ_2。②绘制标准曲
线:配制一系列不同浓度的待测组分对照
品混合液,在各组分的选定波长处测定吸
光度差值 ΔA,用 ΔA 对 C 作标准曲线,或
求出一元回归方程。③含量测定:在各组
分的选定波长处测定样品混合物溶液的
吸光度差值 ΔA,根据标准曲线或一元回
归方程,求出各组分的相应浓度。

图 5-14　等吸收双波长测定法示意图

(5)导数光谱法:导数光谱法又称微分光谱法,也是一种消除光谱干扰的方法。
以吸光度 A 对波长 λ 的吸收光谱称为零阶光谱,对吸收光谱进行一级微分,即可
得到 $(dA/d\lambda)$-λ 曲线,称为一阶导数光谱,以同样方法可得到二阶导数光谱 $(d^2A/d\lambda^2)$-λ 曲线,三阶导数光谱 $(d^3A/d\lambda^3)$-λ 曲线,四阶导数光谱 $(d^4A/d\lambda^4)$-λ 曲线。
(见图 5-15)

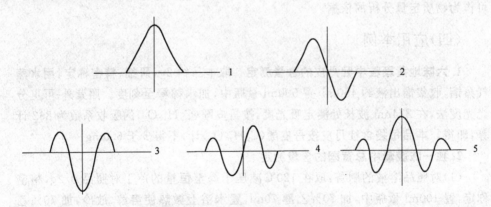

图 5-15　各阶导数光谱的基本曲线图
1.零阶　2.一阶　3.二阶　4.三阶　5.四阶

原理:在导数光谱中,导数信号与浓度成正比,即:$dA/d\lambda \propto C$,$d^2A/d\lambda^2 \propto C$,$d^3A/d\lambda^3 \propto C$,$d^4A/d\lambda^4 \propto C$。信号对浓度的灵敏度取决于吸收系数在特定波长下的

变化率,即:$d\varepsilon/d\lambda$,$d^2\varepsilon/d\lambda^2$, $d^3\varepsilon/d\lambda^3$, $d^4\varepsilon/d\lambda^4$,导数光谱的测量法有几何法和代数法。在几何法中,导数光谱的定量参数是振幅。

导数光谱的微分阶数 n 越大,峰形越尖锐、分辨率越强,信噪比越低,通常不超过四阶。导数光谱的波长间隔 $\Delta\lambda$ 越大,灵敏度越高,分辨率越低。一般选 1～2nm 为宜。导数光谱的中间波长 λ_m 的选择原则是:干扰组分在此波长处的导数值最好为零,而且通过选择适宜的波长和求导条件,可消除背景吸收、杂质和共存物的干扰。

操作步骤:①干扰情况考查:按处方配比,分别测定各味原药模拟液的各阶导数光谱图,确定干扰组分和干扰程度。②选择测定条件:光谱扫描波长、微分阶数、波长间隔、中间波长。③绘制标准曲线:配制一系列不同浓度的待测组分对照品混合液,在待测组分的选定条件下测定相应的导数光谱,然后测其峰-谷振幅值 D,用 D 对 C 作标准曲线,或求出一元回归方程。④测定:取供试品适量,按绘制标准曲线同样的条件操作,测峰-谷振幅值 D,根据标准曲线或一元回归方程,求出各组分的相应浓度。

(6)差示光谱法(ΔA)法:先提供一个近似理想的参比溶液,然后使待测组分发生特征光谱变化,而其他共存组分却不引起光谱变化,由此消除其干扰。取两份相等的供试液,在一份中加酸或加碱,形成不同的酸碱介质环境;或加入能与待测组分发生反应的试剂,使待测组分以不同的形式存在,吸收光谱发生显著变化,将两份供试液稀释至同样浓度,分别置于样品池与参比池中,于选定波长处测其吸光度差值 ΔA,在一定浓度范围内,ΔA 与待测组分浓度 C 呈线性关系(即:$\Delta A = KC$),可作为物质定量分析的依据。

(四)应用举例

1.六味地黄颗粒中牡丹皮的含量测定 取本品约 2g,研细,精密称定,用水蒸气蒸馏,收集馏出液约 450ml,置 500ml 量瓶中,加水稀释至刻度。照紫外-可见分光光度法,在 274nm 波长处测定吸光度,按丹皮酚($C_9H_{10}O_3$)的吸收系数为 862 计算,即得。本品每袋含牡丹皮按丹皮酚($C_9H_{10}O_3$)计,不得少于 6.0mg。

2.独一味胶囊中总黄酮的含量测定

(1)对照品溶液的制备:取在 120℃减压干燥至恒重的芦丁对照品 0.2g,精密称定,置 100ml 量瓶中,加 70%乙醇 70ml,置水浴上微热使溶解,放冷,加 70%乙醇至刻度,摇匀。精密量取 10ml,置 100ml 量瓶中,加水至刻度,摇匀,即得。(每 1ml 中含无水芦丁 0.2mg)

(2)标准曲线的制备:精密量取对照品溶液 1ml、2ml、3ml、4ml、5ml、6ml,分别置 25ml 量瓶中,加水至 6ml,加 5%亚硝酸钠溶液 1ml,混匀,放置 6 分钟,加 10%

硝酸铝溶液 1ml,摇匀,放置 6 分钟,加氢氧化钠试液 10ml,再加水至刻度,摇匀,放置 15 分钟;以相应的溶液为空白,在 500nm 波长处测定吸光度,以吸光度为纵坐标,浓度为横坐标绘制标准曲线。

(3)测定:取经研细的本品 0.6g,精密称定,置 100ml 量瓶中,加 70％乙醇 70ml,置水浴上微热并时时振摇 30 分钟,放冷,加 70％乙醇至刻度,摇匀,放置 4 小时,精密量取上清液 1ml,置 25ml 量瓶中,照标准曲线制备项下的方法,自"加水至 6ml"起,依法测定吸光度,从标准曲线上读出供试品溶液中无水芦丁的量,计算,即得。本品每粒含总黄酮以无水芦丁($C_{27}H_{30}O_{16}$)计,不得少于 26mg。

六、原子吸收分光光度法

原子吸收分光光度法是基于从光源辐射出具有待测元素特征谱线的光,通过供试品蒸气时被待测元素的基态原子所吸收,由辐射谱线被减弱的程度(即原子的吸光度)来测定供试品中该元素的含量。该法已广泛应用于中药制剂及中药材中重金属、有害元素及微量元素的检测。如 2005 年版《中国药典》(一部)收载的龙牡壮骨颗粒中钙的测定;雄宝胶囊中铜、锰、锌、铁等微量元素的测定;朱砂包衣的中成药丸剂、至宝三鞭丸中汞含量的测定;麻杏石甘汤中微量金属元素的含量测定等。原子吸收分光光度法具有灵敏度高、选择性和重现性好、干扰较少、操作简便快速、测定范围广等优点;但其不足之处是标准工作曲线的线性范围窄,测定不同元素一般需用不同光源的灯,且实验条件要求严格。

(一)基本原理

原子吸收和分子吸收一样,也服从 Lambert-Beer 定律。当光源辐射出具有待测元素特征谱线的光通过供试品蒸气时,被待测元素的基态原子所吸收,使辐射谱线被减弱,其减弱的程度(即待测元素原子蒸气对其共振辐射的吸收程度 A)与待测元素基态原子数 No 成正比。根据玻尔兹曼分布律,在通常原子吸收测定条件下($T=3000K$),待测元素激发态原子数 Ni 相对于其基态原子数 No 可忽略不计(Ni/No≤1％),No 可看作等于总原子数,即可认为所有的吸收都是在基态进行的。在稳定的原子化条件下,试液中被测组分浓度 C 与蒸气中待测元素原子总数成正比,当原子蒸气的厚度(即火焰宽度)保持一定时,吸光度 A 与待测组分的浓度 C 呈线性关系,即:$A=K'C$

K' 为比例系数,上式即为原子吸收分光光度法的定量公式。

(二)样品的处理

原子吸收光谱分析通常是溶液进样,待测样品需事先转化为溶液样品,预处理方法与通常的化学分析相同,要求供试品分解完全,在分解过程中应防止玷污和避免待测组分的损失,所用试剂及反应产物对后续测定应无干扰。

分解供试品最常用的方法是用酸溶解或碱熔融,近年来微波溶样法获得了广泛的应用。通常采用稀酸、浓酸或混合酸处理,酸不溶性物质采用熔融法。无机供试品如矿物类药物大都采用此类方法。有机供试品通常先进行消化处理,以除去有机物基体,消化后的残留物再用合适的酸溶解。消化处理可分为干法消化和湿法消化两种,被测元素若是易挥发的元素(如 Hg、As、Cd、Pb、Sb、Se 等),则不能采用干法消化,因为这些元素在消化过程中损失严重。

干法消化是在较高的温度下氧化样品的方法。准确称取一定量的样品,置于石英坩埚或铂坩埚中,于 80℃～150℃低温加热除去大量有机物;然后放于高温炉中,加热至 450℃～550℃进行灰化处理。冷却后,再将灰分用 HNO_3、HCl 或其他溶剂进行溶解。如有必要,可加热溶液以使残渣溶解完全,最后转移到容量瓶中,稀释至刻度。

湿法消化是在样品升温下用合适的酸加以氧化。最常用的是 HCl-HNO_3 法、HNO_3-$HClO_4$ 法或 H_2SO_4-HNO_3 等混合酸法。若用微波溶样技术,可将样品放于聚四氟乙烯焖罐中,于专用微波炉中加热消化样品。若使用石墨炉原子化器,则可直接分析固体供试品,采用程序升温,以分别控制供试品干燥、消化和原子化过程,使易挥发或易热解的基体在原子化阶段前除去。

(三)定量分析方法

1. 标准曲线法 标准曲线法是最常用的一种定量分析方法。根据对供试品溶液中待测元素大致含量的估计,配制一系列具有相同基体而不同浓度的待测元素的标准溶液(至少 3 份,浓度依次递增),以空白为参比,分别测量其吸光度 A,取每一浓度 3 次读数的平均值,以吸光度 A 对相应浓度(或含量)C 作标准曲线(见图 5-16A)或计算回归方程。制备供试品溶液,使待测元素的估计浓度在标准曲线的线性范围内,在相同条件下,测定供试品溶液的吸光度,取 3 次读数的平均值,由标准曲线或回归方程求得供试品中待测元素的浓度或含量。

2. 标准加入法 当供试品基体影响较大,又没有纯净的基体空白或测定纯物质中极微量的元素时,往往采用标准加入法。方法是:分取 4 份等体积的供试品溶液于 4 只同容积的量瓶中,除第一份外分别依次准确加入比例量的待测元素标准溶液,用溶剂稀释至刻度,分别测定其吸光度,绘制吸光度 A 对相应的待测元素加入量的标准曲线,延长此直线与含量轴的延长线相交,此交点与原点的距离即相当于供试品溶液取用量中待测元素的含量(见图 5-16B)。再以此计算供试品溶液中待测元素的含量。

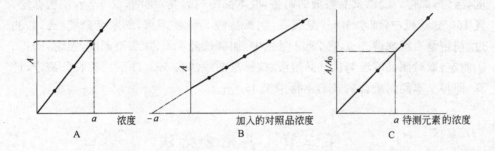

图 5-16 原子吸收分光光按法中各定量分析方法的标准曲线

A. 标准曲线 B. 标准加入法 C. 内标法

采用标准加入法时,被测元素的浓度应与其对应的吸光度呈线性关系;至少采用 4 个点来外推曲线;须用标准加入法进行试剂空白的扣除;且曲线斜率不能太小,以免引起较大误差。标准加入法可消除分析中的基体干扰,并且由于在供试品中加入了被测物的标准溶液,与供试品中原有被测物因加和效应而产生较大吸光度,提高了测定的准确度。但操作费时,消耗样品量多,不适于分析数量多且要求快速的样品,此外,操作的平行性也会影响结果的准确度。

3. 内标法 内标法是在一系列标准溶液和供试品溶液中分别加入一定量样品中不存在的内标元素,同时测定溶液中待测元素和内标元素的吸光度 A、A_0,以吸光度的比值 A/A_0 对标准溶液中待测元素的浓度绘制标准曲线(见图 5-16C),根据供试品溶液中待测元素与内标元素的吸光度比值,由标准曲线求得供试品中待测元素的浓度或含量。内标法由于是同时测定,测定值的波动可相互抵消,同时可消除在原子化过程中因实验条件(如气体流量、基体组成、火焰状态等)变化而引起的误差,选择适当的分析条件及分析方法会使测定值再现性良好,精密度较高。

(四)应用举例

龙牡壮骨颗粒中钙的含量测定:①实验条件及仪器:原子吸收分光光度计;光源:以待测元素钙(Ca)作为阴极的空心阴极灯,其电流为 5mA;火焰:乙炔-空气;乙炔流量:1.5L/分钟;空气流量:7L/分钟;狭缝宽度:0.04mm;燃烧器高度:8mm;吸收线波长:422.7nm。待仪器稳定后,用空白溶剂调零,将配制好的对照品溶液由低到高依次测定,读出吸光度读数,然后进行供试品溶液的测试并读出吸光度数值,计算,即得。②对照品溶液的制备:精密称取经 110℃ 干燥至恒重的碳酸钙对照品约 60mg,置 100ml 量瓶中,加水 10ml 湿润后,加稀盐酸 5ml 使溶解,加水至刻度,摇匀,精密量取 25ml,置 100ml 量瓶中,加水至刻度,摇匀,精密量取 1.0ml、1.5ml、2.0ml、2.5ml 和 3.0ml,分别置 25ml 量瓶中,各加镧试液 1ml,加水至刻度,摇匀,即得。③供试品溶液的制备:取本品的内容物,研细,取 0.5g,精密称定,置 100ml 量瓶中,加水 10ml 湿润后,加稀盐酸 5ml 使溶解,加水至刻度,摇匀,滤过,精密量取续滤液 2ml,置 25ml 量瓶中,加镧试液 1ml,加水至刻度,摇匀,即得。④测定:取对照品溶液与供试品溶液,按标准曲线法在 422.7nm 的波长处测定,计算,即得。本品每袋含钙(Ca)不得少于 45.0mg。

第三节　其他分析法

一、浸出物测定法

该法适用于有效成分尚不明确、待测成分含量过低(低于万分之一)或尚无确切定量测定方法的中药制剂。可依据制剂中已知成分的溶解性能,选择适当的溶剂如水、乙醇、乙醚、三氯甲烷等,测定浸出物的含量,以此控制中药制剂的质量。2005 年版《中国药典》(一部)中共收载浸出物测定品种 211 个,其中中药制剂 15 个,如九味羌活丸、午时茶颗粒、安中片、龟龄集、刺五加片等。

(一)测定方法

1.水溶性浸出物测定法　测定用的供试品需粉碎,使能通过二号筛,并混合均匀。

(1)冷浸法:取供试品约 4g,精密称定,置 250~300ml 的锥形瓶中,精密加水 100ml,密塞,冷浸,前 6 小时内时时振摇,再静置 18 小时,用干燥滤器迅速滤过,精密量取滤液 20ml,置已干燥至恒重的蒸发皿中,在水浴上蒸干后,于 105℃干燥 3 小时,置干燥器中冷却 30 分钟,迅速精密称定重量。除另有规定外,以干燥品计算供试品中水溶性浸出物的含量(%)。

(2)热浸法:取供试品约 2~4g,精密称定,置 100~250ml 锥形瓶中,精密加水 50~100ml,密塞,称定重量,静置 1 小时后,连接回流冷凝管,加热至沸腾,并保持微沸 1 小时。放冷后,取下锥形瓶,密塞,再称定重量,用水补足减失的重量,摇匀,用干燥滤器滤过。精密量取滤液 25ml,置已干燥至恒重的蒸发皿中,在水浴上蒸干后,于 105℃干燥 3 小时,置干燥器中冷却 30 分钟,迅速精密称定重量。除另有规定外,以干燥品计算供试品中水溶性浸出物的含量(%)。

2.醇溶性浸出物测定法　照水溶性浸出物测定法测定(热浸法必须在水浴上加热)。以各品种项下规定浓度的乙醇(40%、70%、95%)、甲醇或正丁醇代替水为溶剂。

3. 挥发性醚浸出物测定法 取供试品粉末(过四号筛)2～5g,精密称定,置五氧化二磷干燥器中干燥12小时,置索氏提取器中,用无水乙醚作溶剂,回流提取8小时,放冷,取乙醚液,置干燥至恒重的蒸发皿中,放置,挥去乙醚,残渣置五氧化二磷干燥器中干燥18小时,精密称定,缓缓加热至105℃,并于105℃干燥至恒重。其减失重量即为挥发性醚浸出物的重量。

(二)应用举例

1. 暑症片 由猪牙皂、细辛、薄荷等15味中药组成,其水溶性浸出物(用冷浸法测定)不得少于25.0%。

2. 刺五加浸膏 照水溶性浸出物测定法项下的热浸法测定,刺五加水浸膏中水溶性浸出物不得少于45.0%;照醇溶性浸出物测定法项下的热浸法测定,用甲醇作溶剂,刺五加醇浸膏中醇溶性浸出物不得少于60.0%。

3. 刺五加片 取本品10片,除去糖衣,精密称定,研细,取适量(约相当于刺五加浸膏0.75g),精密称定,照醇溶性浸出物测定法项下的热浸法测定,用甲醇作溶剂,每片含醇溶性浸出物不得少于80mg。

4. 肿节风片 取本品20片,除去糖衣,精密称定,研细,取2g,精密称定,照醇溶性浸出物测定法项下的热浸法测定,用甲醇作溶剂,每片含醇溶性浸出物不得少于80mg。

5. 儿康宁糖浆中正丁醇提取物的测定 精密量取本品20ml,用水饱和的正丁醇振摇提取5次,第1次30ml,以后每次20ml,合并正丁醇提取液,置已干燥至恒重的蒸发皿中,蒸干,105℃干燥3小时,移置干燥器中,冷却30分钟,迅速精密称定重量,计算,即得。本品含正丁醇提取物不得少于3.0%。

6. 龟龄集挥发性醚浸出物的测定 取本品内容物2g,照挥发性醚浸出物测定法依法测定,其挥发性醚浸出物不得少于0.25%。

(三)计算举例

某药检所进行某中药制剂的浸出物测定(冷浸法),测定数据如下:仪器:AE-200电子天平,DHG-102型电热干燥箱;溶媒:水,100ml;室温:17℃;干燥温度:105℃;供试品重:供试品Ⅰ 3.9586g,供试品Ⅱ 4.0569g;蒸发皿重:蒸发皿Ⅰ 39.3655g→39.3652g,蒸发皿Ⅱ 43.6475→43.6472g;取滤液20ml,蒸干,105℃干燥3小时,称重:供试品Ⅰ 39.8679g,供试品Ⅱ 44.1600g。试计算该制剂的浸出物含量(%)。

解:供试品Ⅰ的浸出物含量(%)=(39.8679-39.3652)÷20×100÷3.9586×100%=63.5%

供试品 Ⅱ 的浸出物含量(%)＝(44.1600－43.6472)÷20×100÷4.0569×100%＝63.2%

平均值＝(63.5%＋63.2%)÷2＝63.4%

差值＝(63.5%－63.2%)÷63.4%×100%＝0.47%(差值小于1.5%)

二、挥发油测定法

(一)仪器装置

挥发油测定装置如图 5-17 所示,A 为 1000ml(或 500ml、2000ml)的硬质圆底烧瓶,上接挥发油测定器 B,B 的上端连接回流冷凝管 C。以上各部均用玻璃磨口连接。测定器 B 应具有 0.1ml 的刻度。全部仪器应充分洗净,并检查接合部位是否严密,以防挥发油逸出。装置中挥发油测定器的支管分岔处应与基准线平行。

(二)测定方法

挥发油总量的测定有甲、乙二法。甲法适用于测定相对密度在 1.0 以下的挥发油,乙法适用于测定相对密度在 1.0 以上的挥发油。测定用的供试品,除另有规定外,须粉碎使能通过二号至三号筛,并混合均匀。应初步了解供试品中挥发油的含量,以确保所用样品量能蒸出不少于 0.5ml 挥发油。

1. 甲法 取供试品适量(约相当于含挥发油 0.5～1.0ml),称定重量(准确至 0.01g),置烧瓶中,加水 300～500ml(或适量)与玻璃珠数粒,振摇混合后,连接挥发油测定器与回流冷凝管。自冷凝管上端加水使充满挥发油测定器的刻度部分,并溢流入烧瓶时为止。置电热套中或用其他适宜方法缓缓加热至沸,并保持微沸约 5 小时,至测定器中油量不再增加,停止加热,

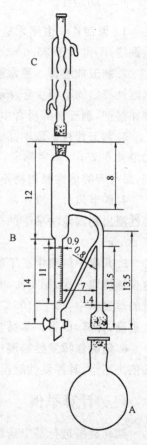

图 5-17　挥发油测定器
(单位:cm)

放置片刻,开启测定器下端的活塞,将水缓缓放出,至油层上端到达刻度 0 线上面 5mm 处为止。放置 1 小时以上,再开启活塞使油层下降至其上端恰与刻度 0 线平齐,读取挥发油量,并计算供试品中含挥发油的百分数。

2. 乙法 取水约 300ml 与玻璃珠数粒,置烧瓶中,连接挥发油测定器。自测

定器上端加水使充满刻度部分，并溢流入烧瓶时为止，再用移液管加入二甲苯1ml，然后连接回流冷凝管。将烧瓶内容物加热至沸腾，并继续蒸馏，其速度以保持冷凝管中部呈冷却状态为度。30分钟后，停止加热，放置15分钟以上，读取二甲苯的容积。然后照甲法自"取供试品适量"起，依法测定，自油层中减去二甲苯的量，即为挥发油量，再计算供试品中含挥发油的百分数。

（三）应用举例

牡荆油胶丸是牡荆油与适量稀释剂加工制成的胶丸，每丸含牡荆油 20mg。含量测定时，取本品 100 丸，加醋酸溶液（1→10）500ml，照挥发油测定法（甲法）测定，所得挥发油按相对密度 0.897 计算，即得。本品每丸含牡荆油应为标示量的85.0%～110.0%。

三、氮测定法

（一）测定方法

1. 常量法　取供试品适量（约相当于含氮量 25～30mg），精密称定，供试品如为固体或半固体，可用滤纸称取，并连同滤纸置干燥的 500ml 凯氏烧瓶中；然后依次加入硫酸钾（或无水硫酸钠）10g 和硫酸铜粉末 0.5g，再沿瓶壁缓缓加硫酸20ml；在凯氏烧瓶口放一小漏斗并使烧瓶成 45°斜置，用直火缓缓加热，使溶液的温度保持在沸点以下，待泡沸停止，强热至沸腾，俟溶液成澄明的绿色后，除另有规定外，继续加热 30 分钟，放冷。沿瓶壁缓缓加水250ml，振摇使混合，放冷后，加40%氢氧化钠溶液75ml，注意使沿瓶壁流至瓶底，自成一液层，加锌粒数粒，用氮气球将凯氏烧瓶与冷凝管连接；另取 2%硼酸溶液 50ml，置 500ml 锥形瓶中，加甲基红-溴甲酚绿混合指示液 10 滴；将冷凝管的下端插入硼酸溶液的液面下，轻轻摇动凯氏烧瓶，使溶液混合均匀，加热蒸馏，至接收液的总体积约为250ml 时，将冷凝管尖端提出液面，使蒸气冲洗约 1 分钟，用水淋洗尖端后停止蒸馏；馏出液用硫酸滴定液（0.05mol/L）滴定至溶液由蓝绿色变为灰紫色，并将滴定的结果用空白试验校正。每 1ml 硫酸滴定液（0.05mol/L）相当于 1.401mg 的 N。

2. 半微量法　蒸馏装置如图 5-18 所示。图中，A 为 1000ml 圆底烧瓶，B 为安全瓶，C 为连有氮气球的蒸馏器，D 为漏斗，E 为直形冷凝管，F 为 100ml 锥形瓶，G、H 为橡皮管夹。

连接蒸馏装置，A 瓶中加水适量与甲基红指示液数滴，加稀硫酸使成酸性，加玻璃珠或沸石数粒，从 D 漏斗加水约 50ml，关闭 G 夹，开放冷凝水，煮沸 A 瓶中的水，当蒸气从冷凝管尖端冷凝而流出时，移去火源，关 H 夹，使 C 瓶中的水反抽到

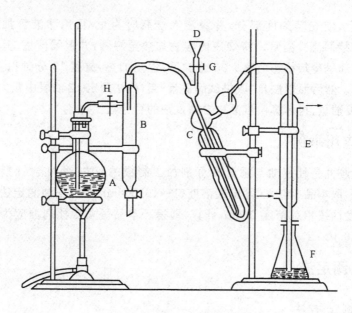

图 5-18　氮测定法(半微量法)装置

B 瓶,开 G 夹,放出 B 瓶中的水,关 B 瓶及 G 夹,将冷凝管尖端插入约 50ml 水中,使水自冷凝管尖端反抽至 C 瓶,再抽至 B 瓶,如上法放去。如此将仪器洗涤 2~3 次。

取供试品适量(约相当于含氮量 1.0~2.0mg),精密称定,置干燥的 30~50ml 凯氏烧瓶中,加硫酸钾(或无水硫酸钠)0.3g 与 30％硫酸铜溶液 5 滴,再沿瓶壁滴加硫酸 2.0ml;在凯氏烧瓶口放一小漏斗,并使烧瓶成 45°斜置,用小火缓缓加热使溶液保持在沸点以下,待泡沸停止,逐步加大火力,沸腾至溶液成澄明的绿色后,除另有规定外,继续加热 10 分钟,放冷,加水 2ml。

取 2％硼酸溶液 10ml,置 100ml 锥形瓶中,加甲基红-溴甲酚绿混合指示液 5 滴,将冷凝管尖端插入液面下。然后,将凯氏烧瓶中内容物经由 D 漏斗转入 C 蒸馏瓶中,用水少量淋洗凯氏烧瓶及漏斗数次,再加入 40％氢氧化钠溶液 10ml,用少量水再洗漏斗数次,关 G 夹,加热 A 瓶进行蒸气蒸馏,至硼酸液开始由酒红色变为蓝绿色时起,继续蒸馏约 10 分钟后,将冷凝管尖端提出液面,使蒸气继续冲洗约 1 分钟,用水淋洗尖端后停止蒸馏。

馏出液用硫酸滴定液(0.005mol/L)滴定至溶液由蓝绿色变为灰紫色,并将滴定的结果用空白试验(空白和供试品所得馏出液的容积应基本相同,约 70~75ml)校正。每 1ml 硫酸滴定液(0.005mol/L)相当于 0.1401mg 的 N。

取用的供试品如在 0.1g 以上时,应适当增加硫酸的用量,使消解作用完全,并相应地增加 40％氢氧化钠溶液的用量。

(二)应用举例

清开灵注射液为胆酸、珍珠母(粉)、猪去氧胆酸、栀子、水牛角(粉)、板蓝根、黄芩苷、金银花制成的注射液。精密量取本品 0.5ml,照氮测定法(半微量法)依法测定,本品每 1ml 含氮(N)应为 2.2~3.0mg。

复习思考题

1. 化学分析法主要有哪些定量分析方法,在中药制剂分析中有哪些应用?

2. 试比较萃取法与沉淀法测定生物碱含量时各自的优缺点。

3. 怎样进行薄层扫描法的方法学考察?

4. 用气相色谱法进行含量测定,要对实验条件作哪些选择?

5. 在高效液相色谱法中选择填充柱和流动相要考虑哪些问题?

6. 高效液相色谱法与气相色谱法相比有何特点?

7. 什么是反相色谱法? 反相色谱法适于分析哪些化合物?

8. 简述运用紫外-可见分光光度法对中药及其制剂进行含量测定的主要方法。

9. 某药检机构用分光光度法测定益母草注射液中总生物碱的含量。标准曲线的绘制:精密量取水苏碱标准品的 0.1mol/L 盐酸溶液(每 1ml 含水苏碱 2mg) 1.0ml、2.0ml、3.0ml、4.0ml、5.0ml,分别置于 25ml 烧杯中,均用 0.1mol/L 盐酸溶液稀释至 10ml,置冰浴中加入硫氰酸铬铵溶液,沉淀滤过抽干后,用丙酮溶解转移至 10ml 量瓶中并稀释至刻度,在 525nm 处测定吸光度,数据如下表。精密量取益母草注射液样品 1ml,置 25ml 烧杯中,按上述操作,测定其吸光度为 0.340。①请对标准曲线实验数据进行一元线性回归,列出回归方程;②计算益母草注射液中总生物碱的含量(以盐酸水苏碱计)。

浓度 C(mg/ml)	0.20	0.40	0.60	0.80	1.00
吸光度(A)	0.100	0.190	0.285	0.365	0.465

10. 5.11×10^{-3} mol/L 芦丁的乙醇溶液(使用 1.2cm 比色皿)在波长 260nm 处的吸光度为 1.213。①试计算芦丁在波长 260nm 下的吸收系数(E)。②已知益心酮片中含有芦丁,取样称重为 2.9652g,提取物用乙醇溶解,转移至 100ml 量瓶中,用乙醇稀释至刻度,使用 0.5cm 的比色皿,在波长 260nm 处的吸光度为 0.686。试计算益心酮片中芦丁($C_{27}H_{30}O_{16}$)的含量。

11. 原子吸收分光光度法适于分析哪些化合物? 其含量测定方法有哪些?

12. 简述用热浸法测定水溶性浸出物含量的方法。

第六章

中药制剂中各主要成分的分析

第一节　生　物　碱　类

生物碱是来源于生物界的一类含氮有机化合物（氨基酸、多肽、蛋白质和 B 族维生素等除外），大多具有显著的生理活性。常用中药如麻黄、黄连、黄柏、苦参、延胡索、吴茱萸、钩藤、川贝母、洋金花、马钱子、川乌等均含有生物碱，为其主要活性成分或毒性成分。因此中药制剂中存在含生物碱类成分的中药时，常被选作定性定量分析的依据。

一、结构特征及理化性质

（一）结构特征

生物碱大多结构复杂且类型众多，主要有杂环类、大环类、萜类、甾类及有机胺类等类型。结构中氮原子呈脂氮或芳氮，季铵、叔胺、仲胺或伯胺，游离或与酸结合等多种状态存在；常有烃基、羟基、羧基、酯基等多种取代基。

（二）理化性质

1. 物理性状　多数生物碱为结晶型固体，少数为无定形粉末，个别小分子生物碱为液体，如槟榔碱、烟碱等。液体生物碱及个别小分子生物碱具有挥发性或升华性，如麻黄碱具有挥发性，咖啡因具有升华性。生物碱多呈无色或白色，结构中存在较长共轭体系并有助色团时，可显不同颜色，如黄连生物碱显黄色。

2. 溶解性　多数生物碱属亲脂性成分，游离状态下难溶于水，易溶于三氯甲烷、乙醚、丙酮、甲醇、乙醇等有机溶剂；与酸结合成盐后水溶性增加，但与不同酸生成的盐水溶性有差异，一般含氧无机酸及小分子有机酸的生物碱盐水溶性较大。季铵型生物碱、生物碱氮氧化物易溶于水，液体生物碱及一些小分子生物碱则既可溶于水又可溶于有机溶剂。含有酸性基团（如酚羟基、羧基）的生物碱可溶于不同碱性的碱水溶液中，含有内酯环、内酰胺结构的生物碱可溶于热苛性碱液中。

3. 酸碱性　多数生物碱具有不同程度的碱性。碱性强弱取决于生物碱结构中氮原子的杂化方式、电子云分布密度及分子的立体效应、氢键效应等。酰胺类生物碱一般碱性较弱，几呈中性；如果在生物碱结构中尚存在酸性基团，则同时会呈酸、碱两性。

4. 沉淀反应　大多数生物碱在酸性水溶液中可与生物碱沉淀试剂（如碘化物复盐、重金属盐和大分子酸等）生成不溶于水的复盐或分子复合物，借以检查中药制剂中生物碱的存在和测定中药制剂中生物碱成分的含量。但须注意的是，共存的蛋白质、多肽和鞣质等成分，也可与生物碱沉淀试剂生成沉淀，产生假阳性。因此，进行生物碱的沉淀反应时，应采用适宜的方法预处理样品，排除干扰。

5. 显色反应　少数生物碱可与特定试剂（如某些无机酸）反应产生不同颜色。生物碱在一定 pH 值条件下可与一些酸性染料定量结合，生成有色络合物，被三氯甲烷等有机溶剂定量提取；具有酯键结构的生物碱，如乌头碱等，可与异羟肟酸铁试剂反应而显紫红色。这些显色反应可用于中药制剂中生物碱成分的分析。

6. 紫外光谱特征　结构中具有共轭体系的生物碱可产生紫外吸收，如吡啶类、喹啉类、吲哚类生物碱等。吸收峰的位置和强度多与助色团的种类、位置及数目有关；若生物碱结构中的氮原子与发色团直接连接或参与发色团，则还与测定溶剂的 pH 值有关。

二、定性鉴别

（一）理化鉴别

沉淀反应是鉴别生物碱常用的方法，一般在酸性水溶液中进行，苦味酸试剂和三硝基间苯二酚试剂也可在中性条件下进行。为避免蛋白质、多肽、鞣质等成分引起假阳性结果，制备供试品溶液时必须净化处理，以除去干扰成分。也有少数生物碱不能与生物碱沉淀试剂发生沉淀反应，可能引起假阴性结果，如麻黄碱。

（二）色谱鉴别

1. 薄层色谱法　常用硅胶或氧化铝薄层色谱。制备供试品溶液时，应根据待测成分及共存成分的性质，选用适宜的溶剂和方法进行提取，提取液浓缩或净化处理后，再用有机溶剂溶解，点在薄层板上。展开剂常选择三氯甲烷、苯等低极性溶剂，再根据待检成分的极性加入其他溶剂调整展开系统极性，以达到满意的分离效果。由于硅胶显弱酸性，分离检识生物碱时，易导致色谱斑点 R_f 值很小、拖尾或形成复斑等，因此在硅胶吸附薄层色谱中，常用碱性展开系统或在碱性环境下展开。薄层色谱展开后，除少数有色生物碱可直接在可见光下观察，有荧光的生物碱可在紫外灯下观察外，绝大多数生物碱需喷试剂显色。最常用的显色试剂是改良碘化铋钾试剂，喷洒后大多数生物碱显橘红色斑点，有时为了提高显色灵敏度，可在喷碘化铋钾试剂之后，再喷硝酸钠试剂。此外还可选用碘蒸气、硫酸铈、碘铂酸等作为显色试剂。个别生物碱的显色试剂特殊，如麻黄碱，多用茚三酮试剂显色。

2. 纸色谱法　纸色谱法可用于生物碱盐或游离生物碱的鉴别。鉴别生物碱盐时，一般以水为固定相，极性较大的酸性溶剂为展开剂，最常用的是正丁醇-醋酸-水（BAW）系统。如果用一定 pH 值的酸性缓冲液为固定相，则选用极性较小的溶剂系统为展开剂。鉴别游离生物碱时，常用甲酰胺为固定相，以甲酰胺饱和的亲脂性有机溶剂，如苯、三氯甲烷或乙酸乙酯为展开剂。

3. 高效液相色谱法　高效液相色谱法具有快速、灵敏、微量等优点，对结构相似的生物碱具有良好的分离效果。在恒定的色谱条件下，各种生物碱均有一定的保留时间，可作为定性鉴别的参数。如果条件不完全相同，则用已知对照品作内标物，采用峰面积或峰高加大法进行检识。

三、含量测定

（一）总生物碱的含量测定

1. 化学分析法　本法多用于处方药味较少、成分较简单、生物碱含量较高的中药制剂。容量分析法以酸碱滴定法最为常用，根据生物碱的碱性强弱，选择水溶液或非水溶液进行酸碱滴定。重量分析法可分为两种，一种是将供试液适当净化后，用适宜的方法（如生物碱酸水液加碱碱化，使生物碱游离，沉淀析出）将生物碱沉淀后直接称重，适用于混合碱、未知结构或分子量相差较大的生物碱的含量测定。其优点是计算简便，不用换算因数，也不必考虑生物碱的分子量；缺点是挥发性生物碱、对碱不稳定的生物碱不宜用。另一种方法是将供试液适当净化后，加入某些试剂，如加入生物碱沉淀试剂使生物碱生成不溶性沉淀，称量沉淀，计算生物碱的含量。该法的优点是取样量少、灵敏度高；缺点是操作繁琐，生成沉淀的影响因素较多，如沉淀试剂、pH 值、温度等。

2. 分光光度法　分光光度法用于中药制剂中总生物碱成分的含量测定，可选择待测生物碱成分本身的吸收波长直接测定，也可加入某些试剂如雷氏盐、酸性染料等反应后比色测定。

(1) 直接测定：系指不经过化学反应，利用待测成分自身对光的吸收，直接进行测定的方法。多用于药味较少、干扰不大的制剂中总生物碱的含量测定。

(2) 离子对萃取比色法：本法多用于制剂中微量生物碱类成分的含量测定。其原理是在一定的 pH 介质中，生物碱与一些酸性染料，或磺酸类、酸类的阴离子，定量地结合为有色离子对（配位物），此离子对可定量地溶于某些有机溶剂，然后在一定波长下测定有机溶剂的吸光度，或经碱化后释放出的酸性染料的吸光度，按分光光度法计算生物碱的含量。可作为离子对配体的试剂有甲基橙、溴麝香草酚蓝和溴甲酚绿等酸性染料；甲苯-4-磺酸和萘-2-磺酸等磺酸类成分；苦味酸、苯甲酸和水杨酸等酚类和羧酸类成分。此外，一些无机离子，如 Cl^-、Br^-、I^- 和 ClO_4^- 等，亦可作为离子对配体。总生物碱含量测定多用酸性染料比色法和苦味酸盐比色法。

①酸性染料比色法：在适当的 pH 介质中，生物碱（B）可与氢离子（H^+）结合成盐，成为阳离子（BH^+），而酸性染料在此条件下解离为阴离子 In^-，生物碱盐的阳离子与染料阴离子定量地结合成有色的配合物（离子对）。此离子对可定量地溶于某些有机溶剂，测定有机溶剂的吸光度或经碱化后释放出的染料的吸光度，按分光光度法计算生物碱的含量。应用本法的关键在于介质的 pH 值、酸性染料的种类和有机溶剂的选择，其中尤以 pH 值的选择最为重要。如果 pH 值偏低，虽然可使生物碱以盐的形式存在，但染料仍以酸的形式存在；如果 pH 值偏高，染料以阴离子形式存在，而生物碱却以游离状态存在，两种情况均不能使阴阳离子定量结合。pH 值的选择要根据染料的性质及生物碱的碱性（pK_a）大小来确定。一般生物碱一元碱与溴麝香草酚蓝形成 1：1 的离子对，pH 值最好在 5.2～6.4 之间；二元碱与溴麝香草酚蓝形成 1：2 的离子对，则 pH 值最好在 3.0～5.8 之间。常用酸性染料有甲基橙、溴麝香草酚蓝、溴甲酚绿、溴酚蓝和溴甲酚紫等。有机溶剂的选择应根据离子对与有机相能否形成氢键以及形成氢键能力的强弱而定。三氯甲烷、二氯甲烷可与离子对形成氢键，有中等程度的提取率，且选择性较好，是常用的提取溶剂。

②苦味酸盐比色法：苦味酸盐比色法是利用在弱酸性或中性溶液中生物碱可与苦味酸定量生成苦味酸盐沉淀，该沉淀可溶于三氯甲烷等有机溶剂，也可以在碱性条件下解离释放出生物碱和苦味酸，测定有机溶剂的吸光度或经碱化后释放出的苦味酸的吸光度，按分光光度法计算生物碱的含量。具体操作方法可分为以下三种：其一，滤取生物碱苦味酸盐沉淀，洗去多余试剂，加碱使沉淀解离，以

有机溶剂萃取出游离的生物碱，用含有苦味酸的碱性水溶液进行比色测定，再换算出生物碱的含量。其二，在 pH 为 7 的缓冲溶液中加入试剂，使生物碱与苦味酸成盐，用三氯甲烷提取该盐，再用 pH 为 11 的缓冲溶液使其解离，苦味酸转溶到碱水液中进行比色，再计算出生物碱的含量。其三，直接在 pH 为 4～5 的缓冲溶液中加三氯甲烷提取生物碱苦味酸盐，将三氯甲烷液置 360nm 波长处进行比色测定。

(3) 雷氏盐比色法：雷氏盐（硫氰酸铬铵）在酸性介质中可与生物碱类成分定量地结合成难溶于水的有色络合物。结构中只含 1 个碱性氮原子的生物碱，其沉淀的组成受 pH 值的影响较小。含 2 个或 2 个以上氮原子的生物碱，其沉淀的组成与各氮原子的碱性强弱和 pH 值密切相关：氮原子碱性均较强的生物碱，在酸性较小的溶液中生成单盐，在酸性较大的溶液中可相应地生成双盐、叁盐等；氮原子碱性较弱的生物碱，则不论酸性强弱均生成单盐；季铵碱分子中有几个季铵氮原子，即与几分子雷氏盐结合。

生物碱的雷氏盐沉淀易溶于丙酮，其丙酮溶液所呈现的吸收特征源于分子结构中的硫氰酸铬铵，而非结合的生物碱。因此，可将生物碱雷氏盐沉淀滤过洗净后，溶于丙酮（或甲醇），直接进行比色测定，换算生物碱的含量；也可精密加入过量的雷氏盐，滤除生成的生物碱雷氏盐沉淀，取滤液在 520～526nm（溶于甲醇时，其 λ_{max} 为 427nm）比色测定剩余的过量雷氏盐含量，间接计算生物碱的含量。

硫氰酸铬铵在丙酮中的摩尔吸收系数 $\epsilon=106.5$（单盐），故可根据其吸收值 A，按下式直接测定而不需绘制标准曲线。

$$W = \frac{A}{\epsilon} \cdot M \cdot V$$

式中，W 为被测物重量（mg）；M 为被测物分子量；V 为溶解沉淀所用丙酮的毫升数。

雷氏盐比色法测定生物碱含量时，需注意以下几点：①雷氏盐的水溶液在室温可分解，故应新鲜配制，沉淀也需在低温下进行。②雷氏盐的丙酮或丙酮-水溶液的吸收值，随时间而有变化，故应尽快测定。

(4) 异羟肟酸铁比色法：含有酯键结构的生物碱，在碱性介质中加热，酯键水解，产生的羧基与羟胺反应生成异羟肟酸，再在酸性条件下，与 Fe^{3+} 生成紫红色配合物（异羟肟酸铁），在一定浓度下符合 Beer 定律，可用比色法进行含量测定。

（二）单体生物碱的含量测定

1. 薄层色谱法 本法测定中药制剂中生物碱的含量，具有速度快、灵敏度高、选择性好、误差小、应用范围广等优点，适用于对紫外、可见光有吸收或经显色后有吸收以及具有荧光的生物碱类成分的测定。其测定方法包括：

（1）测定波长的选择：测定波长有单波长和双波长两种，单波长适用于斑点清晰，薄层板均匀，无背景干扰，或因以硫酸显色，背景碳化色深，无法选用双波长测定含量的；双波长适用于斑点轮廓不清，有干扰组分，多组分，薄层厚薄不匀等，不宜采用单波长测定含量的。

（2）供试品及对照品溶液的配制：一般选择对供试品及对照品溶解度大、易挥发的溶剂，如乙醇、氯仿、乙醚等，在相同条件下，配制供试品与对照品溶液。如果制剂成分复杂，单体生物碱含量又较低，则应注意样品的净化富集。

（3）点样与展开：可用点样器进行点样，点样时原点的扩展应一致，样品与对照品斑点的大小应一致。在薄层展开过程中，应避免产生边缘效应、拖尾现象、比移值不稳定、比移值大小悬殊及混合物没有完全分离等现象。展距要适当，R_f 值以 0.3～0.8 为宜。

（4）显色：常用生物碱沉淀试剂、显色试剂等。如使用改良碘化铋钾等作为显色剂，必须完全挥干展开剂（尤其在碱性环境下展开的）后才可喷洒，否则背景深，反差小，影响测定。

（5）扫描：展开并清除溶剂后，才能对斑点进行扫描。显色薄层扫描时，应在色泽稳定的时间内进行。

（6）绘制标准曲线：根据扫描结果，绘制出浓度与吸收度的标准曲线，或相当于浓度与吸收度的标准曲线。

（7）计算含量：根据光的吸收定律，通过标准曲线求出样品中生物碱的浓度，再求出中药制剂中生物碱的含量。

2. 高效液相色谱法 采用本法进行中药制剂中单体生物碱成分的测定时，可选择液-液分配色谱法、液-固吸附色谱法和离子交换色谱法等。

（1）测定条件的选择：生物碱的高效液相色谱分析，多采用反相色谱。其流动相多为水与有机溶剂组成的混合溶剂，可以是中性、碱性、酸性或酸加碱系统。碱性系统中常用三乙胺，酸性系统多选择磷酸或磷酸盐缓冲溶液，生物碱的离子对色谱的流动相采用辛烷磺酸钠或十二烷基磺酸钠表面活性剂。其固定相常用非极性键合相，如十八烷基键合相（简称 ODS 或 C_{18}），由于残存游离硅胶表面有硅醇基，具弱酸性，能与生物碱发生非吸附性化学反应，使保留时间延长、峰形变宽、拖尾。为克服游离硅醇基的影响常采用下列方法加以改进。

①固定相方面的改进：常在硅胶中加入填料，加填料时，应选择碳链较短的键合相，使硅胶的碳链较短，含有较多的基团，对硅胶中的硅醇基有较好的屏蔽作用，减低游离硅醇基与生物碱的接触机会。

②流动相方面的改进：在流动相中加入硅醇基的抑制剂或扫尾剂，包括碱性物质、离子对试剂和酸性物质。碱性物质有二乙胺、三乙胺、季铵盐试剂（溴化四甲基胺）等，碱性物质与硅醇基产生化学作用，将硅醇基掩蔽起来，使生物碱不再与硅醇基反应；离子对试剂有辛烷磺酸钠、十二烷基磺酸钠（调整合适 pH 值，偏酸性）等，与生物碱作用转变成离子对，生物碱不再与硅胶反应；酸性物质的酸性强于硅胶的酸性，使生物碱转变成盐，不再与硅胶发生反应。

③增加流动相的脂溶性：使生物碱在流动相中的分配系数增大，减少生物碱与硅胶的接触时间，防止发生反应。

（2）测定方法：生物碱的高效液相色谱定量法，由于缺少校正因子，故采用外标法、内标法、已知浓度样品的对照法及内加法。

高效液相色谱法虽然本身具有一定的分离作用，但如果供试液中的干扰物质太多，会影响测定结果，因此在测定前要对样品进行预处理。预处理的方法常采用沉淀法、液-液分配色谱法和液-固分配色谱法。经分离纯化后的生物碱溶液，加无水硫酸钠干燥、蒸发、浓缩、定容后方可测定。

根据被测组分的性质，选择固定相和流动相，按高效液相色谱法的操作规程，将经初步分离的供试品溶液，加到高效液相色谱柱上，进行洗脱、定量。如采用色谱法纯化生物碱，可将纯化的色谱装置与高效液相色谱柱连接在一起，使纯化与定量融为一体。采用离子对色谱法测定含量时，由于色谱系统偏酸性，必须立即清洗色谱柱，避免过夜，以延长色谱柱的使用寿命。

根据采用的定量方法，选择计算公式，求出中药制剂中生物碱的含量。

3. 气相色谱法 本法仅适用于麻黄碱、槟榔碱等有挥发性、遇热不分解的单体生物碱的含量测定。一些游离生物碱及其盐类直接进行气相色谱分析，只能得到一个游离碱的色谱峰。这是因为生物碱盐类在急速加热下，可分解为游离生物碱。生物碱盐在急速加热器中产生的酸对色谱柱和检测器不利，应予注意。

四、应用举例

1. 风湿骨痛胶囊 本品系由制川乌、制草乌、红花、甘草、木瓜、乌梅、麻黄七味药加工而成的硬胶囊剂。

（1）麻黄的定性鉴别：取本品内容物 5g，加浓氨试液 0.5ml 湿润，加三氯甲烷 50ml，加热回流提取 2 次，每次 2 小时，滤过，合并滤液，回收溶剂至干，残渣加甲醇 1ml 使溶解，作为供试品溶液。另取盐酸麻黄碱对照品，加甲醇制成每 1ml 含 1mg 的溶液，作为对照品溶液。吸取上述两种溶液各 5μl，分别点于同一硅胶 G 薄层板上，以三氯甲烷-甲醇-浓氨试液（4：1：0.1）为展开剂，展开，取出，晾干，喷以茚三酮试液，在 105℃加热数分钟。供试品色谱中，在与对照品色谱相应的位置上，应显相同的红色斑点。

（2）乌头总生物碱的含量测定

①对照品溶液的制备：精密称取经 105℃ 干燥至恒重的乌头碱对照品 10mg，置 100ml 量瓶中，加三氯甲烷溶解并稀释至刻度，摇匀，即得（每 1ml 中含乌头碱 0.1mg）。

②标准曲线的制备：精密量取对照品溶液 1ml、2ml、3ml、4ml、5ml，分别置分液漏斗中，依次精密加入三氯甲烷至 20ml，再精密加入 pH3.0 醋酸盐缓冲液（称取无水醋酸钠 0.15g，加水使溶解，加冰醋酸 5.6ml，用水稀释至 500ml，摇匀，并在 pH 计上校正）10ml 和 0.1% 溴甲酚绿溶液（取溴甲酚绿 0.2g，加 0.05mol/L 氢氧化钠溶液 3.2ml 使溶解，用水稀释至 200ml，摇匀）2ml，强力振摇 5 分钟，静置 20 分钟，分取三氯甲烷层，用干燥滤纸滤过，以相应试剂为空白，滤液照紫外-可见分光光度法，分别在 412nm 的波长处测定吸光度。以吸光度为纵坐标，浓度为横坐标，绘制标准曲线。

③测定法：取本品内容物适量，研细，取 1g，精密称定，置具塞锥形瓶中，精密加入乙醚-三氯甲烷-无水乙醇（16：8：1）的混合溶液 25ml 和氨试液 1.5ml，摇匀，称定重量，置快速混匀器上振荡三次，每次 2 分钟，放置过夜，再称定重量，用上述混合溶液补足减失的重量，再置快速混匀器上振荡 2 分钟，静置。倾取上清液，精密量取 5ml，置分液漏斗中，加乙醚 5ml，用 0.05mol/L 硫酸溶液提取 4 次，每次 10ml，分取硫酸液，滤过，合并滤液，置另一分液漏斗中，加浓氨试液 4ml，摇匀，用三氯甲烷提取 4 次，每次 10ml，分取三氯甲烷层，滤过，合并滤液，回收溶剂至干，残渣于 105℃ 加热 1 小时，取出，放冷，加三氯甲烷分次溶解，转移至 25ml 量瓶中，加三氯甲烷稀释至刻度，摇匀。精密量取 20ml，置分液漏斗中，照标准曲线制备项下的方法，自"精密加入 pH3.0 醋酸盐缓冲液 10ml"起，依法测定吸光度，从标准曲线上读出供试品溶液中含乌头碱的量（μg），计算，即得。本品每粒含乌头总生物碱以乌头碱（$C_{34}H_{47}NO_{11}$）计，应为 0.25～0.80mg。

2. 止喘灵注射液　本品系由麻黄、洋金花、苦杏仁、连翘加工制备而成。

（1）总生物碱的含量测定：精密量取本品 10ml，置分液漏斗中，加 1mol/L 氢氧化钠溶液 0.5ml，用三氯甲烷提取 4 次（10ml，10ml，5ml，5ml），合并三氯甲烷液，置具塞锥形瓶中，精密加硫酸滴定液（0.01mol/L）10ml 及新沸过的冷水 10ml，充分振摇，加茜素磺酸钠指示液 1～2 滴，用氢氧化钠滴定液（0.02mol/L）滴定至淡红色，并将滴定结果用空白试验校正。每 1ml 硫酸滴定液（0.01mol/L）相当于 3.305mg 的麻黄碱。本品每 1ml 含总生物碱以麻黄碱（$C_{10}H_{15}NO$）计，应为 0.50～0.80mg。

（2）洋金花中东莨菪碱的含量测定：按高效液相色谱法测定。

①色谱条件与系统适应性试验：以十八烷基硅烷键合硅胶为填充剂；以乙腈-0.07mol/L磷酸钠溶液（含17.5mol/L十二烷基硫酸钠，用磷酸调pH值至6.0）（30：60）为流动相；检测波长为216nm。理论板数按氢溴酸东莨菪碱峰计算，应不低于3000。

②对照品溶液的制备：取氢溴酸东莨菪碱对照品适量，精密称定，用0.07mol/L磷酸钠溶液（用磷酸调pH值至6.0）溶解，制成每1ml含0.2mg的溶液，即得（东莨菪碱重量＝氢溴酸东莨菪碱重量/1.445）。

③供试品溶液的制备：精密量取本品20ml，置分液漏斗中，加2mol/L盐酸溶液调节pH值至2，用三氯甲烷20ml振摇提取1次，弃去三氯甲烷液，酸水层用浓氨试液调pH值至9，用三氯甲烷振摇提取5次，每次20ml，合并三氯甲烷液，置温水浴上回收三氯甲烷至干，残渣用0.07mol/L磷酸钠溶液（用磷酸调pH值至6.0）溶解，转移至5ml量瓶中，并稀释至刻度，摇匀，即得。

④测定法：分别精密吸取对照品溶液与供试品溶液各20μl，注入液相色谱仪，测定，即得。本品每1ml含洋金花以东莨菪碱（$C_{17}H_{21}NO_4$）计，不得少于15μg。

第二节　黄　酮　类

黄酮类成分常以游离或与糖结合成苷的形式存在于多种植物体内，具有多方面的药理活性，常用作中药制剂的定性定量分析指标。例如，黄芩中的黄芩苷具有抗菌消炎作用；银杏叶中的银杏黄酮、葛根中的葛根素等具有扩张冠状动脉，增加血流量，降低心肌耗氧量等作用；槐米中的芦丁、陈皮中的橙皮苷等具有防治高血压及脑溢血等作用；杜鹃素、芫花素、金丝桃苷、异芒果素等具有止咳、祛痰和扩张气管等作用；紫檀素、黄柏素、桑色素等具有抗癌作用。

一、结构特征及理化性质

（一）结构特征

黄酮类成分原指基本母核为2-苯基色原酮的化合物，现在则泛指两个苯环通过三碳链相互连接（C_6-C_3-C_6）而成的一系列化合物。根据三碳链的变化又可分为黄酮、黄酮醇、异黄酮、二氢黄酮、二氢黄酮醇、查耳酮、橙酮、花青素、黄烷等类型。

（二）理化性质

1. 物理性状　多为结晶性固体，少数（如黄酮苷）为无定形粉末。其颜色与分子中是否存在交叉共轭体系及助色团（—OH、—CH$_3$ 等）的类型、数目以及取代位置有关。一般说来，黄酮、黄酮醇及其苷类多显灰黄色至黄色；查耳酮为黄色至橙黄色；二氢黄酮、二氢黄酮醇及黄烷醇因无交叉共轭体系，几乎无色；异黄酮因缺少完整的交叉共轭体系，仅显微黄色。

2. 溶解度　其溶解度因结构及存在状态不同而有较大差异。一般游离苷元难溶或不溶于水，易溶于甲醇、乙醇、乙酸乙酯、乙醚等有机溶剂及稀碱液中。其中，黄酮、黄酮醇、查耳酮等为平面型分子，难溶于水；二氢黄酮及二氢黄酮醇系非平面型分子，在水中溶解度稍大；异黄酮水溶性介于二者之间；花色素因以离子形式存在，具有盐的通性，亲水性较强。黄酮苷多易溶于水、甲醇、乙醇等强极性溶剂，难溶或不溶于苯、三氯甲烷、乙醚等有机溶剂；糖链越长，则在水中的溶解度越大。

3. 酸碱性　黄酮类成分因分子中多有酚羟基，故显酸性。酚羟基数目及位置不同，酸性强弱不同。以黄酮为例，其酚羟基酸性强弱顺序为：7，4′-二 OH＞7-或 4′-OH＞一般酚-OH＞5-OH。黄酮类化合物分子中 γ-吡喃酮环上的 1-位氧原子，因具有未共用电子对，而呈微弱的碱性，可与浓硫酸、盐酸等强无机酸生成烊盐，产生特殊颜色，但生成的烊盐极不稳定，加水后即可分解。

4. 显色反应　黄酮类成分的颜色反应多与分子中的酚羟基及 γ-吡喃酮环有关。

（1）还原反应：①盐酸-镁粉反应：多数黄酮、黄酮醇、二氢黄酮及二氢黄酮醇类成分显橙红色至紫红色，少数显紫色至蓝色；查耳酮、橙酮、儿茶素类则不显色；异黄酮除少数例外，也不显色。②四氢硼钠反应：为二氢黄酮及二氢黄酮醇类成分的专属性显色反应，显红色至紫红色；其他黄酮类均为负反应。

（2）金属离子络合反应：黄酮类成分常可与铝盐、锆盐、镁盐等试剂反应，生成有色配合物：①铝盐：常用试剂为 1％三氯化铝或硝酸铝溶液，生成的配合物多为黄色（$\lambda_{max}=415nm$），并有荧光，可用于定性及定量分析。②锆盐：黄酮类成分分子中有游离的 3-OH 或 5-OH 存在时，可与 2％二氯氧锆甲醇溶液反应生成黄色的锆配合物，但两种配合物对酸的稳定性不同，在反应液中加入枸橼酸后，5-羟基黄酮黄色显著褪去，而 3-羟基黄酮呈鲜黄色（锆-枸橼酸反应）。③镁盐：将含有二氢黄酮及二氢黄酮醇类成分的溶液滴在滤纸上，喷以醋酸镁甲醇溶液，在紫外光灯下观察，显天蓝色荧光。

5. 紫外光谱特征　多数黄酮结构中有桂皮酰基及苯甲酰基组成的交叉共轭

体系，在 200～400nm 波长范围内有强烈的吸收带，其中带 I 在 300～400nm 范围内，由 B 环桂皮酰基所引起，带 II 在 240～285nm 范围内，由 A 环苯甲酰基所引起。吸收带 I 与吸收带 II 的最大吸收波长因黄酮类成分的结构不同而异（见表 6-1），一般其结构中共轭体系延长或羟基数目增加，吸收带向长波长移动；加入甲醇钠、醋酸钠、三氯化铝等位移试剂，可使最大吸收波长发生位移，有助于消除杂质干扰，提高选择性，有利于黄酮类成分的含量测定。

表 6-1　　　　　　　黄酮类成分的紫外吸收波长范围

类型	吸收带 I 的波长范围（nm）	吸收带 II 的波长范围（nm）
黄酮	304～350	250～270
黄酮醇	358～385	250～270
二氢黄酮	310～330（较弱）	275～290
二氢黄酮醇	弱	270～290
异黄酮	无	250～270（较弱）
查尔酮	360～390（较强）	240～260（较弱）
橙酮	370～430（较强）	弱

二、定性鉴别

（一）显色反应

1. 盐酸-镁粉反应　取供试品溶液 5～10ml，加入数滴盐酸，再加入少量镁粉（必要时加热），数分钟后出现红色至紫红色，说明含有黄酮、黄酮醇、二氢黄酮或二氢黄酮醇类化合物。为避免提取液本身颜色的干扰，可注意观察加入盐酸后升起的泡沫颜色，如泡沫为红色，即示阳性。

2. 与金属离子反应　若黄酮类成分分子中有游离的 3-OH、5-OH 或邻二酚羟基，则可与金属离子（如 Al^{3+}、Zr^{4+}、Pb^{2+}、Sr^{2+} 等）形成配合物，这些配合物有的产生荧光或颜色加深（如 Al^{3+}、Zr^{4+}），有的产生沉淀（如 Pb^{2+}、Sr^{2+}），可用于黄酮类成分的定性、定量分析。

（二）薄层色谱法

薄层色谱法是含黄酮类成分中药制剂最常用的定性分析方法。多采用吸附薄层，常用的吸附剂有硅胶、聚酰胺和纤维素等。

1. 硅胶薄层色谱　常用的溶剂系统有甲苯-甲酸乙酯-甲酸（5∶4∶1），苯-甲醇（95∶5）（分离黄酮苷元）；苯-甲醇-乙酸（35∶5∶5）（分离黄酮苷）；三氯甲烷-甲醇（8∶2）（分离黄酮苷元及苷）；甲苯-甲酸乙酯-甲酸（5∶4∶1）（分离双黄酮）等。显色方法多为三氯化铝显色后，再在紫外灯下检视荧光。

2. 聚酰胺薄层色谱 常用于分离含游离酚羟基的黄酮苷和苷元。聚酰胺对黄酮类成分的吸附能力较强，故展开剂的极性一般较大，多含有醇、酸或水，或三者兼有。

3. 纤维素薄层色谱 常用于分离黄酮苷类成分，原理同纸色谱，可套用纸色谱所用的流动相。常用的展开剂有：①正丁醇-乙酸-水（4∶1∶5）；②2％甲酸；③不同浓度的乙酸（6％、10％、40％、60％）；④乙酸乙酯-甲酸-水（8∶2∶3）的上层溶液；⑤异丙醇-氢氧化铵-水（8∶1∶1）。

三、含量测定

中药制剂中如含有黄酮类成分，可根据要求测定制剂中总黄酮或黄酮类单体成分的含量，亦可两者同时测定。

（一）总黄酮的含量测定

根据待测成分的结构特点，用适当方法将样品提取纯化后，可直接在最大吸收波长处测定吸光度，采用标准曲线法、比较法或对照法，计算含量。在复方制剂中，由于其他组分吸收的干扰，多需进行显色测定，显色后显色物与背景最大吸收波长差别较大，可消除背景（即阴性空白）干扰，提高方法的选择性及灵敏度。常用的显色试剂为三氯化铝和硝酸铝。醋酸钾-三氯化铝与黄酮显色后最大吸收波长为420nm，亚硝酸钠-硝酸铝与黄酮显色后最大吸收波长为500nm，二者皆可用于总黄酮的含量测定。

（二）黄酮单体成分的含量测定

1. 薄层色谱法 薄层色谱法是测定中药制剂中黄酮单体成分的有效方法之一。样品经有机溶剂或水提取后，可用硅胶、纤维素或聚酰胺进行色谱分离。分离后可将含有待测组分的色斑刮下，再用适当的溶剂洗脱后，用紫外-可见分光光度法测定；也可用薄层扫描仪（单波长或双波长法）直接在薄层板上扫描测定。目前在中药制剂的薄层色谱分析中以应用后者居多。

2. 高效液相色谱法 黄酮类成分在紫外光区有较强的吸收，使用 HPLC 法检测，灵敏度很高。如中药制剂中含有黄酮类成分，只要经过适当的预处理，并选择好色谱条件，一般都能得到较满意的结果。黄酮类成分的 HPLC 条件多选择反相色谱，用 C_{18} 键合相作固定相，流动相常用甲醇-水-乙酸（或磷酸缓冲液）及乙腈-水。检测器主要采用紫外检测器或荧光检测器。

四、应用举例

双黄连口服液中黄芩苷的含量测定：本品由金银花、黄芩、连翘加工制备而成。按高效液相色谱法依法测定。

1. 色谱条件与系统适用性试验 用十八烷基硅烷键合硅胶为填充剂；以甲醇-水-冰醋酸（50∶50∶1）为流动相；检测波长为 274nm。理论板数按黄芩苷峰计算应不低于 1500。

2. 对照品溶液的制备 取黄芩苷对照品适量，精密称定，加 50％甲醇制成每 1ml 含 0.1mg 的溶液，即得。

3. 供试品溶液的制备 精密量取本品 1ml，置 50ml 量瓶中，加 50％甲醇适量，超声处理 20 分钟，放置至室温，加 50％甲醇稀释至刻度，摇匀，即得。

4. 测定法 分别精密吸取对照品溶液与供试品溶液各 5μl，注入液相色谱仪，测定，即得。本品每 1ml 含黄芩以黄芩苷（$C_{21}H_{18}O_{11}$）计，不得少于 8.0mg。

第三节 三萜皂苷类

三萜类成分是一类基本母核由 30 个碳原子组成的萜类化合物，以游离形式或以与糖结合成苷或成酯的形式存在于植物体内，具有多方面的生理活性，常将其作为中药制剂定性、定量分析的指标。如人参皂苷能促进 RNA 蛋白质的生物合成，调节机体代谢，增强免疫功能；柴胡皂苷有明显的中枢抑制、抗炎、降低血浆中胆固醇和甘油三酯等作用；七叶皂苷有明显的抗渗出、抗炎、抗瘀血作用；甘草皂苷有促肾上腺皮质激素样作用，并能防治肝硬化、抗动脉粥样硬化、抗溃疡；人参皂苷 Rh_2 有抗肿瘤活性等。

一、结构特征及理化性质

（一）结构特征

根据异戊二烯定则，三萜类成分系由 6 个异戊二烯单位聚合而成，一般根据三萜类成分碳环的有无和多少进行分类。目前已发现的三萜类成分，多数为四环三萜和五环三萜。三萜皂苷由三萜皂苷元与糖、糖醛酸（部分化合物还含有机酸）所组成。糖大多数与皂苷元的 C_3—OH 相连，少数情况 C_3—OH 游离，而糖和其他位置的羟基相连。皂苷元分子中羟基大部分与糖结合，形成苷，少数可与有机酸结合，形成酯。

（二）理化性质

1. 物理性质　三萜皂苷分子大，不易结晶，大多数为白色或乳白色无定形粉末，仅少数为结晶体，皂苷元大多有完好的结晶。皂苷多数具有苦味和辛辣味，且多具有吸湿性。三萜皂苷有降低水溶液表面张力的作用，其水溶液经强烈振摇能产生持久性的泡沫，不因加热而消失。三萜皂苷的熔点都很高，常在融熔前分解，分解点多在 200℃～350℃之间。

2. 溶解度　三萜皂苷一般可溶于水，易溶于热水、含水稀醇、热甲醇和热乙醇中，几乎不溶或难溶于丙酮、乙醚、苯等有机溶剂。皂苷在正丁醇或戊醇中溶解度较好，从含皂苷的水溶液中以正丁醇或戊醇提取皂苷，可使之与亲水性杂质分离。三萜皂苷元能溶于石油醚、苯、乙醚、三氯甲烷等有机溶剂，而不溶于水。

3. 金属盐类的反应　三萜皂苷的水溶液可与一些金属盐类，如铅盐、钡盐、铜盐等产生沉淀。酸性皂苷水溶液，加入中性盐类即生成沉淀；中性皂苷水溶液则需加入碱式醋酸铅或氢氧化钡等碱性盐类才能产生沉淀。

4. 显色反应　三萜皂苷在无水条件下，与强酸（硫酸、磷酸、高氯酸）、中强酸（三氯乙酸）或 Lewis 酸（氯化锌、三氯化锑）作用，会出现一系列显色变化或荧光。

5. 光谱特征　除少数化合物如甘草酸、远志皂苷等外，大多数三萜化合物无明显的紫外吸收或仅在 200nm 附近有末端吸收。

二、定性鉴别

对中药制剂中含有的三萜皂苷类成分进行定性鉴别，常用方法有泡沫反应、显色反应和薄层色谱法。其中薄层色谱法应用最广泛，鉴别准确率较高。而泡沫反应、显色反应在检识含皂苷的原料药时较为常用；当用于皂苷类成分含量较高、组成药物较少的中药制剂鉴别时，应考虑适当的提取方法并排除其他成分的干扰，同时应作空白对照。

1. 泡沫反应　鉴别时取样品一定量，加水 10ml，煮沸，滤过，将滤液于试管内强烈振摇，如产生持久性泡沫（15 分钟以上），即为阳性反应。

2. 显色反应　对于原料药和制剂来说，由于样品自身的背景颜色较深，不易判断，故显色反应实际应用较少，仅在组成药味简单的中药制剂中使用。

3. 薄层色谱法　样品经薄层色谱分离后选用适当的显色剂显色观察，是皂苷类成分定性鉴别中最常用的方法。三萜皂苷类成分多用硅胶作吸附剂，也可选择氧化铝、硅藻土等。三萜皂苷一般极性较大，展开剂极性亦较大，常用的溶剂系统有：三氯甲烷-甲醇-水（13：7：2，10℃以下放置，下层）、正丁醇-乙酸乙酯-水（4：1：5）、正丁醇-3mol/L 氢氧化铵-乙醇（5：2：1）、三氯甲烷-甲醇（7：3）、正丁醇-乙酸-水（4：1：5，上层）等。三萜皂苷元极性较小，如以硅胶为吸附剂，展开剂应具有较强的亲脂性，所用溶剂系统常以苯、三氯甲烷、己烷、异丙醚等为主要组分，再加以少量其他极性溶剂。常用的溶剂系统有环己烷-乙酸乙酯（1：1）、苯-乙酸乙酯（1：1）、三氯甲烷-丙酮（9：1）、三氯甲烷-乙酸乙酯（1：1）、苯-丙酮（1：1）、三氯甲烷-乙醚（1：1）、苯-乙醇（17：3）等。显色剂可选用三氯醋酸、氯磺酸-醋酸、50％或 10％硫酸乙醇液、三氯化锑、磷钼酸、醋酐-浓硫酸、碘蒸气等，其中以不同浓度的硫酸乙醇液为最常用。

三、含量测定

（一）总皂苷（元）的含量测定

总皂苷的含量测定一般需用适当的溶剂提取。由于皂苷在极性溶剂中溶解度较大，因此提取溶剂可为各种浓度的甲醇（70％～95％）、乙醇、异丙醇、丁醇或戊醇。提取后经分离得到总皂苷成分；分离可用有机溶剂，如水饱和的正丁醇萃取，也可用大孔吸附树脂处理后溶剂洗脱。总皂苷元的含量测定可按上述总皂苷的提取分离方法得到总皂苷，再加酸（如硫酸、盐酸）加热水解，得到皂苷元；也可将样品先行水解，再用有机溶剂从水解后的混合液中提取皂苷元。测定总皂苷（元）最常用的方法是重量法和比色法。

1. 重量法 根据三萜皂苷类成分的溶解性进行提取、分离及纯化后得总皂苷，恒重，称量，并计算供试品中总皂苷的含量，常用于含皂苷成分的原料药质量控制。在中药制剂中，如处方中含皂苷类成分的药味较多时，常用正丁醇作溶剂，测定正丁醇浸出物。

2. 比色法 利用三萜皂苷能与某些试剂反应后产生颜色，进行比色测定。皂苷类成分的颜色反应专属性虽较差，但反应比较灵敏，方法简便易行。常用显色剂有香草醛-硫酸、香草醛-高氯酸、醋酐-浓硫酸、高氯酸、浓硫酸以及亚甲蓝等。用比色法测定中药制剂中总皂苷或总皂苷元的含量时，可选用单体皂苷或皂苷元作对照品，但要注意测定单体皂苷或皂苷元与总皂苷的换算系数。

（二）皂苷单体成分的含量测定

皂苷单体成分的含量测定方法主要为薄层色谱法和高效液相色谱法。

1. 薄层色谱法 薄层色谱法在皂苷类成分的定量分析中占主导地位。样品经适当的提取、纯化后，用薄层色谱法分离，可排除其他组分的干扰，常用于测定中药制剂中的单体皂苷或皂苷元，定量方法可采用薄层洗脱-比色法或薄层扫描法。

2. 高效液相色谱法　甘草酸、远志皂苷、人参皂苷、三七皂苷等三萜皂苷类成分，具有较强的紫外吸收或末端吸收，可用 HPLC 法分离并用紫外检测器检测，但灵敏度相对较低，系统平衡慢（1～2 小时），基线不稳定，重现性、灵敏度较差，当样品含量较低时测定结果误差较大。近年来，蒸发光散射检测器（ELSD）越来越广泛地应用于三萜皂苷类成分的检测。具有系统平衡快（大约30 分钟），基线稳定，重现性、灵敏度较好等特点，且通过自然对数拟合，峰面积值与进样量之间呈良好的线性关系，结果较准确。

四、应用举例

乙肝宁颗粒中黄芪的定性鉴别和黄芪甲苷的含量测定：本品系由黄芪、白花蛇舌草、茵陈、金钱草、党参、蒲公英、制何首乌、牡丹皮、丹参、茯苓、白芍、白术、川楝子加工制备而成的颗粒剂。

1. 黄芪的定性鉴别　取本品 1 袋，加甲醇 50ml，加热回流 1 小时，放冷，滤过，滤液蒸干，残渣加水 30ml 使溶解，用以水饱和的正丁醇提取 2 次，每次30ml，合并正丁醇液，加 1%氢氧化钠溶液洗涤 2 次，每次 20ml，取正丁醇液用以正丁醇饱和的水洗至中性，取正丁醇液蒸干，残渣加甲醇 1ml 使溶解，作为供试品溶液。另取黄芪甲苷对照品，加甲醇制成每 1ml 含 1mg 的溶液，作为对照品溶液。吸取上述两种溶液各 5μl，分别点于同一硅胶 G 薄层板上，以三氯甲烷-乙酸乙酯-甲醇-水（20∶40∶22∶10）10℃ 以下放置 12 小时的下层溶液为展开剂，展开，取出，晾干，喷以 10%硫酸乙醇溶液，在 105℃加热至斑点显色清晰。供试品色谱中，在与对照品色谱相应的位置上，应显相同颜色的斑点。（鉴别黄芪的黄芪甲苷成分）

2. 黄芪甲苷的含量测定　按高效液相色谱法测定。

（1）色谱条件与系统适用性试验：以十八烷基硅烷键合硅胶为填充剂；以甲醇-水（75∶25）为流动相；用蒸发光散射检测器检测；温度 40℃。理论板数按黄芪甲苷峰计算应不低于 2000。

（2）对照品溶液的制备：取黄芪甲苷对照品适量，精密称定，加甲醇制成每1ml 含 60μg 的溶液，即得。

（3）供试品溶液的制备：取本品，研细，取约 5g 或 1g（无蔗糖），精密称定，加水 20ml 使溶解，用以水饱和的正丁醇振摇提取 4 次，每次 20ml，合并正丁醇液，用氨试液 20ml 分 2 次洗涤，取正丁醇液，用以正丁醇饱和的水 20ml 分 2 次洗涤，取正丁醇液，蒸干，残渣加甲醇适量使溶解，移至 5ml 量瓶中，加甲醇至刻度，摇匀，滤过，取续滤液，即得。

（4）测定：分别精密吸取对照品溶液 $10\mu l$、$30\mu l$ 及供试品溶液 $20\mu l$，注入液相色谱仪，用外标两点法对数方程计算，即得。本品每袋含黄芪以黄芪甲苷（$C_{41}H_{68}O_{14}$）计，不得少于 0.50mg。

第四节　醌　类

醌类成分具有醌式结构，常以游离或与糖结合成苷的形式存在于蓼科、豆科、茜草科、鼠李科、百合科等多种被子植物中。常用中药大黄、何首乌、虎杖、茜草、决明子、番泻叶、芦荟、紫草、丹参等均含有醌类成分。醌类成分多具有泻下、抗菌、健胃、利尿、祛痰、抗肿瘤等作用，常作为中药制剂的定性定量检测指标。

一、结构特征及理化性质

（一）结构特征

醌类成分主要有苯醌、萘醌、菲醌和蒽醌四种类型。苯醌类化合物可分为邻苯醌及对苯醌两大类，天然存在的苯醌化合物多为对苯醌的衍生物，在醌核上多有 $-OH$、$-OCH_3$、$-CH_3$ 等基团或更长的烃类侧链取代；萘醌类化合物多为 α-萘醌类衍生物；天然菲醌衍生物包括邻醌及对醌两种类型；蒽醌可分为氧化型和还原型，单蒽核和双蒽核，蒽醌、蒽酚、氧化蒽酚、蒽酮、二蒽酮、二蒽醌等类型，中药中的蒽醌类成分多为蒽醌的羟基、羟甲基、甲氧基和羧基衍生物，呈游离形式或与糖结合成苷的形式存在。

（二）理化性质

1. 物理性状　醌类成分结构中多有酚羟基等助色团取代，常呈黄、橙、棕红或紫红等颜色。游离醌类多为有色晶体；结合成苷后，多数难以得到良好结晶。游离醌类多具有升华性，小分子的苯醌及萘醌类具有挥发性，能随水蒸气蒸馏。游离醌类多易溶于乙醇、乙醚、苯、三氯甲烷等有机溶剂，微溶或不溶于水；结合成苷后极性增大，易溶于甲醇、乙醇或热水中，几乎不溶于苯、乙醚、三氯甲烷等非极性有机溶剂。有些醌类化合物对光不稳定，须避光贮存。

2. 酸性　蒽醌类成分多具有酚羟基，具有一定的酸性，易溶于碱性水溶液，但加酸酸化后又可重新沉淀析出。

3. 显色反应 常与其氧化还原性质及存在的酚羟基性质有关。

（1）与稀碱液反应：羟基蒽醌类成分遇稀碱液，多呈橙、红、紫红及蓝色。蒽酚、蒽酮、二蒽酮类成分需经氧化形成蒽醌后才能呈色。

（2）与金属离子反应：在蒽醌类成分结构中，如具有 α-酚羟基或邻二酚羟基，则可与 Pb^{2+}、Mg^{2+} 等金属离子形成配合物。

（3）与对亚硝基二甲基苯胺反应：9 位或 10 位未取代的羟基蒽酮类成分，尤其是 1，8-二羟基衍生物，可与对亚硝基二甲基苯胺反应，显紫、绿、蓝、灰等颜色。

二、定性鉴别

1. 显色反应 将中药制剂用适当方法提取分离，制成供试品溶液，滴加稀碱液或醋酸镁试剂，可对羟基蒽醌类成分进行鉴别。

2. 升华法 游离醌类化合物多具有升华性。中药制剂中如含有这类成分，且量较大时，可采用升华法得到升华物，可见光下观察或加碱液显色进行定性鉴别。

3. 薄层鉴别 薄层色谱法是中药制剂中醌类成分最常用的定性鉴别方法。吸附剂多用硅胶。展开剂大多使用混合溶剂，且多含有水或甲醇，其中乙酸乙酯-甲醇-水（100：16.5：13.5 或相近的比例）是用途最广的展开剂，适于分离蒽醌苷元和蒽醌苷；正丙醇-乙酸乙酯-水（4：4：3）和异丙醇-乙酸乙酯-水（9：9：4）适于分离番泻苷和二蒽酮苷；不含水或甲醇的混合溶媒适合于分离蒽醌苷元。显色方法主要有喷碱性试剂或醋酸镁甲醇液、氨气熏及在紫外灯下观察荧光，亦可在可见光下直接观察色斑。

三、含量测定

（一）蒽醌类成分

1. 游离蒽醌的测定 多将样品用弱极性溶剂如乙醚、三氯甲烷等提取后加碱液进行比色测定。方法是：称取样品适量，置索氏提取器中，用三氯甲烷回流提取至无色，提取液移置分液漏斗中，以 5% 氢氧化钠-2% 氢氧化铵混合碱液分次提取至无色，合并碱液，用少量三氯甲烷洗涤，弃去三氯甲烷，将碱液调整至一定体积，若不澄清，可用垂熔漏斗滤过，滤液在沸水浴中加热 4 分钟，用冷水冷却至室温，30 分钟后比色测定，以 1，8-二羟基蒽醌为对照品，计算含量。

2. 结合蒽醌的测定 蒽醌苷类成分极性较强，可用极性溶剂提取，通常是取游离蒽醌测定项下的药渣将苷提出，水解成苷元后再测定；也可将药渣先行酸水解，然后用非极性溶剂提取苷元后测定；或取待测样品先行酸水解，然后用非极性溶剂提取苷元后测定，其结果为总蒽醌含量，从中减去游离蒽醌的含量，即得结合蒽醌的含量。

3. 蒽醌类单体成分的测定　多在将样品水解后，采用薄层扫描法和高效液相色谱法测定。前者可经薄层色谱分离后，在可见光、紫外光或荧光下扫描测定。后者可利用蒽醌类成分在紫外及可见光下均有强吸收的特点，利用高效液相色谱-紫外可见光检测器测定蒽醌类单体成分，具有灵敏、准确、简便等特点。

（二）萘醌、菲醌类成分

重量法、分光光度法常用于测定萘醌、菲醌类总成分含量；薄层色谱法、高效液相色谱法常用于测定萘醌、菲醌类单体成分的含量。

四、应用举例

三黄片中大黄的定性鉴别和含量测定：本品系由大黄、盐酸小檗碱、黄芩浸膏加工制备而成的糖衣片或薄膜衣片。

1. 大黄的定性鉴别

（1）供试品溶液的制备：取本品 5 片，除去包衣，研细，加甲醇 30ml，加热回流提取 30 分钟，放冷，滤过，取滤液 5ml，蒸干，残渣加水 10ml 使溶解，再加盐酸 1ml，置热水浴中加热 30 分钟，立即冷却，用乙醚提取 2 次，每次 10ml，合并乙醚提取液，挥去乙醚，残渣加乙酸乙酯 1ml 使溶解，作为供试品溶液。

（2）对照药材及对照品溶液的制备：取大黄对照药材 1g，同法制成对照药材溶液；再取大黄酚、大黄素对照品，加甲醇制成每 1ml 中各含 0.5mg 的混合溶液，作为对照品溶液。

（3）薄层色谱鉴别：吸取上述三种溶液各 5μl，分别点于同一以羧甲基纤维素钠为黏合剂的硅胶 G 薄层板上，以石油醚（30℃～60℃）-甲酸乙酯-甲酸（15：5：1）的上层溶液为展开剂，展开，取出，晾干，置紫外光灯（365nm）下检视。供试品色谱中，在与对照药材色谱相应的位置上，应显相同的 5 个橙黄色荧光主斑点，在与对照品色谱相应的位置上，应显相同的橙黄色荧光斑点；置氨蒸气中熏后，日光下检视，斑点变为红色。

2. 含量测定　按高效液相色谱法测定。

（1）色谱条件与系统适用性试验：用十八烷基硅烷键合硅胶为填充剂；甲醇-0.1‰磷酸溶液（85：15）为流动相；检测波长为 254nm。理论板数按大黄素峰计算应不低于 2000。

（2）对照品溶液的制备：分别精密称取大黄素和大黄酚对照品适量，加无水乙醇-乙酸乙酯（2：1）混合溶液制成每 1ml 含大黄素 10μg、大黄酚 25μg 的混合溶液，即得。

（3）供试品溶液的制备：取本品 20 片，除去包衣，精密称定，研细（过三号筛），精密称取适量（约相当于 1 片的重量），置锥形瓶中，精密加乙醇 25ml，密塞，称定重量，置水浴上加热回流 1 小时，放冷，用乙醇补足减失的重量，滤过，精密量取续滤液 10ml，置烧瓶中，水浴蒸干，加 30％乙醇-盐酸（10：1）混合溶液 15ml，置水浴中加热回流 1 小时，立即冷却，用三氯甲烷强力振摇提取 4 次，每次 15ml，合并三氯甲烷液，置水浴上蒸干，残渣用无水乙醇-乙酸乙酯（2：1）混合溶液溶解，移置 25ml 量瓶中，并稀释至刻度，摇匀，用微孔滤膜（0.45μm）滤过，取续滤液，即得。

（4）测定：分别精密吸取对照品溶液和供试品溶液各 10μl，注入液相色谱仪，测定，即得。本品每片含大黄以大黄素（$C_{15}H_{10}O_5$）和大黄酚（$C_{15}H_{10}O_4$）的总量计算，不得少于 1.55mg。

第五节 挥 发 油 类

挥发油亦称精油，系存在于植物体内的一类具有香气和挥发性、可随水蒸气蒸馏、与水不相混溶的油状液体，多具有明显的止咳、平喘、发汗、解表、驱风、镇痛、抗菌等生物活性，常作为中药制剂的定性定量检测指标。

一、结构特征及理化性质

（一）结构特征

挥发油所含成分相当复杂，一种挥发油常含有几十种到一二百种成分。按其化学结构，可分为萜类化合物、脂肪族化合物及芳香族化合物等。单萜、倍半萜及其含氧衍生物是组成挥发油的主要成分，其中含氧衍生物大多生物活性较强，并具有芳香气味，如薄荷醇、薄荷酮、樟脑、龙脑、茴香酮、苍术酮等。脂肪族化合物多为小分子，如正庚烷、正癸烷、辛烯、甲戊酮、乙酸乙酯、乙酸戊酯、丁酸己酯、异戊酸、异戊醛（存在于薄荷油中）、癸酰乙醛（即鱼腥草素，存在于鱼腥草油中）等。芳香族化合物则包括苯丙烷衍生物，多具有 C_6-C_3 骨架，如桂皮醛、丁香酚；以及一些具有 C_6-C_2 或 C_6-C_1 骨架的化合物，如苯乙烯、苯乙醇、花椒油素、茴香醛、丹皮酚、香荚兰醛等。另外还有一些萜源衍生物，如

α-、β-姜黄烯等。

（二）理化性质

1. 物理性状　通常情况下，挥发油为具有特殊而浓烈气味的油状液体，比重大多小于 1（一般在 0.85～1.065 之间）；沸点在 70℃～300℃之间；具有折光性，折光率在 1.43～1.61 之间；不溶于水，易溶于大多数有机溶剂和高浓度乙醇。

2. 显色反应　挥发油具有的显色反应，与其组分结构中含有的官能团有关。如含有酚羟基，加入三氯化铁乙醇溶液，可产生蓝色、蓝紫色或绿色反应；含有羰基，加入苯肼或苯肼衍生物、羟胺等试剂，可析出结晶；含有醛基，加入硝酸银氨试液，可发生银镜反应；含有 α，β-不饱和内酯结构，于样品的吡啶溶液中加入亚硝酰铁氰化钠及氢氧化钠溶液，则出现红色并逐渐消失；含有不饱和双键或三键，于样品中加入溴，红棕色褪去；含有薁类结构，加入浓硫酸，可产生蓝色或紫色反应。

二、定性鉴别

（一）化学反应法

根据中药制剂中所含挥发油各组分的结构或官能团的化学性质进行鉴别。但因中药复方制剂成分复杂，干扰因素多，专属性不强。

（二）薄层色谱法

薄层色谱法常用于挥发油的定性分析。其色谱条件如下：

（1）吸附剂：多采用硅胶或中性氧化铝，按挥发油中不同组分的极性大小予以分离。也可用硝酸银薄层，按萜类化合物的双键数目及位置不同而得到分离。

（2）展开剂：多用石油醚（或正己烷）展开非含氧烃类；用石油醚（或正己烷）-乙酸乙酯混合溶剂展开含氧烃类；亦可根据具体情况，选择苯、乙醚、四氯化碳、三氯甲烷、乙酸乙酯及其不同比例的混合溶剂。挥发油组成特别复杂，一次展开或单向展开分离效果不佳时，可选择相同或不同的展开剂二次展开或双向展开；对一些难分离的组分，尤其是含不同双键的萜类化合物，可采用硝酸银薄层进行分离。

（3）显色剂：常用 0.5％～1％茴香醛（香草醛）-浓硫酸试剂、2％高锰酸钾水溶液、荧光素-溴试剂、2，4-二硝基苯肼试剂、异羟肟酸铁试剂、三氯化铁试剂、0.05％溴酚蓝乙醇溶液、硝酸铈铵试剂、对二甲氨基苯甲醛试剂、碘化钾-

冰醋酸-淀粉试剂等。

（三）气相色谱法

气相色谱法是研究挥发油的重要手段之一。在挥发油的气相色谱中，固定相常选用非极性的饱和烃润滑油类（如硅酮、甲基硅油等）和极性固定相类（如聚酯、聚乙二醇类等）。前者适用于沸点差异大的萜类成分的分离；后者适用于沸点差异小，但极性有差异的萜类成分的分离。

柱温对分离的影响较大。一般单萜类可在 130℃ 或低于 130℃ 的柱温下分离；倍半萜烯在 170℃～180℃ 或更高的温度下才能得到较好的分离；而含氧衍生物的分离一般柱温在 130℃～190℃ 之间。鉴于挥发油组成复杂，目前多采用程序升温法，可使挥发油中的单萜、倍半萜及其含氧衍生物一次获得分离。

（四）色谱-光谱联用法

气相色谱-质谱（GC-MS）联用法是鉴定挥发油的有效手段之一，如采用气相色谱-质谱联用法从广陈皮挥发油中分离检定出柠檬烯、β-月桂烯、α-蒎烯等24 种成分。也可采用气相色谱-傅立叶变换红外光谱（GC-FTIR）联用法分析鉴定挥发油。

三、含量测定

挥发油的定量分析可分为总量测定和单一成分测定两种。总挥发油的测定，多采用水蒸气蒸馏法，用挥发油测定器进行测定（详见第五章第三节）。单一成分的测定以色谱法为主，尤以气相色谱法应用最为广泛。

（一）气相色谱法

用气相色谱法测定挥发油含量时，可用填充柱或毛细管柱。使用填充柱时，多用经酸洗并硅烷化处理的硅藻土或高分子多孔小球作载体，载体直径为 0.25～0.18mm、0.18～0.15mm 或 0.15～0.125mm；固定液可分为非极性的饱和烃润滑油类（如硅酮、甲基硅油等）和极性的聚酯、聚乙二醇类。其中，极性固定液对分离醇、醛、酮、酯等挥发性成分效果较好。毛细管柱用玻璃或弹性石英柱，内径一般为 0.20mm 或 0.32mm。常用氢火焰离子化检测器，检测器温度一般为 250℃～350℃。

为克服常规气相色谱分析中药成分周期长，操作复杂，可能破坏或损失某些成分的缺点，可采用闪蒸气相色谱法或顶空气相色谱分析法。前者系将样品置闪蒸器内，在一定温度下，挥发性成分汽化，被载气带入色谱柱进行分析；后者系在密闭的样品瓶中，测定恒温后样品瓶蒸气相中挥发性成分的含量。

气相色谱定量方法可用外标法或内标法。外标法虽然操作方便，但其准确性受进样重复性和实验条件稳定性的影响较大。在分离度允许的情况下，使用内标法可减少进样误差。

（二）薄层色谱扫描法

挥发油成分复杂，薄层色谱分离往往很难达到定量分析要求，且挥发性成分在室温下易挥散损失，因此薄层色谱扫描法较少用于挥发性成分的定量分析。

（三）高效液相色谱法

一些具有紫外吸收的挥发性成分，如小分子芳香族化合物（桂皮醛、丹皮酚、丁香酚等），可用高效液相色谱法进行测定。

（四）GC-MS 和 GC-FTIR 等联用技术

GC-MS 和 GC-FTIR 等联用技术用于挥发油的定量分析，具有方法简便、快速等优点。其中尤以 GC-MS 联用法应用最多，在没有标准品而需要定量未知化合物时，可利用数据库或分析质谱裂解碎片对未知成分进行定性分析，再用归一化法测定含量。

四、应用举例

冠心苏合丸中冰片的含量测定：本品系由苏合香、冰片、乳香（制）、檀香、土木香加工制备而成的大蜜丸。用气相色谱法测定其中冰片的含量，方法如下：

1. 色谱条件与系统适用性试验　以聚乙二醇（PEG）—20M 为固定相，涂布浓度为 10%；柱温为 140℃。理论板数按正十五烷峰计算应不低于 1200。

2. 校正因子测定　取正十五烷适量，用乙酸乙酯溶解并制成每 1ml 含 7mg 的溶液，作为内标溶液。另取冰片对照品约 10mg，精密称定，置 5ml 量瓶中，精密加入内标溶液 1ml，加乙酸乙酯至刻度，摇匀，吸取 1μl，注入气相色谱仪，测定，计算校正因子。

3. 测定　取本品 10 丸，精密称定，研匀；或取本品 10 丸，精密称定，每丸各取四分之一，合并，精密称定，精密加入等量硅藻土，研匀。取适量（约相当于冰片 12mg），精密称定，置具塞试管中，精密加入内标溶液 1ml 与乙酸乙酯 4ml，密塞，振摇使冰片溶解，静置，取上清液 1μl，注入气相色谱仪，测定，以龙脑、异龙脑峰面积之和计算，即得。本品每丸含冰片（$C_{10}H_{18}O$）应为 80.0～120.0mg。

第六节 其他成分

一、香豆素类

香豆素类成分是一类具有苯骈-α-吡喃酮母核的天然产物的总称。广泛分布于植物界，尤其在伞形科、芸香科、豆科、兰科、茄科、菊科和木犀科植物中存在较多。中药白芷、秦皮、独活、柴胡、补骨脂、蛇床子等中药都含有这类成分，以游离状态或与糖结合成苷的形式存在。香豆素类成分多具有抗菌、消炎、扩张冠状动脉、抗凝血等生物活性，常作为中药制剂的定性定量检测指标。如白芷中的白芷素，有较明显的扩张冠状动脉作用；蛇床子中的蛇床子素能治疗脚癣、湿疹和阴道滴虫；秦皮中的七叶内酯和七叶苷，是治疗细菌性痢疾的有效成分；祖师麻中的瑞香内酯，具有较强的镇痛消炎作用，为治疗跌打损伤、风湿痹痛的有效成分。

（一）结构特征及理化性质

1. 结构特征 香豆素类成分在结构上可以看成是顺式邻羟基桂皮酸脱水而形成的内酯类化合物。分子中苯环或吡喃酮环上常有取代基存在，如羟基、苯基、异戊烯基等。可分为简单香豆素、呋喃香豆素、吡喃香豆素、异香豆素和其他香豆素等类型。

2. 理化性质

（1）性状：分子量小的游离香豆素类成分多具有芳香气味与挥发性，能随水蒸气蒸馏，且具升华性。香豆素苷类一般不具挥发性，也不能升华。香豆素母核本身无荧光，而羟基香豆素在紫外光下大多数能显蓝色荧光，荧光的有无及强弱与分子中取代基的种类和位置有关。

（2）溶解性：游离香豆素类成分易溶于乙醚、三氯甲烷、丙酮、乙醇、甲醇等有机溶剂，也能部分溶于沸水，但不溶于冷水。香豆素苷类成分易溶于甲醇、乙醇，可溶于水，难溶于乙醚、三氯甲烷等低极性有机溶剂。

（3）显色反应：①异羟肟酸铁反应：香豆素类成分具有内酯结构，在碱性条件下开环，与盐酸羟胺缩合生成异羟肟酸，在酸性条件下再与 Fe^{3+} 络合而显红色。②三氯化铁反应：香豆素类成分常具有酚羟基取代，可与三氯化铁试剂反应产生绿色至墨绿色沉淀。③重氮化反应：香豆素类成分酚羟基的邻、对位无取代基，可与重氮化试剂反应而显红色至紫红色。④Gibbs 反应或 Emerson 反应：香豆素类成分酚羟基对位无取代基，或在碱性条件下内酯环水解开环生成酚羟基，其对位（6位）无取代，则可与2，6-二氯（溴）苯醌氯亚胺（Gibbs 试剂）或4-氨基安替比林和铁氰化钾（Emerson 试剂）反应而显蓝色或红色。

（4）光谱特征：香豆素类成分多在紫外光区有很强的特征吸收，最大吸收波长一般在 300nm 左右（lgε 为 4 左右），吸收峰的位置与取代基有很大关系。

（二）定性鉴别

1. 理化鉴别

（1）荧光反应：羟基香豆素类成分在紫外光（365nm）照射下一般显蓝色或紫色荧光，可用于鉴别与检识。7-羟基香豆素类往往有较强的蓝色荧光，加碱后其荧光更强，颜色变为绿色；多烷氧基取代的呋喃香豆素类一般呈黄绿色或褐色荧光。

（2）显色反应：香豆素类成分分子中具有内酯结构，往往还具有酚羟基，这些基团的显色反应，如异羟肟酸铁反应、三氯化铁反应、重氮化反应、Gibbs 反应或 Emerson 反应等，可用于鉴别与检识。

2. 色谱鉴别
香豆素类成分一般用薄层色谱检识，常用硅胶作为吸附剂，游离香豆素类可用环己烷（石油醚）-乙酸乙酯、三氯甲烷-丙酮等溶剂系统展开。香豆素苷类可依极性选用不同比例的三氯甲烷-甲醇作展开剂。在紫外光（365nm）下观察，香豆素类成分在色谱上多显蓝色、紫色荧光斑点，或喷异羟肟酸铁试剂显色。此外，纸色谱、聚酰胺色谱也可用于香豆素类成分的检识。

（三）含量测定

1. 紫外-可见分光光度法
香豆素类成分都具有紫外吸收，样品杂质较少、干扰较少时，可于紫外光区直接测定；也可利用香豆素类成分的颜色反应，生成有色物质，在可见光区比色测定。

2. 荧光光度法
羟基香豆素类成分大多能产生较强的荧光，用荧光光度法测定有较高的灵敏度。当干扰成分较多时，可采用薄层洗脱定量。

3. 薄层扫描法
样品经薄层分离后，利用香豆素类成分具有紫外吸收或能产生荧光的特性，不经显色，直接进行扫描测定。

4. 高效液相色谱法
可以选择正相或反相色谱。反相色谱常用固定相为 C_{18}，流动相为不同比例的甲醇（乙腈）-水，检测器选择紫外检测器或荧光检测器。

5. 气相色谱法
适用于某些分子量小、具有挥发性的香豆素类成分的测定。

（四）应用举例

二丁颗粒中秦皮乙素的含量测定：本品系由紫花地丁、半边莲、蒲公英、板蓝根加工制备而成。采用高效液相色谱法测定紫花地丁中秦皮乙素的含量。

1. 色谱条件与系统适用性试验　以十八烷基硅烷键合硅胶为填充剂；以甲醇-水-冰醋酸（20：80：0.4）为流动相；检测波长为 353nm。理论板数按秦皮乙素峰计算应不低于 3000。

2. 对照品溶液的制备　取秦皮乙素对照品适量，精密称定，加甲醇制成每 1ml 含 $20\mu g$ 的溶液，即得。

3. 供试品溶液的制备　取本品研细，取约 2.5g 或 0.3g（无蔗糖），精密称定，置具塞锥形瓶中，精密加入甲醇 25ml，称定重量，超声处理（功率 250W，频率 50kHz）30 分钟，放冷，再称定重量，用甲醇补足减失的重量，摇匀，滤过，取续滤液，即得。

4. 测定　分别精密吸取对照品溶液与供试品溶液各 $10\mu l$，注入液相色谱仪，测定，即得。本品每袋含紫花地丁以秦皮乙素（$C_9H_6O_4$）计，不得少于 1.8mg。

二、有机酸类

有机酸类成分在中药及其制剂中分布较广泛，许多有机酸具有多方面的药理活性，常作为中药制剂的定性定量检测指标。例如川芎中的阿魏酸具有抑制血小板聚集作用；女贞子中的齐墩果酸能防治脂肪肝，抗动脉粥样硬化；金银花中的绿原酸具有抗菌作用；地龙中的丁二酸具有止咳平喘作用；鸦胆子中的油酸有抗癌作用。

（一）结构特征及理化性质

1. 结构特征　有机酸按结构可分为脂肪族、芳香族和萜类三大类；分子结构中均有羧基取代，按羧基数目又可分为单羧基酸、二羧基酸和三羧基酸等。

2. 理化性质　具有一般羧酸的性质，可与碳酸氢钠等形成盐。小分子脂肪酸（8 个碳以下）常温时多为液体，芳香族有机酸类多为固体。分子量小的脂肪酸易溶于水，芳香酸易溶于有机溶剂而难溶于水。有些有机酸具有挥发性，能被水蒸气蒸馏。

（二）定性鉴别

有机酸的定性鉴别常用 PC 或 TLC，其中尤以 TLC 最常用。吸附剂多用硅胶、聚酰胺等;展开剂中常加入一定比例的甲酸或乙酸等,防止有机酸在展开过程中发生解离,而产生拖尾现象。常用的显色剂为溴甲酚绿、溴甲酚紫、溴酚蓝、甲基红-溴酚蓝等 pH 指示剂。当展开剂中含有甲酸、乙酸等酸性组分时,在喷洒显色剂前,应先将薄层在 120℃加热,除去薄层板上的酸,以保证显色效果。其他显色剂如芳香胺-还原糖试剂,其灵敏度大于 pH 指示剂;磷钼酸试剂对脂肪酸有较大灵敏度;二氯靛酚适用于检出酮酸等。绿原酸、阿魏酸等具有荧光的物质,可直接在荧光灯下观察荧光。

(三) 含量测定

1. 酸碱滴定法 合于测定总有机酸类成分,由于中药中有机酸类成分酸性弱,在水溶液中滴定突跃不明显,可用非水溶液滴定法。

2. 高效液相色谱法 适于测定大多数芳香族和其他具有紫外吸收的有机酸类成分,如绿原酸、没食子酸、桂皮酸、丹参素、阿魏酸等。

3. 薄层扫描法 通过薄层分离、显色可测定一些不具有紫外吸收的酸类物质,如脂肪酸类和萜酸类成分。脂肪酸类成分,可选择溴甲酚绿、溴甲酚紫、溴酚蓝等 pH 指示剂为显色剂;萜酸类成分可选择磷钼酸、硫酸等为显色剂。阿魏酸、绿原酸等可产生荧光的化合物,也可在薄层分离后采用荧光法测定。

4. 分光光度法 常用于显色后的比色分析,也可在薄层色谱、柱色谱分离后进行分光光度分析。

5. 其他方法 如超临界流体色谱法、高效毛细管电泳法、气相色谱法等。

(四) 应用举例

桂枝茯苓丸中肉桂酸的含量测定:本品系由桂枝、茯苓、牡丹皮、赤芍、桃仁加工制备而成的大蜜丸。采用高效液相色谱法测定桂枝中肉桂酸的含量。

1. 色谱条件与系统适用性试验 以十八烷基硅烷键合硅胶为填充剂;以乙腈-0.1%磷酸溶液(30:70)为流动相;检测波长为 285nm。理论板数按肉桂酸峰计算应不低于 2000。

2. 对照品溶液的制备 精密称取肉桂酸对照品 10mg,置 100ml 棕色量瓶中,加 50%甲醇溶解并稀释至刻度,摇匀,精密量取 5ml,置 100ml 棕色量瓶中,加 50%甲醇至刻度,摇匀,即得(每 1ml 含肉桂酸 5μg)。

3. 供试品溶液的制备 取本品,剪碎,混匀,取约 10g,精密称定,置具塞锥形瓶中,精密加入 50%甲醇 50ml,称定重量,超声处理 30 分钟(功率 250W,频率 33kHz),放冷,再称定重量,用 50%甲醇补足减失的重量,摇匀,滤过,取续滤液,即得。

4. 测定 分别精密吸取对照品溶液与供试品溶液各 $10\mu l$，注入液相色谱仪，测定，即得。本品每丸含桂枝以肉桂酸（$C_9H_8O_2$）计，不得少于 $72\mu g$。

三、木脂素类

木脂素是一类由二分子苯丙素衍生物聚合而成的化合物，具有多种生理活性，常作为中药制剂的定性定量检测指标。如五味子酯甲、乙、丙和丁能保护肝脏和降低血清谷丙转氨酶水平；厚朴酚与和厚朴酚具有抗菌消炎及肌肉松弛作用等。常用中药五味子、厚朴、连翘、牛蒡子、细辛等都含有木脂素类成分。

（一）结构特征及理化性质

1. 结构特征 木脂素在植物体中大多以游离形式与植物胶、树脂等脂溶性成分共存，少数以苷的形式存在。分子结构类型众多，立体结构复杂。结构中除均含有两个苯环外，多数具有醇羟基、酚羟基、甲氧基、亚甲二氧基、醚环及内酯环等含氧取代基。

2. 理化性质

（1）物理性状：多数木脂素化合物是无色结晶，一般无挥发性，少数具升华性，如去甲二氢愈创酸。木脂素大部分具有光学活性，遇酸易异构化。

（2）溶解性：游离木脂素多具有亲脂性，一般难溶于水，易溶于苯、三氯甲烷、乙醚、丙酮及乙醇等有机溶剂，具有酚羟基的木脂素类还可溶于苛性碱水溶液中。木脂素与糖结合成苷后在水中的溶解性增大，也可溶于甲醇、乙醇中。

（3）显色反应：木脂素类没有共有的特征颜色反应，但对于一些非特征性试剂如磷钼酸乙醇溶液、硫酸乙醇溶液等，不同的木脂素类化合物可显示不同的颜色，常用于薄层色谱的显色。分子结构中具有亚甲二氧基的木脂素，Labat 反应呈阳性，即加入浓硫酸和没食子酸，显蓝绿色。如以变色酸代替没食子酸，并在 $70℃\sim80℃$ 保温 20 分钟，则显蓝紫色，此反应称为 Ecgrine 反应。

（二）定性鉴别

1. 理化鉴别 利用木脂素分子结构中的功能基具有的颜色反应来进行检识。例如木脂素结构中的酚羟基可与一些酚类试剂如三氯化铁试剂、重氮化试剂反应；结构中的亚甲二氧基有 Labat 反应和 Ecgrine 反应。但应注意，因干扰因素较多，复方制剂应用时要进行阴性对照实验，以证明其专属性。

2. 色谱鉴别 木脂素类成分一般具有较强的亲脂性，采用吸附色谱法可获得较好的分离效果，常用硅胶薄层色谱，展开剂一般以亲脂性溶剂为主，如苯、三氯甲烷、三氯甲烷-甲醇（9∶1）、三氯甲烷-乙酸乙酯（9∶1）、三氯甲烷-二氯甲烷（9：1）和乙酸乙酯-甲醇（95：5）等。显色方法大多用香草醛试剂和10％硫酸乙醇溶液，110℃加热5分钟，另外还可用5％～10％磷钼酸乙醇溶液或碘蒸气显色。

（三）含量测定

1. 总木脂素成分的含量测定   总木脂素类成分的含量测定方法可采用变色酸比色法及柱色谱-比色法等。变色酸比色法是根据某些木脂素成分，其结构中亚甲二氧基与变色酸-浓硫酸试剂反应产生颜色进行比色测定含量，本方法要求供试液纯度较高。

2. 木脂素单体成分的含量测定   木脂素单体成分的含量测定方法主要用色谱法，常用的有薄层色谱法和高效液相色谱法。其中薄层色谱法，一般多用吸附色谱法，以硅胶为吸附剂，低极性有机溶剂展开。由于木脂素类均有紫外吸收，故可直接测定。高效液相色谱法，一般以十八烷基硅烷键合硅胶为填充剂，乙腈-水或甲醇-水为流动相，紫外检测器检测。

（四）应用举例

胃肠安丸中厚朴的定性鉴别与含量测定：本品系由木香、沉香、枳壳（麸炒）、檀香、大黄、厚朴（姜制）、朱砂、麝香、巴豆霜、大枣（去核）、川芎加工制备而成的水丸。

1. 定性鉴别   取本品1g，研细，加甲醇20ml，浸渍1小时，滤过，滤液浓缩至约2ml，作为供试品溶液。另取厚朴对照药材0.3g，同法制成对照药材溶液。再取厚朴酚与和厚朴酚对照品，加甲醇制成每1ml各含1mg的混合溶液，作为对照品溶液。照薄层色谱法试验，吸取上述三种溶液各2μl，分别点于同一以羧甲基纤维素钠为黏合剂的硅胶G薄层板上，以苯-甲醇（18：1）为展开剂，展开，取出，晾干，喷以1％香草醛-硫酸溶液，在100℃加热约10分钟。供试品色谱中，在与对照品色谱和对照药材色谱相应的位置上，应显相同颜色的斑点。

2. 含量测定   按高效液相色谱法测定。

（1）色谱条件与系统适用性试验：用十八烷基硅烷键合硅胶为填充剂；甲醇-乙腈-水（50：20：40）为流动相；检测波长为294nm。理论板数按厚朴酚峰计算应不低于4000。

（2）对照品溶液的制备：取厚朴酚对照品与和厚朴酚对照品适量，精密称定，分别加甲醇制成每1ml含厚朴酚60μg、每1ml含和厚朴酚10μg的溶液，即得。

（3）供试品溶液的制备：取本品 3g，研细，取约 0.5g，精密称定，置具塞锥形瓶中，精密加入三氯甲烷 50ml，称定重量，静置过夜，超声处理（功率 250W，频率 33kHz）1.5 小时，放冷，再称定重量，用三氯甲烷补足减失的重量，摇匀，滤过，精密量取续滤液 15ml，蒸干，残渣用甲醇溶解并转移至 5ml 量瓶中，加甲醇至刻度，摇匀，滤过，取续滤液，即得。

（4）测定：分别精密吸取对照品溶液与供试品溶液各 20μl，注入液相色谱仪，测定，即得。本品每 1g 含厚朴以厚朴酚（$C_{18}H_{18}O_2$）与和厚朴酚（$C_{18}H_{18}O_2$）的总量计，不得少于 1.0mg。

四、环烯醚萜苷类

环烯醚萜属于单萜，为臭蚁二醛的缩醛衍生物，在植物体内主要以与糖结合成苷的形式存在。环烯醚萜苷类化合物在中药中分布较广，特别是在玄参科、茜草科、唇形科及龙胆科中较为常见。一些常用中药，如栀子、地黄、马钱子、肉苁蓉、金银花、玄参、杜仲、车前子、胡黄连、龙胆、当药、獐牙菜、秦艽等均含有该类成分。

（一）结构特征及理化性质

1. 结构特征 环烯醚萜类多具有半缩醛及环戊烷环的结构特点，根据其环戊烷环是否裂环，分为环烯醚萜苷和裂环环烯醚萜苷二类。环烯醚萜苷 C_4 位多连有甲基、羧基、羧酸甲酯或羟甲基等基团。若 C_4 位无取代基，则称为 4-去甲基环烯醚萜苷。

2. 理化性质 环烯醚萜苷类化合物多为白色结晶或无定形粉末，具有旋光性。偏于亲水性，大多数易溶于水和甲醇，可溶于乙醇、丙酮、正丁醇，难溶于三氯甲烷、苯、石油醚等亲脂性有机溶剂。环烯醚萜苷稳定性较差，易被酸或酶水解，苷元化学性质活泼，易氧化聚合。环烯醚萜苷元与氨基酸（甘氨酸、亮氨酸、谷氨酸）共热，显红色至蓝紫色；在冰醋酸溶液中，与少量铜离子加热，产生蓝色反应；与 Trim-hill 试剂（乙酸 10ml、0.2％硫酸铜水溶液 1ml、浓硫酸 0.5ml 混合溶液）共热产生不同颜色；与 Epstahl 试剂（对二甲氨基苯甲醛-冰醋酸-磷酸溶液）显色；吡喃衍生物可与 Shear 试剂（浓盐酸 1 体积与苯胺 15 体积混合）反应产生特殊颜色反应；分子结构中有环戊酮结构，可与 2，4-二硝基苯肼反应产生黄色。

（二）定性鉴别

1. 理化鉴别 可利用不同环烯醚萜类成分与氨基酸、铜离子-冰醋酸试剂、

Trim-hill 试剂、Epstahl 试剂、Shear 试剂反应显不同颜色进行鉴别，但需注意样品的纯化分离，以最大限度地保证显色反应的专属性。

2. 色谱鉴别　主要采用薄层色谱法鉴别。吸附剂可用硅胶 G、硅胶 GF_{254} 和聚酰胺等。显色剂可根据不同成分选择硫酸乙醇液、香草醛-浓硫酸试剂、茴香醛-浓硫酸试剂、对二甲氨基苯甲醛-硫酸试剂、五氯化锑、三氯化锑、碘蒸气、磷钼酸、2，4-二硝基苯肼等。但需要注意的是，上述显色试剂，大多属于通用性显色试剂，能使多种成分显色，故在鉴别时，应尽量使用相应的对照品或对照药材作对照。

（三）含量测定

1. 分光光度法　利用环烯醚萜苷类成分与某些试剂的显色反应，用分光光度法测定吸收度进行定量分析。对于能产生荧光者，可用荧光分光光度法测定含量。

2. 薄层扫描法　薄层扫描法测定环烯醚萜苷类成分时，可用硅胶 GF_{254} 薄层，检测荧光熄灭斑点；也可用硅胶 G 薄层，用显色剂显色后测定。

3. 高效液相色谱法　常用于有紫外吸收的环烯醚萜苷类成分的定量，对一些分子结构中有孤立双键者，也可利用其末端吸收进行测定。

（四）应用举例

栀子金花丸中栀子的定性鉴别和栀子苷的含量测定：本品系由栀子、黄连、黄芩、黄柏、大黄、金银花、知母、天花粉加工制备而成的水丸。

1. 栀子的定性鉴别　取本品 2g，研细，加乙醚 10ml，振摇 10 分钟，弃去乙醚，药渣挥干，加乙酸乙酯 20ml，加热回流 1 小时，取出，放冷，滤过，滤液蒸干，残渣加甲醇 2ml 使溶解，滤过，滤液作为供试品溶液。另取栀子苷对照品，加甲醇制成每 1ml 含 1mg 的溶液，作为对照品溶液。照薄层色谱法试验，吸取上述两种溶液各 5μl，分别点于同一硅胶 G 薄层板上，以乙酸乙酯-丙酮-甲酸-水（10∶6∶2∶0.5）为展开剂，展开，取出，晾干，喷以 10％硫酸乙醇溶液，在 105℃加热约 10 分钟。供试品色谱中，在与对照品色谱相应的位置上，应显相同颜色的斑点。

2. 栀子苷的含量测定　按高效液相色谱法测定。

（1）色谱条件与系统适用性试验：以十八烷基硅烷键合硅胶为填充剂；以乙腈-水（11∶89）为流动相；检测波长为 238nm。理论板数按栀子苷峰计算应不低于 2000。

（2）对照品溶液的制备：取栀子苷对照品适量，精密称定，加 50％甲醇制成每 1ml 含 30μg 的溶液，即得。

(3) 供试品溶液的制备：取本品适量，研细，取约 1g，精密称定，置具塞锥形瓶中，精密加入 50％甲醇 50ml，密塞，称定重量，超声处理（功率 300W，频率 50kHz）20 分钟，放冷，再称定重量，用 50％甲醇补足减失的重量，摇匀，滤过，精密量取续滤液 10ml，置 25ml 量瓶中，加 50％甲醇至刻度，摇匀，滤过，取续滤液，即得。

(4) 测定法：分别精密吸取对照品溶液与供试品溶液各 10μl，注入液相色谱仪，测定，即得。本品每 1g 含栀子以栀子苷（$C_{17}H_{24}O_{10}$）计，不得少于 2.8mg。

五、多糖类

(一) 结构特征及理化性质

多糖又称多聚糖，是由 10 个以上的单糖分子通过苷键聚合而成的高分子物质，分子量较大，已失去一般单糖的性质，如无甜味，无还原性等。多糖大致分为两类，一类为水不溶物，主要是形成动植物的支持组织，如纤维素、甲壳素等，分子呈直糖链型；另一类为水溶物，可溶于热水，成胶体溶液，主要是动植物的贮存养料，如淀粉、肝糖原等，分子呈支糖链型。中药中常见的多糖为菊糖、淀粉、树胶和黏液质等，这些多糖大都无生物活性，通常把它们作为杂质除去。近年来发现许多中药中的多糖成分有治疗作用。如香菇多糖、灵芝多糖、猪苓多糖等有抗肿瘤作用；昆布中的昆布素可用于治疗动脉粥样硬化；黄芪多糖和人参多糖具有免疫增强作用；银耳多糖能有效地保护肝细胞，减轻 CCl_4 损伤造成的糖原合成减少；南瓜多糖具有降血糖作用；鹿茸多糖具有抗溃疡作用；车前子胶具有缓泻作用等。

(二) 定性鉴别

1. 理化鉴别 ①Molish 反应：多糖与 α-萘酚-浓硫酸试剂反应，两液面间有紫色环产生。②斐林或多伦反应：多糖加酸水解后，与斐林试剂或多伦试剂呈阳性反应。

2. 色谱鉴别 用色谱法鉴别多糖时，一般先将多糖加酸水解成单糖或低聚糖，然后进行薄层色谱、纸色谱、气相色谱、高效液相色谱或离子交换色谱分析。

(1) 薄层色谱法

①吸附剂：有硅胶、反相硅胶，也可用纤维素、硅藻土和氧化铝作吸附剂。由于糖的极性大，在硅胶薄层上进行层析时，点样量不宜过多（一般少于 5μg）。

若点样过多，斑点就会明显拖尾，R_f 值也下降，使一些 R_f 值相近的糖难以获得满意的分离。若硅胶用硼酸溶液或一些无机盐的水溶液代替水调制吸附剂涂铺薄层，则样品承载量可明显增加，分离效果也有改善。用无机盐水溶液制备薄层时，主要应使用强碱与弱或中等强度的酸所成的盐，如磷酸二氢钠、乙酸钠、亚硫酸氢钠和硼酸盐等。

②展开剂：硅胶薄层色谱常用极性较大的含水溶剂系统为展开剂，如正丁醇-乙酸-水（4：1：5）、丙酮-水（96：4）、正丁醇-乙酸乙酯-异丙醇-醋酸-水-吡啶（7：20：12：7：6：6）等。

③显色剂：硅胶薄层色谱常用显色剂有硝酸银试剂，使还原糖显棕黑色；三苯四氮唑盐试剂，使单糖和还原性低聚糖呈红色；苯胺-邻苯二甲酸盐试剂，使单糖中的五碳糖和六碳糖所呈颜色略有区别；3,5-二羟基甲苯-盐酸试剂，使酮糖和含有酮基的低聚糖呈红色；过碘酸加联苯胺试剂，使糖中有邻二羟基结构者呈蓝底白斑。此外，还常用硫酸的水或醇溶液、茴香醛-硫酸试剂、苯胺-二苯胺磷酸试剂、1,3-二羟基萘酚-硫酸试剂、间苯二酚-硫酸试剂和 α-萘酚-浓硫酸试剂等。

（2）纸色谱法

①展开剂：常用水饱和的有机溶剂为展开剂，其中以正丁醇-乙醇-水和水饱和的苯酚两种系统应用最为普遍。因为糖的水溶性很大，在一般含水量少的溶剂系统中展开时，R_f 值很小。如果要增加糖在含水量比较少的系统如水饱和的正丁醇中的 R_f 值，可以在其中加入乙酸、吡啶或乙醇等，如采用乙酸乙酯-吡啶-水、正丁醇-吡啶-水、正丁醇-吡啶-水-苯、异丙醇-乙醇、三氯甲烷-甲醇-醋酸、正丁醇-丙酮-水等为展开剂。对难于区分的糖，还可采用由硼酸、硼砂缓冲液浸过的滤纸，以硼酸、硼砂缓冲液饱和的正丁醇-乙酸乙酯溶剂系统下行法展开。

②显色剂：基本与硅胶薄层色谱相同，只是不能用含硫酸的显色试剂。其他显色剂还有改良 Seliwanoff 试剂、甲苯胺蓝试剂、Somogyi 试剂和 1% 碘乙醇试剂等。

（3）气相色谱法：用气相色谱法鉴别糖，有两个不利因素：难于挥发和形成端基异构体，但现已基本上被克服。前者可通过制备成三甲基硅醚衍生物来增加挥发性；后者可通过将醛糖用四氢硼钠还原成多元醇，然后制成乙酰化物或三氟乙酰化物来避免。

（4）高效液相色谱法：采用高效液相色谱法鉴别糖时，多选用氨基柱，以乙腈-水（75：25）为流动相，以示差折光检测器检测。也可用硅胶柱动态改性，即在流动相中加入四乙酸胺，以含四乙酸胺的乙腈-水为流动相。

（5）离子交换色谱法：应用糖的硼酸络合物进行离子交换色谱，在单糖和低聚糖的分析方面已取得很大进展，它与气相色谱相比，其优点在于不必制成衍生物，而且可以直接用水溶液进行分析。目前已有糖自动分析仪，用季铵离子交换树脂分离单糖和低聚糖，用四硼酸钾的缓冲溶液洗脱，以3，5-二羟基甲苯-浓硫酸显色，在425nm进行分析。

3. 电泳鉴别 糖的电泳包括纸电泳、玻璃纤维电泳、醋酸纤维薄膜电泳和凝胶电泳（包括琼脂糖电泳、聚丙烯酰胺凝胶电泳）等。糖属于多元醇，分子结构中多存在相邻羟基，易与硼酸络合，形成复盐，增加导电性，因此用纸电泳检识糖时，多用硼酸盐为缓冲液。一些多糖也可根据其特点，选用醋酸盐缓冲液等。染色剂则常用甲苯胺蓝、茴香胺、阿利新蓝、麝香草酚、碱性硝酸银等，其中甲苯胺蓝不易使中性糖染色，多用于酸性多糖。需要注意的是，中性多糖因带静电荷少，在电场中移动速度慢，一般需采用较高电压或延长电泳时间，才能收到较好效果。若为单一多糖，电泳后斑点一般较小，且显色均一；若多糖不均一，则斑点加宽，颜色深浅不匀。

（三）含量测定

1. 总多糖的含量测定 总多糖含量测定主要采用比色法，显色试剂可选用3，5-二硝基水杨酸、硫酸铜-砷钼酸、苯酚-硫酸、地衣酚-硫酸、蒽酮-硫酸等。

（1）3，5-二硝基水杨酸（DNS）法：在碱性溶液中，3，5-二硝基水杨酸与还原糖生成棕红色氨基化合物，在550nm波长处有最大吸收，可用比色法测定含量。该方法为半微量定量法，操作简便，快速，杂质干扰小，尤其适合于批量测定。

（2）Somogyi-Nelson法：还原糖将铜试剂还原生成氧化亚铜，在浓硫酸存在下与砷钼酸生成蓝色溶液，在560nm波长处有最大吸收，可用比色法测定含量。

（3）苯酚-硫酸法：糖经浓无机酸处理脱水产生糠醛或糠醛衍生物，生成物能与酚类化合物缩合生成有色物质。通常使用的无机酸为硫酸，常用的酚有苯酚、α-萘酚、地衣酚、间苯二酚等。其中苯酚-硫酸和地衣酚-硫酸法使用较多。苯酚-硫酸试剂可与游离的或多糖中的己糖、糖醛酸起显色反应，己糖在490nm波长处、戊糖及糖醛酸在480nm波长处有最大吸收，且吸光度与糖含量呈线性关系。该方法简便、快速、灵敏、显色持久。制作标准曲线时宜用相应的标准多糖，如用葡萄糖作对照品，绘制标准曲线，应乘以校正系数0.9。对杂多糖，根据各单糖的组成比及主要组分单糖的标准曲线的校正系数加以校正计算。

（4）蒽酮-硫酸法：糖类遇浓硫酸脱水生成糠醛或其衍生物，可与蒽酮试剂缩合使溶液呈蓝绿色，于620nm波长处有最大吸收，吸光度与多糖含量呈线性关系。该方法适用于单糖、多糖的含量测定。注意色氨酸含量较高的蛋白质对显色反应有一定的干扰。

2. 单体多糖的含量测定 单体多糖的含量测定多采用高效凝胶液相色谱法，以已知分子量的多糖对照品作对照，确定其分子量。再将其酸水解后进行高效液相色谱法测定，确定其组成（单糖的种类和比例），以单糖的量推算多糖的量。

（四）应用举例

乌灵胶囊中多糖的含量测定：本品系由发酵乌灵菌粉加工制备而成的硬胶囊剂。按紫外-可见分光光度法测定乌灵胶囊中多糖的含量，方法如下：

1. 对照品溶液的制备 取无水葡萄糖对照品，精密称定，加水制成每 1ml 含 0.1mg 的溶液，即得。

2. 标准曲线的制备 精密量取对照品溶液 0.2ml、0.4ml、0.6ml、0.8ml、1.0ml，分别置试管中，加水至 2ml，再加 6％苯酚溶液 1ml，混匀，迅速加入硫酸 5ml，摇匀，置沸水浴中，加热 15 分钟，立即冷却，以相应试剂为空白，照紫外-可见分光光度法试验，在 490nm 波长处测定吸光度，以吸光度为纵坐标，浓度为横坐标绘制标准曲线。

3. 测定 本品内容物，研细，取约 1g，精密称定，置圆底烧瓶中，精密加入 0.1％十二烷基磺酸钠溶液 30ml，精密称定，加热回流 2 小时，立即冷却，再称定重量，以水补足减失的重量，摇匀，立即离心（每分钟 3500 转），精密量取上清液 10ml，加乙醇 30ml，摇匀，冷藏 24 小时，离心，弃去上清液，沉淀用少量乙醇洗涤，弃去洗涤液，加水适量使溶解，转移至 100ml 量瓶中，加水至刻度，摇匀。精密量取 5ml，置 50ml 量瓶中，加水至刻度，摇匀，精密量取 2ml，置试管中，自"加 6％苯酚溶液 1ml"起，依法测定吸光度。从标准曲线上读出供试品溶液中无水葡萄糖的量，计算，即得。本品每粒含多糖以无水葡萄糖（$C_6H_{12}O_6$）计，不得少于 25mg。

六、含动物药中药制剂的分析

（一）牛黄及其制剂的分析

牛黄为牛科动物牛 *Bos taurus domesticus* Gmelin. 的干燥胆结石，为常用名贵中药，广泛用于中成药中，如安宫牛黄丸、牛黄解毒片、牛黄上清丸等。但由于天然牛黄药源十分紧缺，现多使用人工牛黄。人工牛黄为牛胆汁或猪胆汁经人工提取制成的浅棕色或金黄色粉末，其化学成分与天然牛黄有一定差异，疗效也不及天然牛黄。

1. 化学成分 天然牛黄及人工牛黄中均含有胆色素、胆汁酸、脂类、肽类、氨基酸和无机元素。

(1) 胆色素：牛黄中含胆色素 72%～76%。其中胆红素含量为 25%～70%，包括游离胆红素、胆红素钙、胆红素脂等。

(2) 胆汁酸类：主要含胆酸（7%～10%）、去氧胆酸（0.45%）、鹅去氧胆酸及石胆酸等。并有牛黄胆汁酸、甘氨胆汁酸等结合胆汁酸盐存在。

2. 主要成分的理化性质

(1) 胆汁酸：胆汁酸的主要成分是胆酸和去氧胆酸，较易溶于丙酮及乙醇中，其钠盐易溶于水。胆酸的熔点为 198℃，$pK_a=6.4$，在水、乙醇、三氯甲烷、苯和丙酮中的溶解度分别为 0.28、30.5、5.0、0.36 和 28.24g/L，胆酸钠盐在水中的溶解度为 568.98g/L。去氧胆酸的熔点为 176℃～178℃，$pK_a=6.58$，在水、苯和丙酮中的溶解度分别为 0.248、0.128 和 10.468g/L，去氧胆酸钠盐在水中的溶解度大于 333g/L。胆汁酸类成分的主要显色反应有：①Pettenkofer反应：利用蔗糖经浓硫酸作用生成羟甲基糠醛，可与胆汁酸结合生成紫色。②Gregory Pascoe 反应：此反应原理与 Pettenkofer 反应相似，取胆汁 1ml，加入 0.3% 糠醛溶液 1ml 及 45% 硫酸 6ml，振摇后在 65℃水浴中放置 30 分钟，有胆酸存在时，显蓝色。此反应可作为胆酸的定量反应。③Hammarsten 反应：20% 铬酸溶液（20gCrO_3 在少量水中，加醋酸至 100ml）溶解少量样品，温热，胆酸显紫色，鹅去氧胆酸不显色。利用该反应产生的颜色不同可区别胆酸同系物。

(2) 胆红素：胆红素不溶于水，溶于苯、三氯甲烷、氯苯、二硫化碳及碱液中，微溶于乙醇、乙醚。其钠盐易溶于水，在碱液中或遇 Fe^{3+} 后极不稳定，很快被氧化。主要显色反应有：①Gmelin 反应：将浓硝酸数滴沿试管壁小心加入含有胆色素的样品中，出现绿、蓝、紫、红及黄等颜色。②Van den Bergh 反应（重氮化反应）：胆红素和中胆红素与重氮化的对氨基苯磺酸偶合生成偶氮染料，在强酸中呈蓝紫色，pH2.0～5.5 时呈红色，pH5.5 以上呈绿色。

3. 定性鉴别

(1) 理化鉴别：主要利用胆汁酸和胆红素的显色反应进行鉴别：①取牛黄粉末少许，加三氯甲烷 1ml，摇匀，再加硫酸与 30% 过氧化氢溶液各 2 滴，振摇，即显绿色（胆红素反应）。②取牛黄粉末 0.1g，加 60% 醋酸 4ml，研磨，滤过，取滤液 1ml，加新制的糠醛（新蒸馏至几乎无色）溶液（1→100ml）1ml 与硫酸液（硫酸 5ml 加水 6.5ml 混合）10ml，置 70℃水浴中加热 10 分钟，即显蓝紫色（胆酸反应）。

(2) 薄层色谱：复方制剂中牛黄的鉴别方法常用 TLC，以胆红素、胆酸、去氧胆酸等为对照品，以硅胶薄层色谱，用一定的展开系统展开，胆红素可在自然光下检视，胆酸类可在紫外光下检视。

4. 含量测定

（1）总胆酸的测定：用化学法可测定制剂中总胆酸的含量。利用胆汁酸类的酸性，样品经提取后，用 0.1mol/L 氢氧化钠溶液滴定。但此法常常因为制剂中含有其他酸性或碱性成分而受到干扰，专属性不高。

（2）单体胆酸的含量测定：中药制剂中牛黄单体胆酸的含量测定可用色谱法进行分离测定，如用胆酸、去氧胆酸、猪去氧胆酸（人工牛黄）等为对照品，经薄层分离后以 5%～10%硫酸乙醇溶液显色，用薄层扫描法定量；也可用 HPLC 法测定，由于胆汁酸结构中缺乏共轭结构，无紫外吸收，可利用衍生法技术，使胆酸类成分形成对硝基苯甲酸甲基酯，在 254nm 波长处检测，也可得到满意结果。

（3）胆红素的含量测定：胆红素在 453nm 处有最大吸收，利用此性质可用分光光度法或 HPLC 法进行测定；也可利用胆红素可发生重氮化反应的原理使其生成重氮盐，在不同 pH 条件下可产生不同的红色，利用分光光度法测定，从而可消除杂质的干扰。

5. 应用举例 灵宝护心丹中胆酸的含量测定：本品系由麝香、蟾酥、牛黄、冰片、红参、三七、琥珀、丹参、苏合香加工制备而成的浓缩水丸。

（1）供试品溶液的制备：取本品适量，研细，取约 0.5g，精密称定，置具塞锥形瓶中，加石油醚（60℃～90℃）4ml，浸泡 1 小时，滤过，滤渣及滤纸挥去溶剂，放回锥形瓶中，精密加入冰醋酸无水乙醇溶液（1→10）15ml，摇匀，密塞，称定重量，浸泡 12 小时，再称定重量，用冰醋酸无水乙醇溶液（1→10）补足减失的重量，摇匀，滤过，取续滤液作为供试品溶液。

（2）对照品溶液的制备：取胆酸对照品适量，精密称定，加冰醋酸无水乙醇溶液（1→10）制成每 1ml 含 1mg 的溶液，作为对照品溶液。

（3）薄层色谱扫描测定：精密吸取供试品溶液 10μl、对照品溶液 2μl 与 4μl，分别交叉点于同一硅胶 G 薄层板上，以正己烷-乙酸乙酯-醋酸-甲酸（6：32：1：1）为展开剂，展开，取出，晾干，喷以 10%磷钼酸无水乙醇溶液，在 105℃加热至斑点显色清晰，放冷，在薄层板上覆盖同样大小的玻璃板，周围用胶布固定，照薄层色谱法进行扫描，波长 λ_s＝620nm，测量供试品吸光度积分值与对照品吸光度积分值，计算，即得。

本品每 1g 含牛黄以胆酸（$C_{24}H_{40}O_5$）计，不得少于 2.5mg。

（二）麝香及其制剂的分析

麝香为鹿科动物林麝 *Moschus berezovskii* Flerov、马麝 *Moschus sifanicus*

Przewalski 和原麝 *Moschus moschiferus* Linnaeus 成熟雄体脐下腺香囊中的干燥分泌物。具有开窍醒神、活血通经、消肿止痛的功能，用于热病神昏，中风痰厥，气郁暴厥，闭经，难产死胎，癥瘕，心腹暴痛，痈肿瘰疬，咽喉肿痛，跌打伤痛，痹痛麻木等症，在中成药中应用较多。

1. 化学成分　天然麝香化学成分极为复杂，包括小分子和大分子成分，亲脂性成分和亲水性成分。主要有大环化合物、甾类化合物等，其中麝香酮是麝香中有香气的主要成分，一般含量为 2%～4%。

（1）大环化合物：包括麝香酮、降麝香酮、麝香醇、麝香吡喃、麝香吡啶等。

（2）甾类化合物：包括 3α-羟基-5α-雄甾烷-17-酮、3α-羟基-5β-雄甾烷-17-酮、5β-雄甾烷-3，17-二酮、5α-雄甾烷-3，17-二酮、雄甾-4-烯-3，17-二酮、雄甾-4，6-二烯-3，17-二酮、3α-羟基-雄甾-5-烯-17-酮、3β-羟基-5α-雄烷-17-酮、3α-羟基-5α-雄烷、3α，17β-二羟基-5β-雄甾烷、3α，17α-二羟基-5β-雄甾烷、3α-羟基-雄甾-4-烯-17-酮、5β-雄烷-3α，17β-二醇、5β-雄烷-3α，17α-二醇、睾丸酮、雌二醇、胆甾-4-烯-3-酮、胆甾醇等。

2. 主要成分的理化性质　麝香酮为无色或白色结晶，过冷状态时为无色黏稠性液体。几不溶于水，溶于醇。相对密度 $D_4^{17} 0.9221$，折光率 $n_D^{17} 1.4802$，比旋度 $[\alpha]_D^{17} -13.01°$，熔点 135℃～136℃（缩氨基脲衍生物），最大吸收波长 λ_{max}^{EtOH} 285nm。

3. 定性鉴别

（1）气相色谱法：含麝香中药制剂的定性鉴别可采用 GC 法，以麝香酮为对照品，此法专属、可靠、灵敏。因为麝香中还含有雄甾烷类成分，也可以雄甾烷类成分为对照品，用 TLC 进行鉴别，经薄层分离后用硫酸乙醇液显色，置日光下或紫外光下检视。

（2）紫外光谱法：取本品粉末 3 份，每份 0.5g，分别加乙醇、乙醚及正己烷 10ml，放置 12 小时，滤过。其乙醇提取液在 220nm±2nm 波长处有最大吸收，在 270nm 波长附近有肩峰；乙醚提取液在 231nm±2nm 波长处有最大吸收，在 265nm 波长附近有肩峰；正己烷提取液在 220nm±2nm 波长处有最大吸收，在 265nm 波长附近有肩峰。

4. 含量测定

麝香的含量测定方法可用 GC、TLCS 和 HPLC 法等。麝香酮具有很强的挥发性，主要选择 GC 法定量，以苯基-甲基硅酮为固定相，柱温 200℃左右，FID 检测。利用酮类成分可与肼（2，4-二硝基苯肼）生成腙（2，4-二硝基苯腙），生成的 2，4-二硝基苯腙再用 TLC 分离，因其具有对可见光的吸收，可用 TLCS

定量。

此外，麝香中的另一类主要成分雄甾烷类可用 TLCS 和 HPLC 法进行测定。当用 TLCS 法定量时，薄层分离后，用硫酸乙醇显色；当用 HPLC 法定量时，须将雄甾烷类成分衍生化后再进行检测，以达到较高的灵敏度。

5. 应用举例

含硫灸剂中麝香酮的含量测定：本品系由麝香、朱砂、雄黄、硫黄等加工制备而成。按气相色谱法测定麝香酮的含量。

（1）色谱条件：色谱柱：3％XF-1105［氰乙基（5％）甲基聚硅氧烷］不锈钢柱（1.5m×4mm）；柱温：165℃；进样口与检测器温度：240℃；检测器：FID；载气：氮气 55ml/分钟，空气 600ml/分钟，氢气 40ml/分钟。

（2）内标溶液的制备：精密称取十六醇适量，用无水乙醇溶解，配制成 1mg/ml 的无水乙醇溶液。

（3）对照品溶液的制备：精密称取麝香酮对照品适量，用无水乙醇溶解配制成 1.6mg/ml 的溶液，备用。精密吸取 10ml，置 100ml 量瓶中，加无水乙醇稀释至刻度，摇匀，即得。置冰箱中冷藏备用。

（4）供试品溶液的制备：取本品 20 片，求得平均片重后，研成细粉，精密称取细粉约 1.5g，加入内标溶液 1.75ml，无水乙醇 15ml，于80℃水浴回流 4 小时，放冷，滤过，滤液置 25ml 量瓶中，加无水乙醇稀释至刻度，摇匀。

（5）标准曲线的制备：精密吸取对照品溶液 0.2ml、0.3ml、0.4ml、0.6ml、0.8ml 于 2ml 量瓶中，加内标溶液 0.14ml，用无水乙醇稀释至刻度，摇匀，进样 2μl，以麝香酮峰面积与内标峰面积比为纵坐标，麝香酮浓度为横坐标，绘制标准曲线。

（6）测定：吸取供试品溶液 2μl，注入气相色谱仪，按标准曲线制备法测定，计算，即得。

（三）蟾酥及其制剂的分析

蟾酥为蟾蜍科动物中华大蟾蜍*Bufo bufo gargarizans* Cantor. 或黑眶蟾蜍 *Bufo melanostictus* Schneider 的干燥分泌物。具有解毒、止痛、开窍醒神的功能。用于痈疽疔疮，咽喉肿痛，中暑吐泻，腹痛神昏，手术麻醉以及强心、升压、兴奋呼吸、抗肿瘤等。由于具有较强的药理活性，同时其毒性也较大，因此，对蟾酥及其制剂需要严格控制质量。

1. 化学成分　蟾酥化学成分复杂，主要含蟾蜍甾二烯类，强心甾烯蟾毒类和吲哚碱类。蟾蜍甾二烯类有游离型和结合型之分，游离型主要有蟾毒灵、华蟾毒精、蟾毒它灵、脂蟾毒配基等。结合型又分蟾毒灵-3-辛二酸精氨酸酯、蟾酥配基脂肪酸酯和蟾酥配基硫酸酯3种类型。这类成分往往在干燥加工或提取过程中分解为蟾酥配基类。强心甾烯蟾毒类在蟾酥中数量较少，亦以酯的形式存在。吲哚碱类均含有吲哚环，属蟾酥加工炮制过程中分解产物的水溶性部分，主要有蟾蜍色胺、蟾蜍季胺等。

2. 定性鉴别

(1) 理化鉴别：主要通过显色反应。一般来说，Legal 反应、Raymond 反应、Baljet 反应和 Kedde 反应等可使强心甾烯蟾毒类呈阳性反应，但对蟾蜍甾二烯类呈阴性反应。通常用浓硫酸使蟾蜍甾二烯类显色，各种蟾蜍甾二烯类成分可呈现不同的颜色。

(2) 色谱鉴别：①纸色谱：将蟾酥三氯甲烷提取液点在定性滤纸上，以甲酰胺为固定相，苯-三氯甲烷 (6∶4) 为展开剂，或以丙二醇-水 (4∶1) 为固定相，以苯-三氯甲烷 (6∶4) 为展开剂，展开，喷三氯化锑三氯甲烷液加热显色，日光或紫外光下观察，能检识蟾酥中 10 个蟾酥甾二烯类成分。②薄层色谱法：将蟾酥三氯甲烷提取液点在硅胶 G 板上，用丙酮-三氯甲烷-环己烷 (3∶3∶4) 展开，三氯化锑三氯甲烷溶液显色，可检识华蟾酥毒基及蟾酥毒基。将样品的甲醇溶液点在硅胶 G 板上，用三氯甲烷-甲醇-氨水 (12∶7∶1) 展开，喷邻苯二醛溶液，加热，紫外灯下蟾酥碱显黄色荧光。

(3) 光谱鉴别：主要用于蟾酥药材的鉴别。蟾酥药材经溶解后，在不同的溶剂中有不同的紫外吸收光谱，乙醇提取液在 292nm±2nm、216nm±2nm 波长处有最大吸收；乙醚提取液在 292nm±2nm、232nm±2nm 波长处有最大吸收；正己烷提取液在 284nm±2nm 波长处的吸收峰较弱；三氯甲烷提取液在 299nm±1nm 波长处有最大吸收。蟾酥药材还可用红外光谱法鉴别，在 $1800 \sim 1700 cm^{-1}$ 有吸收峰。

3. 含量测定 蟾酥及其制剂的含量测定方法很多，如分光光度法、薄层扫描法、差示光度法、高效液相色谱法和气相色谱法等。

(1) 分光光度法：分光光度法主要用于蟾酥药材的测定，取一定量样品，用三氯甲烷提取后定容，在 299nm 波长下测定，按脂蟾毒配基的 $E_{1cm}^{1\%}$ 为 154 计算其含量。

(2) 薄层扫描法：薄层扫描法应用较广，常用硅胶 G 板，丙酮-三氯甲烷-环己烷展开系统，在 $\lambda_s = 300nm$，$\lambda_R = 340nm$ 处进行反射式锯齿扫描。可测定脂蟾毒配基、华蟾毒精、蟾毒灵、蟾毒它灵、远华蟾毒精及日蟾毒它灵等多种成分。

(3) 气相色谱法：用气相色谱法测定蟾酥及其制剂的样品需进行适当的预处理，将样品提取液先经过柱色谱或薄层色谱分离后，方可进行气相色谱测定，采用 FID 检测器，内标法或外标法定量。

（4）高效液相色谱法：蟾酥中含有的蟾蜍甾二烯类、强心甾烯蟾毒类和吲哚碱类成分，都具有紫外吸收，可用高效液相色谱法测定。

4. 应用举例

牙痛一粒丸中蟾酥的含量测定：本品系由蟾酥、朱砂、雄黄、甘草加工制备而成的水丸。按高效液相色谱法测定。

①色谱条件与系统适用性试验：以十八烷基硅烷键合硅胶为填充剂；以乙腈-水（50∶50）为流动相；检测波长为296nm。理论板数按华蟾酥毒基峰计算应不低于4000。

②对照品溶液的制备：取华蟾酥毒基对照品、脂蟾毒配基对照品各约10mg，精密称定，置100ml量瓶中，加甲醇溶解并稀释至刻度，摇匀；精密量取5ml，置10ml量瓶中，加甲醇稀释至刻度，摇匀，即得（每1ml含上述二种成分各50μg）。

③供试品溶液的制备：取本品，研细，取约75mg，精密称定，置具塞锥形瓶中，精密加入甲醇25ml，密塞，称定重量，超声处理（功率250W，频率33kHz）30分钟，放冷，再称定重量，用甲醇补足减失的重量，摇匀，滤过，取续滤液，即得。

④测定：分别精密吸取对照品溶液与供试品溶液各10μl，注入液相色谱仪，测定，即得。本品每1g含蟾酥以华蟾酥毒基（$C_{26}H_{34}O_6$）和脂蟾毒配基（$C_{24}H_{32}O_4$）的总量计，不得少于19.5mg。

七、含矿物药中药制剂的分析

矿物药主要含有无机成分，涉及到的无机元素主要包括砷（如雄黄、砒霜等）、汞（如朱砂、轻粉、红粉等）、铅（如红丹、密陀僧等）、铜（如胆矾等）、铁（如赭石、磁石、禹余粮等）、钙（如石膏、钟乳石、花蕊石、紫石英、寒水石等）、硅（如滑石、青礞石等）、硫（如芒硝、朴硝、玄明粉、硫黄等）、氯（如大青盐、紫硇砂、白硇砂等），以及其他一些元素。在许多植物药中，也含有各种各样的微量无机元素，如硒、锗、锌、铜等，在中药疗效发挥过程中扮演着重要的角色。

在进行矿物药定性定量分析前，通常需预先将样品进行适当的分解，将待测组分转入溶液中，然后再进行测定。常用的分解方法可分为溶解法（湿法）和熔融法（干法）两种。溶解法系将供试品溶解在水、酸或其他溶剂中的分解方法，通常采用水、稀酸、浓酸、混合酸的顺序进行处理。溶解法不能将供试品完全分解时，可采用熔融法。熔融法系将供试品与固体熔剂混合，然后在高温下加热至全熔或半熔，使欲测组分转变为可溶于水或酸的化合物。熔剂可分为碱性熔剂

（如碳酸钠、氢氧化钠）和酸性熔剂（如硫酸氢钾、焦硫酸钾）、氧化性熔剂（如过氧化钠、碳酸钠加硝酸钾）和还原性熔剂（如碳酸钠加硫）等。具体采用何种方法，需根据不同矿物药的性质和检测目的确定。

（一）定性鉴别

1. 化学分析法 采用化学反应对含无机元素的中药进行定性分析时，可针对其所含无机元素，参考 2005 年版《中国药典》附录Ⅳ "一般鉴别试验" 进行。如鉴别石膏时，取石膏粉末 0.2g，加稀盐酸 10ml，加热使溶解，溶液显钙盐与硫酸盐的鉴别反应；鉴别朱砂时，取朱砂粉末 2g，加盐酸-硝酸（3∶1）的混合溶液 2ml 使溶解，蒸干，加水 2ml 使溶解，滤过，滤液显汞盐与硫酸盐的鉴别反应；鉴别磁石时，取磁石粉末约 0.1g，加盐酸 2ml，振摇，静置，上清液显铁盐的鉴别反应。

2. 热分析法 系在程序控制温度下，精确记录待测物质理化性质与温度的关系，研究其受热过程所发生的晶型转变、熔融、吸附等物理变化和脱水、热分解、氧化、还原等化学变化，用以对该物质进行鉴别的方法。根据矿物药的性质和检测目的不同，可以选用热重法、差热分析法和差示扫描量热法等。

（二）含量测定

在矿物药的定量分析中，对于含量较高的物质，可选择经典的容量分析和重量分析法；对含量较低的物质，可选择分光光度法，如可见分光光度法或原子吸收分光光度法等。另外，热分析法也可用于矿物药的定量分析。

1. 化学分析法

（1）容量分析法：样品分解后，制备成适当的溶液，如有干扰物质存在，应设法消除其干扰。消除的方法主要有分离法和掩蔽法，然后选择适当的方法进行滴定，常用氧化还原滴定法和配位滴定法。

（2）重量分析法：将样品分解液通过适当处理，得到沉淀，取沉淀干燥至恒重，用分析天平精密称定，再根据其重量换算为样品含量。如测定含汞药物时，称取汞盐适量与硫化铵作用，生成硫化汞沉淀。将此沉淀在加热条件下，溶于过量硫化铵和氢氧化钠溶液，生成硫代汞酸钠。再在此溶液中加入过量硝酸铵并加热（除去氨），则硫化汞重新析出。利用硫化汞的这一性质，可以将汞与其他许多离子分离，并以硫化汞形式，对汞进行定量分析。

2. 分光光度法

（1）可见分光光度法：有色无机物一般在可见光区有吸收，某些无机元素可与某些试剂形成有色络合物，均可用分光光度法测定。如砷盐的检查，可利用砷化氢与 Ag-DDC 三乙氨的三氯甲烷溶液作用，产生新生态的银，在 510nm 处有吸收，以测定砷的含量。此外，可利用高价汞与双硫腙作用生成橙色络合物；镉与双硫腙作用生成玫瑰红色络合物；三价铬与二苯基卡巴腙作用形成紫色络合物的性质等，采用分光光度法测定药物中的汞、镉和铬含量。

（2）原子吸收分光光度法：近年来已广泛应用于矿物药及其制剂中各种微量元素的分析。该法能测定几乎全部金属元素和某些碱金属元素，具有灵敏度高，选择性好，抗干扰能力强，适用范围广，操作方便的优点。

（三）应用举例

1. 含砷矿物药及其制剂的分析

含砷矿物药主要有雄黄（主要成分为 As_2S_2）、雌黄（主要成分为 As_2S_3）、信石（主要成分为 As_2O_3）等，尤以雄黄应用最多。含砷矿物药中的砷既是有效成分，又是有毒性成分，必须严格控制其含量。多数砷化合物具有挥发性，因此测定砷的供试品不宜任意灼烧。雄黄、雌黄等含砷的硫化物常用硝酸、硫酸等酸性溶剂分解，也可采用碱熔法分解，常用过氧化钠、碳酸钠混合熔剂（2∶1）熔融，使生成砷酸钠。对于中成药中雄黄的测定常用硫酸-过氧化氢或硫酸-硝酸钾作为分解试剂，具有既能分解雄黄，又能破坏有机物的特点。在硫酸-过氧化氢分解时，一般先在供试品中加入浓硫酸，加热使有机物炭化，然后在热溶液中，小心地逐滴加入 30％过氧化氢溶液，以完成氧化作用。含砷中成药也可加入等量的氢氧化钙，加少量水调成糊状，先用小火加热使炭化，再于 500℃～600℃ 灼烧，使砷转化为砷酸钙，然后用盐酸提取。

（1）定性鉴别：取本品 0.2g 置坩埚内，加热熔融，继续加热使产生白色或黄白色火焰，并伴有白色浓烟，取玻片覆盖后，有白色冷凝物，刮取少许置试管内加水煮沸使溶解，必要时滤过，溶液加硫化氢试液数滴即显黄色，加稀盐酸后产生黄色絮状沉淀，再加碳酸铵试液后，沉淀复溶解。

$$2As_2S_2 + 7O_2 \xrightarrow{\triangle} 2As_2O_3 + 4SO_2 \uparrow$$

$$2As_2S_3 + 9O_2 \xrightarrow{\triangle} 2As_2O_3 + 6SO_2 \uparrow$$

$$As_2O_3 + 3H_2O \xrightarrow{\triangle} 2H_3AsO_3 \downarrow$$

$$2H_3AsO_3 + 3H_2S \xrightarrow{H^+} As_2S_3 + 6H_2O$$

（2）含量测定

①碘量法：常用直接碘量法进行测定。方法是：用硫酸分解供试品，使转变成亚砷酸，调 pH 值至 8，以淀粉作指示剂，用碘标准液直接滴定（硫酸分解-直接碘量法）；或用过氧化钠-碳酸钠混合熔剂（2∶1）在 600℃～650℃熔融供试

品，样品经适当处理后，用硫酸中和，加碘化钾加热煮沸，再加 20％酒石酸钾钠溶液，加过量的硫代硫酸钠，以淀粉作指示剂，用碘标准液直接滴定（碱熔分解-直接碘量法）。

②分光光度法：分光光度法是将样品破坏后生成砷化氢，用二乙基二硫代氨基甲酸银-三乙胺-三氯甲烷吸收液，使生成有机物，在 510nm 波长处测定吸光度，用标准曲线法计算含量。

（3）举例——牛黄解毒片中雄黄的含量测定：本品系由牛黄、雄黄、石膏、大黄、黄芩、桔梗、冰片、甘草加工制备而成。测定方法如下：

取本品 20 片，研细，称取 2 片量（含雄黄约 0.1g），置三角烧瓶中，加硫酸钾 1g、硫酸铵 2g 与样品混匀，加硫酸 15ml，置电炉上直火加热，随时补加适量的硫酸并冲洗瓶壁，加热至溶液呈淡黄色，冷却；缓缓加水 50ml，加热煮沸3～5 分钟，冷却，加酚酞指示剂 2 滴，用 40％氢氧化钠中和至显微红色，冷却，加一小块广泛 pH 试纸，用硫酸液中和至褪色并使 pH 试纸呈中性颜色，加碳酸氢钠 5g，摇匀，用 0.1mol/L 碘标准液滴定，至近终点时加淀粉指示剂 2ml，滴定至显紫蓝色，即得。

2. 含汞矿物药及其制剂的分析 含汞矿物药主要有朱砂（主要成分为 HgS）、升药（主要成分为 HgO）、轻粉（主要成分为 Hg_2Cl_2）等。含汞矿物药中的汞既是有效成分，又是毒性成分，必须严格控制其含量。对于含汞矿物药及其制剂进行分析时，常需要对样品进行分解，分解的方法主要是酸分解法，常用的有硝酸分解法、王水（3 体积盐酸和 1 体积硝酸的混合酸）或逆王水（1 体积盐酸和 3 体积硝酸的混合酸）分解法、硫酸-硝酸钾分解法等。分解供试品时，必须注意防止汞的挥发损失，应低温加热，最好安装回流冷凝管，切勿将样品溶液蒸干。

（1）定性鉴别

①亚汞盐：取供试品溶液，加氨试液或氢氧化钠试液，即变黑色。或取供试品溶液，加碘化钾试液，振摇，即生成黄绿色沉淀，瞬即变为灰绿色，并逐渐变为灰黑色。

②汞盐：取供试品溶液，加氢氧化钠试液，即生成黄色沉淀（HgO）。或取供试品的中性溶液，加碘化钾试液，即生成猩红色沉淀，能在过量的碘化钾试液中溶解，再以氢氧化钠试液碱化，加铵盐即生成红棕色的沉淀。

$$Hg^{2+} + 2I^- \longrightarrow HgI_2 \downarrow$$

$$HgI_2 + 2I^- \longrightarrow HgI_4^{2-} \downarrow$$

（2）含量测定

①硫氰酸盐法：硫氰酸盐法是测定含汞矿物药汞含量的最常用方法。在 5％～

20％的硝酸溶液中，以硫酸铁铵或硝酸铁为指示剂，用硫氰酸铵或硫氰酸钾标准溶液滴定。滴定反应如下：

$$Hg^{2+} + 2SCN^- \longrightarrow Hg(SCN)_2\downarrow （白色）$$

终点时：　　　　$Fe^{3+} + SCN^- \longrightarrow Fe\ SCN^{2+}$　（淡棕红色）

氯离子能与汞离子形成配离子，严重干扰测定。因此分解供试品时不宜用王水或逆王水，可选用硫酸-硝酸钾。如供试品中含有有机化合物，此时也被破坏。生成的一氧化氮，因其可与 Fe^{3+} 离子显红色，妨碍终点观察，必须除尽。溶液中形成的亚硝酸也影响滴定，需预先用高锰酸钾氧化，过剩的高锰酸钾再用硫酸亚铁还原。测定时溶液的温度不宜超过 25℃，否则将使指示剂生成的红色减褪。硫氰酸汞沉淀有吸附硝酸汞的作用，故标定硫氰酸盐标准溶液的条件应与测定供试品的条件一致，否则将产生误差。

②分光光度法：用硝酸-硫酸-高氯酸对含汞供试品进行消化，分解释放出 Hg^{2+}。在 pH $1\sim2$ 的溶液中，高价汞与双硫腙作用生成橙色配合物，此配合物可溶于四氯化碳溶液，在 492nm 波长处进行分光光度法测定。

③原子吸收分光光度法：对于含汞矿物药制剂，往往含汞量较低，不宜用容量分析法，可选用原子吸收分光光度法进行含量测定。由于汞离子被还原成金属汞后极易挥发和蒸发，所以样品经适当处理后即可用冷原子吸收法进行测定；也可将样品处理成适当的溶液后，用火焰原子化法进行测定；如果是固体样品也可用无火焰原子化法进行测定。

(3) 举例——小儿金丹片中朱砂的含量测定：本品系由朱砂、橘红、川贝母、胆南星、前胡、玄参、清半夏、大青叶、木通、桔梗、荆芥穗、羌活、西河柳、地黄、枳壳（炒）、赤芍、钩藤、葛根、牛蒡子、天麻、甘草、防风、冰片、水牛角浓缩粉、羚羊角粉、薄荷脑加工制备而成的片剂。测定方法如下：

取本品，研细，取细粉约 0.5g，精密称定，置 250ml 锥形瓶中，加硫酸 25ml，硝酸钾 2g，加热使成乳白色，放冷，加水 50ml，滴加 1％高锰酸钾溶液至显粉红色，再滴加 2％硫酸亚铁溶液至红色消失后，加硫酸铁铵指示液 2ml，用硫氰酸铵滴定液（0.1mol/L）滴定。每 1ml 硫氰酸铵滴定液（0.1mol/L）相当于 11.63mg 硫化汞（HgS）。本品每片含朱砂以硫化汞（HgS）计，小片应为 $32\sim39$mg，大片应为 $48\sim58$mg。

思考与练习

1. 酸性染料比色法测定中药制剂中的生物碱类成分时，pH 值对其测定有何影响？

2. 雷氏盐比色法测定总生物碱含量时，需注意哪些问题？

3. 止喘灵注射液处方组成为麻黄、洋金花、苦杏仁、连翘，请设计用薄层色谱法鉴别麻黄碱的方法。

4. 在中药制剂皂苷类单体成分分析中，如何根据待测成分结构特征和理化性质确定分析条件和方法。

5. 人参养容丸由人参、白术、茯苓等药味组成，试设计该制剂中人参二醇、人参三醇的鉴别方法。

6. 简述含大黄中药制剂中游离蒽醌和结合蒽醌的含量测定方法。

7. 用化学反应法鉴别挥发油成分的依据是什么？用 GC 法鉴别挥发油成分的依据是什么？

8. 简述酸碱滴定法在有机酸类成分分析中的应用。

9. 有机酸类成分薄层色谱鉴别时常用的显色剂是什么？作用原理是什么？

10. 木脂素的含量测定方法有哪些？

11. 薄层色谱鉴别环烯醚萜苷类成分时，常用显色剂有哪些？

12. 糖的色谱鉴别方法有哪些？总多糖的含量测定方法有哪些？

13. 如何利用 HPLC 法测定胆酸类成分？

14. 中药制剂中麝香酮的含量测定方法有哪些？

15. 简述蟾蜍甾二烯类成分的结构特点和测定方法。

16. 常见的矿物药的处理方法有哪些？简述矿物药的含量测定方法。

17. 简述含汞药物的测定方法。

第七章

生 物 样 品 的 成 分 分 析

　　生物样品的成分分析，又称体液药物分析、生物药物分析或体内药物分析，是随着临床药理学、临床药学的发展和需要而建立起来的一门新兴学科。中药制剂的体内药物分析旨在通过各种分析手段，了解制剂成分在生物体内的存在状况及其变化，获得中药制剂生物利用度及药物代谢动力学的各种参数，了解中药制剂成分在生物体内的分布、生物转化及代谢等信息，为准确评价中药制剂质量和指导临床合理用药提供依据。

　　生物样品成分分析方法的建立是中药制剂血清药物化学、血清药理学、新药评价和开发、中药学、临床中药药理学和中药毒理学赖以建立和发展的重要技术基础。其任务主要涉及生物体内中药制剂成分分析方法学的研究、血清药物浓度监测方法的研究、药代动力学研究、中药制剂成分生物转化研究和中药制剂生物利用度研究等。

　　生物样品的成分分析涉及到多种生物样本，如血液、尿液、唾液、胆汁、淋巴液、泪液、脊髓液、汗液、乳汁、羊水、粪便、各种器官、组织以及呼出的气体等。与常规成分分析相比，具有干扰杂质多、样品量少的特点，因此对分析方法的灵敏度和选择性等方面有较高要求。在生物样品中，微量待测成分常存在于大量生物介质中，体液和组织中的内源性物质，如蛋白质、多肽、脂肪酸、色素等，不仅能与药物结合，而且干扰测定；各种代谢成分、共存成分及外源性杂质也对测定有干扰。这就要求不仅要对样品进行分离、纯化，而且建立的分析方法应有更高的选择性。在生物样品中，待测成分浓度低（一般在 $10^{-6} \sim 10^{-9}$ g/ml），变化幅度大，可供分析的样品量少，尤其是在连续测定过程中，很难再度获得完全相同的样品。因此要求建立的分析方法不仅要有较高的灵敏度，而且要有较高而稳定的回收率。一般需要样品在分离提取后采取浓集的方法，以富集待测成分。还需要注意的是，生物样品中有多种代谢酶存在，取样后仍可作用于待测成分，使待测成分不稳定，因此供药物浓度监测的分析方法，应简便、快速，以便为临床用药以及中毒解救提供快速、准确的数据。

第一节　生物样品的制备

一、常用生物样品

生物样品的选择，一般应遵循以下原则：①应能够反映出待测成分浓度与药效之间的关系。②样品应易于获得，便于处理，适于分析。③样品应具有代表性，应保证在整个阶段中完整采集，应包括峰值及浓度变化迅速阶段的样品，同时应力求取样条件（如摄取标准膳食、控制饮水量等）"标准化"。

最常用的生物样品有血样、尿样和唾液。在特定情况下也可采用乳汁、泪液、脊髓液、汗液、胆汁、羊水、精液、粪便以及各种组织等。

（一）血样

血样包括血浆、血清和全血。全血由血浆和血细胞（红细胞、白细胞和血小板）组成。血浆是全血加肝素、草酸盐、枸橼酸等抗凝剂经离心后分取的上层清液，其量约为全血的一半，主含血浆蛋白（白蛋白、球蛋白、纤维蛋白元）、脂蛋白等多种营养成分以及无机盐、氧、激素、酶、抗体和细胞代谢产物等。血清是由血液中的纤维蛋白元等引起血块凝结，经离心后分取的上层清液。血浆与血清的主要区别是血清中不含纤维蛋白元。由于血清制备时，血块凝结易造成药物的吸附损失，全血不能提供更多的数据，且净化困难，尤其是溶血后，血色素会影响测定，因此最常用的是血浆。药物在体内达到稳定状态时，血浆中药物的浓度与药物在作用点（靶器官）的浓度呈正相关性，因此可采用血药浓度的测定方法，测定原型药物总量（血药总浓度），以用于药代动力学、生物利用度、药物浓度监测等研究。

（二）尿液

尿液主要用于药物代谢研究。体内药物主要以原型、代谢物或缀合物的形式通过尿液排出。尿液中药物浓度较高，收集量较大，但尿液浓度变化较大，所以应测定一定时间（如8、12、24小时）内尿中药物的总量，这就需要记录排出的尿液体积及尿药浓度。由于尿液的排出既包括肾小球的滤过，又包括肾小管的重新吸收，因此尿液与血液中药物浓度的相关性不强，尿药浓度不直接反映血药浓度。此外尿液的采集具有在短时间内不可能多次取样，排尿时间较难掌握以及不易采集完全等缺点。

（三）唾液

唾液主要用于药物浓度监测及药代动力学研究。唾液中药物的浓度通常与血浆浓度呈正相关性，因此唾液标本具有简便易得、对身体无损害并能反映血药浓度的特点。唾液的采集不受地点、时间的限制，容易获得，且许多用于血浆测定的方法稍加改进即可用于唾液的药物浓度测定。唾液药物浓度一般比血浆药物浓度低，但两者存在着恒定的比例关系，通过测定唾液药物浓度可推断血浆中药物的浓度。与血浆药物浓度相比，唾液中药物浓度变化较大。此外，取各种脏器组织制成组织匀浆，在研究药物的体内分布、积蓄或代谢过程中常常使用。

生物样品中往往存在多种酶，使样品处于分解变化中，所以取样后最好立即分析，并应采取调节 pH 值、加入有机溶剂等措施，使待测成分处于稳定状态。对血浆或血清样品，应尽快从全血中离心分离出血浆或血清，一般最迟不超过24 小时，分离后冰冻保存。尿液应在取样后立即测定，若收集 24 小时或更长时间的尿样或不能立即测定时，应置 4℃冰箱保存；若在室温保存，应在采样后立即加入防腐剂；若需放置较长时间则需冷冻贮存。

二、样品预处理

样品预处理是生物样品成分分析中最困难、最繁杂，而又极为重要的环节。药物在体内常以多种形式存在，有原型药（游离型），有与生物分子形成的结合物（蛋白结合型），有代谢物，有缀合物（与葡萄糖醛酸、硫酸形成的苷、酯等），需分别测定；由于待测物浓度很低，而生物样品的介质组分繁杂，有众多内源性成分（如蛋白质、多肽、脂肪酸、色素、类脂等）和各种潜在的干扰物存在，还有一些共存药物以及各种外源性物质也会影响测定；待测成分类型众多，性质各异，很难制定固定的样品处理程序和方式。因此，样品预处理必须综合考虑成分类型、理化性质、存在形式、浓度范围、测定目的、选取的生物样本类型及测定方法等多种因素，采取相应的分离步骤和净化技术。

（一）预处理方法选择依据

1. 待测成分的理化性质　样品的分离制备与分析方法均依赖于待测成分及其代谢物的理化性质，如成分的酸碱性、极性、挥发性、光谱特征、功能团性质、化学稳定性、蛋白结合程度等。

2. 待测成分的浓度范围　生物样品中待测成分浓度相差悬殊，对待测成分浓度高的样品，预处理要求可稍低；浓度越低则对样品净化富集的要求越高。

3. 测定目的 测定目的不同,对样品要求也不同。如需测定代谢物,则要求代谢物从缀合物中释放出来,并在不同 pH 值介质中分离,以获得酸性、中性或碱性代谢物。

4. 生物样品类型 不同的生物样品处理方法不同。例如,血浆、血清及组织匀浆等样品含有大量蛋白质,常需去除蛋白质后提取;而唾液有大量黏液蛋白,需离心沉淀除去;尿中药物大多呈缀合状态,常需采用酸或酶使缀合物水解。

5. 测定方法 样品制备和需要净化的程度与所用测定方法是否专属,是否具分离能力等有关。例如,不具有高的分辨率的光谱分析法与兼有分离作用的色谱法相比,前者对样品分离纯化的要求就要比后者高。又如在各种免疫测定中通常不必考虑成分的分离,只需采取简单的浓集,这是因为免疫测定法具有很高的特异性。

(二) 提取

1. 除去蛋白质

(1) 有机溶剂沉淀法:有机溶剂沉淀蛋白质的效力由强至弱依次为乙腈、丙酮、乙醇和甲醇。其中用乙腈与蛋白质产生的沉淀易分离,应用较广泛。当用 1～3 倍体积的有机溶剂时,可使 90% 以上的蛋白质沉淀。

(2) 盐析法:加中性盐如硫酸铵、硫酸钠、氯化钠等,利用盐析作用使蛋白质沉淀。

(3) 酸性试剂沉淀法:主要有三氯醋酸、高氯酸、苦味酸等。其中 10% 三氯醋酸是最常用的蛋白沉淀剂,但应注意三氯醋酸中常含有杂质,致使空白值偏高;用三氯醋酸除去蛋白质后如采用乙醚为提取溶剂,三氯醋酸会溶入乙醚中干扰测定。

(4) 酶消化法:在温和的反应条件下,水解生物蛋白,将与蛋白结合的成分释放,对蛋白结合率强的成分可显著改善回收率,避免成分在强酸下水解或在较高温度时降解。采用 HPLC 法检测时,无需再进行过多的净化操作。常用的蛋白水解酶有枯草杆菌蛋白酶、胰蛋白酶、胃蛋白酶等。其中枯草菌溶素 (一种细菌性碱性蛋白分解酶) 最为常用,在 pH7.0～11.0 范围内使蛋白质降解,在 50℃～60℃具有最大活力。加入蛋白酶激活剂,可减少酶用量和缩短活化时间,如咖啡因与胃蛋白酶合用,氯化钙与胰蛋白酶合用等。

(5) 其他方法:采用超滤法、透析法、微孔滤膜滤过法,可除去体液样品中的蛋白质,用于测定血清或血浆中游离待测成分的浓度。但与蛋白结合的待测成分未能被解脱出来而不能检出。

2. 缀合物水解 药物在体内经二相代谢后，在血浆及尿中多呈缀合物形式（葡萄糖醛酸苷或硫酸酯）存在。其极性均大于母体药物，属亲水性或在生理 pH 值下解离的成分，不易被有机溶剂提取，需要通过水解处理，使缀合物中的成分或代谢物游离出来，再用有机溶剂提取。常用缀合物水解方法有：

（1）酸水解：酸水解通常使用无机酸（如盐酸）。该法简便、快速，但与酶水解相比，专一性较差，部分成分在水解过程中可能发生结构改变。

（2）酶水解：通常使用的水解酶是葡萄糖醛酸苷酶和芳基硫酸酯酶。前者可水解药物的葡萄糖醛酸苷，后者可水解药物的硫酸酯。在实际应用中也常使用两者的混合物葡萄糖醛酸苷-硫酸酯混合酶。与酸水解相比，酶水解专属性强，条件温和，一般不会引起被测物分解；缺点是酶水解时间长，费用大，可能引入黏液蛋白等杂质。

（3）溶剂解：某些药物的硫酸酯，在加入提取溶剂进行提取过程中，会发生分解，称之为溶剂解。

（三）分离与净化

1. 液-液提取法

（1）提取率（萃取率）：在生物样品成分分析中，由于样品量少且待测成分含量低，分析的样品数量又较多，通常不采用反复提取（萃取）的方法，一般提取（萃取）一次（最多两次）即可。对一般分析而言，萃取率（提取率）不低于 50%，就基本符合要求。

（2）影响提取率的因素：①水相 pH 值：水相 pH 值对于酸、碱性成分的提取率影响较大。pH 值的选择主要与待测成分的 pK_a 值有关。一般来说，碱性成分的最佳 pH 值应高于其 pK_a 值 2~3 个单位；酸性成分的最佳 pH 值应低于其 pK_a 值 2~3 个单位；中性成分对 pH 值要求不严格，但以在 pH 值偏高的情况下进行提取较好。为保证提取率的重现性，多采用缓冲溶液，以保持在提取过程中溶液 pH 值稳定。②提取溶剂：理想的提取溶剂应具备对待测成分具有大的亲合力，极性较小，与水不互溶，沸点适宜，不影响紫外检测，价廉，无毒，化学性质稳定等条件。为了减少容器对待测成分的吸附损失，提高提取率，可在非极性提取溶剂（如烃类）中加入少量醇，如庚烷中加 1% 甲醇，己烷中加 2% 异戊醇或丁醇等。③离子强度：在水相中加入盐如 NaCl，增加离子强度，可降低成分在水相中的溶解度，有利于溶剂提取。

（3）提取技术：通常不采用反复提取的方法，多半进行一次（最多两次）提取，在用酸碱回提时也只进行一次。一般不考虑"提尽药物"。提取溶剂必须精确加入，提取液要定量分出，其他操作应与建立标准曲线时完全相同，并进行平行操作。有机溶剂与水相的体积比一般为 1：1 或 2：1，混合方式多采用密塞情况下振荡器振荡、涡动混合器旋摇或首尾颠倒混合。玻璃容器表面会对成分产生吸附，在提取溶剂中加少量异戊醇、二乙胺等，或对玻璃仪器进行硅烷化处理，可减少吸附。

（4）离子对提取：适用于高度电离的亲水性强的极性化合物的提取，如尿液中水溶性大的缀合物（结合物），常规的溶剂萃取法很难将其萃取出来。应用离子对提取法，则很多成分的葡萄糖醛酸苷及硫酸酯可与烷基季铵离子形成脂溶性很强的离子对配合物，易被有机溶剂萃取。常用于离子对萃取的反离子有烷基或芳基磺酸盐、无机酸根等，用于呈阳离子状态的成分（如含 N 碱性成分）；4～12 个碳原子的烷基铵类（其中最常用的为四丁基铵）用于呈阴离子状态的成分或代谢物，如酸性成分、葡萄糖醛酸苷。萃取溶剂常用三氯甲烷、二氯甲烷等。

2. 液-固提取法　本法是近年发展起来的一种简便快速的生物样品分离净化方法，避免了液相提取时易乳化、待测成分易损失的缺陷，溶剂用量少，提取效能和回收率高，操作安全、省时、速度快，引入污染少。选择合适的溶剂洗涤后，固相柱可再生重复使用。若将提取柱与 HPLC、GC 系统相连，采用柱切换技术，可使样品处理自动化。

（1）提取技术：固相提取纯化样品的方式通常可分为下列两种：①选择性提取：将待测成分保留在柱上，杂质随样品溶剂或洗脱液洗出，然后以小体积溶剂洗脱待测成分。②选择性冲洗：将待测成分和杂质保留在柱上，然后选择适当溶剂冲洗杂质，保留待测成分；或杂质被保留，待测成分被洗脱。

（2）影响固相提取的因素：①合适的洗涤剂和洗脱剂。②流速：流速太快会使待测成分与吸附剂不能充分接触，导致与杂质的分离度下降，样品流失，回收率降低或不能重现。③上样量：超载易引起回收率差或不稳定，判断是否超载，可进行样品突破性实验。方法是：取已知浓度样品液小体积上柱，用合适的洗脱方法洗脱后，测定百分回收率；再增大样品上样体积上柱，洗脱，测定百分回收率；绘制回收率与样品上样体积曲线，当回收率下降时，表明样品超载。

（四）富集

在样品提取纯化过程中，不仅待测成分得到了纯化，而且还有可能被初步浓集，但往往不能直接供 GC 或 HPLC 测定用，因为微量的待测成分仍然分布于较大的提取溶剂中，而 GC 和 HPLC 都受进样量的限制。富集方法可采用真空蒸发、减压冻干或通入气流吹干（一般通入压缩空气，遇氧不稳定的组分可改用氮气）。为了避免待测成分随溶剂一起挥发损失，可在通气前向提取液中加入少许沸点稍高的溶剂起固定作用，如在乙醚提取液中加入乙醇后再通气流蒸发。

第二节 生物样品的成分分析

一、分析方法的设计与评价

生物样品成分分析方法的建立是生物样品成分分析的重要内容。在设计分析方法前，应在做好文献研究工作的基础上，充分了解待测成分的特性及在生物样品内的状况，明确测定目的和要求。如果拟建立的方法是用于药代动力学研究，则要求方法应具有一定的灵敏度和准确度，具有较宽的定量线性范围，而不强调简便、快速；如果拟建立的方法是用于临床药物浓度监测，则要求分析方法必须简便、快速；如果要求同时测定母体药物成分和代谢物，则应选择分离能力及专属性强的测定方法。

（一）分析方法的建立

分析方法初步拟定后，需通过一系列实验工作，以便选择最佳实验条件及验证所拟定的方法是否适合实际样品检测。分析方法的建立一般应包括下列步骤：

1. 对照品测定 取待测成分对照品适量，按拟定方法测定，求得浓度与测定响应值之间的关系，进行线性范围、最适测定浓度、检测灵敏度、测定最适条件（如 pH 值、温度、反应时间）等的选择。

2. 空白样品测定 取空白生物样品，按拟定的方法进行处理，测定空白值（或色谱图），以便了解方法的灵敏度和专属性。

3. 以水代替空白样品，添加对照品后测定 以水代替空白生物样品，添加一定量对照品后按拟定方法进行测定，以便了解提取回收率及最低检测浓度，对提取溶剂、富集方法等条件进行选择。

4. 空白样品添加对照品测定 于空白生物样品中，添加一定量对照品后按拟定方法进行测定，求得样品回收率数据，建立标准曲线。

5. 样品测定 取待测样品按拟定方法测定，考察样品中待测成分代谢和蛋白结合情况，并检验所建立方法的实际可行性。

（二）分析方法的评价

分析方法建立后必须进行方法学考察与评价。评价指标有精密度、准确度、灵敏度、专属性、可测浓度范围、测定所需时间以及对生物样品的适应性等。因生物样品组分复杂，待测成分含量低，样品量少，分离纯化步骤较多，一般很难达到高的回收率。生物样品分析时，若样品药物浓度≥200μg/L，回收率一般应控制在85%～115%；样品药物浓度<200μg/L，回收率一般应控制在80%～120%；RSD尽可能在5%～10%以内。对于一个分析方法来说，更为重要的是每次测定所得回收率要保持恒定，虽然有时回收率较低，但只要重现性好，通过校正后仍可采用。在进行中药制剂生物利用度实验时要求定量限至少能满足测定3～5个半衰期时的成分浓度或C_{max}的1/10～1/20时的成分浓度。

二、常用的分析方法

（一）光谱法

在生物样品成分分析中，由于共存的内源性物质、代谢物等的干扰，样品一般要经过分离纯化，才能得到较好的分析结果。采用具有选择性的显色剂和反应条件，才可不经分离，直接测定。由于方法灵敏度和选择性的限制，紫外-可见分光光度法应用较少。荧光法具有较高的灵敏度和专属性，可用于定量分析，但要求待测成分应能产生荧光，无荧光者则需通过适当处理后方可检测。

（二）色谱法

高效液相色谱法在生物样品成分分析中应用较多。具有适用范围广，可在室温下进行；样品预处理简单；分离效率高，流动相选择范围广；专一性较高等优点。其中胶束高效液相色谱和离子对高效液相色谱用于生物样品成分分析具有独到之处。

1. 胶束色谱　为一类应用胶束溶液（一定浓度的表面活性剂溶液）作为流动相的色谱，胶束色谱一般指反相胶束色谱。表面活性剂在极性溶剂，如水中形成正相胶束，可用于反相色谱。胶束色谱中常用的表面活性剂为阴离子的十二烷基磺酸钠、阳离子的十六烷基三甲基溴化铵、中性分子的聚氧乙烯（23）十二烷醇，以及非水反相胶束的丁二酸二辛酯磺酸钠。胶束高效液相色谱梯度洗脱时，不需要流动相与色谱柱之间的再平衡，不影响电化学检测器的使用，能改善荧光检测的灵敏度；可免去生物样品预处理步骤，直接测定待测微量成分，如可将血清或尿液直接进样，而不会引起反相色谱柱柱压升高或蛋白质沉淀。胶束流动相选择性好，毒性小，价廉，分析省时、省样品。

2. 离子对色谱　离子对色谱是由离子对提取的液-液分配色谱发展而成的

一种高速分离方法。借助高效液相色谱仪，离子对色谱在生物样品中的分析日渐广泛。离子对色谱分为正相离子对色谱和反相离子对色谱（见表7-1）。

表 7-1　　　　　　　　　　　　　离子对色谱分类简表

分类	正相离子对色谱	反相离子对色谱
担体	硅胶、硅藻土、纤维素	一
固定相	离子对试剂水溶液	C_8、C_{18}键合相硅胶
流动相	与水不相溶的有机溶剂（如三氯甲烷）	含有离子对试剂的有机溶剂-水溶液
优缺点	选择具强烈紫外吸收的平衡离子（如 β-萘磺酸盐），能用紫外检出非紫外吸收的洗脱物质，提高检测灵敏度；固定相易流失	可随时改变反离子浓度、pH 值等，适宜于梯度洗脱；色谱系统稳定

此外，气相色谱法、高效毛细管电泳法、毛细管超临界流体色谱法，以及各种联用技术（GC-MS、HPLC-MS）等也常用于生物样品的成分分析。

（三）免疫分析法

1. 原理　免疫分析的定量基础是竞争抑制原理。当一定限量的抗体存在于反应体系时，体系中标记抗原（Ag^*）与未标记抗原（Ag）就与抗体（Ab）发生竞争结合。在一定量的 Ag^*，一定稀释度的 Ab 与待测的不同量 Ag 作用一定时间、反应达平衡时，总的标记抗原（T）按比例分布于游离形式（F）和结合形式（B）之间。测定 F 和 B 的量，即可求出不同待测抗原含量时的标记抗原的结合率。测定时通常先以一系列已知浓度的抗原（高度纯化的待测物的标准品）和一定量标记抗原与适量抗体进行反应后，测定各标准浓度抗原时的 Ag^*-Ab 的强度，求出结合率，绘制出标准竞争抑制曲线或称计量反应曲线。然后取一定量样品，按同法测定，根据样品中标记抗原与抗体的结合率，就可以从曲线上查出相应的被测抗原的含量。

2. 分类　免疫分析中按标记物的不同，可分为放射免疫分析（RIA）、酶免疫分析（EIA）、化学发光免疫分析（CLIA）、荧光免疫分析（FIA）。根据抗原-抗体的反应达平衡后是否须将结合物（B）与游离标记物（F）分离，免疫分析可分为均项免疫分析（不分离）和非均项免疫分析（分离）。人工抗原的制备和特异抗体的制备也相同，只是标记抗原（标记成分）的标记物不同，由此产生的测定方法也不同（见表7-2）。

表 7-2   免疫分析分类简表

分类	标记物	特点
放射免疫分析 (RIA)	放射性同位素，如 ^3H、^{14}C、^{125}I、^{131}I，应用较多的是 ^3H 和 ^{125}I	属非均项免疫分析；灵敏度高、特异性强、取样量少；准确度和精密度稍次于色谱法；可用于大批量样品测定；标记抗原有的放射性半衰期短，费用较高，需要有同位素实验室和专门设备
酶免疫分析 (EIA)	酶（如苹果酸脱氢酶、乙酰胆碱酯酶、碱性磷酸酶、6-磷酸葡萄糖脱氢酶、溶菌酶、过氧化物酶、β-半乳糖苷酶等）	可分为均相酶免疫分析法和非均相酶免疫分析法；灵敏度可达到甚至超过 RIA，几乎可替代 RIA；试剂贮存时间长，仪器设备简单，适合基层推广应用
化学发光免疫分析 (CLIA)	化学发光物质，如异鲁米诺（4-氨基邻苯二甲酰肼）、氨基丁基乙基异鲁米诺等	可分为均相化学发光免疫分析法和非均相化学发光免疫分析法；以酶（过氧化物酶、碱性磷酸酶）为标记物，以化学发光物质为酶底物（异鲁米诺和 H_2O_2），称为化学发光酶免疫分析
荧光免疫分析 (FIA)	荧光物质或潜在荧光物质	按标记物产生荧光方式的不同，可将其分为底物标记荧光免疫分析，荧光偏振免疫分析，荧光淬灭和荧光增强免疫分析

3. 毛细管电泳免疫分析（CEIA） 利用抗原抗体复合物与游离的抗原、抗体在电泳行为上的差异，将毛细管电泳作为免疫分析中的分离检测手段。该技术结合了免疫分析的高选择性、毛细管电泳的高分离效率和激光诱导荧光检测技术的高灵敏度检测。与传统免疫分析相比有很多优势：①免疫结合反应在均相溶液中进行，反应一般在 5～10 分钟内即可达到平衡。②毛细管电泳一般只需要纳升级（nl）的样品与微升（μl）级的缓冲溶液，很适合于微量免疫分析。③毛细管电泳的应用使传统免疫分析中繁杂的分离步骤得到简化，分离一般在几分钟内完成，结合在线的激光诱导荧光检测，大大提高了分析速度。④毛细管电泳的高分离效率能识别抗原与其类似物在结构上的微小差异，既可解决免疫分析中的交叉反应性问题，又可以进行多组分同时分析。

第三节 应用举例

健康志愿者静脉滴注参麦注射液后，用 HPLC/MS/MS 测定人参皂苷 Rg_1 和 Re 血药浓度。

一、试验方法

1. 色谱与质谱条件　色谱柱为 RESTEK Pinnacle Ⅱ C_{18} 柱（150mm × 2.1mm ID，5μm）；流动相为甲醇-水-乙腈（60∶20∶20）；流速 250μl/分钟；柱温：室温。电喷雾 ESI 源；喷雾电压 IS 为 5kV；雾化温度 450℃；雾化气 NEB（GAS1）为 12L/分钟；加热辅助气 AUX（GAS2）为 6L/分钟；帘气 CUR 为 12L/分钟；碰撞气 CAD 为 3L/分钟；检测方式为正离子多离子反应监测（MRM），用于定量分析的离子分别为 m/z 823.6→643.5（人参皂苷 Rg_1）和 m/z 969.7→789.0（人参皂苷 Re）。

2. 血浆样品处理　采用 Waters 固相萃取仪为固相萃取辅助装置。将 SPE 柱先后用甲醇和水各 2ml 活化。取血浆 0.5ml 移入已活化的 SPE 柱，减压使其恒速通过 SPE 柱。然后用水 2ml 清洗小柱，抽干，最后用甲醇 1.5ml 洗脱。收集洗脱液，35℃水浴中氮气流下吹干。残留物用流动相 200μl 充分溶解后，过膜（0.2μm），经自动进样器进样 20μl，进行 HPLC/MS/MS 分析。

3. 方法学考察

取空白血浆 0.5ml，加人参皂苷 Rg_1 和 Re 混合对照品溶液，配置成系列血浆样品，其中人参皂苷 Rg_1 的浓度为 1.02，3.07，10.23，30.69，102.3，306.9 和 1023μg/L，人参皂苷 Re 的浓度为 1.05，3.15，10.5，31.5，105.0，315.0 和 1050μg/L。按血浆样品处理方法提取后进样分析，以测得的峰面积 Y 对血药浓度 X 作线性回归。

同法配制低、中、高 3 个浓度（人参皂苷 Rg_1 浓度分别为 3.07，30.69 和 818.4μg/L，人参皂苷 Re 浓度分别为 3.15，31.5 和 840.0μg/L）的样品，按血浆样品处理方法操作，随标准曲线同时测定，计算方法回收率和日内、日间精密度。以提取后的色谱峰面积与空白血浆提取后加入对照品溶液后进样获得的峰面积之比，考察方法的提取回收率。

二、结果与讨论

在所选的试验条件下，人参皂苷 Rg_1 和 Re 的保留时间分别为 1.66 分钟和 1.62 分钟，血浆中内源性物质不干扰二者的测定。最低检测限分别为 0.71μg/L 和 0.84μg/L。该方法人参皂苷 Rg_1 和 Re 分别在 1.023～1023μg/L 和 1.05～1050μg/L 浓度范围内线性关系良好，回归方程分别为 $Y = 4.71 \times 10^3 X + 1030$（$r = 0.9995$）和 $Y = 1.41 \times 10^3 X + 287$（$r = 0.9982$），定量下限分别为 1.02 ± 0.03μg/L（$n = 5$）和 1.05 ± 0.04μg/L（$n = 5$）；二者在低、中、高三个浓度的回收率、日内和日间精密度（RSD）结果见表 7-3。经考察，血浆样品中人参皂

苷 Rg_1 和 Re 经过 3 个冷冻-解冻循环和－20℃条件下保存 29 天仍保持稳定，制备后的样品室温放置至少 6 小时后保持稳定。

表 7-3　　　　　人参皂苷 Rg_1 和 Re 回收率和精密度（$n=5$）

对照品	浓度 μg/L	回收率（$X \pm s$,%)		精密度（RSD,%)	
		绝对回收率	相对回收率	日内精密度	日间精密度
人参皂苷 Rg_1	3.07	72±6	99±14	7.7	12.3
	30.69	60±4	105±9	7.2	5.2
	818.4	79±8	99±8	6.6	10.9
人参皂苷 Re	3.15	76±9	104±13	9.9	12.9
	31.5	64±8	104±10	7.8	7.4
	840.0	82±9	99±12	8.9	7.3

由此可见，建立的 HPLC/MS/MS 方法经方法学考察适用于血浆人参皂苷 Rg_1 和 Re 浓度的测定。

复习思考题

1. 生物样品成分分析具有哪些特点？
2. 简述中药制剂成分体内代谢反应及特点。
3. 简述生物样品中去除蛋白质的常用方法。
4. 影响液相提取方法中提取率大小的主要因素有哪些？
5. 固相提取中，常用固相柱填料有哪些？上样前如何处理？
6. 简述生物样品成分分析方法建立的一般步骤。
7. 如何评价一个体内分析方法的优劣？
8. 简述免疫分析的基本原理。

第二篇

各　论

第八章 | 固体中药制剂

　　《中国药典》2005 年版收载的 26 种中药制剂剂型，按其物态和制备方法不同，可分为液体、固体、半固体和气体中药制剂四大类。

　　固体中药制剂包括丸剂、片剂、散剂、颗粒剂、栓剂、滴丸剂、胶囊剂、锭剂、茶剂等。这类制剂含水量较低，常含有黏合剂、矫味剂等辅料，有的含有大量植物组织，各种化学成分多保留在药材组织中，也有的经提取浓缩精制而成，不含植物组织碎片，如浸膏片、颗粒剂等。

第一节　丸　剂

　　丸剂系指药材细粉或药材提取物加适宜的黏合剂或其他辅料制成的球形或类球形制剂，分为蜜丸、水蜜丸、水丸、糊丸、蜡丸、浓缩丸和微丸等类型。

　　蜜丸系指药材细粉以蜂蜜为黏合剂制成的丸剂，如十全大补丸。其中每丸重量在 0.5g（含 0.5g）以上的称大蜜丸，每丸重量在 0.5g 以下的称小蜜丸。水蜜丸系指药材细粉以蜂蜜和水为黏合剂制成的丸剂，如大补阴丸。水丸系指药材细粉以水（或根据制法用黄酒、醋、稀药汁、糖液等）为黏合剂制成的丸剂，如二陈丸。糊丸系指药材细粉以米粉、米糊或面糊等为黏合剂制成的丸剂，如健步丸。蜡丸系指药材细粉以蜂蜡为黏合剂制成的丸剂，如妇科通经丸。浓缩丸系指药材或部分药材经提取浓缩后，与适宜的辅料或其余药材细粉，以水、蜂蜜或蜂蜜-水为黏合剂制成的丸剂，根据所用黏合剂的不同，分为浓缩水丸、浓缩蜜丸和浓缩水蜜丸；微丸系指直径小于 2.5mm 的各类丸剂，如葛根芩连微丸。

　　《中国药典》2005 年版一部收载的 704 种成方制剂中丸剂有 223 种，占31.68%。丸剂的各种类型分布（某些品种的丸剂可有几种类型，重复计算）为：

大蜜丸 120 种，小蜜丸 31 种，水蜜丸 61 种，水丸 76 种，糊丸 3 种，蜡丸 1 种，浓缩丸 15 种，微丸 1 种。为确保丸剂的质量，在生产与贮藏期间应对其进行质量检查。其法定检查项目如下：

1. 外观 丸剂外观应圆整均匀、色泽一致。蜜丸应细腻滋润、软硬适中；蜡丸表面应光滑无裂纹，丸内不得有蜡点和颗粒。

2. 水分 除另有规定外，大蜜丸、小蜜丸、浓缩蜜丸中所含水分不得过 15.0%；水蜜丸、浓缩水蜜丸不得过 12.0%；水丸、糊丸和浓缩水丸不得过 9.0%；微丸按其所属丸剂类型的规定判定。蜡丸不检查水分。水分测定方法参见第三章第一节相关内容。

3. 重量差异 除另有规定外，按丸数服用的，照第一法检查；按重量服用的，照第二法检查。

(1) 第一法：以一次服用量最高丸数为 1 份（丸重 ≥ 1.5g 的丸剂，以 1 丸为 1 份；丸重 > 0.015g 的丸剂一次服用量最高丸数超过 10 丸的，或丸重 ≤ 0.015g 的丸剂一次服用量最高丸数不足 10 丸的，以 10 丸为 1 份），取供试品 10 份，分别称定重量，再与标示总量（称取丸数×每丸标示重量）或标示重量相比较（无标示重量的丸剂，与平均重量比较），按表 8-1 的规定。超出重量差异限度的不得多于 2 份，并不得有 1 份超出限度一倍。

表 8-1　　　　　　　　丸剂的重量差异限度

标示总量或标示重量 （或平均重量）	重量差异限度	标示总量或标示重量 （或平均重量）	重量差异限度
≤0.05g	±12%	1.5g 以上至 3g	±8%
0.05g 以上至 0.1g	±11%	3g 以上至 6g	±7%
0.1g 以上至 0.3g	±10%	6g 以上至 9g	±6%
0.3g 以上至 1.5g	±9%	>9g	±5%

(2) 第二法：以供试品 10 丸为 1 份，取 10 份，分别称定重量，再与每份标示重量相比较（无标示重量的丸剂，与平均重量比较）。按表 8-2 的规定，超出重量差异限度的不得多于 2 份，并不得有 1 份超出限度的一倍。

表 8-2　　　　　　　　丸剂的重量差异限度

每份标示重量或平均重量	重量差异限度	每份标示重量或平均重量	重量差异限度
≤0.05g	±12%	0.3g 以上至 1g	±8%
0.05g 以上至 0.1g	±11%	1g 以上至 2g	±7%
0.1g 以上至 0.3g	±10%	>2g	±6%

包糖衣丸剂应在包衣前检查丸芯的重量差异，并符合规定，包糖衣后不再检查重量差异；其他包衣丸剂应在包衣后检查重量差异并符合规定。凡进行装量差异检查的单剂量包装丸剂，不再进行重量差异检查。

4. 装量差异 单剂量分装的丸剂，取供试品 10 袋（瓶），分别称定每袋（瓶）内容物的重量，每袋（瓶）装量与标示装量相比较，应符合表 8-3 的规定。超出装量差异限度的不得多于 2 袋（瓶），并不得有 1 袋（瓶）超出限度一倍。

表 8-3　　　　　　　　　　　丸剂的装量差异限度

标示装量	装量差异限度	标示装量	装量差异限度
≤0.5g	±12%	3g 以上至 6g	±6%
0.5g 以上至 1g	±11%	6g 以上至 9g	±5%
1g 以上至 2g	±10%	>9g	±4%
2g 以上至 3g	±8%		

5. 装量 按最低装量检查法重量法检查（见第三章第二节），应符合表 8-4 的规定。

表 8-4　　　　　　　　　　　丸剂的最低装量限度

标示装量	平均装量	标示装量	平均装量
20g（ml）及 20g（ml）以下	不少于标示装量	50g（ml）以上至 500g（ml）	不少于标示装量
20g（ml）以上至 50g（ml）	不少于标示装量		

6. 溶散时限 除另有规定外，取供试品 6 丸，选择适当孔径筛网的吊篮（丸剂直径在 2.5mm 以下的用孔径约 0.42mm 的筛网；直径在 2.5～3.5mm 之间的用孔径约 1.0mm 的筛网；直径在 3.5mm 以上的用孔径约 2.0mm 的筛网），照崩解时限检查法片剂项下的方法加挡板进行检查。除另有规定外，小蜜丸、水蜜丸和水丸应在 1 小时内全部溶散；浓缩丸和糊丸应在 2 小时内全部溶散。操作过程中如供试品黏附挡板妨碍检查时，应另取供试品 6 丸，不加挡板进行检查。

上述检查应在规定时间内全部通过筛网。如有细小颗粒状物未通过筛网，但已软化且无硬心者可按符合规定论。

蜡丸照崩解时限检查法片剂项下的肠溶衣片检查法检查，应符合规定；大蜜丸不检查溶散时限。

7. 微生物限度 照微生物限度检查法检查，应符合表 8-5 的规定。

表 8-5　　　　　　　　　　丸剂的微生物限度标准

丸剂的原料组成	细菌数 （个/g）	霉菌、酵母菌数 （个/g）	大肠埃希菌 （个/g）	大肠菌群 （个/g）	沙门菌 （个/10g）
不含药材原粉	≤1000	≤100	不得检出	—	—
不含药材原粉，但含动物 组织或其提取物	≤1000	≤100	不得检出	—	不得检出
含药材原粉	≤30000	≤100	不得检出	<100	—
含动物药材粉末 （蜂蜜、王浆、角、阿胶除外）	≤30000	≤100	不得检出	<100	不得检出
含豆豉、神曲等发酵成分	≤100000	≤500	不得检出	<100	—

二 至 丸

本品为女贞子（蒸）500g、墨旱莲 500g 制成的丸剂。取以上二味，女贞子
粉碎成细粉，过筛；墨旱莲加水煎煮两次，每次 1 小时，合并煎液，滤过，滤液
浓缩至适量，加炼蜜 60g 及水适量，与上述粉末泛丸，干燥，即得。

【性状】　本品为黑褐色的水蜜丸；气微，味甘而苦。

【鉴别】

1. 显微鉴别　取本品，置显微镜下观察：果皮表皮细胞表面观类多角形，
垂周壁厚薄不匀，胞腔含淡棕色物（女贞子）。（图 8-1）

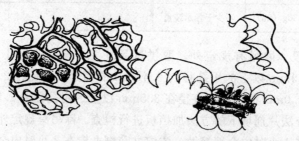

图 8-1　二至丸显微特征图（示女贞子的果皮表皮细胞）

2. 理化鉴别　①供试品溶液的制备：取本品粉末 0.5g，加乙醚 30ml，回流
提取 40 分钟，滤过，滤液蒸干，残渣加无水乙醇 10ml 使溶解，即得。②对照品
溶液的制备：取齐墩果酸对照品，加无水乙醇制成每 1ml 含 1mg 的溶液，即得。
③薄层色谱：吸取上述两种溶液各 5μl，分别点于同一以羧甲基纤维素钠为黏合
剂的硅胶 G 薄层板上，以三氯甲烷-甲醇（40∶1）为展开剂，展开，取出，晾

干，喷以磷钼酸试液，在 105℃加热至斑点显色清晰。④结果判断：供试品色谱中，在与对照品色谱相应的位置上，应显相同的蓝色斑点。（鉴别女贞子的齐墩果酸）

【检查】 按溶散时限检查法检查，应在 2 小时内溶散。

【定量分析】 按薄层扫描法依法测定：①供试品溶液的制备：取本品研细，取约 0.5g，精密称定，置索氏提取器中，加乙酸乙酯适量，加热回流提取 6 小时，提取液回收乙酸乙酯至干，残渣加乙酸乙酯使溶解，转移至 5ml 量瓶中，并稀释至刻度，摇匀，即得。②对照品溶液的制备：取齐墩果酸对照品适量，精密称定，加无水乙醇制成每 1ml 含 1mg 的溶液，即得。③测定：精密吸取供试品溶液 2μl、对照品溶液 1μl 与 4μl，分别交叉点于同一硅胶 G 薄层板上，以环己烷-丙酮-乙酸乙酯（5：2：1）为展开剂，展开，取出，晾干，喷以 10%硫酸乙醇溶液，在 110℃加热至斑点显色清晰，取出，在薄层板上覆盖同样大小的玻璃板，周围用胶布固定，进行薄层色谱扫描，波长：$\lambda_s = 530nm, \lambda_R = 680nm$，测量供试品吸光度积分值与对照品吸光度积分值，计算，即得。④结果判断：本品每 1g 含女贞子以齐墩果酸（$C_{30}H_{48}O_3$）计，不得少于 8.0mg。

【功能与主治】 补益肝肾，滋阴止血。用于肝肾阴虚，眩晕耳鸣，咽干鼻燥，腰膝酸痛，月经量多。

二 陈 丸

本品为陈皮 250g、半夏（制）250g、茯苓 150g、甘草 75g 制成的丸剂。取以上四味，粉碎成细粉，过筛，混匀；另取生姜 50g，捣碎，加水适量，压榨取汁，与上述粉末泛丸，干燥，即得。

【性状】 本品为灰棕色至黄棕色的水丸；气微香，味甘、微辛。

【鉴别】

1. 显微鉴别 取本品，置显微镜下观察：①不规则分枝状团块无色，遇水合氯醛液溶化；菌丝无色或淡棕色，直径 4～6μm（茯苓）。②草酸钙针晶成束，长 32～144μm，存在于黏液细胞中或散在（半夏）。③草酸钙方晶成片存在于薄壁组织中（陈皮）。④纤维束周围薄壁细胞含草酸钙方晶，形成晶纤维（甘草）。（图 8-2）

2. 理化鉴别

（1）陈皮中橙皮苷的 TLC 鉴别：①供试品溶液的制备：取本品 5g，加甲醇 30ml，置水浴中加热回流 30 分钟，滤过，滤液浓缩至约 5ml，即得。②对照品溶液的制备：取橙皮苷对照品，加甲醇制成饱和溶液，即得。③薄层色谱：吸取

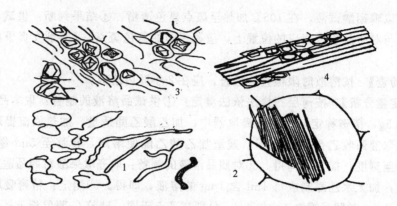

图 8-2 二陈丸显微特征图

1. 菌丝；2. 草酸钙针晶束；3. 草酸钙方晶；4. 晶纤维

上述两种溶液各 $2\mu l$，分别点于同一用 0.5％氢氧化钠溶液制备的硅胶 G 薄层板上，以乙酸乙酯-甲醇-水（100：17：13）为展开剂，展开，展距约 3cm，取出，晾干；再以甲苯-乙酸乙酯-甲酸-水（20：10：1：1）的上层溶液为展开剂，展开，展距约 8cm，取出，晾干，喷以三氯化铝试液，置紫外光灯（365nm）下检视。④结果判断：供试品色谱中，在与对照品色谱相应的位置上，应显相同颜色的荧光斑点。

(2) 甘草及其甘草酸的 TLC 鉴别：①供试品溶液的制备：取本品 10g，研细，加乙醚 40ml，加热回流 1 小时，滤过，药渣加甲醇 50ml，加热回流 1 小时，滤过，滤液蒸干，残渣加水 40ml 使溶解，用正丁醇振摇提取 3 次，每次 20ml，合并正丁醇液，用水洗涤 3 次，每次 20ml，将正丁醇液蒸干，残渣加甲醇 5ml 使溶解，即得。②对照药材及对照品溶液的制备：取甘草对照药材 1g，同法制成对照药材溶液；取甘草酸单铵盐对照品，加甲醇制成每 1ml 含 2mg 的溶液，作为对照品溶液。③薄层色谱：吸取上述三种溶液各 $5\mu l$，分别点于同一用 1％氢氧化钠溶液制备的硅胶 G 薄层板上，以乙酸乙酯-甲酸-冰醋酸-水（15：1：1：2）为展开剂，展开，取出，晾干，喷以 10％硫酸乙醇溶液，在 105℃加热至斑点显色清晰，置紫外光灯（365nm）下检视。④结果判断：供试品色谱中，在与对照药材及对照品色谱相应的位置上，应显相同颜色的荧光斑点。

【定量分析】 按高效液相色谱法测定：①色谱条件与系统适用性试验：以十八烷基硅烷键合硅胶为填充剂；以甲醇-醋酸-水（42：4：54）为流动相；柱温 40℃；检测波长 283nm；理论板数按橙皮苷峰计算应不低于 2000。②对照品溶液的制备：精密称取橙皮苷对照品约 10mg，置 50ml 量瓶中，加甲醇使溶解并稀释至刻度，摇匀；精密量取 2ml，置 10ml 量瓶中，用流动相稀释至刻度，摇匀，即得（每 1ml 含橙皮苷 40μg）。③供试品溶液的制备：取本品研细，取约 1g，精密称定，置索氏提取器中，加石油醚（60℃～90℃）适量，加热回流 2～3 小时，弃去石油醚液，药渣挥干，加甲醇适量，再加热回流至提取液无色（6～8小时），放冷，提取液置 100ml 量瓶中，用少量甲醇分次洗涤容器，并入同一量瓶中，加甲醇至刻度，摇匀；精密量取 3ml，置 10ml 量瓶中，加流动相稀释至刻度，摇匀，即得。④测定：分别精密吸取对照品溶液与供试品溶液各 10μl，注入液相色谱仪，测定，即得。⑤结果判断：本品每 1g 含陈皮以橙皮苷（$C_{28}H_{34}O_{15}$）计，不得少于 10.0mg。

【功能与主治】　燥湿化痰，理气和胃。用于痰湿停滞所致的咳嗽痰多、胸脘胀闷、恶心呕吐。

二　妙　丸

本品为苍术（炒）500g、黄柏（炒）500g 制成的丸剂。取以上二味，粉碎成细粉，过筛，混匀，用水泛丸，干燥，即得。

【性状】　本品为黄棕色的水丸；气微香，味苦涩。

【鉴别】

1. 显微鉴别　取本品，置显微镜下观察：①草酸钙针晶细小，长 10～32μm，不规则地充塞于薄壁细胞中（苍术）。②纤维束鲜黄色，周围细胞含草酸钙方晶，形成晶纤维，含晶细胞壁木化增厚（黄柏）。（图 8-3）

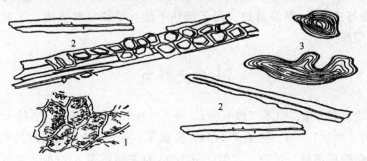

图 8-3　二妙丸显微特征图

1. 草酸钙小针晶；2. 晶纤维；3. 分枝状石细胞（黄柏）

2. 理化鉴别

（1）苍术的 TLC 鉴别：①供试品溶液的制备：取本品 2g，研细，加乙醚 15ml，超声处理 15 分钟，滤过，滤液挥去乙醚，残渣加乙酸乙酯 1ml 使溶解，即得。②对照药材溶液的制备：取苍术对照药材 0.25g，同法制成对照药材溶液。③薄层色谱：吸取上述两种溶液各 5μl，分别点于同一硅胶 G 薄层板上，以石油醚（60℃～90℃）-乙酸乙酯（10：1）为展开剂，展距 4cm，取出，晾干，再以环己烷为展开剂，展距 7cm，取出，晾干，喷以 5% 对二甲氨基苯甲醛的10% 硫酸乙醇溶液，80℃加热至斑点显色清晰。④结果判断：供试品色谱中，在与对照药材色谱相应的位置上，应显相同颜色的斑点。

（2）黄柏及其小檗碱的 TLC 鉴别：①供试品溶液的制备：取本品 0.1g，研碎，加甲醇5ml，置水浴上加热回流 15 分钟，滤过，滤液补加甲醇使成 5ml，即得。②对照药材及对照品溶液的制备：取黄柏对照药材 0.1g，同法制成对照药材溶液；取盐酸小檗碱对照品，加甲醇制成每 1ml 含 0.5mg 的对照品溶液。③薄层色谱：吸取上述三种溶液各 1μl，分别点于同一硅胶 G 薄层板上，以苯-乙酸乙酯-异丙醇-甲醇-浓氨试液（12：6：3：3：1）为展开剂，

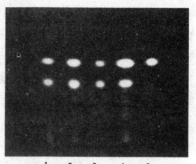

图 8-4　二妙丸薄层色谱图
1～3. 二妙丸；4. 黄柏对照药材；5. 小檗碱

置氨蒸气预饱和的展开缸内，展开，取出，晾干，置紫外光灯（365nm）下检视。④结果判断：供试品色谱中，在与对照药材及对照品色谱相应的位置上，应显相同的黄色荧光斑点。（图 8-4）

【定量分析】　按薄层扫描法依法测定，激发波长 λ=365nm。本品每 1g 含黄柏以盐酸小檗碱（$C_{20}H_{18}ClNO_4$）计，不得少于 3.0mg。

【功能与主治】　燥湿清热。用于湿热下注，足膝红肿热痛，下肢丹毒，白带，阴囊湿痒。

十全大补丸

本品为党参 80g、白术（炒）80g、茯苓 80g、炙甘草 40g、当归 120g、川芎40g、白芍（酒炒）80g、熟地黄 120g、炙黄芪 80g、肉桂 20g 制成的丸剂。取以上十味，粉碎成细粉，过筛，混匀。每 100g 粉末用炼蜜 35～50g 加适量的水泛丸，干燥，制成水蜜丸；或加炼蜜 100～120g 制成大蜜丸，即得。

【性状】　本品为棕褐色至黑褐色的水蜜丸或大蜜丸；气香，味甘而微辛。

【鉴别】

1. 显微鉴别　取本品，置显微镜下观察：①不规则分枝状团块无色，遇水合氯醛试液溶化；菌丝无色或淡棕色，直径 4～6μm（茯苓）。②联结乳管直径12～15μm，含细小颗粒状物（党参）。③薄壁组织灰棕色至黑棕色，细胞多皱

缩，内含棕色核状物（熟地黄）。④纤维成束或散离，壁厚，表面有纵裂纹，两端断裂成帚状或较平截（黄芪）。⑤纤维束周围薄壁细胞含草酸钙方晶，形成晶纤维（甘草）。⑥草酸钙针晶细小，长 10～32μm，不规则地充塞于薄壁细胞中（白术）。⑦草酸钙簇晶直径 18～32μm，存在于薄壁细胞中，常排列成行，或一个细胞中含有数个簇晶（白芍）。⑧薄壁细胞纺锤形，壁略厚，有极微细的斜向交错纹理（当归）。⑨石细胞类圆形或类长方形，直径 32～88μm，壁一面菲薄（肉桂）。⑩螺纹导管直径 14～50μm，增厚壁互相联结，似网状螺纹导管（川芎）。（图 8-5）

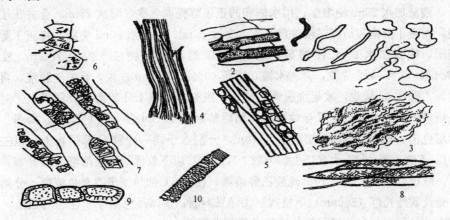

图 8-5 十全大补丸显微特征图

1. 菌丝；2. 乳管；3. 核状物；4. 纤维；5. 晶纤维；6. 草酸钙针晶；

7. 草酸钙簇晶；8. 纺锤形薄壁细胞；9. 石细胞；10. 螺纹导管

2. 理化鉴别

（1）白芍中芍药苷的 TLC 鉴别：①供试品溶液的制备：取本品 18g，加硅藻土 10g，研匀，加乙醇 80ml，超声处理 20 分钟，滤过，分取½滤液蒸干，残渣加水 20ml 使溶解，用水饱和的正丁醇振摇提取 3 次，每次 20ml，合并提取液，用水洗涤 3 次，每次 15ml，弃去水液，正丁醇液蒸干，残渣加乙醇 2ml 使溶解，即得。②对照品溶液的制备：取芍药苷对照品，加乙醇制成每 1ml 含 2mg 的溶液，即得。③薄层色谱：吸取上述两种溶液各 5～10μl，分别点于同一硅胶 G 薄层板上，以三氯甲烷-乙酸乙酯-甲醇-甲酸（40：5：10：0.2）为展开剂，展开，取出，晾干，喷以 5% 香草醛-硫酸溶液，加热至斑点显色清晰。④结果判断：供试品色谱中，在与对照品色谱相应的位置上，应显相同颜色的斑点。

（2）当归的 TLC 鉴别：①供试品溶液的制备：取上述（1）项下乙醇提取的

滤液，即得。②对照品溶液的制备：取当归对照药材 1g，加乙醇 10ml，同法制成对照药材溶液。③薄层色谱：吸取上述两种溶液各 5～10μl，分别点于同一硅胶 G 薄层板上，以正己烷-乙酸乙酯（9：1）为展开剂，展开，取出，晾干，置紫外光灯（365nm）下检视。④结果判断：供试品色谱中，在与对照药材色谱相应的位置上，应显相同的亮蓝白色荧光斑点。

（3）黄芪中黄芪甲苷的 TLC 鉴别：①供试品溶液的制备：取本品水蜜丸 18g，研细；或取大蜜丸 18g，剪碎，加硅藻土 10g，研匀；加乙醚 80ml，超声处理 15 分钟，弃去乙醚液，残渣挥干乙醚，加甲醇 80ml，超声处理 30 分钟，滤过，滤液蒸干，残渣加水 20ml 使溶解，用水饱和的正丁醇提取 3 次，每次 20ml，合并正丁醇液，用正丁醇饱和的氨试液洗涤 2 次，每次 50ml，再用水 20ml 洗涤。将正丁醇液蒸干，残渣加水 25ml 使溶解，通过 D101 型大孔树脂柱（内径 1.5cm、柱高 13cm），以水 50ml 洗脱，弃去水液，再用 40％乙醇 40ml 洗脱，弃去洗脱液，再用 70％乙醇 80ml 洗脱，收集洗脱液，蒸干，残渣加甲醇 1ml 使溶解，即得。②对照品溶液的制备：取黄芪甲苷对照品，加甲醇制成每 1ml 含 1mg 的溶液，即得。③薄层色谱：吸取上述两种溶液各 3～8μl，分别点于同一硅胶 G 薄层板上，以三氯甲烷-乙酸乙酯-甲醇-水（15：40：22：10）10℃以下放置的下层溶液为展开剂，展开，取出，晾干，喷以 10％硫酸乙醇溶液，在 105℃加热至斑点显色清晰，分别置日光及紫外光灯（365nm）下检视。④结果判断：供试品色谱中，在与对照品色谱相应的位置上，应显相同颜色的斑点或荧光斑点。

【定量分析】 按高效液相色谱法测定：①色谱条件与系统适用性试验：以十八烷基硅烷键合硅胶为填充剂；以乙腈-水（17：83）为流动相；检测波长为 230nm；理论板数按芍药苷峰计算应不低于 3000。②对照品溶液的制备：取芍药苷对照品适量，精密称定，加稀乙醇制成每 1ml 含 40μg 的溶液，即得。③供试品溶液的制备：取本品水蜜丸研细，取约 1g，精密称定；或取大蜜丸剪碎，取约 1.2g，精密称定，置具塞锥形瓶中，精密加入稀乙醇 25ml，密塞，称定重量，超声处理（功率 250W，频率 30kHz）1 小时，放冷，再称定重量，用稀乙醇补足减失的重量，摇匀，离心，取上清液，即得。④测定：分别精密吸取对照品溶液与供试品溶液各 10μl，注入液相色谱仪，测定，即得。⑤结果判断：本品含白芍以芍药苷（$C_{23}H_{28}O_{11}$）计，水蜜丸每 1g 不得少于 0.55mg，大蜜丸每丸不得少于 3.6mg。

【功能与主治】 温补气血。用于气血两虚，面色苍白，气短心悸，头晕自汗，体倦乏力，四肢不温，月经量多。

十香止痛丸

本品为香附（醋炙）160g、乌药80g、檀香40g、延胡索（醋炙）80g、香橼80g、蒲黄40g、沉香10g、厚朴（姜汁炙）80g、零陵香80g、降香40g、丁香10g、五灵脂（醋炙）80g、木香40g、香排草10g、砂仁10g、乳香（醋炙）40g、高良姜6g、熟大黄80g制成的丸剂。取以上十八味，粉碎成细粉，过筛，混匀。每100g粉末加炼蜜140～160g制成大蜜丸，即得。

【性状】 本品为深棕褐色的大蜜丸；气香，味微苦。

【鉴别】

1. 显微鉴别 取本品，置显微镜下观察：①分泌细胞类圆形，含淡黄棕色至红棕色分泌物，其周围细胞作放射状排列（香附）。②含晶细胞方形或长方形，壁厚，木化，层纹明显，胞腔含草酸钙方晶（檀香）。③花粉粒黄色，类圆形或椭圆形，直径约$30\mu m$，表面有网状雕纹（蒲黄）。④石细胞分枝状，壁厚，层纹明显（厚朴）。⑤草酸钙簇晶大，直径$60～140\mu m$（大黄）。（图8-6）

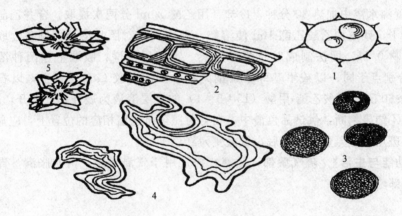

图8-6 十香止痛丸显微特征图

1. 分泌细胞；2. 草酸钙方晶；3. 花粉粒；4. 分枝状石细胞；5. 草酸钙簇晶

2. 理化鉴别

（1）香附中α-香附酮的TLC鉴别：①供试品溶液的制备：取本品9g，剪碎，加硅藻土5g，研匀，加乙醚40ml，置水浴上回流30分钟，滤过，滤液挥干，残渣加乙酸乙酯1ml使溶解，即得。②对照品溶液的制备：取α-香附酮对照品，加乙酸乙酯制成每1ml含1mg的溶液，即得。③薄层色谱：吸取上述两种溶液各$5\mu l$，分别点于同一以羧甲基纤维素钠为黏合剂的硅胶GF_{254}薄层板上，以甲苯-乙酸乙酯（9∶1）为展开剂，展开，取出，晾干，置紫外光灯（254nm）下检视。④结果判断：供试品色谱中，在与对照品色谱相应的位置上，应显相同颜色的斑点。

（2）厚朴中厚朴酚与和厚朴酚的 TLC 鉴别：①供试品溶液的制备：取本品 9g，剪碎，加硅藻土 5g，研匀，加三氯甲烷 40ml，置水浴上加热回流 30 分钟，滤过，滤液用 2%氢氧化钠溶液提取 3 次，每次 20ml，合并碱液，加盐酸调节 pH 值至 1～2，用三氯甲烷提取 3 次，每次 20ml，合并三氯甲烷液，水洗，三氯甲烷液用无水硫酸钠脱水后，蒸干，残渣加乙酸乙酯 0.5ml 使溶解，即得。②对照品溶液的制备：取厚朴酚对照品与和厚朴酚对照品，加乙酸乙酯制成每 1ml 各含 1mg 的混合溶液，即得。③薄层色谱：吸取上述两种溶液各 3μl，分别点于同一以羧甲基纤维素钠为黏合剂的硅胶 GF$_{254}$薄层板上，以环己烷-乙酸乙酯（3∶1）为展开剂，展开，取出，晾干，置紫外光灯（254nm）下检视。④结果判断：供试品色谱中，在与对照品色谱相应的位置上，应显相同颜色的斑点。

（3）大黄的 TLC 鉴别：①供试品溶液的制备：取本品 6g，剪碎，加乙醇 20ml，置水浴上回流 30 分钟，滤过，滤液蒸干，加水 20ml 使溶解，再加盐酸 2ml，置沸水浴中加热 30 分钟，冷却，用乙醚 20ml 分两次提取，合并乙醚提取液，蒸干，残渣加乙酸乙酯 1ml 使溶解，即得。②对照品溶液的制备：取大黄对照药材 0.1g，同法制成对照药材溶液。③薄层色谱：吸取上述两种溶液各 5μl，分别点于同一以羧甲基纤维素钠为黏合剂的硅胶 G 薄层板上，以石油醚（30℃～60℃）-甲酸乙酯-甲酸（15∶5∶1）的上层溶液为展开剂，展开，取出，晾干。④结果判断：供试品色谱中，在与对照药材色谱相应的位置上，应显相同颜色的斑点，置氨蒸气中熏后，斑点变为红色。

【功能与主治】 疏气解郁，散寒止痛。用于气滞胃寒，两肋胀满，胃脘刺痛，腹部隐痛。

七 珍 丸

本品为僵蚕（炒）160g、全蝎 160g、麝香 16g、朱砂 80g、雄黄 80g、胆南星 80g、天竺黄 80g、巴豆霜 32g、寒食曲 160g 制成的丸剂。取以上九味，除麝香、巴豆霜外，雄黄、朱砂分别水飞成极细粉；其余僵蚕等五味粉碎成细粉；将麝香研细，与上述粉末（取出朱砂适量作包衣用）配研，过筛，混匀，用水泛丸，低温干燥，用朱砂粉末包衣，即得。

【性状】 本品为朱红色的水丸；气芳香浓郁，味辣、微苦。

【鉴别】 取本品，置显微镜下观察：①不规则块片无色透明，边缘多平直，有棱角,遇水合氯醛液溶化(天竺黄)。②草酸钙簇晶直径 8～24μm,存在于类圆形薄壁细胞中(巴豆霜)。③体壁碎片无色,表面有极细的菌丝体(僵蚕)。④体壁碎片淡黄色至黄色,有网状纹理及圆形毛窝,有时可见棕褐色刚毛(全蝎)。⑤不规则碎块金黄色或橙黄色,有光泽(雄黄)。⑥不规则细小颗粒暗棕红色,有光泽,边缘暗黑色(朱砂)。

【功能与主治】 定惊豁痰,消积通便。用于小儿急惊风,身热,昏睡,气粗,烦躁,痰涎壅盛,停乳停食,大便秘结。

八宝坤顺丸

本品为熟地黄 80g、地黄 80g、白芍 80g、当归 80g、川芎 80g、人参 40g、白术 80g、茯苓 80g、甘草 40g、益母草 40g、黄芩 80g、牛膝 40g、橘红 80g、沉香 40g、木香 16g、砂仁 40g、琥珀 40g 制成的丸剂。取以上十七味,粉碎成细粉,过筛,混匀。每 100g 粉末加炼蜜 110～130g 制成大蜜丸,即得。

【性状】 本品为黑褐色的大蜜丸;味微苦。

【鉴别】

1. 显微鉴别 取本品,置显微镜下观察:①不规则分枝状团块无色,遇水合氯醛液溶化;菌丝无色或淡棕色,直径 4～6μm(茯苓)。②薄壁组织灰棕色至黑棕色,细胞多皱缩,内含棕色核状物(熟地黄及地黄)。③薄壁细胞纺锤形,壁略厚,有极微细的斜向交错纹理(当归)。④草酸钙方晶成片存在于薄壁组织中(橘红)。⑤草酸钙簇晶直径 18～32μm,存在于薄壁细胞中,常排列成行,或一个细胞中含数个簇晶(白芍)。⑥草酸钙针晶细小,长 10～32μm,不规则地充塞于薄壁细胞中(白术)。⑦纤维束周围薄壁细胞含草酸钙方晶,形成晶纤维(甘草);韧皮纤维淡黄色,梭形,壁厚,孔沟细(黄芩)。⑧螺纹导管直径 8～23μm,增厚壁互相连接,似网状螺纹导管(川芎)。⑨内种皮厚壁细胞黄棕色或棕红色,表面观类多角形,壁厚,胞腔含硅质块(砂仁)。⑩非腺毛 1～3 细胞,稍弯曲,壁有疣状突起(益母草)。(图 8-7)

2. 理化鉴别

(1) 白芍中芍药苷的 TLC 鉴别:①供试品溶液的制备:取本品 18g,剪碎,加无水乙醇 100ml,加热回流 2 小时,放冷,滤过,滤液蒸干,残渣加水 30ml 使溶解,加入氯化钠使成饱和溶液,充分搅拌,滤过。滤液用水饱和的正丁醇振摇提取 2 次,每次 15ml,合并正丁醇提取液,蒸干,残渣加无水乙醇 1ml 使溶解,加适量中性氧化铝在水浴上拌匀、干燥,装入中性氧化铝小柱(200 目,1g,内径 10～15mm)上,用乙酸乙酯-甲醇(3:1)30ml 预洗,用乙酸乙酯-甲

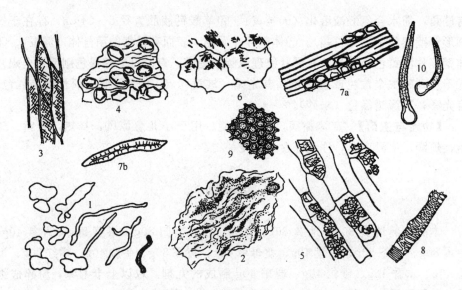

图 8-7 八宝坤顺丸显微特征图

1. 菌丝；2. 核状物；3. 纺锤形薄壁细胞；4. 草酸钙方晶；5. 草酸钙簇晶；6. 草酸钙针晶；

7. 晶纤维（a）及韧皮纤维（b）；8. 螺纹导管；9. 内种皮石细胞；10. 非腺毛

醇（1：1）30ml 洗脱，收集洗脱液，蒸干，残渣加乙醇 0.5ml 使溶解，即得。②对照品溶液的制备：取芍药苷对照品，加乙醇制成每 1ml 含 2mg 的溶液，即得。③薄层色谱：吸取上述两种溶液各 4μl，分别点于同一硅胶 G 薄层板上，以三氯甲烷-乙酸乙酯-甲醇-甲酸（40：5：10：1）为展开剂，展开，取出，晾干，喷以 5％香草醛-硫酸溶液，加热至斑点显色清晰。④结果判断：供试品色谱中，在与对照品色谱相应的位置上，应显相同颜色的斑点。

（2）黄芩中黄芩苷的 TLC 鉴别：①供试品溶液的制备：取本品 6g，剪碎，加硅藻土 4g，研匀，加乙醚 30ml，超声处理 10 分钟，滤过，药渣挥干乙醚，加甲醇 30ml，超声处理 30 分钟，滤过，滤液蒸干，残渣加水 15ml 使溶解，用盐酸调节 pH 值为 1～2，用乙酸乙酯振摇提取 2 次，每次 20ml，合并乙酸乙酯提取液，蒸干，残渣加甲醇 2ml 使溶解，即得。②对照品溶液的制备：取黄芩苷对照品，加甲醇制成每 1ml 含 1mg 的溶液，即得。③薄层色谱：吸取上述两种溶液各 4μl，分别点于同一硅胶 G 薄层板上，以乙酸乙酯-丁酮-甲酸-水（5：3：1：1）为展开剂，展开，取出，晾干，喷以 5％三氯化铁乙醇溶液。④结果判断：供试品色谱中，在与对照品色谱相应的位置上，应显相同颜色的斑点。

（3）当归和川芎的 TLC 鉴别：①供试品溶液的制备：取本品 3g，剪碎，加乙醚 40ml，加热回流 30 分钟，滤过，滤液挥干，残渣加乙酸乙酯 2ml 使溶解，即得。②对照药材溶液的制备：取当归、川芎对照药材各 1g，分别加乙醚 25ml，

同法制成对照药材溶液。③薄层色谱：吸取上述三种溶液各 4μl，分别点于同一
硅胶 G 薄层板上，以正己烷-乙酸乙酯（9：1）为展开剂，展开，取出，晾干，
置紫外光灯（365nm）下检视。④结果判断：供试品色谱中，在与对照药材色谱
相应的位置上，应显相同颜色的荧光斑点。

【定量分析】 按高效液相色谱法依法测定，本品每丸含白芍以芍药苷（C_{23}
$H_{28}O_{11}$）计，不得少于 2.6mg。

【功能与主治】 益气养血调经。用于气血两虚所致的月经不调、痛经，症见
经期后错、经血量少、行经腹痛。

八 珍 丸

本品为党参 100g、白术（炒）100g、茯苓 100g、甘草 50g、当归 150g、白
芍 100g、川芎 75g、熟地黄 150g 制成的丸剂。取以上八味，粉碎成细粉，过筛，
混匀。每 100g 粉末用炼蜜 40～50g 加适量的水泛丸，干燥，制成水蜜丸；或加
炼蜜 110～140g 制成大蜜丸，即得。

【性状】 本品为棕黑色的水蜜丸或黑褐色至黑色的大蜜丸；味甜、微苦。

【鉴别】

1. 显微鉴别 取本品，置显微镜下观察：①不规则分枝状团块无色，遇水
合氯醛液溶化；菌丝无色或淡棕色，直径 4～6μm（茯苓）。②联结乳管直径
12～15μm，含细小颗粒状物（党参）。③草酸钙针晶细小，长 10～32μm，不规
则地充塞于薄壁细胞中（白术）。④草酸钙簇晶直径 18～32μm，存在于薄壁细
胞中，常排列成行，或一个细胞中含有数个簇晶（白芍）。⑤纤维束周围薄壁细
胞含草酸钙方晶，形成晶纤维（甘草）。⑥薄壁细胞纺锤形，壁略厚，有极微细
的斜向交错纹理（当归）。⑦薄壁组织灰棕色至黑棕色，细胞多皱缩，内含棕色
核状物（熟地黄）。（图 8-8）

2. 理化鉴别

（1）甘草及其甘草酸的 TLC 鉴别：①供试品溶液的制备：取本品水蜜丸
6g，研碎；或取大蜜丸 9g，剪碎，加硅藻土 4.5g，研匀，加水 50ml，研匀，再
加水 50ml，搅拌约 20 分钟，抽滤，残渣用水 50ml 洗涤后，在 60℃干燥 2 小时，
置索氏提取器中，加乙醇 70ml，置水浴上回流提取至提取液无色，放冷，滤过，
滤液浓缩至近干，加乙醇 1ml 使溶解，即得。②对照药材及对照品溶液的制备：
取甘草对照药材 0.5g，加乙醇 30ml，置水浴上加热回流 1 小时，滤过，滤液浓
缩至约 1ml，作为对照药材溶液；取甘草酸单铵盐对照品，加乙醇制成每 1ml 含
1mg 的对照品溶液。③薄层色谱：吸取上述三种溶液各 1μl，分别点于同一用

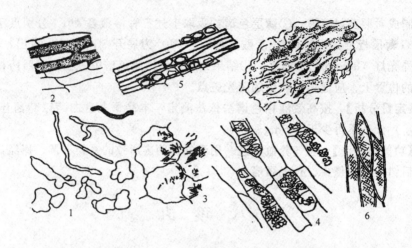

图 8-8　八珍丸显微特征图

1. 菌丝；2. 乳管；3. 草酸钙针晶；4. 草酸钙簇晶；5. 晶纤维；6. 纺锤形薄壁细胞；7. 核状物

0.8％氢氧化钠溶液制备的硅胶 G 薄层板上，以乙酸乙酯-甲酸-冰醋酸-水（15：1：1：2）为展开剂，展开，取出，晾干，喷以硫酸乙醇溶液(1→10)，在 105℃加热 5～10 分钟，置紫外光灯（365nm）下检视。④结果判断：供试品色谱中，在与对照药材色谱相应的位置上，应显相同颜色的荧光斑点；在与对照品色谱相应的位置上，应显相同的橙黄色荧光斑点。

　　（2）白芍中芍药苷的 TLC 鉴别：①供试品溶液的制备：取本品水蜜丸 6g，研碎；或取大蜜丸 9g，剪碎，加硅藻土 5g，研匀，加乙醇 40ml，浸渍 1 小时，时时振摇，滤过，滤液蒸干，残渣加水 20ml 使溶解，用水饱和的正丁醇提取 3 次，每次 20ml，合并正丁醇提取液，用水洗 3 次，每次 10ml，弃去水液，正丁醇液蒸干，残渣加乙醇 0.5ml 使溶解，即得。②对照品溶液的制备：取芍药苷对照品，加乙醇制成每 1ml 含 2mg 的溶液，即得。③薄层色谱：吸取上述两种溶液各 3μl，分别点于同一硅胶 G 薄层板上，以三氯甲烷-乙酸乙酯-甲醇-甲酸（40：5：10：0.2）为展开剂，展开，取出，晾干，喷以 5％香草醛-硫酸溶液，加热至斑点显色清晰。④结果判断：供试品色谱中，在与对照品色谱相应的位置上，应显相同颜色的斑点。

　　【定量分析】　按高效液相色谱法依法测定：①色谱条件与系统适用性试验：用十八烷基硅烷键合硅胶为填充剂；乙腈-水（17：83）为流动相；检测波长为 230nm；理论板数按芍药苷峰计算应不低于 2000。②对照品溶液的制备：精密称取芍药苷对照品 10mg，置 25ml 量瓶中，加稀乙醇稀释至刻度，摇匀；精密量取 1ml，置 10ml 量瓶中，加稀乙醇稀释至刻度，摇匀，即得（每 1ml 中含芍药苷 40μg）。③供试品溶液的制备：取本品水蜜丸粉碎成细粉，取约 0.3g，精密称定；或取重量差异项下的大蜜丸剪碎，取约 0.5g，精密称定，置具塞锥形瓶中，精密加入稀乙醇 20ml，密塞，称定重量，超声处理 1 小时，放冷，再称定重量，用稀乙醇补足减失的重量，摇匀，离心，取上清液，用微孔滤膜（0.45μm）滤过，即得。④测定：分别精密吸取对照品溶液与供试品溶液各 10μl，注入液相色谱仪，测定，即得。⑤结果判断：本品含白芍以芍药苷（$C_{23}H_{28}O_{11}$）计，水蜜丸每 1g 不得少于 0.64mg，大蜜丸每丸不得少于 3.6mg。

【功能与主治】 补气益血。用于气血两虚，面色萎黄，食欲不振，四肢乏力，月经过多。

八珍益母丸

本品为益母草 200g、党参 50g、白术（炒）50g、茯苓 50g、甘草 25g、当归 100g、白芍（酒炒）50g、川芎 50g、熟地黄 100g 制成的丸剂。取以上九味，粉碎成细粉，过筛，混匀。每 100g 粉末用炼蜜 40～50g 加适量的水泛丸，干燥，制成水蜜丸；或加炼蜜 120～140g 制成小蜜丸或大蜜丸，即得。

【性状】 本品为棕黑色的水蜜丸、小蜜丸或大蜜丸；微有香气，味甜而微苦。

【鉴别】

1. 显微鉴别 取本品，置显微镜下观察：①不规则分枝状团块无色，遇水合氯醛液溶化；菌丝无色或淡棕色，直径 4～6μm（茯苓）。②联结乳管直径 12～15μm，含细小颗粒状物（党参）。③非腺毛 1～3 细胞，稍弯曲，壁有疣状突起（益母草）。④草酸钙针晶细小，长 10～32μm，不规则地充塞于薄壁细胞中（白术）。⑤草酸钙簇晶直径 18～32μm，存在于薄壁细胞中，常排列成行，或一个细胞中含有数个簇晶（白芍）。⑥纤维束周围薄壁细胞含草酸钙方晶，形成晶纤维（甘草）。⑦薄壁组织灰棕色至黑棕色，细胞多皱缩，内含棕色核状物（熟地黄）。⑧薄壁细胞纺锤形，壁略厚，有极微细的斜向交错纹理（当归）。（图 8-9）

2. 理化鉴别 ①供试品溶液的制备：取本品水蜜丸 6g，研碎；或取小蜜丸或大蜜丸 9g，剪碎，加硅藻土 5g，研匀，加乙醇 40ml 浸渍 1 小时，时时振摇，滤过，滤液蒸干，残渣加水 20ml 使溶解，用水饱和的正丁醇振摇提取 3 次，每次 20ml，合并正丁醇提取液，用水洗 3 次，弃去水液，正丁醇液蒸干，残渣加乙醇 0.5ml 使溶解，即得。②对照品溶液的制备：取芍药苷对照品，加乙醇制成每 1ml 含 2mg 的溶液，即得。③薄层色谱：吸取上述两种溶液各 3μl，分别点

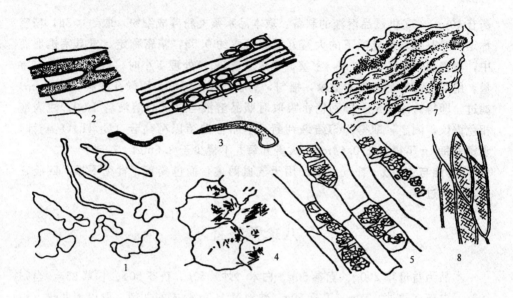

图 8-9　八珍益母丸显微特征图

1. 菌丝；2. 乳管；3. 非腺毛；4. 草酸钙针晶；5. 草酸钙簇晶；6. 晶纤维；7. 核状物；8. 纺锤形薄壁细胞

于同一硅胶 G 薄层板上，以三氯甲烷-乙酸乙酯-甲醇-甲酸（40：5：10：0.2）为展开剂，展开，取出，晾干，喷以 5％香草醛-硫酸溶液，加热至斑点显色清晰。④结果判断：供试品色谱中，在与对照品色谱相应的位置上，应显相同颜色的斑点。（鉴别白芍的芍药苷成分）

【定量分析】　按高效液相色谱法依法测定，本品含白芍以芍药苷（$C_{23}H_{28}O_{11}$）计，水蜜丸每 1g 不得少于 0.40mg；小蜜丸每 1g 不得少于 0.27mg；大蜜丸每丸不得少于 2.5mg。

【功能与主治】　益气养血，活血调经。用于气血两虚兼有血瘀所致的月经不调，症见月经周期错后、行经量少、淋漓不净、精神不振、肢体乏力。

人参再造丸

本品为人参 100g、蕲蛇（酒炙）100g、广藿香 100g、檀香 50g、母丁香 50g、玄参 100g、细辛 50g、香附（醋制）50g、地龙 25g、熟地黄 100g、三七 25g、乳香（醋制）50g、青皮 50g、豆蔻 50g、防风 100g、制何首乌 100g、川芎 100g、片姜黄 12.5g、黄芪 100g、甘草 100g、黄连 100g、茯苓 50g、赤芍 100g、大黄 100g、桑寄生 100g、葛根 75g、麻黄 100g、骨碎补（炒）50g、全蝎 75g、豹骨（制）50g、僵蚕（炒）50g、附子（制）50g、琥珀 25g、龟甲（醋制）

50g、粉草薢 100g、白术（麸炒）50g、沉香 50g、天麻 100g、肉桂 100g、白芷 100g、没药（醋制）50g、当归 50g、草豆蔻 100g、威灵仙 75g、乌药 50g、羌活 100g、橘红 200g、六神曲（麸炒）200g、朱砂 20g、血竭 15g、麝香 5g、冰片 5g、牛黄 5g、天竺黄 50g、胆南星 50g、水牛角浓缩粉 30g 制成的丸剂。取以上 56 味，除冰片、血竭、牛黄、水牛角浓缩粉、麝香、天竺黄外，朱砂、琥珀分别水飞成细粉，其余人参等四十八味粉碎成细粉；将冰片、血竭、牛黄、水牛角浓缩粉、麝香、天竺黄研细，与上述细粉配研，过筛，混匀。每 100g 粉末加炼蜜 100～110g 制成大蜜丸，即得。

【性状】　本品为黑色的大蜜丸；味甜、微苦。

【鉴别】

1. 显微鉴别　取本品，置显微镜下观察：①体壁碎片淡黄色至黄色，有网状纹理和圆形毛窝，有时可见棕褐色刚毛（全蝎）。②体壁碎片无色，表面有极细的菌丝体（僵蚕）。③树脂道碎片含黄色分泌物（人参）。

2. 理化鉴别

（1）当归和川芎的 TLC 鉴别：①供试品溶液的制备：取本品 20g，剪碎，加硅藻土适量，研匀，置索氏提取器中，加乙醚适量，加热提取 1 小时（药渣备用），取乙醚提取液低温蒸干，残渣加无水乙醇 1ml 使溶解，即得。②对照药材溶液的制备：取当归对照药材和川芎对照药材各 0.2g，加乙醚同法制成对照药材溶液。③薄层色谱：吸取上述三种溶液各 10μl，分别点于同一硅胶 G 薄层板上，以甲苯-乙酸乙酯（30：1）为展开剂，展开，取出，晾干，置紫外光灯（365nm）下检视。④结果判断：供试品色谱中，在与当归对照药材、川芎对照药材色谱相应的位置上，应显相同颜色的荧光斑点。

（2）人参中人参皂苷 Re 和人参皂苷 Rg_1 的 TLC 鉴别：①供试品溶液的制备：取上述（1）项下乙醚提取后的药渣，挥去溶剂，加甲醇 50ml，超声处理 30 分钟，滤过，滤液蒸干，残渣加水 20ml 使溶解，用水饱和的正丁醇提取 2 次，每次 25ml，合并正丁醇提取液，用氨试液洗涤 2 次，每次 20ml，取正丁醇提取液，蒸干，残渣加水 10ml 使溶解，通过 D101 型大孔吸附树脂柱（内径 1.5cm，长 15cm），以水 50ml 洗脱，弃去水液，再用 20％乙醇 50ml 洗脱，弃去洗脱液，继用 80％乙醇 80ml 洗脱，收集洗脱液，蒸干，残渣加甲醇 1ml 使溶解，即得。②对照品溶液的制备：取人参皂苷 Re 对照品、人参皂苷 Rg_1 对照品适量，用甲醇制成每 1ml 各含 0.5mg 的混合溶液，即得。③薄层色谱：吸取上述两种溶液各 10μl，分别点于同一硅胶 G 薄层板上使成条状，以三氯甲烷-乙酸乙酯-甲醇-水（15：40：22：10）10℃以下放置的下层溶液为展开剂，展开，取出，晾干，喷以 10％硫酸乙醇溶液，在 105℃加热至斑点显色清晰。④结果判断：供试品色谱中，在与对照品色谱相应的位置上，应显相同颜色的斑点。

（3）黄连及其小檗碱的 TLC 鉴别：①供试品溶液的制备：取［定量分析］项下的盐酸-甲醇（1：100）提取液 10ml，浓缩至 2ml，即得。②对照药材及对照品溶液的制备：取黄连对照药材 0.5g，加盐酸-甲醇（1：100）的混合溶液 5ml，超声处理 10 分钟，取上清液作为对照药材溶液；取盐酸小檗碱对照品适量，加甲醇制成每 1ml 含 0.2mg 的对照品溶液。③薄层色谱：吸取上述三种溶液各 5μl，分别点于同一硅胶 G 薄层板上，以苯-乙酸乙酯-异丙醇-甲醇-浓氨试液（12：6：3：3：1）为展开剂，置氨蒸气预饱和的展开缸内，展开，取出，晾干，置紫外光灯（365nm）下检视。④结果判断：供试品色谱中，在与对照药材色谱和对照品色谱相应的位置上，应显相同颜色的荧光斑点。

【定量分析】 按高效液相色谱法依法测定。本品每丸含黄连以盐酸小檗碱（$C_{20}H_{18}ClNO_4$）计，不得少于 1.0mg。

【功能与主治】 益气养血，祛风化痰，活血通络。用于气虚血瘀、风痰阻络所致的中风，症见口眼歪斜、半身不遂、手足麻木、疼痛、拘挛、言语不清。

人参养荣丸

本品为人参 100g、白术（土炒）100g、茯苓 75g、炙甘草 100g、当归 100g、熟地黄 75g、白芍（麸炒）100g、炙黄芪 100g、陈皮 100g、远志（制）50g、肉桂 100g、五味子（酒蒸）75g 制成的丸剂。取以上十二味，粉碎成细粉，过筛，混匀。另取生姜 50g、大枣 100g，分次加水煎煮至味尽，滤过，滤液浓缩至相对密度为 1.25（80℃）的清膏。每 100g 粉末加炼蜜 35～50g 与生姜、大枣液，泛丸，干燥，制成水蜜丸；或加炼蜜 90～100g 与生姜、大枣液拌匀，制成大蜜丸，即得。

【性状】 本品为棕褐色的水蜜丸或大蜜丸；味甘、微辛。

【鉴别】

1. 显微鉴别 取本品，置显微镜下观察：①不规则分枝状团块无色，遇水合氯醛试液溶化；菌丝无色或淡棕色（茯苓）。②草酸钙簇晶直径 20～68μm，棱角锐尖（人参）。③石细胞类圆形或长方形，直径 32～88μm，壁一面菲薄（肉桂）。④纤维成束或散离，壁厚，表面有纵裂纹，两端断裂成帚状或较平截（黄芪）；纤维束周围薄壁细胞含草酸钙方晶，形成晶纤维（甘草）。⑤种皮石细胞呈淡黄色或淡黄棕色，表面观呈多角形，壁较厚，孔沟细密，胞腔含深棕色物（五味子）。⑥草酸钙簇晶直径 18～32μm，存在于薄壁细胞中，常排列成行，或一个细胞中含有数个簇晶（白芍）。⑦薄壁细胞棕黄色至黑棕色，细胞多皱缩，内含棕色核状物（熟地黄）。⑧草酸钙针晶细小，长 10～32μm，不规则地充塞于薄壁细胞中（白术）。⑨薄壁细胞纺锤形，壁略厚，有极微细的斜向交错纹理（当归）。⑩草酸钙方晶成片存在于薄壁组织中（陈皮）；木栓细胞表面观呈多角形、类方形或类长方形，垂周壁较薄，有纹孔，呈断续状（远志）。（图 8-10）

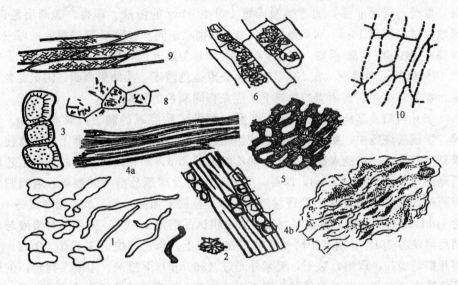

图 8-10　人参养荣丸显微特征图

1. 菌丝；2. 草酸钙簇晶（人参）；3. 石细胞；4a. 纤维；4b. 晶纤维；5. 种皮石细胞；
6. 草酸钙簇晶（白芍）；7. 核状物；8. 草酸钙针晶；9. 纺锤形薄壁细胞；10. 木栓细胞

2. 理化鉴别

（1）人参中人参二醇和人参三醇的 TLC 鉴别：①供试品溶液的制备：取本品 18g，剪碎，加硅藻土 10g，研匀，加 7％硫酸溶液充分研磨提取 3 次（100ml，50ml，50ml），离心，取酸水液，加热回流 1 小时，放冷，用石油醚（30℃～60℃）振摇提取 3 次，每次 50ml，合并石油醚液，挥干，残渣加无水乙醇 0.5ml 使溶解，即得。②对照品溶液的制备：取人参二醇对照品、人参三醇对照品，分别加无水乙醇制成每 1ml 含 1mg 的溶液，即得。③薄层色谱：吸取供试品溶液 10μl、对照品溶液各 5μl，分别点于同一硅胶 G 薄层板上，以乙醚-三氯甲烷（1：1）为展开剂，展开，取出，晾干，喷以 10％硫酸乙醇溶液，在 105℃加热至斑点显色清晰，置紫外光灯（365nm）下检视。④结果判断：供试品色谱中，在与对照品色谱相应的位置上，应显相同颜色的荧光斑点。

（2）白芍中芍药苷的 TLC 鉴别：①供试品溶液的制备：取本品 9g，剪碎，加硅藻土 9g，研匀，置索氏提取器中，加甲醇适量，加热回流提取至提取液无色，提取液蒸干，残渣加水 30ml 使溶解，用水饱和的正丁醇振摇提取 3 次，每次 20ml，合并正丁醇提取液，用水 20ml 洗涤，弃去水液，正丁醇液蒸至约 1ml，加中性氧化铝 2g，在水浴上拌匀、干燥，置中性氧化铝小柱（200 目，2g，内径 1～1.5cm）上，用乙酸乙酯-甲醇（1∶1）混合溶液 50ml 洗脱，收集洗脱液，蒸干，残渣加乙醇 1ml 使溶解，取上清液，即得。②对照品溶液的制备：取芍药苷对照品，加乙醇制成每 1ml 含 1mg 的溶液，即得。③薄层色谱：吸取供试品溶液 10μl、对照品溶液 5μl，分别点于同一硅胶 G 薄层板上，以三氯甲烷-乙酸乙酯-甲醇-甲酸（40∶5∶10∶0.2）为展开剂，展开，取出，晾干，喷以 10%硫酸乙醇溶液，在 105℃加热至斑点显色清晰。④结果判断：供试品色谱中，在与对照品色谱相应的位置上，应显相同颜色的斑点。

（3）当归及其桂皮醛的 TLC 鉴别：①供试品溶液的制备：取本品 9g，剪碎，置圆底烧瓶中，照挥发油测定法操作，加水 200ml，自测定器上端加水使充满刻度部分，并溢流入烧瓶为止，加乙酸乙酯 2ml，加热回流 1 小时，分取乙酸乙酯层，浓缩至约 0.25ml，即得。②对照药材及对照品溶液的制备：取当归对照药材 0.5g，同法制成对照药材溶液；取桂皮醛对照品，加乙酸乙酯制成每 1ml 含 1μl 的对照品溶液。③薄层色谱：吸取供试品溶液 2～6μl、对照药材溶液与对照品溶液各 2μl，分别点于同一硅胶 G 薄层板上，以正己烷-乙酸乙酯（9∶1）为展开剂，展开，取出，晾干，置紫外光灯（365nm）下检视。④结果判断：供试品色谱中，在与当归对照药材色谱相应的位置上，应显相同颜色的荧光斑点；喷以二硝基苯肼乙醇试液，加热至斑点显色清晰，日光下检视，供试品色谱中，在与桂皮醛对照品色谱相应的位置上，应显相同颜色的斑点。

（4）陈皮及其橙皮苷的 TLC 鉴别：①供试品溶液的制备：取本品 9g，剪碎，加硅藻土 4.5g，加水 50ml，研匀，离心，弃去上清液，药渣加水 50ml，同上重复处理 2 次后，在 50℃干燥 3 小时，置索氏提取器中，加石油醚（60℃～90℃）80ml，置水浴上加热回流 1 小时，弃去石油醚，药渣挥干，加甲醇 80ml，置水浴上加热回流提取至提取液无色，放冷，滤过，滤液浓缩至约 1ml，即得。②对照药材及对照品溶液的制备：取陈皮对照药材 0.5g，加甲醇 5ml，超声处理 5 分钟，滤过，滤液作为对照药材溶液；取橙皮苷对照品，加甲醇制成饱和溶液，作为对照品溶液。③薄层色谱：吸取上述三种溶液各 0.5μl，分别点于同一用 0.5%氢氧化钠溶液制备的硅胶 G 薄层板上，以乙酸乙酯-甲醇-水（100∶17∶13）为展开剂，展至约 3cm，取出，晾干；再以甲苯-乙酸乙酯-甲酸-水（20∶10∶1∶1）的上层溶液为展开剂，展至约 8m，取出，晾干，喷以三氯化铝试液，置紫外光灯（365nm）下检视。④结果判断：供试品色谱中，在与对照药材色谱及对照品色谱相应的位置上，分别应显相同颜色的荧光斑点。

【定量分析】　按高效液相色谱法依法测定，本品含陈皮以橙皮苷（$C_{28}H_{34}$

O_{15}）计，水蜜丸每 1g 不得少于 2.0mg，大蜜丸每丸不得少于 13mg。

【**功能与主治**】 温补气血。用于心脾不足，气血两亏，形瘦神疲，食少便溏，病后虚弱。

人参健脾丸

本品为人参 25g、白术（麸炒）150g、茯苓 50g、山药 100g、陈皮 50g、木香 12.5g、砂仁 25g、黄芪（蜜炙）100g、当归 50g、酸枣仁（炒）50g、远志（制）25g 制成的丸剂。取以上十一味，粉碎成细粉，过筛，混匀。每 100g 粉末加炼蜜 40～50g 与适量的水，泛丸，干燥，制成水蜜丸；或加炼蜜 110～120g 制成大蜜丸，即得。

【**性状**】 本品为棕褐色至棕黑色的水蜜丸或大蜜丸；气香，味甜、微苦。

【**鉴别**】

1. 显微鉴别 取本品，置显微镜下观察：①草酸钙针晶束存在于黏液细胞中，长 80～240μm，直径 2～5μm（山药）。②草酸钙簇晶直径 20～68μm，棱角锐尖（人参）。③内种皮厚壁细胞黄棕色或棕红色，表面观类多角形，壁厚，胞腔含硅质块（砂仁）。（图 8-11）

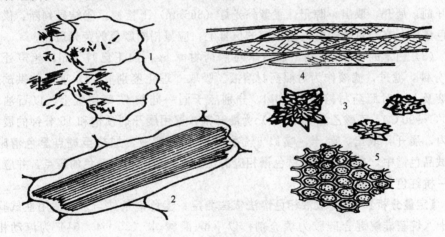

图 8-11 人参健脾丸显微特征图

1. 草酸钙针晶（白术）; 2. 草酸钙针晶束（山药）; 3. 草酸钙簇晶; 4. 纺锤形薄壁细胞; 5. 内种皮厚壁细胞

2. 理化鉴别

（1）人参的人参皂苷 Rg_1、Re、Rb_1 和黄芪的黄芪甲苷的 TLC 鉴别：①供试品溶液的制备：取本品水蜜丸 8g，研碎；或大蜜丸 12g，剪碎，加硅藻土 6g，研匀，置索氏提取器中，加甲醇 100ml，加热回流提取 3 小时，放冷，滤过，滤液蒸干，残渣加水 30ml 使溶解，移至分液漏斗中，用水饱和正丁醇振摇提取 3 次，每次 20ml，合并正丁醇提取液，用氨试液洗涤 2 次，每次 20ml，取正丁醇液蒸干，残渣加水 30ml 使溶解，滤过，滤液通过 D101 型大孔吸附树脂柱（内径 1.5cm，柱高 12cm），以水 50ml 洗脱，再用 40％乙醇 30ml 洗脱，弃去两次洗脱液，继续用 70％乙醇 50ml 洗脱，收集 70％乙醇洗脱液，蒸干，残渣加甲醇 0.5ml 使溶解，即得。②对照品溶液的制备：取人参皂苷 Rg₁ 对照品、人参皂苷 Re 对照品、人参皂苷 Rb₁ 对照品及黄芪甲苷对照品，分别加甲醇制成每 1ml 含 1mg 的溶液，即得。③薄层色谱：吸取上述五种溶液各 5～10μl，分别点于同一硅胶 G 薄层板上，以三氯甲烷-甲醇-水（13∶6∶2）10℃以下放置过夜的下层溶液为展开剂，展开，取出，晾干，喷以 10％硫酸乙醇溶液，在 105℃加热至斑点显色清晰。④结果判断：供试品色谱中，在与对照品色谱相应的位置上，应显相同颜色的斑点。

（2）当归的 TLC 鉴别：①供试品溶液的制备：取本品水蜜丸 8g，研碎；或大蜜丸 12g，剪碎，加硅藻土 6g，用乙醚 30ml，加热回流 20 分钟，放冷，滤过，滤液挥干溶剂，残渣加乙酸乙酯 0.5ml 使溶解，即得。②对照药材溶液的制备：取当归对照药材 1g，同法制成对照药材溶液。③薄层色谱：吸取上述两种溶液各 5μl，分别点于同一硅胶 G 薄层板上，以正己烷-乙酸乙酯（9∶1）为展开剂，展开，取出，晾干，置紫外光灯（365nm）下检视。④结果判断：供试品色谱中，在与对照药材色谱相应的位置上，应显相同颜色的荧光斑点。

（3）白术的 TLC 鉴别：取白术对照药材 0.5g，加正己烷 2ml，超声处理 15 分钟，滤过，滤液作为对照药材溶液。吸取［理化鉴别］（2）项下的供试品溶液及上述对照药材溶液各 10μl，分别点于同一硅胶 G 薄层板上，以石油醚（60℃～90℃）-乙酸乙酯（50∶1）为展开剂，置用展开剂预饱和 15 分钟的展开缸内，展开，取出，晾干，喷以 5％香草醛-硫酸溶液，加热至斑点显色清晰。供试品色谱中，在与对照药材色谱相应的位置上，应显相同颜色的斑点，并应显有一桃红色主斑点。

【定量分析】 按高效液相色谱法依法测定：①色谱条件与系统适用性试验：以十八烷基硅烷键合硅胶为填充剂；以甲醇-醋酸-水（35∶4∶61）为流动相；检测波长 284nm；理论板数按橙皮苷峰计算应不低于 2000。②对照品溶液的制备：取橙皮苷对照品适量，精密称定，加甲醇制成每 1ml 含 0.25mg 的溶液。③供试品溶液的制备：取本品水蜜丸，研碎，取约 4g，精密称定；或取大蜜丸，剪碎，取约 6g，精密称定，加硅藻土 6g，充分研磨成薄片后剪碎，置索氏提取器中，加石油醚（60℃～90℃）80ml，加热回流 3 小时，弃去石油醚，药渣挥干，加甲醇 80ml，加热回流 5 小时，放冷，滤过，滤液置 100ml 量瓶中，用少量甲醇分次洗涤容器，洗液滤入同一量瓶中，加甲醇至刻度，摇匀，即得。④测定：分别精密吸取对照品溶液与供试品溶液各 $10\mu l$，注入液相色谱仪，测定，即得。⑤结果判断：本品含陈皮以橙皮苷（$C_{28}H_{34}O_{15}$）计，大蜜丸每丸不得少于 6.9mg，水蜜丸每 1g 不得少于 1.7mg。

【功能与主治】 健脾益气，和胃止泻。用于脾胃虚弱引起的饮食不化，胸闷嘈杂，恶心呕吐，腹痛便溏，不思饮食，体弱倦怠。

三 妙 丸

本品为苍术（炒）600g、黄柏（炒）400g、牛膝 200g 制成的丸剂。取以上三味，粉碎成细粉，过筛，混匀，用水泛丸，干燥，即得。

【性状】 本品为灰黄色的水丸；味苦、辛。

【鉴别】

1. 显微鉴别 取本品，置显微镜下观察：①草酸钙针晶细小，长 10～32μm，不规则地充塞于薄壁细胞中（苍术）。②纤维鲜黄色，大多成束，周围细胞含草酸钙方晶，形成晶纤维，含晶细胞壁木化，增厚；可见黄色不规则分枝状石细胞（黄柏）。③木纤维常成束，壁较薄，非木化，有稀疏不规则排列的纹孔，纹孔口呈斜裂缝状、人字状或十字状，偶见含有草酸钙砂晶的薄壁细胞（牛膝）。（图 8-12）

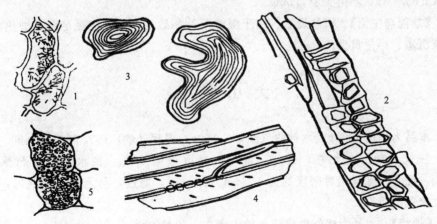

图 8-12 三妙丸显微特征图

1. 草酸钙针晶；2. 晶纤维；3. 分枝状石细胞；4. 木纤维；5. 草酸钙砂晶

2. 理化鉴别 ①供试品溶液的制备：取本品粉末 0.1g，加乙醚 10ml，超声处理 15 分钟，滤过，弃去乙醚液，残渣加甲醇 5ml，超声处理 15 分钟，滤过，滤液浓缩至 1ml，即得。②对照药材及对照品溶液的制备：取黄柏对照药材 0.1g，同法制成对照药材溶液；取盐酸小檗碱对照品，加甲醇制成每 1ml 含 0.5mg 的对照品溶液。③薄层色谱：吸取供试品溶液 2μl、对照药材溶液与对照品溶液各 1μl，分别点于同一硅胶 G 薄层板上，以苯-乙酸乙酯-甲醇-异丙醇-浓氨试液（12：6：3：3：1）为展开剂，置氨蒸气预饱和的展开缸内，展开，取出，晾干，置紫外光灯（365nm）下检视。④结果判断：供试品色谱中，在与对照药材色谱相应的位置上，应显相同的黄色荧光斑点；在与对照品色谱相应的位置上，应显相同的一个黄色荧光斑点。（鉴别黄柏及其小檗碱成分）

【定量分析】　①供试品溶液的制备：取本品粉末约 1.5g，精密称定，置索氏提取器中，加乙醚适量，加热回流 1～2 小时，弃去乙醚液，残渣挥去乙醚，加甲醇适量，回流提取至提取液无色，将提取液（必要时适当浓缩）转移至 50ml 量瓶中，加甲醇至刻度，摇匀，即得。②对照品溶液的制备：精密称取盐酸小檗碱对照品，加甲醇制成每 1ml 含 0.06mg 的溶液，即得。③测定：精密吸取供试品溶液 1μl、对照品溶液 1μl 和 3μl，分别交叉点于同一硅胶 G 薄层板上，以苯-乙酸乙酯-甲醇-异丙醇-浓氨试液（12：6：3：3：1）为展开剂，置用氨蒸气与展开剂同时预饱和 15 分钟的双槽展开缸内，展开，取出，晾干，按薄层扫描法进行荧光扫描，激发波长为 $\lambda=365nm$，测量供试品荧光强度的积分值与对照品荧光强度的积分值，计算，即得。④结果判断：本品按干燥品计算，每 1g 含黄柏以盐酸小檗碱（$C_{20}H_{18}ClNO_4$）计，不得少于 2.0mg。

【功能与主治】　清热燥湿。用于湿热下注所致的痹病，症见足膝红肿热痛、下肢沉重、小便黄少。

大 山 楂 丸

本品为山楂 1000g、六神曲（麸炒）150g、麦芽（炒）150g 制成的丸剂。取以上三味，粉碎成细粉，过筛，混匀；另取蔗糖 600g，加水 270ml 与炼蜜 600g，混合，炼至相对密度约为 1.38（70℃）时，滤过，与上述粉末混匀，制成大蜜丸，即得。

【性状】　本品为棕红色或褐色的大蜜丸；味酸、甜。

【鉴别】

1. 显微鉴别　取本品，置显微镜下观察：果皮石细胞淡紫红色、红色或黄棕色，类圆形或多角形，直径约至 125μm。果皮表皮细胞纵列，常有 1 个长细胞与 2 个短细胞相间连接，长细胞壁厚，波状弯曲，木化。（山楂）

2. 理化鉴别

（1）化学定性：取本品 9g，剪碎，加乙醇 40ml，置水浴上加热回流 10 分钟，滤过，滤液蒸干，残渣加水 10ml，加热使溶解，加正丁醇 15ml 振摇提取，分取正丁醇提取液，蒸干，残渣加甲醇 5ml 使溶解，滤过。取滤液 1ml，加少量镁粉与盐酸 2～3 滴，加热 4～5 分钟后，即显橙红色。（鉴别山楂的黄酮类成分）

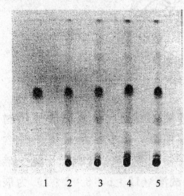

　　（2）薄层色谱：①供试品溶液的制备：取上述化学定性项下的滤液，即得。②对照品溶液的制备：取熊果酸对照品，加甲醇制成每 1ml 含 1mg 的溶液，即得。③薄层色谱：吸取上述两种溶液各 2μl，分别点于同一硅胶 G 薄层板上，以三氯甲烷-丙酮（9∶1）为展开剂，展开，取出，晾干，喷以 10％硫酸乙醇溶液，在 105℃加热数分钟。④结果判断：供试品色谱中，在与对照品色谱相应的位置上，应显相同的紫红色斑点。　　（鉴别山楂的熊果酸成分）

图 8-13　大山楂丸薄层色谱图
1. 熊果酸对照品；2～5. 大山楂丸　（图 8-13）

【功能与主治】　开胃消食。用于食积内停所致的食欲不振，消化不良，脘腹胀闷。

大 补 阴 丸

本品为熟地黄 120g、知母（盐炒）80g、黄柏（盐炒）80g、龟甲（醋炙）120g、猪脊髓 160g 制成的丸剂。取以上五味，熟地黄、黄柏、龟甲、知母粉碎成粗粉，猪脊髓置沸水中略煮，除去外皮，与上述粗粉拌匀，干燥，粉碎成细粉，过筛，混匀。每 100g 粉末加炼蜜 10～15g 与适量的水，泛丸，干燥，制成水蜜丸；或每 100g 粉末加炼蜜 80～100g 制成大蜜丸，即得。

【性状】　本品为深棕黑色的水蜜丸或黑褐色的大蜜丸；味苦、微甜带涩。

【鉴别】

1. 显微鉴别　取本品，置显微镜下观察：①薄壁组织灰棕色至黑棕色，细胞多皱缩，内含棕色核状物（熟地黄）。②纤维束鲜黄色，周围细胞含草酸钙方晶，形成晶纤维，含晶细胞的壁木化增厚（黄柏）。③不规则块片灰黄色，表面有微细纹理或孔隙（龟甲）。④草酸钙针晶成束或散在，长 26～110μm（知母）。（图 8-14）

2. 理化鉴别　①供试品溶液的制备：取本品 0.7g，研碎，加甲醇 5ml；或取大蜜丸 2g，剪碎，加甲醇 10ml，置水浴上加热回流 15 分钟，滤过，滤液补加甲

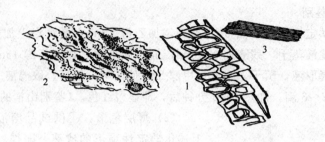

图 8-14　大补阴丸显微特征图
1. 晶纤维；2. 核状物；3. 草酸钙针晶

醇或浓缩至 5ml，即得。②对照药材及对照品溶液的制备：取黄柏对照药材
0.1g，同法制成对照药材溶液；取盐酸小檗碱对照品，加甲醇制成每 1ml 含
0.5mg 的对照品溶液。③薄层色谱：吸取上述三种溶液各 1μl，分别点于同一硅
胶 G 薄层板上，以苯-乙酸乙酯-甲醇-异丙醇-浓氨试液（12：6：3：3：1）为展
开剂，置氨蒸气饱和的展开缸内，展开，取出，晾干，置紫外光灯（365nm）下
检视。④结果判断：供试品色谱中，在与对照药材色谱相应的位置上，应显相同
的黄色荧光斑点；在与对照品色谱相应的位置上，应显相同的一个黄色荧光斑
点。（鉴别黄柏及其小檗碱成分）

　　【功能与主治】　滋阴降火。用于阴虚火旺，潮热盗汗，咳嗽咯血，耳鸣遗
精。

大黄清胃丸

　　本品为大黄 504g、木通 63g、槟榔 63g、黄芩 96g、胆南星 42g、羌活 42g、
滑石粉 168g、白芷 42g、牵牛子（炒）42g、芒硝 63g 制成的丸剂。取以上十味，
粉碎成细粉，过筛，混匀。每 100g 粉末加炼蜜 120～150g 制成大蜜丸，即得。

　　【性状】　本品为黑褐色的大蜜丸；味苦、辛。

　　【鉴别】

　　1. 显微鉴别　取本品，置显微镜下观察：①草酸钙簇晶大，直径 60～140μm
（大黄）。②韧皮纤维淡黄色，梭形，壁厚，孔沟细（黄芩）。③种皮栅状细胞淡棕
色或棕色，长 48～80μm（牵牛子）。④内胚乳细胞碎片无色，壁较厚，有较多大的
类圆形纹孔（槟榔）。⑤油管含棕黄色分泌物，直径约 100μm（白芷）。（图 8-15）

　　2. 理化鉴别

　　（1）化学定性：①取本品 3g，加水 50ml，混匀，滤过，滤液备用，滤渣加

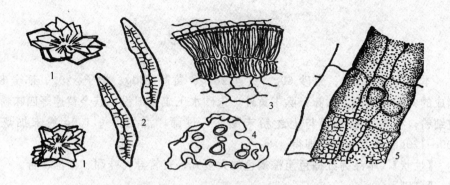

图 8-15 大黄清胃丸显微特征图

1. 草酸钙簇晶；2. 纤维；3. 种皮栅状细胞；4. 内胚乳碎片；5. 油管

水反复漂洗至剩下少量白色沉淀，将沉淀物照滑石项下的鉴别法试验，显相同的结果。②取上项下的滤液，显钠盐与硫酸盐的鉴别反应。

（2）大黄的 TLC 鉴别：①供试品溶液的制备：取本品 2g，切碎，加甲醇 50ml，超声处理 20 分钟，滤过，取滤液 5ml 蒸干，残渣加水 10ml 使溶解，加盐酸 1ml，水浴加热 30 分钟，立即冷却，用乙醚 20ml 分 2 次提取，合并乙醚液，蒸干，残渣加乙酸乙酯 1ml 使溶解，即得。②对照药材溶液的制备：取大黄对照药材 0.1g，加甲醇 20ml，同法制成对照药材溶液。③薄层色谱：吸取上述两种溶液各 2μl，分别点于同一以羧甲基纤维素钠为黏合剂的硅胶 H 薄层板上，以石油醚（30℃～60℃）-甲酸乙酯-甲酸（15：5：1）的上层溶液为展开剂，展开，取出，晾干，置紫外光灯（365nm）下检视。④结果判断：供试品色谱中，在与对照药材色谱相应的位置上，应显相同的 5 个橙色荧光斑点；置氨蒸气中熏后，日光下检视，斑点变为红色。

（3）槟榔的 TLC 鉴别：①供试品溶液的制备：取本品 30g，切碎，加硅藻土 10g，研匀，加三氯甲烷 50ml 和浓氨试液 1ml，超声处理 30 分钟，滤过，滤液用 2%盐酸溶液 20ml 振摇提取，提取液用浓氨试液调节 pH 值至 8～9，再用三氯甲烷 20ml 分 2 次振摇提取，合并三氯甲烷液，蒸干，残渣加三氯甲烷 1ml 使溶解，即得。②对照药材溶液的制备：取槟榔对照药材 1g，加三氯甲烷 30ml 与浓氨试液 0.5ml，同法制成对照药材溶液。③薄层色谱：吸取上述两种溶液各 30μl，分别点于同一硅胶 G 薄层板上，以三氯甲烷-甲醇（9：1）为展开剂，展开，取出，晾干，喷以稀碘化铋钾试液。④结果判断：供试品色谱中，在与对照药材色谱相应的位置上，应显相同颜色的斑点。

【功能与主治】 清热，通便。用于胃火炽盛所致的口燥舌干、头痛目眩、大便燥结。

万氏牛黄清心丸

本品为牛黄 10g、朱砂 60g、黄连 200g、黄芩 120g、栀子 120g、郁金 80g 制成的丸剂。取以上六味，除牛黄外，朱砂水飞成极细粉；其余黄连等四味粉碎成细粉；将牛黄研细，与上述粉末配研，过筛，混匀。每 100g 粉末加炼蜜 100～120g 制成大蜜丸，即得。

【性状】　本品为红棕色至棕褐色的大蜜丸；气特异，味甜、微涩、苦。

【鉴别】

1. 显微鉴别　取本品，置显微镜下观察：①糊化淀粉粒团块几乎无色（郁金）。②种皮石细胞黄色或淡棕色，多破碎，完整者长多角形、长方形或不规则形，壁厚，有大的圆形纹孔，胞腔暗棕红色（栀子）。③韧皮纤维淡黄色，梭形，壁厚，孔沟细（黄芩）。④纤维束鲜黄色，壁稍厚，纹孔明显（黄连）。⑤不规则细小颗粒暗棕色，有光泽，边缘暗黑色（朱砂）。

2. 理化鉴别

（1）化学定性：取本品 3g，加水适量，研匀，反复洗去悬浮物，可得少量朱红色沉淀，取出，加入盐酸 1ml 及铜片少量，加热煮沸，铜片由黄色变为银白色。（鉴别朱砂）

（2）牛黄中胆酸的 TLC 鉴别：①供试品溶液的制备：取本品 3g，剪碎，加硅藻土 0.6g，研匀，加三氯甲烷 10ml、冰醋酸 0.5ml，加热回流 30 分钟，放冷，滤过，滤液蒸干，残渣加乙醇 2ml 使溶解，滤过，即得。②对照品溶液的制备：取胆酸对照品，加乙醇制成每 1ml 含 1mg 的溶液，即得。③薄层色谱：吸取上述两种溶液各 10μl，分别点于同一以羧甲基纤维素钠为黏合剂的硅胶 G 薄层板上，以乙酸乙酯-正己烷-醋酸-甲醇（32：6：1：1）为展开剂，展开，取出，晾干，喷以 10% 磷钼酸乙醇溶液，在 110℃ 加热约 10 分钟。④结果判断：供试品色谱中，在与对照品色谱相应的位置上，应显相同颜色的斑点。

（3）黄芩中黄芩苷的 TLC 鉴别：①供试品溶液的制备：取本品 3g，剪碎，加硅藻土 0.5g，混匀，加甲醇 20ml，加热回流 1 小时，放冷，滤过，即得。②对照品溶液的制备：取黄芩苷对照品，加甲醇制成每 1ml 含 1mg 的溶液，即得。③薄层色谱：吸取上述两种溶液各 5μl，分别点于同一以含 4% 醋酸钠的羧甲基纤维素钠溶液为黏合剂的硅胶 G 薄层板上，以乙酸乙酯-丁酮-甲酸-水（5：3：1：1）为展开剂，展开，取出，晾干，喷以 2% 三氯化铁乙醇溶液。④结果判断：供试品色谱中，在与对照品色谱相应的位置上，应显相同颜色的斑点。

（4）栀子中栀子苷的 TLC 鉴别：①供试品溶液的制备：取本品 3g，加乙醚

15ml，研磨，弃去乙醚，残渣挥干乙醚，加乙酸乙酯 30ml，加热回流提取 1 小时，放冷，滤过，滤液蒸干，残渣加甲醇 3ml 使溶解，滤过，即得。②对照品溶液的制备：取栀子苷对照品，加甲醇制成每 1ml 含 1mg 的溶液，即得。③薄层色谱：吸取上述两种溶液各 5μl，分别点于同一硅胶 G 薄层板上，以乙酸乙酯-丙酮-甲酸-水（10∶7∶2∶0.5）为展开剂，展开，取出，晾干，喷以 10% 硫酸乙醇溶液，在 105℃加热约 10 分钟。④结果判断：供试品色谱中，在与对照品色谱相应的位置上，应显相同颜色的斑点。

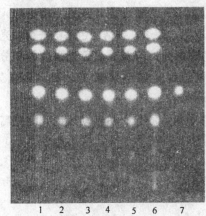

图 8-16　万氏牛黄清心丸薄层色谱图

1～5. 万氏牛黄清心丸；

6. 黄连对照药材；7. 小檗碱

（5）黄连及小檗碱的 TLC 鉴别：①供试品溶液的制备：取定量分析 2 项下剩余的盐酸-甲醇（1∶100）提取液 4ml，置水浴上蒸干，残渣加甲醇溶解，使成 1ml 即得。②对照药材及对照品溶液的制备：取黄连对照药材 50mg，加甲醇 10ml，加热回流 15 分钟，滤过，滤液蒸干，残渣加甲醇 1ml 使溶解，作为对照药材溶液；取盐酸小檗碱对照品，加甲醇制成每 1ml 含 0.5mg 的对照品溶液。③薄层色谱：吸取上述三种溶液各 2μl，分别点于同一硅胶 G 薄层板上，以苯-乙酸乙酯-甲醇-异丙醇-浓氨试液（12∶6∶3∶3∶1）为展开剂，展开，取出，晾干，置紫外光灯（365nm）下检视。④结果判断：供试品色谱中，在与对照药材色谱及对照品色谱相应的位置上，应显相同的黄色荧光斑点。（鉴别黄连及其小檗碱）（图 8-16）

说明：①展开箱中一侧槽中加入展开剂，另一侧槽中加入与展开剂等体积的浓氨试液，共同预平衡 15 分钟后展开；浓氨试液应保证质量，否则因氨蒸气不够而降低分离度。②相对湿度控制在 47% 以下为好。③温度在 20℃～30℃为宜。

【定量分析】

1. 朱砂　取本品，剪碎，取约 5g，精密称定，置 250ml 凯氏烧瓶中，加硫酸 30ml 与硝酸钾 8g，加热俟溶液至近无色，放冷，转入 250ml 锥形瓶中，用水 50ml 分次洗涤烧瓶，洗液并入溶液中，加 1% 高锰酸钾溶液至显粉红色，两分钟内不消失，再滴加 2% 硫酸亚铁溶液至红色消失后，加硫酸铁铵指示液 2ml，用硫氰酸铵（0.1mol/L）滴定液滴定。每 1ml 硫氰酸铵滴定液（0.1mol/L）相当于 11.63mg 的硫化汞（HgS）。本品每丸含朱砂以硫化汞（HgS）计，小丸应为 69～90mg；大丸应为 138～180mg。

2. 黄连 ①供试品溶液的制备：取本品适量，剪碎，精密称定，精密加入等量的硅藻土，研匀，精密称取约 1.6g，置索氏提取器中，加盐酸-甲醇（1：100）混合溶液适量，加热回流提取至提取液无色，提取液移至 100ml 量瓶中，加盐酸-甲醇（1：100）混合溶液稀释至刻度，摇匀，精密量取 10ml，置 50ml 量瓶中，加甲醇稀释至刻度，摇匀，即得。②对照品溶液的制备：精密称取盐酸小檗碱对照品，加甲醇制成每 1ml 含 0.02mg 的溶液，即得。③测定：精密吸取供试品溶液 4μl，对照品溶液 2μl 与 6μl，分别交叉点于同一硅胶 G 薄层板上，以苯-乙酸乙酯-甲醇-异丙醇-水（4：2：1：1：0.2）为展开剂，在另一槽中加入等体积的浓氨试液，预平衡 15 分钟，展开，取出，晾干，按薄层色谱法进行荧光扫描，激发波长 366nm，测量供试品荧光强度的积分值与对照品荧光强度的积分值，计算，即得。④结果判断：本品每丸含黄连以盐酸小檗碱（$C_{20}H_{18}ClNO_4$）计，小丸不得少于 7.5mg；大丸不得少于 15.0mg。

【功能与主治】 清热解毒，镇惊安神。用于热入心包、热盛动风证，症见高热烦躁、神昏谵语及小儿高热惊厥。

小 活 络 丸

本品为胆南星 180g、制川乌 180g、制草乌 180g、地龙 180g、乳香（制）66g、没药（制）66g 制成的丸剂。取以上六味，粉碎成细粉，过筛，混匀。每 100g 粉末加炼蜜 120～130g 制成大蜜丸，即得。

【性状】 本品为黑褐色至黑色的大蜜丸；气腥，味苦。

【鉴别】

1. 显微鉴别 取本品，置显微镜下观察：①不规则团块无色或淡黄色，表面及周围扩散出众多细小颗粒，久置溶化（乳香）。②石细胞长方形或类方形，壁稍厚（川乌）。③草酸钙针晶成束或散在，长约至 90μm（胆南星）。（图 8-17）

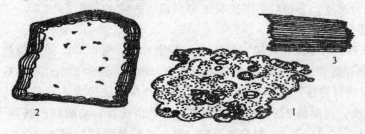

图 8-17 小活络丸显微特征图

1. 不规则碎块；2. 石细胞；3. 草酸钙针晶图

【检查】 乌头碱的限量检查：①供试品溶液的制备：取本品 14g，剪碎，加硅藻土 10g，研细，加浓氨试液 10ml 使浸润，放置 2 小时，加乙醚 50ml，时时振摇，放置 24 小时，摇匀，滤过，滤渣用乙醚 20ml 分次洗涤，洗液与滤液合并，用稀盐酸溶液振摇提取 3 次，每次 30ml，合并提取液，加浓氨试液调 pH 值至 9，加乙醚振摇提取 3 次，每次 30ml，合并乙醚液，用无水硫酸钠脱水，滤过，滤液蒸干，残渣加无水乙醇使成 1ml，即得。②对照品溶液的制备：取乌头碱对照品，精密称定，加无水乙醇制成每 1ml 含 1mg 的溶液，作为对照品溶液。③薄层色谱：吸取供试品溶液 12μl、对照品溶液 5μl，分别点于同一以羧甲基纤维素钠为黏合剂的硅胶 G 薄层板上，以苯-乙酸乙酯-二乙胺（14：4：1）为展开剂，展开，取出，晾干，喷以稀碘化铋钾试液。④结果判断：供试品色谱中，在与对照品色谱相应的位置上，出现的斑点应小于对照品斑点或不出现斑点。

【功能与主治】 祛风散寒，化痰除湿，活血止痛。用于风寒湿邪闭阻、痰瘀阻络所致的痹病，症见肢体关节疼痛，关节屈伸不利，麻木拘挛。

开胸顺气丸

本品为槟榔 300g、牵牛子（炒）400g、陈皮 100g、木香 75g、厚朴（姜炙）100g、三棱（醋炙）100g、莪术（醋炙）100g、猪牙皂 50g 制成的丸剂。取以上八味，粉碎成细粉，过筛，混匀，用水泛丸，低温干燥，即得。

【性状】 本品为浅棕色至棕色的水丸；味微苦、辛。

【鉴别】

1. 显微鉴别 取本品，置显微镜下观察：①糊化淀粉粒团块淡黄色（莪术）。②菊糖团块形状不规则，有时可见微细放射状纹理，加热后溶解（木香）。③内胚乳细胞无色，壁较厚，纹孔类圆形（槟榔）。④种皮栅状细胞淡棕色或棕色，长 48～80μm（牵牛子）。⑤草酸钙方晶成片存在于薄壁组织中（陈皮）。⑥纤维束淡黄色，周围细胞含草酸钙方晶及少数簇晶，形成晶纤维，并常伴有类方形厚壁细胞（猪牙皂）。⑦石细胞分枝状，壁厚，层纹明显（厚朴）。⑧分泌细胞含红棕色或黄棕色分泌物（三棱）。（图 8-18）

2. 理化鉴别

（1）槟榔的 TLC 鉴别：①供试品溶液的制备：取本品 4g，研碎，加三氯甲烷 20ml 及浓氨试液 3ml，加热回流 1 小时，滤过，滤液加稀盐酸 5ml 及水 20ml，振摇，分取酸水层，加浓氨试液调节 pH 值至 8～9，用三氯甲烷振摇提取 2 次，每次 5ml，分取三氯甲烷层，浓缩至干，残渣加甲醇 0.2ml 使溶解，即得。②对照药材溶液的制备：取槟榔对照药材 1g，同法制成对照药材溶液。

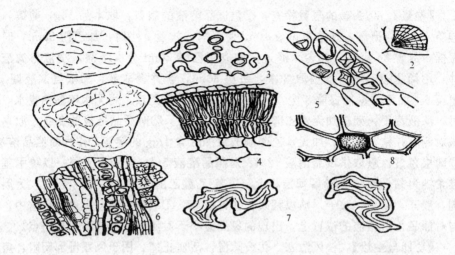

图 8-18　开胸顺气丸显微特征图

1. 糊化淀粉粒；2. 菊糖；3. 内胚乳细胞；4. 种皮栅状细胞；
5. 草酸钙方晶；6. 晶纤维；7. 分枝状石细胞；8. 分泌细胞

③薄层色谱：吸取上述两种溶液各 5μl，分别点于同一用 1‰氢氧化钠溶液制备的硅胶 G 薄层板上，以三氯甲烷-乙酸乙酯-甲醇-水（2：4：2：1）的下层溶液为展开剂，展开，取出，晾干，喷以碘化铋钾试液。④结果判断：供试品色谱中，在与对照药材色谱相应的位置上，应显相同的橙色斑点。

（2）厚朴中厚朴酚与和厚朴酚的 TLC 鉴别：①供试品溶液的制备：取本品 3g，研碎，加甲醇 25ml，浸渍 30 分钟，时时振摇，滤过，滤液浓缩至约 1ml，即得。②对照品溶液的制备：取厚朴酚与和厚朴酚对照品，加甲醇制成每 1ml 各含 1mg 的混合溶液，即得。③薄层色谱：吸取供试品溶液 4μl、对照品溶液 2μl，分别点于同一用 1‰氢氧化钠溶液制备的硅胶 GF$_{254}$薄层板上，以苯-乙酸乙酯（6：1）为展开剂，展开，取出，晾干，置紫外光灯（254nm）下检视。④结果判断：供试品色谱中，在与对照品色谱相应的位置上，应显相同颜色的斑点；再喷以 5%香草醛-硫酸溶液，80℃加热数分钟至斑点显色清晰后，斑点变为紫红色至紫褐色。

（3）牵牛子的 TLC 鉴别：①供试品溶液的制备：取本品 4g，研碎，加 2mol/L 盐酸乙醇溶液 30ml，加热回流 1.5 小时，滤过，滤液加水 40ml，置水浴上蒸至无醇味，水液置分液漏斗中，加苯 30ml，振摇提取，静置，分取苯液，滤过，滤液蒸干，残渣加无水乙醇 1ml 使溶解，即得。②对照药材溶液的制备：取牵牛子对照药材 1g，同法制成对照药材溶液。③薄层色谱：吸取上述两种溶液各 5～10μl，分别点于同一硅胶 G 薄层板上，以环己烷-乙酸乙酯（9：1）为展开剂，展开，取出，晾干，喷以 5％香草醛-硫酸溶液，在 105℃加热至斑点显色清晰。④结果判断：供试品色谱中，在与对照药材色谱相应的位置上，应显相同的一个黄色斑点。

（4）陈皮中橙皮苷的 TLC 鉴别：①供试品溶液的制备：取本品 3g，研碎，加甲醇 20ml，超声处理 20 分钟，滤过，滤液蒸干，残渣加水 20ml 溶解，用盐酸调节 pH 值至 1～2，用乙酸乙酯振摇提取 2 次，每次 20ml，合并乙酸乙酯液，蒸干，残渣加甲醇 1ml 使溶解，即得。②对照品溶液的制备：取橙皮苷对照品，加甲醇制成饱和溶液，即得。③薄层色谱：吸取上述两种溶液各 4～8μl，分别点于同一以羧甲基纤维素钠为黏合剂的硅胶 G 薄层板上，以三氯甲烷-甲醇-水（28∶10∶1）为展开剂，展开，取出，晾干，喷以 1％三氯化铝乙醇溶液，置紫外光灯（365nm）下检视。④结果判断：供试品色谱中，在与对照品色谱相应的位置上，应显相同的荧光斑点。

（5）木香的 TLC 鉴别：①供试品溶液的制备：取本品 3g，研碎，加三氯甲烷 25ml，加热回流 30 分钟，滤过，滤液蒸干，残渣加乙酸乙酯 1ml 使溶解，即得。②对照药材溶液的制备：取木香对照药材 1g，加三氯甲烷 15ml，同法制成对照药材溶液。③薄层色谱：吸取上述两种溶液各 1～3μl，分别点于同一以羧甲基纤维素钠为黏合剂的硅胶 G 薄层板上，以环己烷-丙酮（10∶3）为展开剂，展开，取出，晾干，喷以 5％香草醛-硫酸溶液。④结果判断：供试品色谱中，在与对照药材色谱相应的位置上，应显相同颜色的斑点。

【定量分析】　按高效液相色谱法依法测定，本品每 1g 含厚朴以厚朴酚（$C_{18}H_{18}O_2$）及和厚朴酚（$C_{18}H_{18}O_2$）的总量计，不得少于 1.1mg。

【功能与主治】　消积化滞，行气止痛。用于气郁食滞所致的胸胁胀满、胃脘疼痛、嗳气呕恶、食少纳呆等。

天王补心丸

本品为丹参 25g、当归 50g、石菖蒲 25g、党参 25g、茯苓 25g、五味子 50g、麦冬 50g、天冬 50g、地黄 200g、玄参 25g、远志（制）25g、酸枣仁（炒）50g、柏子仁 50g、桔梗 25g、甘草 25g、朱砂 10g 制成的丸剂。取以上十六味，朱砂水飞成极细粉；其余丹参等十五味粉碎成细粉，与上述粉末配研，过筛，混匀。每 100g 粉末用炼蜜 20～30g 加适量的水泛丸，干燥，制成水蜜丸；或加炼蜜 50～70g 制成小蜜丸或大蜜丸，即得。

【性状】　本品为棕黑色的水蜜丸、褐黑色的小蜜丸或大蜜丸；气微香，味甜、微苦。

【鉴别】

1. 显微鉴别 取本品，置显微镜下观察：①不规则分枝状团块无色，遇水合氯醛液溶化；菌丝无色或淡棕色，直径 4～6μm（茯苓）。②石细胞斜方形或多角形，一端稍尖，壁较厚，纹孔稀疏（丹参）；石细胞黄棕色或无色，类长方形、类圆形或形状不规则，层纹明显，直径约至 94μm（玄参）；石细胞长方形或长条形，直径 50～110μm，纹孔极细密（天冬）；种皮表皮石细胞淡黄棕色，表面观类多角形，壁较厚，孔沟细密，胞腔含暗棕色物（五味子）。③草酸钙针晶成束或散在，长 24～50μm，直径约 3μm（麦冬、天冬）。④木栓细胞红棕色，多角形，壁薄（丹参）。⑤联结乳管直径 14～25μm，含淡黄色颗粒状物（党参）。⑥薄壁组织灰棕色至黑棕色，细胞多皱缩，内含棕色核状物（地黄）。⑦油细胞圆形，含黄色或黄棕色油状物（石菖蒲）。⑧纤维束周围薄壁细胞含草酸钙方晶，形成晶纤维（甘草）。⑨内种皮细胞棕黄色，表面观长方形或类方形，垂周壁连珠状增厚（酸枣仁）。⑩不规则细小颗粒暗棕红色，有光泽，边缘暗黑色（朱砂）。（图 8-19）

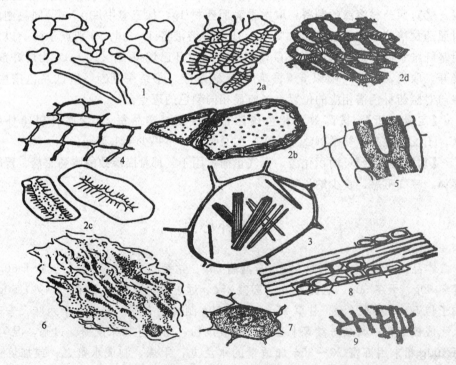

图 8-19　天王补心丸显微特征图

1. 菌丝；2a. 石细胞（丹参）；2b. 石细胞（玄参）；2c. 石细胞（天冬）；2d. 石细胞（五味子）；

3. 草酸钙针晶；4. 木栓细胞；5. 乳管；6. 核状物；7. 油细胞；8. 晶纤维；9. 内种皮细胞

2. 理化鉴别

(1) 化学定性：①鉴别丹参：取本品 1g（或大蜜丸半丸），捣碎，平铺于坩埚中，上盖一长柄漏斗，徐徐加热，至粉末微焦时停止加热，放冷，取下漏斗，用水 5ml 冲洗内壁，洗液置紫外光灯（365nm）下观察，应显淡蓝绿色荧光。②鉴别朱砂：取本品 1g（或大蜜丸半丸），用水淘洗，得少量朱红色沉淀，取出，用盐酸湿润，在光洁铜片上轻轻摩擦，铜片表面即显银白色光泽，加热烘烤后，银白色即消失。

(2) 薄层色谱：①供试品溶液的制备：取本品水蜜丸 18g，研碎；或取小蜜丸或大蜜丸 27g，剪碎。分别加水 100ml，超声处理 30 分钟，用盐酸调节 pH 值至 2，滤过，滤液用乙醚振摇提取 3 次，每次 60ml，合并乙醚液，挥去乙醚，残渣加甲醇 1ml 使溶解，即得。②对照品溶液的制备：取原儿茶酸对照品，加甲醇制成每 1ml 含 1mg 的溶液，即得。③薄层色谱：吸取供试品溶液 10μl、对照品溶液 3μl，分别点于同一硅胶 GF_{254} 薄层板上，以三氯甲烷-丙酮-甲酸（8：1：0.8）为展开剂，展开，取出，晾干，置紫外光灯（254nm）下检视。④结果判断：供试品色谱中，在与对照品色谱相应的位置上，应显相同颜色的斑点，再置碘蒸气中显色，应显相同的褐色斑点。（鉴别丹参中的原儿茶酸）

【功能与主治】 滋阴养血，补心安神。用于心阴不足，心悸健忘，失眠多梦，大便干燥。

天 麻 丸

本品为天麻 60g、羌活 100g、独活 50g、杜仲（盐炒）70g、牛膝 60g、粉萆薢 60g、附子（制）10g、当归 100g、地黄 160g、玄参 60g 制成的丸剂。取以上十味，粉碎成细粉，过筛，混匀。每 100g 粉末用炼蜜 40～50g 加适量的水泛丸，干燥，制成水蜜丸；或加炼蜜 90～110g 制成大蜜丸，即得。

【性状】 本品为黑褐色的水蜜丸或黑色的大蜜丸；气微香，味微甜、略苦麻。

【鉴别】

1. 显微鉴别 取本品，置显微镜下观察：①草酸钙针晶成束或散在，长 25～48μm（天麻）。②石细胞黄棕色或无色，类长方形、类圆形或形状不规则，层纹明显，直径约至 94μm（玄参）。③橡胶丝条状或扭曲成团，表面带颗粒性（杜仲）。④薄壁组织灰棕色至黑棕色，细胞多皱缩，内含棕色核状物（地黄）。⑤油管含棕黄色分泌物，直径约 100μm（羌活）。⑥薄壁细胞含草酸钙砂晶（牛膝）。⑦木化薄壁细胞淡黄色或黄色，成片或单个散在，长椭圆形、纺锤形或长

梭形，一端常狭尖或有分枝，壁稍厚，纹孔横裂缝状，孔沟明显（粉草薢）。（图8-20）

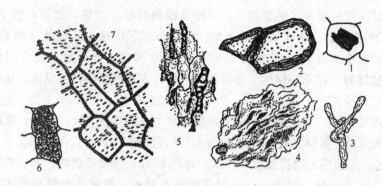

图 8-20　天麻丸显微特征图

1. 草酸钙针晶；2. 石细胞；3. 橡胶丝；4. 核状物；5. 油管；6. 草酸钙砂晶；7. 木化薄壁细胞

2. 理化鉴别

（1）天麻中天麻素的 TLC 鉴别：①供试品溶液的制备：取本品水蜜丸 5g，研碎，或取大蜜丸 8g，剪碎，加水饱和的正丁醇 40ml，超声处理 30 分钟，滤过，滤液蒸干，残渣加水 2ml 使溶解，通过 D101 型大孔吸附树脂柱（柱长 16cm，内径 1cm），用 10% 乙醇 25ml 洗脱，收集洗脱液，蒸干，残渣加甲醇 0.5ml 使溶解，即得。②对照品溶液的制备：取天麻素对照品，加甲醇制成每 1ml 含 1mg 的溶液，即得。③薄层色谱：吸取供试品溶液 1~2μl、对照品溶液 3μl，分别点于同一以羧甲基纤维素钠为黏合剂的硅胶 G 薄层板上，以三氯甲烷-乙酸乙酯-甲醇-甲酸（8：1：3：0.1）为展开剂，展开，取出，晾干，喷以 10% 磷钼酸乙醇溶液，在 110℃ 加热至斑点显色清晰。④结果判断：供试品色谱中，在与对照品色谱相应的位置上，应显相同颜色的斑点。

（2）羌活的 TLC 鉴别：①供试品溶液的制备：取本品水蜜丸 5g，研碎，或取大蜜丸 8g，剪碎，加硅藻土 4g，研匀，加石油醚（60℃~90℃）40ml，加热回流 20 分钟，放冷，滤过，滤液挥干，残渣加乙酸乙酯 1ml 使溶解，即得。②对照药材溶液的制备：取羌活对照药材 0.5g，同法制成对照药材溶液。③薄层色谱：吸取上述供试品溶液 10μl、对照药材溶液 3~5μl，分别点于同一硅胶 G 薄层板上，以正己烷-苯-乙酸乙酯（2：1：1）为展开剂，展开，取出，晾干，喷以 1% 香草醛-硫酸溶液，在 105℃ 加热约 5 分钟。④结果判断：供试品色谱中，在与对照药材色谱相应的位置上，应显一相同颜色的斑点。

（3）当归的 TLC 鉴别：取当归对照药材 0.2g，加乙醚 10ml，加热回流 20

分钟，滤过，滤液挥干，残渣加乙酸乙酯 1ml 使溶解，作为对照药材溶液。吸取上述（2）项下的供试品溶液 5μl、上述对照药材溶液 2μl，分别点于同一硅胶G薄层板上，以正己烷-乙酸乙酯（9∶1）为展开剂，展开，取出，晾干，置紫外光灯（365nm）下检视。供试品色谱中，在与对照药材色谱相应的位置上，应显一相同颜色的荧光主斑点。

（4）牛膝中齐墩果酸的 TLC 鉴别：①供试品溶液的制备：取本品水蜜丸10g，研碎，或取大蜜丸 12g，剪碎；加硅藻土 6g，研匀，加乙醚 40ml，加热回流 20 分钟，滤过，残渣挥尽乙醚，加乙醇 30ml，加热回流 30 分钟，放冷，滤过，滤液加盐酸 2ml，加热回流 1 小时，浓缩至约 5ml，加水 10ml，加石油醚（60℃～90℃）提取二次，每次 20ml，合并石油醚液，蒸干，残渣加乙醇 1ml 使溶解，即得。②对照品溶液的制备：取齐墩果酸对照品，加乙醇制成每 1ml 含1mg 的溶液，即得。③薄层色谱：吸取上述供试品溶液 10μl、对照品溶液 5μl，分别点于同一硅胶 G 薄层板上，以三氯甲烷-丙酮（9∶1）为展开剂，展开，取出，晾干，喷以 10％硫酸乙醇溶液，在 105℃加热约 5 分钟。④结果判断：供试品色谱中，在与对照品色谱相应的位置上，应显相同颜色的斑点。

【功能与主治】 祛风除湿，通络止痛，活血止痛，补益肝肾。用于肝肾不足、风湿瘀阻所致的痹病，症见肢体拘挛、手足麻木、腰腿酸痛。

牙痛一粒丸

本品为蟾酥 240g、朱砂 50g、雄黄 60g、甘草 240g 制成的丸剂。取以上四味，朱砂、雄黄分别水飞成极细粉；蟾酥、甘草分别粉碎成细粉，将上述粉末配研，过筛，混匀，用水泛成小丸，干燥，即得。

【性状】 本品为黄褐色的水丸；气微，味辛、有麻舌感。

【鉴别】

1. 化学定性 取本品 0.1g，研细，加水湿润后，加氯酸钾饱和的硝酸溶液2ml，振摇，放冷，离心，取上清液，加氯化钡试液 0.5ml，摇匀，生成白色沉淀，离心，弃去上层酸液，再加水 2ml，振摇，沉淀不溶解。（鉴别雄黄）

2. 薄层色谱

（1）甘草的鉴别：①供试品溶液的制备：取本品 0.2g，研碎，加稀乙醇10ml，加热回流 1 小时，滤过，滤液蒸干，残渣加乙醇 1ml 使溶解，即得。②对照药材溶液的制备：取甘草对照药材 50mg，同法制成对照药材溶液。③薄层色谱:吸取上述两种溶液各 $2\mu l$,分别点于同一硅胶 G 薄层板上,以三氯甲烷-甲醇-水 (13:7:2) 的下层溶液为展开剂,展开,取出,晾干,喷以 10%硫酸乙醇溶液,在 105℃加热至斑点显色清晰。④结果判断:供试品色谱中,在与对照药材色谱相应的位置上,应显相同颜色的斑点。

(2) 蟾酥中脂蟾毒配基的鉴别:①供试品溶液的制备:取本品 0.5g,切碎,置索氏提取器中,加三氯甲烷 70ml,加热回流 2 小时,提取液浓缩至约 1ml,即得。②对照品溶液的制备:取脂蟾毒配基对照品,加三氯甲烷制成每 1ml 含 1mg 的溶液,即得。③薄层色谱:吸取上述两种溶液各 $5\sim10\mu l$,分别点于同一硅胶 GF_{254} 薄层板上使成条状,以环己烷-三氯甲烷-丙酮 (4:3:3) 为展开剂,展开,取出,晾干,置紫外光灯 (254nm) 下检视。④结果判断:供试品色谱中,在与对照品色谱相应的位置上,应显相同颜色的条斑。

【检查】

1. 三氧化二砷 取本品适量,研细,精密称取 1.85g,加稀盐酸 20ml,不断搅拌 30 分钟,离心,取上清液,残渣用稀盐酸洗涤 2 次,每次 10ml,搅拌 10 分钟,离心,合并上清液,置 100ml 量瓶中,加水至刻度,摇匀,精密量取 10ml,置 100ml 量瓶中,加水至刻度,摇匀,精密量取 2ml,加盐酸 5ml 与水 21ml,照砷盐检查法检查,所显砷斑颜色不得深于标准砷斑。

2. 重量差异 取供试品 125 丸为 1 份,共取 10 份,分别称定重量,每份重量与标示重量相比较,重量差异限度为 ±10%。超出重量差异限度的不得多于 2 份,并不得有 1 份超出限度一倍。

【定量分析】 按高效液相色谱法测定,本品每 1g 含蟾酥以华蟾酥毒基和脂蟾毒配基的总量计,不得少于 19.5mg。具体方法见第六章第六节。

【功能与主治】 解毒消肿,杀虫止痛。用于火毒内盛所致的牙龈肿痛、龋齿疼痛。

牛黄上清丸

本品为人工牛黄 2g、薄荷 30g、菊花 40g、荆芥穗 16g、白芷 16g、川芎 16g、栀子 50g、黄连 16g、黄柏 10g、黄芩 50g、大黄 80g、连翘 50g、赤芍 16g、当归 50g、地黄 64g、桔梗 16g、甘草 10g、石膏 80g、冰片 10g 制成的丸剂。取以上十九味,除人工牛黄、冰片外,其余薄荷等十七味粉碎成细粉;将人工牛黄、冰片研细,与上述粉末配研,过筛,混匀。每 100g 粉末加炼蜜 120~130g 制成大蜜丸,或用 4%炼蜜和水泛丸,即得。

【性状】 本品为红褐色至黑褐色的大蜜丸或棕黄色至深棕色的水丸；气芳香，味苦。

【鉴别】

1. 显微鉴别 取本品，置显微镜下观察：①纤维束鲜黄色，壁稍厚，纹孔明显（黄连）；韧皮纤维淡黄色，梭形，壁厚，孔沟细（黄芩）；纤维束周围薄壁细胞含草酸钙方晶，形成晶纤维（甘草）。②内果皮纤维上下层纵横交错，纤维短梭形（连翘）。③石细胞鲜黄色，分枝状，壁厚，层纹明显（黄柏）。④种皮石细胞黄色或淡棕色，多破碎，完整者长多角形、长方形或形状不规则，壁厚，有大的圆形纹孔，胞腔棕红色（栀子）。⑤薄壁组织灰棕色至黑棕色，细胞多皱缩，内含棕色核状物（地黄）。⑥薄壁细胞纺锤形，壁略厚，有极微细的斜向交错纹理（当归）。⑦草酸钙簇晶大，直径 60～140μm（大黄）。⑧花粉粒类圆形，直径 24～34μm，外壁有刺，长 3～ 5μm，具 3 个萌发孔（菊花）。⑨腺鳞头部 8 细胞，扁球形，直径约至 90μm，柄短，单细胞（薄荷）。⑩不规则片状结晶无色，有平直纹理（石膏）。(图 8-21)

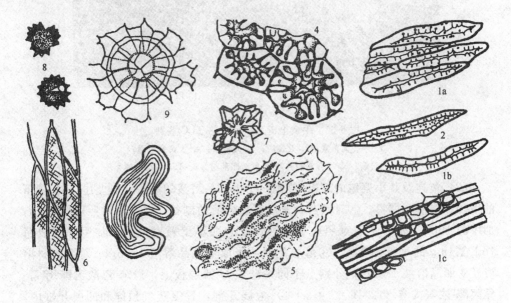

图 8-21 牛黄上清丸显微特征图

1a. 纤维束；1b. 韧皮纤维；1c. 晶纤维；2. 内果皮纤维；3. 分枝状石细胞；
4. 种皮石细胞；5. 核状物；6. 纺锤形薄壁细胞；7. 草酸钙簇晶；8. 花粉粒；9. 腺鳞

2. 理化鉴别

(1) 大黄的 TLC 鉴别：①供试品溶液的制备：取本品大蜜丸 3g，剪碎，或取水丸 2g，研碎，加甲醇 50ml，超声处理 20 分钟，滤过，取滤液 5ml，蒸干，残渣加水 10ml 使溶解，加盐酸 1ml，置水浴上加热回流 30 分钟，立即冷却，用乙醚 20ml 分 2 次振摇提取，合并乙醚液，蒸干，残渣加乙酸乙酯 1ml 使溶解，即得。②对照药材溶液的制备：取大黄对照药材 0.1g，加甲醇 20ml，同法制成对照药材溶液。③薄层色谱：吸取上述两种溶液各 2μl，分别点于同一以羧甲基纤维素钠为黏合剂的硅胶 H 薄层板上，以石油醚（30℃～60℃）-甲酸乙酯-甲酸（15∶5∶1）的上层溶液为展开剂，展开，取出，晾干，置紫外光灯（365nm）下检视。④结果判断：供试品色谱中，在与对照药材色谱相应的位置上，应显相同的橙色荧光斑点；置氨蒸气中熏后，日光下检视，斑点变为红色。（图 8-22）

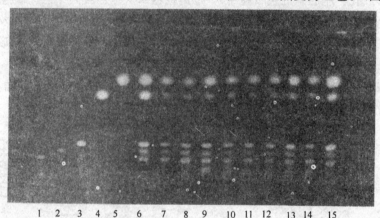

图 8-22　牛黄上清丸中大黄的 TLC 鉴别

1. 芦荟大黄素；2. 大黄酸；3. 大黄素；4. 大黄素甲醚；

5. 大黄酚；6. 混合对照；7. 大黄对照药材；8～15. 牛黄上清丸

(2) 黄连及其小檗碱的 TLC 鉴别：①供试品溶液的制备：取上述（1）项下的甲醇提取液，即得。②对照药材及对照品溶液的制备：取黄连对照药材 0.1g，加甲醇 10ml，同法制成对照药材溶液；取盐酸小檗碱对照品，加甲醇制成每 1ml 含 1mg 的对照品溶液。③薄层色谱：吸取供试品溶液 3～5μl、对照药材溶液及对照品溶液 1～2μl，分别点于同一硅胶 G 薄层板上，以苯-乙酸乙酯-甲醇-异丙醇-浓氨试液（12∶6∶3∶3∶1）为展开剂，置氨蒸气预饱和的展开缸内，展开，取出，晾干，置紫外光灯（365nm）下检视。④结果判断：供试品色谱中，在与对照药材色谱相应的位置上，应显相同的黄色荧光斑点；在与对照品色谱相应的位置上，应显相同的一个黄色荧光斑点。（图 8-23）

(3) 当归的 TLC 鉴别：①供试品溶液的制备：取大蜜丸 12g，剪碎，或取本品水丸 1g，研碎，加乙醚 30ml，加热回流 30 分钟，滤过，滤液挥干乙醚，残

渣加乙酸乙酯 1ml 使溶解，即得。②对照药材溶液
的制备：取当归对照药材 0.1g，加乙醚 20ml，同法
制成对照药材溶液。③薄层色谱：吸取上述的两种
溶液 2～10μl、分别点于同一硅胶 G 薄层板上，以
正己烷-乙酸乙酯（9∶1）为展开剂，展开，取出，
晾干，置紫外光灯（365nm）下检视。④结果判断：
供试品色谱中，在与对照药材色谱相应的位置上，
应显一相同颜色的荧光主斑点。

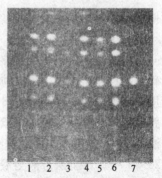

图 8-23 牛黄上清丸中黄连
及其小檗碱的 TLC 鉴别

1～5. 牛黄上清丸；
6. 黄连对照药材；7. 小檗碱

【定量分析】 按高效液相色谱法依法测定：①色
谱条件与系统适用性试验：用十八烷基硅烷键合硅胶
为填充剂；以甲醇-水-磷酸（40∶60∶0.2）为流动
相；检测波长为 280nm；理论板数按黄芩苷峰计算应
不低于 2500。②对照品溶液的制备：精密称取黄芩苷对照品适量，加甲醇制成每
1ml 含 60μg 的溶液，即得。③供试品溶液的制备：取本品，剪碎，混匀，取约 1g，
精密称定，精密加稀乙醇 50ml，或取水丸约 1g，精密称定，精密加入稀乙醇
100ml，称定重量，超声处理 30 分钟，加热回流 3 小时，放冷，称定重量，用稀乙
醇补足减失的重量，静置，取上清液，即得。④测定：分别精密吸取对照品溶液与
供试品溶液各 5μl，注入液相色谱仪，测定，即得。⑤结果判断：本品含黄芩以黄
芩苷（$C_{21}H_{18}O_{11}$）计，大蜜丸每丸不得少于 15mg；水丸每 1g 不得少于 3.5mg。

【功能与主治】 清热泻火，散风止痛。用于头痛眩晕，目赤耳鸣，咽喉肿
痛，口舌生疮，牙龈肿痛，大便燥结。

牛黄解毒丸

本品为人工牛黄 5g、雄黄 50g、石膏 200g、大黄 200g、黄芩 150g、桔梗
100g、冰片 25g、甘草 50g 制成的丸剂。取以上八味，除人工牛黄、冰片外，雄
黄水飞成极细粉；其余石膏等五味粉碎成细粉；将人工牛黄、冰片研细，与上述
粉末配研，过筛，混匀。每 100g 粉末加炼蜜 100～110g 制成大蜜丸，即得。

【性状】 本品为棕黄色的大蜜丸；有冰片香气，味微甜而后苦、辛。

【鉴别】

1. 显微鉴别 取本品，置显微镜下观察：①韧皮纤维淡黄色，梭形，壁厚，
孔沟细（黄芩）。②纤维束周围薄壁细胞含草酸钙方晶，形成晶纤维（甘草）。
③草酸钙簇晶大，直径 60～140μm（大黄）。④联结乳管直径 14～25μm，含淡
黄色颗粒状物（桔梗）。⑤不规则碎块金黄色或橙黄色，有光泽（雄黄）。⑥不规

则片状结晶无色，有平直纹理（石膏）。

2. 理化鉴别

（1）人工牛黄中胆酸的 TLC 鉴别：①供试品溶液的制备：取本品 3g，剪碎，加硅藻土 2g，研匀，加三氯甲烷 15ml，超声处理 20 分钟，滤过，滤渣备用，滤液蒸干，加乙醇 0.5ml 使溶解，即得。②对照品溶液的制备：取胆酸对照品，加乙醇制成每 1ml 含 1mg 的溶液，即得。③薄层色谱：吸取上述二种溶液各 5μl，分别点于同一硅胶 G 薄层板上，以正己烷-乙酸乙酯-甲醇-醋酸（20：25：3：2）的上层溶液为展开剂，展开，取出，晾干，喷以 10％硫酸乙醇溶液，在 105℃加热约 10 分钟，置紫外光灯（365nm）下检视。④结果判断：供试品色谱中，在与对照品色谱相应的位置上，应显相同颜色的荧光斑点。

（2）冰片的 TLC 鉴别：取冰片对照品，加无水乙醇制成每 1ml 含 1mg 的溶液，作为对照品溶液。吸取上述（1）项下的供试品溶液及上述对照品溶液各 2μl，分别点于同一硅胶 G 薄层板上，以环己烷-乙酸乙酯（17：3）为展开剂，展开，取出，晾干，喷以 5％香草醛-硫酸溶液，加热至斑点显色清晰。供试品色谱中，在与对照品色谱相应的位置上，应显相同颜色的斑点。

（3）大黄的 TLC 鉴别：①供试品溶液的制备：取上述（1）项下的滤渣，挥干溶剂，加甲醇 30ml，超声处理 20 分钟，滤过，取滤液 5ml，蒸干（其余滤液蒸干备用），残渣加水 10ml 使溶解，加盐酸 1ml，置水浴中加热 30 分钟，立即冷却，用乙醚振摇提取 4 次，每次 10ml，合并乙醚液，挥干，残渣加乙酸乙酯 1ml 使溶解，即得。②对照药材溶液的制备：取大黄对照药材 0.1g，加甲醇 20ml，同法制成对照药材溶液。③薄层色谱：吸取供试品溶液和对照药材溶液各 3μl，分别点于同一以羧甲基纤维素钠为黏合剂的硅胶 H 薄层板上，以石油醚（30℃～60℃）-甲酸乙酯-甲酸（15：5：1）的上层溶液为展开剂，展开，取出，晾干，置紫外光灯（365nm）下检视。④结果判断：供试品色谱中，在与对照药材色谱相应的位置上，显相同的 5 个橙色荧光斑点；置氨蒸气中熏后，斑点变为红色。

（4）黄芩中黄芩苷的 TLC 鉴别：①供试品溶液的制备：取上述（3）项下的备用残渣，加乙醇适量使溶解，加入聚酰胺（14～30 目）吸附柱上，用水 125ml 洗脱，弃去洗脱液，再以 85％乙醇 50ml 洗脱，收集洗脱液，置水浴上蒸干，残渣加无水乙醇 2ml 使溶解，即得。②对照品溶液的制备：取黄芩苷对照品，加无水乙醇制成每 1ml 含 1mg 的溶液，即得。③薄层色谱：吸取供试品溶液 6μl、对照品溶液 3μl，分别点于同一以含 4％醋酸钠的羧甲基纤维素钠溶液制备的硅胶 G 薄层板上，以乙酸乙酯-丁酮-甲酸-水（5：3：1：1）为展开剂，展开，取出，晾干，喷以 1％三氯化铁乙醇溶液。④结果判断：供试品色谱中，在与对照品色谱相应的位置上，应显相同颜色的斑点。

【定量分析】 按高效液相色谱法依法测定，本品每丸含黄芩以黄芩苷（$C_{21}H_{18}O_{11}$）计，不得少于 20mg。

【功能与主治】 清热解毒。用于火热内盛，咽喉肿痛，牙龈肿痛，口舌生疮，目赤肿痛。

乌鸡白凤丸

本品为乌鸡（去毛爪肠）640g、鹿角胶 128g、鳖甲（制）64g、牡蛎（煅）48g、桑螵蛸 48g、人参 128g、黄芪 32g、当归 144g、白芍 128g、香附（醋制）128g、天冬 64g、甘草 32g、地黄 256g、熟地黄 256g、川芎 64g、银柴胡 26g、丹参 128g、山药 128g、芡实（炒）64g、鹿角霜 48g 制成的丸剂。取以上二十味，熟地黄、地黄、川芎、鹿角霜、银柴胡、芡实、山药、丹参八味粉碎成粗粉，其余乌鸡等十二味，分别酌予碎断，置罐中，另加黄酒 1500g，加盖封闭，隔水炖至酒尽，取出，与上述粗粉混匀，低温干燥，再粉碎成细粉，过筛，混匀。每 100g 粉末加炼蜜 30～40g 与适量的水，泛丸，干燥，制成水蜜丸；或加炼蜜 90～120g 制成小蜜丸或大蜜丸，即得。

【性状】 本品为黑褐色至黑色的水蜜丸、小蜜丸或大蜜丸；味甜、微苦。

【鉴别】

1. 显微鉴别 取本品，置显微镜下观察：①草酸钙簇晶直径 20～68μm，棱角锐尖（人参）；草酸钙簇晶直径 18～32μm，存在于薄壁细胞中，常排列成行，或一个细胞中含有数个簇晶（白芍）；草酸钙针晶束存在于黏液细胞中，长 80～240μm，针晶直径 2～5μm（山药）。②薄壁细胞纺锤形，壁略厚，有极微细的斜向交错纹理（当归）。③薄壁组织灰棕色至黑棕色，细胞多皱缩，内含棕色核状物（熟地黄）。④纤维束周围薄壁细胞含草酸钙方晶，形成晶纤维（甘草）。⑤纤维成束或散离，壁厚，表面有纵裂纹，两端断裂成带状或较平截（黄芪）。⑥纤维成束，深棕红色或红棕色，壁厚（丹参）。⑦石细胞长方形或长条形，直径 50～110μm，纹孔极细密（天冬）。⑧木栓细胞黄棕色，壁薄，微波状弯曲，多层重叠（川芎）。⑨不规则碎块淡灰黄色，表面有裂隙或细纹理（鳖甲）。⑩不规则块片半透明，边缘折光较强，表面有纤细短纹理、小孔以及细裂隙（牡蛎）。

2. 理化鉴别

（1）丹参中丹参酮ⅡA的 TLC 鉴别：①供试品溶液的制备：取本品水蜜丸 12g，研细；或取小蜜丸或大蜜丸 18g，剪碎，加硅藻土 12g，研匀。加三氯甲烷

100ml，加热回流 1.5 小时，滤过，滤液蒸干，残渣加乙醇 1.5ml 使溶解，滤过，即得。②对照品溶液的制备：取丹参酮II_A对照品，加乙醇制成每 1ml 含 0.5mg 的溶液，即得。③薄层色谱：吸取上述两种溶液各 6μl，分别点于同一以羧甲基纤维素钠为黏合剂的硅胶 G 薄层板上，以苯-乙酸乙脂（19：1）为展开剂，展开，取出，晾干。④结果判断：供试品色谱中，在与对照品色谱相应的位置上，应显相同的暗红色斑点。

（2）白芍中芍药苷的 TLC 鉴别：①供试品溶液的制备：取上述（1）项下三氯甲烷提取后的残渣，加乙醇 40ml，温浸 1 小时，时时振摇，滤过，滤液蒸干，残渣加水 30ml 使溶解，用水饱和的正丁醇提取 3 次，每次 20ml，合并正丁醇提取液，用水洗 2 次，每次 20ml，正丁醇液置水浴上浓缩至约 1ml，加适量氧化铝在水浴上拌匀，干燥，装在氧化铝小柱（200 目，1g，内径 10～15mm）上，以乙酸乙酯-甲醇（1：1）30ml 洗脱，收集洗脱液，蒸干，残渣加乙醇 1ml 使溶解，即得。②对照品溶液的制备：取芍药苷对照品，加乙醇制成每 1ml 含 2mg 的溶液，即得。③薄层色谱：吸取上述两种溶液各 6μl，分别点于同一硅胶 G 薄层板上，以三氯甲烷-乙酸乙醋-甲醇-甲酸（40：5：10：0.2）为展开剂，展开，取出，晾干，喷以 5％香草醛-硫酸溶液，加热至斑点显色清晰。④结果判断：供试品色谱中，在与对照品色谱相应的位置上，应显相同颜色的斑点。

【定量分析】 按高效液相色谱法依法测定，本品含白芍以芍药苷（$C_{23}H_{28}O_{11}$）计，水蜜丸每 1g 不得少于 0.35mg；小蜜丸每 1g 不得少于 0.22mg；大蜜丸每丸不得少于 2.0mg。

【功能与主治】 补气养血，调经止带。用于气血两虚，身体瘦弱，腰膝酸软，月经不调，崩漏带下。

六 应 丸

本品为丁香、蟾酥、雄黄、牛黄、珍珠、冰片制成的丸剂。取以上六味，雄黄水飞成细粉，其余丁香等五味分别研成细粉。加淀粉适量，混匀，制丸，干燥，以黑色氧化铁包衣，即得。

【性状】 本品为黑色有光泽的水丸，除去包衣显深黄色；味苦、辛，有麻舌感。

【鉴别】

1. 丁香中丁香酚的 TLC 鉴别 ①供试品溶液的制备：取本品 30 丸，研碎，加三氯甲烷振摇提取 3 次，每次 15ml，滤过，滤液浓缩至近干，加三氯甲烷

0.5ml使溶解，即得。②对照品溶液的制备：取丁香酚对照品、冰片对照品，加三氯甲烷分别制成每1ml含1µl和1mg的溶液，即得。③薄层色谱：吸取上述三种溶液各4µl，分别点于同一硅胶G薄层板上，以苯-丙酮（9：1）为展开剂，展开，取出，晾干，喷以5％香草醛-硫酸溶液，加热至斑点显色清晰。④结果判断：供试品色谱中，在与丁香酚对照品色谱相应的位置上，应显相同的棕色斑点；在与冰片对照品色谱相应的位置上，应显相同颜色的斑点。

2. 蟾酥中脂蟾毒配基的TLC鉴别 ①供试品溶液的制备：取本品30丸，研碎，加三氯甲烷1ml，振摇，放置1小时，取上清液，即得。②对照品溶液的制备：取脂蟾毒配基对照品，加三氯甲烷制成每1ml含1mg的溶液，即得。③薄层色谱：吸取上述两种溶液各4µl，分别点于同一硅胶G薄层板上，以环己烷-三氯甲烷-丙酮（4：3：3）为展开剂，展开缸用展开剂预平衡15分钟，展开，取出，晾干，喷以10％硫酸乙醇溶液，加热至斑点显色清晰。④结果判断：供试品色谱中，在与对照品色谱相应的位置上，应显相同的蓝绿色斑点。（图8-24）

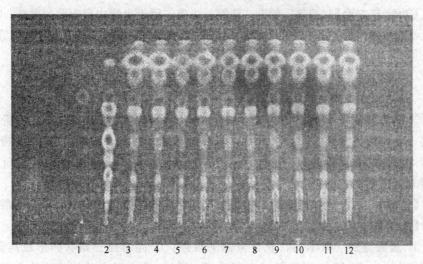

图 8-24 六应丸薄层色谱图
1. 脂蟾毒配基；2. 蟾酥对照药材；3～12. 六应丸

3. 牛黄中胆酸及去氧胆酸的TLC鉴别 ①供试品溶液的制备：取本品40丸，研碎，加三氯甲烷20ml，超声处理30分钟，滤过，滤液蒸干，残渣加乙醇1ml使溶解，即得。②对照品溶液的制备：取胆酸对照品、去氧胆酸对照品，分别加乙醇制成每1ml含2mg和1mg的溶液，即得。③薄层色谱：吸取上述三种溶液各1µl，分别点于同一硅胶G薄层板上，以异辛烷-乙酸乙酯-冰醋酸（5：

5∶1)为展开剂，展开，取出，晾干，喷以 10％硫酸乙醇溶液，在 105℃加热至斑点显色清晰。④结果判断：供试品色谱中，在与对照品色谱相应的位置上，应显相同颜色的斑点；置紫外光灯（365nm）下检视，应显相同颜色的荧光斑点。

【检查】

1. 三氧化二砷　取本品适量，研细，精密称取 0.5g，加稀盐酸 25ml，不断搅拌 30 分钟，滤过，残渣用稀盐酸洗涤 3 次，每次 20ml，振摇并搅拌 10 分钟。洗液与滤液合并，置 100ml 量瓶中，加稀盐酸至刻度，摇匀。精密量取 10ml，置 50ml 量瓶中，加水稀释至刻度，摇匀，精密量取 2ml，加盐酸 5ml 与水 21ml，照砷盐检查法检查，所显砷斑颜色不得深于标准砷斑。

2. 重量差异　取本品 5 丸为 1 份，共取 10 份，按丸剂的重量差异第一法检查，应符合规定。

【定量分析】　按高效液相色谱法依法测定，本品每 1g 含蟾酥以脂蟾毒配基（$C_{24}H_{32}O_4$）和华蟾酥毒基（$C_{26}H_{34}O_6$）的总量计，不得少于 6.5mg。

【功能与主治】　清热，解毒，消肿，止痛。用于火毒内盛所致的乳蛾、喉痹，症见咽喉肿痛、口苦咽干、喉核红肿；亦用于疖痈疮疡、咽喉炎以及虫咬肿痛等。

六味地黄丸

本品为熟地黄 160g、山茱萸（制）80g、牡丹皮 60g、山药 80g、茯苓 60g、泽泻 60g 制成的丸剂。取以上六味，粉碎成细粉，过筛，混匀。每 100g 粉末加炼蜜 35～50g 与适量的水，泛丸，干燥，制成水蜜丸；或加炼蜜 80～110g 制成小蜜丸或大蜜丸，即得。

【性状】　本品为棕黑色的水蜜丸、黑褐色的小蜜丸或大蜜丸；味甜而酸。

【鉴别】

1. 显微鉴别　取本品，置显微镜下观察：①淀粉粒三角状卵形或矩圆形，直径 24～40µm，脐点短缝状或人字状（山药）。②不规则分枝状团块无色，遇水合氯醛液溶化；菌丝无色，直径 4～6µm（茯苓）。③薄壁组织灰棕色至黑棕色，细胞多皱缩，内含棕色核状物（熟地黄）。④草酸钙簇晶存在于无色薄壁细胞中，有时数个排列成行（牡丹皮）。⑤果皮表皮细胞橙黄色，表面观类多角形，垂周壁连珠状增厚（山茱萸）。⑥薄壁细胞类圆形，有椭圆形纹孔，集成纹孔群；内皮层细胞垂周壁波状弯曲，较厚，木化，有稀疏细孔沟（泽泻）。（图 8-25）

2. 理化鉴别　①供试品溶液的制备：取本品水蜜丸 6g，研细；或取小蜜丸或大蜜丸 9g，剪碎，加硅藻土 4g，研匀，加乙醚 40ml，回流 1 小时，滤过，滤

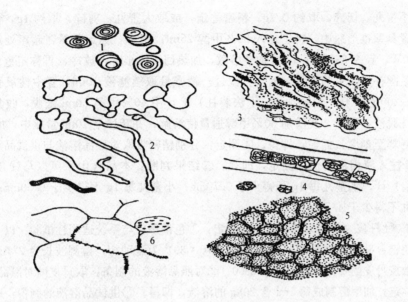

图 8-25 六味地黄丸显微特征图
1. 淀粉粒；2. 菌丝；3. 核状物；4. 草酸钙簇晶；5. 果皮表皮细胞；6. 薄壁细胞

液挥去乙醚，残渣加丙酮 1ml 使溶解，即得。②对照品溶液的制备：取丹皮酚对照品，加丙酮制成每 1ml 含 1mg 的溶液，即得。③薄层色谱：吸取上述两种溶液各 10μl，分别点于同一硅胶 G 薄层板上，以环己烷-乙酸乙酯（3∶1）为展开剂，展开，取出，晾干，喷以盐酸酸性 5% 三氯化铁乙醇溶液，加热至斑点显色清晰。④结果判断：供试品色谱中，在与对照品色谱相应的位置上，应显相同的蓝褐色斑点。（鉴别牡丹皮中的丹皮酚）（图 8-26）

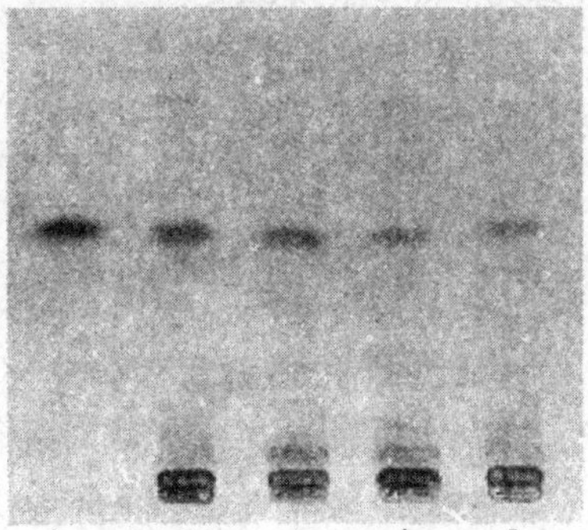

【定量分析】

1. 山茱萸 按高效液相色谱法测定：①色谱条件与系统适用性试验：以十八烷基硅烷键合硅胶为填充剂；以四氢呋喃-乙腈-甲醇-0.05% 磷酸溶液（1∶8∶4∶87）为流动相；检测波长 236nm；柱温 40℃；理论板数按马钱苷峰计算应不低于 4000。②对照品溶液的制备：取马钱苷对照品适量，精密称定，加 50% 甲醇制成每 1ml 含 20μg 的溶液，即得。③供试品溶液的制备：取本品水蜜

图 8-26 六味地黄丸薄层色谱图
1. 丹皮酚；2~5. 六味地黄丸

丸或小蜜丸，切碎，取约 0.7g，精密称定，或取大蜜丸，剪碎，取约 1g，精密称定，置具塞锥形瓶中，精密加入 50％甲醇 25ml，密塞，称定重量，超声处理（功率 250W，频率 33kHz）15 分钟使溶散，加热回流 1 小时，放冷，再称定重量，用 50％甲醇补足减失的重量，摇匀，滤过。精密量取续滤液 10ml，置中性氧化铝柱（100～200 目，4g，内径 1cm，干法装柱）上，用 40％甲醇 50ml 洗脱，收集流出液及洗脱液，蒸干，残渣加 50％甲醇适量使溶解，并转移至 10ml 量瓶中，加 50％甲醇稀释至刻度，摇匀，即得。④测定：分别精密吸取对照品溶液与供试品溶液各 10μl，注入液相色谱仪，测定，即得。⑤结果判断：本品含山茱萸以马钱苷（$C_{17}H_{26}O_{10}$）计，水蜜丸每 1g 不得少于 0.70mg；小蜜丸每 1g 不得少于 0.50mg；大蜜丸每丸不得少于 4.5mg。

2. 牡丹皮　按高效液相色谱法测定：①色谱条件与系统适用性试验：以十八烷基硅烷键合硅胶为填充剂；以甲醇-水（70：30）为流动相；检测波长为 274nm；理论板数按丹皮酚峰计算应不低于 3500。②对照品溶液的制备：取丹皮酚对照品适量，精密称定，加甲醇制成每 1ml 含 20μg 的溶液，即得。③供试品溶液的制备：取本品水蜜丸或小蜜丸，切碎，取约 0.3g，精密称定；或取大蜜丸，剪碎，取约 0.4g，精密称定，置具塞锥形瓶中，精密加入 50％甲醇 50ml，密塞，称定重量，超声处理（功率 250W，频率 33kHz）45 分钟，放冷，再称定重量，用 50％甲醇补足减失的重量，摇匀. 滤过，取续滤液，即得。④测定法：分别精密吸取对照品溶液 10μl 与供试品溶液 20μl，注入液相色谱仪，测定，即得。⑤结果判断：本品含牡丹皮以丹皮酚（$C_9H_{10}O_3$）计，水蜜丸每 1g 不得少于 0.90mg；小蜜丸每 1g 不得少于 0.70mg；大蜜丸每丸不得少于 6.3mg。

【功能与主治】　滋阴补肾。用于肾阴亏损，头晕耳鸣，腰膝酸软，骨蒸潮热，盗汗遗精，消渴。

左 金 丸

本品为黄连 600g、吴茱萸 100g 制成的丸剂。取以上二味，粉碎成细粉，过筛，混匀，用水泛丸，干燥，即得。

【性状】　本品为黄褐色的水丸；气特异，味苦、辛。

【鉴别】

1. 显微鉴别　取本品，置显微镜下观察：①纤维束鲜黄色，壁稍厚，纹孔明显（黄连）。②非腺毛 2～6 细胞，胞腔内有的充满红棕色物；腺毛头部多细胞，椭圆形，含棕黄色至棕红色物，柄 2～5 细胞（吴茱萸）。（图 8-27）

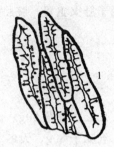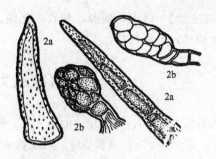

图 8-27 左金丸显微特征图

1. 纤维束；2a. 非腺毛；2b 腺毛

2. 理化鉴别

（1）黄连及其小檗碱的 TLC 鉴别：①供试品溶液的制备：取本品 1g，研细，加乙醇 10ml，超声处理 20 分钟，放冷，滤过，即得。②对照药材及对照品溶液的制备：取黄连对照药材 0.6g，同法制成对照药材溶液；取盐酸小檗碱对照品，加乙醇制成每 1ml 含 0.5mg 的对照品溶液。③薄层色谱：吸取上述三种溶液各 1μl，分别点于同一硅胶 G 薄层板上，以苯-乙酸乙酯-甲醇-异丙醇-浓氨试液（12∶6∶3∶3∶1）为展开剂，置氨蒸气预饱和的展开缸内，展开，取出，晾干，置紫外光灯（365nm）下检视。④结果判断：供试品色谱中，在与对照药材色谱相应的位置上，应显相同颜色的荧光斑点；在与对照品色谱相应的位置上，应显相同的荧光斑点。（图 8-28）

图 8-28 左金丸薄层色谱图

1~3. 左金丸；4. 黄连对照药材；

5. 小檗碱；

（2）吴茱萸及其吴茱萸次碱的 TLC 鉴别：取吴茱萸对照药材 0.2g，加乙醇 10ml，超声处理 20 分钟，滤过，滤液作为对照药材溶液。另取吴茱萸次碱对照品，加乙醇制成每 1ml 含 0.2mg 的溶液，作为对照品溶液。吸取上述（1）项下的供试品溶液 5μl、对照药材溶液和对照品溶液各 1μl，分别点于同一硅胶 G 薄层板上，以环己烷-乙酸乙酯-甲醇（19∶5∶1）为展开剂，展开，取出，晾干，喷以 10% 硫酸乙醇溶液，在 105℃加热约 5 分钟，置紫外光灯（365nm）下检视。供试品色谱中，在与对照药材色谱及对照品色谱相应的位置上，应显相同颜色的荧光斑点。

【定量分析】 照高效液相色谱法依法测定，本品每 1g 含黄连以盐酸小檗碱（$C_{20}H_{18}ClNO_4$）计，不得少于 31mg。

【功能与主治】　泻火，疏肝，和胃，止痛。用于肝火犯胃，脘胁疼痛，口苦嘈杂，呕吐酸水，不喜热饮。

石斛夜光丸

本品为石斛 30g、人参 120g、山药 45g、茯苓 120g、甘草 30g、肉苁蓉 30g、枸杞子 45g、菟丝子 45g、地黄 60g、熟地黄 60g、五味子 30g、天冬 120g、麦冬 60g、苦杏仁 45g、防风 30g、川芎 30g、枳壳（炒）30g、黄连 30g、牛膝 45g、菊花 45g、蒺藜（盐炒）30g、青葙子 30g、决明子 45g、水牛角浓缩粉 60g、羚羊角 30g 制成的丸剂。取以上二十五味，除水牛角浓缩粉外，羚羊角锉研成细粉；其余石斛等二十三味粉碎成细粉；将水牛角浓缩粉研细，与上述粉末配研，过筛，混匀。每 100g 粉末用炼蜜 35～50g 加适量的水泛丸，干燥，制成水蜜丸；或加炼蜜 100～120g 制成小蜜丸或大蜜丸，即得。

【性状】　本品为棕色的水蜜丸、棕黑色的小蜜丸或大蜜丸；味甜而苦。

【鉴别】

1. 显微鉴别　取本品，置显微镜下观察：①不规则分枝状团块无色，遇水合氯醛液溶化；菌丝无色或淡棕色，直径 4～6μm（茯苓）。②纤维表面类圆形细胞中含细小圆形硅质块，排列成行（石斛）。③纤维束周围薄壁细胞含草酸钙方晶，形成晶纤维（甘草）；纤维束鲜黄色，壁稍厚，纹孔明显（黄连）。④种皮石细胞淡黄色，壁波状弯曲，有时内含棕色物（栀子）；种皮表皮石细胞淡黄棕色，表面观类多角形，壁较厚，孔沟细密，胞腔含暗棕色物（五味子）。⑤石细胞长方形或长条形，直径 50～110μm，纹孔较细密（天冬）；石细胞橙黄色，贝壳形，壁较厚，较宽一边纹孔明显（苦杏仁）。⑥草酸钙簇晶直径 20～68μm，棱角锐尖（人参）；草酸钙针晶束存在于黏液细胞中，长 80～240μm，针晶直径 2～8μm（山药）；草酸钙方晶成片存在于薄壁组织中（枳壳）。⑦种皮栅状细胞一列，其下细胞中含草酸钙簇晶及方晶（决明子）。⑧花粉粒类圆形，直径 24～34μm，外壁有刺，长 3～5μm，具 3 个萌发孔（菊花）。⑨薄壁组织灰棕色至黑棕色，细胞多皱缩，内含棕色核状物（地黄、熟地黄）。⑩油管含金黄色分泌物（防风）。不规则碎块稍有光泽，均匀分布裂缝状或圆形孔隙（水牛角浓缩粉）。

2. 理化鉴别

（1）黄连及其小檗碱的 TLC 鉴别：①供试品溶液的制备：取本品水蜜丸 6g，研碎；或取小蜜丸或大蜜丸 9g，剪碎，加甲醇 50ml，置水浴上加热回流 1 小时，放冷，滤过，即得。②对照药材及对照品溶液的制备：取黄连对照药材

0.4g，加甲醇 20ml，置水浴上加热回流 1 小时，滤过，滤液作为对照药材溶液；取盐酸小檗碱对照品，加甲醇制成每 1ml 含 0.5mg 的对照品溶液。③薄层色谱：吸取供试品溶液 5μl、对照药材溶液及对照品溶液各 1μl，分别点于同一硅胶 G 薄层板上，以苯-乙酸乙酯-甲醇-异丙醇-浓氨试液（12：6：3：3：1）为展开剂，置氨蒸气饱和的展开缸内，展开，取出，晾干，置紫外光灯（365nm）下检视。④结果判断：供试品色谱中，在与对照药材色谱相应的位置上，应显相同的黄色荧光斑点；在与对照品色谱相应的位置上，应显相同的一个黄色荧光斑点。

（2）川芎的 TLC 鉴别：取川芎对照药材 1g，加石油醚（60℃～90℃）10ml，浸泡 30 分钟，滤过，滤液作为对照药材溶液。吸取上述（1）项下的供试品溶液 10μl 及上述对照药材溶液 5μl，分别点于同一硅胶 G 薄层板上，以石油醚（60℃～90℃）-乙酸乙酯（17：3）为展开剂，展开，取出，晾干，置紫外光灯（365nm）下检视。供试品色谱中，在与对照药材色谱相应的位置上，应显相同颜色的荧光斑点。

（3）人参中人参皂苷 Rg_1、人参皂苷 Re 的 TLC 鉴别：①供试品溶液的制备：取本品水蜜丸 6g，研碎；或取小蜜丸或大蜜丸 9g，剪碎，加乙醚 30ml，超声处理 10 分钟，滤过，弃去乙醚液，残渣挥干，加水饱和的正丁醇 50ml，超声处理 30 分钟，滤过，滤液加 0.5％氢氧化钠溶液洗涤 2 次，每次 15ml，弃去碱液，再加正丁醇饱和的水洗至中性，取正丁醇液蒸干，残渣加甲醇 1ml 使溶解，即得。②对照品溶液的制备：取人参皂苷 Rg_1 对照品、人参皂苷 Re 对照品，加甲醇制成每 1ml 含 1mg 的混合溶液，即得。③薄层色谱：吸取上述供试品溶液 10μl、对照品溶液 6μl，分别点于同一硅胶 G 薄层板上，以三氯甲烷-甲醇-水（13：7：2）10℃以下放置的下层溶液为展开剂，展开，取出，晾干，喷以 10％硫酸乙醇溶液，在 105℃加热至斑点显色清晰。④结果判断：供试品色谱中，在与对照品色谱相应的位置上，应显相同颜色的斑点。

（4）麦冬的 TLC 鉴别：①供试品溶液的制备：取本品水蜜丸 6g，研碎；或取小蜜丸或大蜜丸 9g，剪碎，加水饱和的正丁醇 40ml，超声处理 20 分钟，滤过，滤液蒸干，残渣加水 30ml 溶解，再加盐酸 3ml，置水浴中加热回流 1 小时，放冷，用三氯甲烷提取 2 次，每次 20ml，合并三氯甲烷液，蒸干，残渣加三氯甲烷 1ml 使溶解，即得。②对照药材溶液的制备：取麦冬对照药材 1g，同法制成对照药材溶液。③薄层色谱：吸取上述两种溶液各 10μl，分别点于同一硅胶 G 薄层板上，以三氯甲烷-丙酮（4：1）为展开剂，展开，取出，晾干，喷以 10％硫酸乙醇溶液，在 105℃加热至斑点显色清晰。④结果判断：供试品色谱中，在与对照药材色谱相应的位置上，应显相同颜色的斑点。

【定量分析】 正丁醇提取物：取本品水蜜丸，研碎，或取大蜜丸、小蜜丸剪碎，精密称取适量，精密加入等量的硅藻土，研匀，精密称取 4g，置具塞锥形瓶中，精密加水饱和的正丁醇 50ml，称定重量，放置过夜，再超声处理 30 分钟，再称定重量，用水饱和的正丁醇补足减失的重量，摇匀，滤过。精密量取续滤液 25ml，置已干燥至恒重的蒸发皿中，蒸干，在 105℃干燥 3 小时，移置干燥器中，冷却 30 分钟，迅速精密称定重量，计算，即得。本品含正丁醇提取物水蜜丸不得少于 8.0％，大蜜丸和小蜜丸不得少于 5.5％。

【功能与主治】 滋阴补肾，清肝明目。用于肝肾两亏，阴虚火旺，内障目暗，视物昏花。

龙胆泻肝丸（水丸）

本品为龙胆 120g、柴胡 120g、黄芩 60g、栀子（炒）60g、泽泻 120g、木通 60g、车前子（盐炒）60g、当归（酒炒）60g、地黄 120g、炙甘草 60g 制成的丸剂。取以上十味，粉碎成细粉，过筛，混匀，用水泛丸，干燥，即得。

【性状】 本品为暗黄色的水丸；味苦。

【鉴别】

1. 显微鉴别 取本品，置显微镜下观察：①纤维束周围薄壁细胞含草酸钙方晶，形成晶纤维（甘草）。②韧皮纤维淡黄色，梭形，壁厚，孔沟细（黄芩）。③纤维管胞大多成束，有的显具缘纹孔，纹孔口斜裂缝状或十字状（木通）。④种皮石细胞黄色或淡棕色，多破碎，完整者长多角形、长方形或形状不规则，壁厚，有大的圆形纹孔，胞腔棕红色（栀子）。⑤薄壁细胞类圆形，有椭圆形纹孔，集成纹孔群（泽泻）。⑥种皮下皮细胞表面观狭长，壁微波状，以数个细胞为一组，略作镶嵌状排列（车前子）。⑦薄壁组织淡灰棕色至黑棕色，细胞多皱缩，内含棕色核状物（地黄）。⑧外皮层细胞表面观纺锤形，每个细胞由横壁分隔成数个小细胞（龙胆）。⑨油管含黄色或棕黄色分泌物（柴胡）。

2. 理化鉴别

（1）龙胆中龙胆苦苷的 TLC 鉴别：①供试品溶液的制备：取本品 14g，研细，加正己烷 20ml，置水浴上加热回流 2 小时，滤过，弃去滤液。药渣加丙酮 20ml，置水浴上加热回流 30 分钟，滤过，弃去滤液，药渣加甲醇 20ml，浸渍 12 小时，滤过，滤液浓缩至约 1ml，加在中性氧化铝柱（120 目，1g，内径 15mm）上，用甲醇洗脱至洗脱液无色，洗脱液浓缩至约 1ml，即得。②对照品溶液的制备：取龙胆苦苷对照品，加甲醇制成每 1ml 含 0.5mg 的溶液，即得。③薄层色谱：吸取上述两种溶液各 2μl，分别点于同一硅胶 GF_{254} 薄层板上，以三氯甲烷-甲醇-水（30∶10∶3）的下层溶液为展开剂，展开，取出，晾干，置紫外光灯（254nm）下检视。④结果判断：供试品色谱中，在与对照品色谱相应的位置上，应显相同颜色的斑点。

（2）栀子中栀子苷的 TLC 鉴别：①供试品溶液的制备：取本品 7g，研细，加乙醇 100ml，超声处理 30 分钟，滤过，滤液蒸干，残渣加水 20ml 使溶解，用乙醚洗涤 3 次，每次 15ml，弃去乙醚液，水液用水饱和的正丁醇振摇提取 3 次，每次 20ml，合并正丁醇液，蒸干，残渣加乙醇 1ml 使溶解，拌入少许中性氧化铝，水浴上拌匀，干燥，置中性氧化铝柱（100～200 目，2g，内径 1～1.5cm）上，用甲醇 50ml 洗脱，收集洗脱液，蒸干，残渣加乙醇 1ml 使溶解，即得。②对照品溶液的制备：取栀子苷对照品，加甲醇制成每 1ml 含 1mg 的溶液，即得。③薄层色谱：吸取上述两种溶液各 5μl，分别点于同一硅胶 G 薄层板上，以乙酸乙酯-丙酮-甲酸-水（5：5：1：1）为展开剂，展开，取出，晾干，喷以 10％硫酸乙醇溶液，在 110℃加热至斑点显色清晰。④结果判断：供试品色谱中，在与对照品色谱相应的位置上，应显相同颜色的斑点。

【定量分析】　按高效液相色谱法测定：①色谱条件与系统适用性试验：以十八烷基硅烷键合硅胶为填充剂；以甲醇-水（23：77）为流动相；检测波长为 270nm；柱温 40℃；理论板数按龙胆苦苷峰计算应不低于 2500。②对照品溶液的制备：取龙胆苦苷对照品适量，精密称定，加甲醇制成每 1ml 含 40μg 的溶液，即得。③供试品溶液的制备：取本品，研细，取约 1g，精密称定，置具塞锥形瓶中，精密加入甲醇 25ml，密塞，称定重量，超声处理（功率 250W，频率 33KHz）45 分钟，放冷，再称定重量，用甲醇补足减失的重量，摇匀，滤过，取续滤液，即得。④测定：分别精密吸取对照品溶液 10μl 与供试品溶液 20μl，注入液相色谱仪，测定，即得。⑤结果判断：本品每 1g 含龙胆以龙胆苦苷（$C_{16}H_{20}O_9$）计，不得少于 0.80mg。

【功能与主治】　清肝胆，利湿热。用于肝胆湿热，头晕目赤，耳鸣耳聋，耳肿疼痛，胁痛口苦，尿赤涩痛，湿热带下。

戊 己 丸

本品为黄连 300g、吴茱萸（制）50g、白芍（炒）300g 制成的丸剂。取以上三味，粉碎成细粉，过筛，混匀，用水泛丸，干燥，即得。

【性状】　本品为棕黄色的水丸；味苦，稍有麻辣感。

【鉴别】

1. 显微鉴别　取本品，置显微镜下观察：①纤维束鲜黄色，壁稍厚，纹孔明显（黄连）。②草酸钙簇晶直径 18～32μm，存在于薄壁细胞中，常排列成行，或一个细胞中含有数个簇晶（白芍）。③非腺毛 2～6 细胞，胞腔内有的充满红棕色物；腺毛头部多细胞，椭圆形，含棕黄色至棕红色物，柄 2～5 细胞（吴茱萸）。（图 8-29）

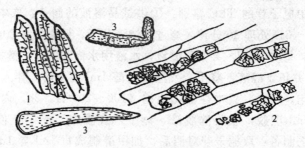

图 8-29 戊己丸显微特征图
1. 纤维束；2. 草酸钙簇晶；3. 非腺毛

2. 理化鉴别 ①供试品溶液的制备：取本品 0.7g，研碎，加乙醇 10ml，加热回流 1 小时，放冷，滤过，即得。②对照药材溶液的制备：取黄连与白芍对照药材各 0.3g、吴茱萸对照药材 0.1g，混合后同法制成对照药材混合溶液。③薄层色谱：吸取上述两种溶液各 10μl，分别点于同一硅胶 G 薄层板上，以正丁醇-醋酸-水（2：1：1）的上层溶液为展开剂，展开，取出，晾干，置紫外光灯（365nm）下检视。④结果判断：供试品色谱中，在与对照药材色谱相应的位置上，应显相同颜色的荧光斑点；喷以硫酸溶液（1→10），在 105℃加热约 5 分钟，置日光下检视，供试品色谱中，在与对照药材色谱相应的位置上，应显相同颜色的斑点。

【定量分析】 ①供试品溶液的制备：取本品粉末（过三号筛）0.7g～0.9g，精密称定，置索氏提取器中，加盐酸-甲醇（1：100）适量，加热回流至提取液无色，提取液浓缩后移至 25ml 量瓶中，加乙醇稀释至刻度，摇匀。按柱色谱法，精密量取 5ml，置氧化铝柱（内径约 0.9cm，中性氧化铝 5g，湿法装柱，用乙醇 30ml 预洗）上，用乙醇 35ml 洗脱，收集洗脱液，置 50ml 量瓶中，加乙醇稀释至刻度，摇匀，精密量取 2ml，置 50ml 量瓶中，用 0.05mol/L 硫酸溶液稀释至刻度，摇匀。②测定：按紫外-可见分光光度法，在 345nm 的波长处测定吸光度，按盐酸小檗碱（$C_{20}H_{18}ClNO_4$）的吸收系数（$E_{1cm}^{1\%}$）为 728 计算，即得。③结果判断：本品按干燥品计算，每 1g 含总生物碱以盐酸小檗碱（$C_{20}H_{18}ClNO_4$）计，不得少于 30mg。

【功能与主治】 泻肝和胃，降逆止呕。用于肝火犯胃、肝胃不和所致的胃脘灼热疼痛、口苦嘈杂、呕吐吞酸、腹痛泄泻。

归芍地黄丸

本品为当归40g、白芍（酒炒）40g、熟地黄160g、山茱萸（制）80g、牡丹皮60g、山药80g、茯苓60g、泽泻60g制成的丸剂。取以上八味，粉碎成细粉，过筛，混匀。每100g粉末用炼蜜35～50g加适量的水泛丸，干燥，制成水蜜丸；或加炼蜜80～110g制成小蜜丸或大蜜丸，即得。

【性状】 本品为棕黑色的水蜜丸、黑褐色的小蜜丸或大蜜丸；味甜、微酸。

【鉴别】

1. 显微鉴别 取本品，置显微镜下观察：①糊化淀粉粒团块类白色（白芍）。②不规则分枝状团块无色，遇水合氯醛液溶化；菌丝无色或淡棕色，直径4～6μm（茯苓）。③薄壁细胞纺锤形，壁略厚，有极微细的斜向交错纹理（当归）。④薄壁组织灰棕色至黑棕色，细胞多皱缩，内含棕色核状物（熟地黄）。⑤果皮表皮细胞橙黄色，表面观类多角形，垂周壁略连珠状增厚（山茱萸）。⑥草酸钙针晶束存在于黏液细胞中，长80～240μm，针晶直径2～8μm（山药）。⑦木栓细胞淡红色至微紫色，壁稍厚（牡丹皮）。⑧薄壁细胞类圆形，有椭圆形纹孔，集成纹孔群（泽泻）。（图8-30）

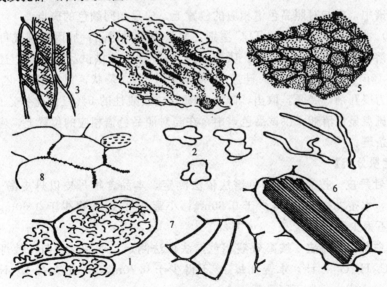

图8-30　归芍地黄丸显微特征图

1. 糊化淀粉；2. 菌丝；3. 纺锤形薄壁细胞；4. 核状物；
5. 果皮表皮细胞；6. 草酸钙针晶束；7. 木栓细胞；8. 薄壁细胞

2. 理化鉴别

（1）当归的 TLC 鉴别：①供试品溶液的制备：取本品取水蜜丸 6g，研细；或取小蜜丸或大蜜丸 9g，切碎，加硅藻土 3g，研匀。加乙醚 40ml，低温回流 1 小时，滤过，滤液挥干，残渣加乙醚 1ml 使溶解，即得。②对照药材溶液的制备：取当归对照药材 1g，加乙醚 15ml，同法制成对照药材溶液。③薄层色谱：吸取上述两种溶液各 5μl，分别点于同一硅胶 G 薄层板上，以正己烷-乙酸乙酯（9∶1）为展开剂，展开，取出，晾干，置紫外光灯（365nm）下检视。④结果判断：供试品色谱中，在与对照药材色谱相应的位置上，应显相同颜色的荧光斑点。

（2）白芍中芍药苷的 TLC 鉴别：①供试品溶液的制备：取本品水蜜丸 6g，研细；或取小蜜丸或大蜜丸 9g，剪碎，加硅藻土 4g，研匀。加乙醇 50ml，超声处理 20 分钟，滤过，滤液挥干，残渣加水 20ml 使溶解，用水饱和的正丁醇振摇提取 3 次，每次 20ml，合并正丁醇液，蒸干，残渣加乙醇 1ml 使溶解，即得。②对照品溶液的制备：取芍药苷对照品，加乙醇制成每 1ml 含 1mg 的溶液，即得。③薄层色谱：吸取上述两种溶液各 5μl，分别点于同一硅胶 G 薄层板上，以三氯甲烷-乙酸乙酯-甲醇-甲酸（40∶5∶10∶0.2）为展开剂，展开，取出，晾干，喷以 5％香草醛-硫酸溶液，在 105℃加热至斑点显色清晰。④结果判断：供试品色谱中，在与对照品色谱相应的位置上，应显相同颜色的斑点。

（3）牡丹皮中丹皮酚的 TLC 鉴别：取丹皮酚对照品，加丙酮制成每 1ml 含 1mg 的溶液，作为对照品溶液。吸取上述（1）项下的供试品溶液及上述对照品溶液各 10μl，分别点于同一硅胶 G 薄层板上使成条状，以环己烷-乙酸乙酯（3∶1）为展开剂，展开，取出，晾干，喷以盐酸酸性的 5％三氯化铁乙醇溶液，加热至斑点显色清晰。供试品色谱中，在与对照品色谱相应的位置上，应显相同颜色的条斑。

【定量分析】

1. 牡丹皮　按高效液相色谱法依法测定，本品含牡丹皮以丹皮酚（$C_9H_{10}O_3$）计，水蜜丸每 1g 不得少于 0.80mg；小蜜丸每 1g 不得少于 0.60mg；大蜜丸每丸不得少于 5.4mg。

2. 白芍及牡丹皮　按高效液相色谱法依法测定，本品含白芍、牡丹皮以芍药苷（$C_{23}H_{28}O_{11}$）计，水蜜丸每 1g 不得少于 0.70mg；小蜜丸每 1g 不得少于 0.50mg；大蜜丸每丸不得少于 4.5mg。

【功能与主治】　滋肝肾，补阴血，清虚热。用于肝肾两亏，阴虚血少，头晕目眩，耳鸣咽干，午后潮热，腰腿酸痛，足跟疼痛。

四君子丸

本品为党参200g、白术（炒）200g、茯苓200g、炙甘草100g制成的丸剂。取以上四味，粉碎成细粉，过筛，混匀；另取生姜50g、大枣100g，分次加水煎煮，滤过。取上述粉末，用煎液泛丸，干燥，即得。

【性状】 本品为棕色的水丸；味微甜。

【鉴别】

1. 显微鉴别 取本品，置显微镜下观察：①不规则分枝状团块无色，遇水合氯醛液溶化；菌丝无色或淡棕色，直径 $4\sim6\mu m$（茯苓）。②联结乳管直径 $12\sim15\mu m$，含细小颗粒状物（党参）。③草酸钙针晶细小，长 $10\sim32\mu m$，不规则地充塞于薄壁细胞中（白术）。④纤维束周围薄壁细胞含草酸钙方晶，形成晶纤维（甘草）。(图 8-31)

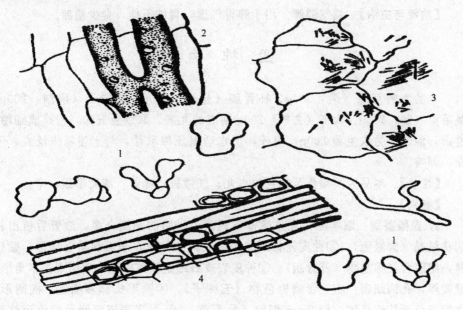

图 8-31 四君子丸显微特征图
1. 菌丝；2. 乳管；3. 草酸钙针晶；4. 晶纤维

2. 理化鉴别

(1) 白术的 TLC 鉴别：①供试品溶液的制备：取本品 2g，研碎，加正己烷 10ml，超声处理 15 分钟，滤过，滤液挥干，残渣加正己烷 1ml 使溶解，即得。②对照药材溶液的制备：取白术对照药材 0.2g，加正己烷 2ml，同法制成对照药材溶液。③薄层色谱：吸取上述新制备的两种溶液各 $10\mu l$，分别点于同一硅胶 G 薄层板上，以石油醚（60℃～90℃）-乙酸乙酯（20∶0.1）为展开剂，展开，取出，晾干，喷以 5％香草醛-硫酸溶液，加热至斑点显色清晰。④结果判断：供试品色谱中，在与对照药材色谱相应的位置上，应显相同颜色的斑点。

（2）甘草的 TLC 鉴别：①供试品溶液的制备：取本品 5g，研碎，加水 40ml，煎煮 30 分钟，滤过，滤液用正丁醇振摇提取 3 次，每次 15ml，合并正丁醇液，用水洗涤 3 次，每次 10ml，正丁醇液蒸干，残渣加甲醇 0.5ml 使溶解，即得。②对照药材溶液的制备：取甘草对照药材 0.5g，同法制成对照药材溶液。③薄层色谱：吸取供试品溶液 $4\mu l$、对照药材溶液 $1\mu l$，分别点于同一用 1％氢氧化钠溶液制备的硅胶 G 薄层板上，以乙酸乙酯-甲酸-冰醋酸-水（15∶1∶1∶2）为展开剂，展开，取出，晾干，喷以 10％硫酸乙醇溶液，在 105℃加热至斑点显色清晰，置紫外光灯（365nm）下检视。④结果判断：供试品色谱中，在与对照药材色谱相应的位置上，应显相同颜色的荧光斑点。

【功能与主治】 益气健脾。用于脾胃气虚，胃纳不佳，食少便溏。

四 神 丸

本品为肉豆蔻（煨）200g、补骨脂（盐炒）400g、五味子（醋制）200g、吴茱萸（制）100g、大枣（去核）200g 制成的丸剂。取以上五味，粉碎成细粉，过筛，混匀；另取生姜 200g，捣碎，加水适量压榨取汁，与上述粉末泛丸，干燥，即得。

【性状】 本品为浅褐色至褐色的水丸；气微香，味苦、咸而带酸、辛。

【鉴别】

1. 显微鉴别 取本品，置显微镜下观察：①脂肪油滴众多，放置后析出针簇状结晶（肉豆蔻）。②种皮栅状细胞淡棕色或红棕色，表面观类多角形，壁稍厚，胞腔含红棕色物（补骨脂）。③种皮表皮石细胞淡黄棕色，表面观类多角形，壁较厚，孔沟细密，胞腔含暗棕色物（五味子）。④腺毛头部多细胞，椭圆形，含棕黄色至棕红色物，柄 2～5 细胞（吴茱萸）。⑤果皮表皮细胞黄棕色至红棕色，表面观类多角形，断面观角质层厚约 $10\mu m$（大枣）。

2. 理化鉴别

（1）肉豆蔻的 TLC 鉴别：①供试品溶液的制备：取本品 10g，研细，置挥发油测定器中，加苯 2ml 及水适量，加热回流 1 小时，取苯液即得。②对照品溶液的制备：取肉豆蔻对照药材 1g，同法制成对照药材溶液。③薄层色谱：吸取供试品溶液 $10\mu l$、对照药材溶液 $2\mu l$，分别点于同一硅胶 G 薄层板上，以石油醚（60℃~90℃）-苯（1：1）为展开剂，展开，取出，晾干，喷以10％硫酸乙醇溶液，加热至斑点显色清晰。④结果判断：供试品色谱中，在与对照药材色谱相应的位置上，应显相同颜色的主斑点。

（2）补骨脂中补骨脂素、异补骨脂素的 TLC 鉴别：①供试品溶液的制备：取本品2g，研细，加乙酸乙酯20ml，加热回流10分钟，滤过，滤液蒸干，残渣加乙酸乙酯2ml使溶解，即得。②对照品溶液的制备：取补骨脂素、异补骨脂素对照品，加乙酸乙酯制成每1ml各含2mg的混合溶液，即得。③薄层色谱：吸取上述两种溶液各2μl，分别点于同一硅胶 G 薄层板上，以正己烷-乙酸乙酯（4：1）为展开剂，展开，取出，晾干，喷以10％氢氧化钾甲醇溶液，置紫外光灯（365nm）下检视。④结果判断：供试品色谱中，在与对照品色谱相应的位置上，应显相同颜色的荧光斑点。

（3）吴茱萸的 TLC 鉴别：①供试品溶液的制备：取本品1g，研细，加乙醇10ml，水浴加热回流1小时，滤过，即得。②对照药材溶液的制备：取吴茱萸对照药材0.1g，同法制成对照药材溶液。③薄层色谱：吸取上述两种溶液各2μl，分别点于同一硅胶 G 薄层板上，以正丁醇-醋酸-水（2：1：1）为展开剂，展开，取出，晾干，置紫外光灯（365nm）下检视。④结果判断：供试品色谱中，在与对照药材色谱相应的位置上，应显相同颜色的荧光斑点。

【检查】　除溶散时限为2小时外，其他应符合丸剂项下有关的各项规定。

【定量分析】　按高效液相色谱法测定：①色谱条件与系统适用性试验：以十八烷基硅烷键合硅胶为填充剂；以乙腈-水（30：70）为流动相；检测波长为245nm；理论板数按补骨脂素峰计算应不低于6000。②对照品溶液的制备：取补骨脂素对照品、异补骨脂素对照品适量，精密称定，加甲醇制成每1ml各含16μg的混合溶液，即得。③供试品溶液的制备：取本品，研细，取1g，精密称定，置具塞锥形瓶中，精密加入70％甲醇100ml，密塞，称定重量，超声处理（功率300W，频率33KHz）20分钟，放冷，再称定重量，用70％甲醇补足减失的重量，摇匀，滤过，取续滤液，即得。④测定：分别精密吸取对照品与供试品溶液各10μl，注入液相色谱仪，测定，即得。⑤结果判断：本品每1g含补骨脂以补骨脂素（$C_{11}H_6O_3$）和异补骨脂素（$C_{11}H_6O_3$）的总量计，不得少于3.0mg。

【功能与主治】　温肾散寒，涩肠止泻。用于肾阳不足所致的泄泻，症见肠鸣腹胀、五更溏泻、久泻不止、面黄肢冷。

安宫牛黄丸

本品为牛黄100g、水牛角浓缩粉200g、麝香25g、珍珠50g、朱砂100g、雄黄 100g、黄连 100g、黄芩 100g、栀子 100g、郁金 100g、冰片 25g 制成的丸剂。取以上十一味；珍珠水飞或粉碎成极细粉，朱砂、雄黄分别水飞成极细粉；黄连、黄芩、栀子、郁金粉碎成细粉；将牛黄、水牛角浓缩粉、麝香、冰片研细，与上述粉末配研，过筛，混匀，加适量炼蜜制成大蜜丸 600 丸，即得。

【性状】 本品为黄橙色至红褐色的大蜜丸；气芳香浓郁，味微苦。

【鉴别】

1. 显微鉴别 取本品，置显微镜下观察：①不规则碎片灰白色或灰黄色，稍具光泽，表面有灰棕色色素颗粒，并有不规则纵长裂缝（水牛角浓缩粉）。②无定形油脂状团块淡黄棕色，包埋有细小方形结晶（麝香）。③不规则细小碎块半透明，具彩虹样光泽；碎块表面有的可见浅弧状纹理，遇稀盐酸迅速产生气泡（珍珠）。④不规则细小颗粒暗红色，边缘暗黑色，中央亮枣红色（朱砂）。⑤不规则细小颗粒中央金黄色或橙黄色，有光泽（雄黄）。⑥纤维束鲜黄色，壁稍厚，纹孔明显；石细胞鲜黄色（黄连）。⑦韧皮纤维淡黄色，梭形，壁厚，孔沟细（黄芩）。⑧果皮含晶石细胞类圆形或多角形，直径 $17\sim31\mu m$，壁厚，胞腔内含草酸钙方晶（栀子）。⑨含糊化淀粉的薄壁细胞无色透明或半透明（郁金）。

2. 理化鉴别

（1）牛黄中胆酸的 TLC 鉴别：①供试品溶液的制备：取本品 2g，剪碎，加乙醇 20ml，加热回流 1 小时，放冷，滤过，即得。②对照品溶液的制备：取胆酸对照品，加乙醇制成每 1ml 含 1mg 的溶液，即得。③薄层色谱：吸取上述两种溶液各 $10\mu l$，分别点于同一硅胶 G 薄层板上，以三氯甲烷-乙醚-冰醋酸（2：2：1）为展开剂，展开，取出，晾干，喷以 10％磷钼酸乙醇溶液，在 105℃加热约 10 分钟。④结果判断：供试品色谱中，在与对照品色谱相应的位置上，应显相同颜色的斑点。

（2）黄连中小檗碱和黄芩中黄芩苷的 TLC 鉴别：取盐酸小檗碱对照品和黄芩苷对照品，分别加乙醇制成每 1ml 含 0.2mg 和 0.5mg 的溶液，作为对照品溶液。吸取上述（1）项下的供试品溶液 $20\mu l$ 及上述两种对照品溶液各 $10\mu l$，分别点于同一用 4％醋酸钠溶液制备的硅胶 G 薄层板上，使成条状，以乙酸乙酯-丁酮-甲酸-水（10：7：1：1）为展开剂，展开，取出，晾干，日光下检视。供试品色谱中，在与黄芩苷对照品色谱相应的位置上，应显相同颜色的条斑；置紫外光灯（365nm）下检视，供试品色谱中，在与盐酸小檗碱对照品色谱相应的位置上，应显相同的一个黄色荧光条斑。

（3）麝香中麝香酮的 GC 鉴别：测定方法详见第二章第三节。

【检查】 酸不溶性灰分：取本品 1g，剪碎，精密称定，依法检查，不得过 1.0％。

【功能与主治】 清热解毒，镇惊开窍。用于热病，邪入心包，高热惊厥，神昏谵语。

安神补心丸

本品为丹参300g、五味子（蒸）150g、石菖蒲100g、安神膏560g制成的丸剂。安神膏系取合欢皮、菟丝子、墨旱莲各3份及女贞子（蒸）4份、首乌藤5份、地黄2份、珍珠母20份，混合，加水煎煮两次（3小时；1小时），合并煎液，滤过，滤液浓缩至相对密度为1.21（80～85℃）的清膏。将丹参、五味子、石菖蒲粉碎成细粉；按处方量与安神膏混合制丸，干燥，打光或包糖衣，即得。

【性状】 本品为棕褐色的浓缩水丸或包糖衣的浓缩水丸除去糖水后显棕褐色；味涩、微酸。

【鉴别】

1. 显微鉴别 取本品，置显微镜下观察：①具缘纹孔导管直径29～48μm，具缘纹孔细密（丹参）。②种皮表皮石细胞淡黄棕色，表面观类多角形，壁较厚，孔沟细密，胞腔含暗棕色物（五味子）。③油细胞圆形，直径约至50μm，含黄色或黄棕色油状物（石菖蒲）。

2. 理化鉴别

（1）丹参及其丹参酮 II$_A$ 的 TLC 鉴别：①供试品溶液的制备：取本品4g，研碎，加石油醚（30℃～60℃）20ml，超声处理20分钟，滤过，滤液蒸干，残渣加石油醚（30℃～60℃）0.5ml使溶解，即得。②对照药材及对照品溶液的制备：取丹参对照药材1g，同法制成对照药材溶液；取丹参酮 II$_A$ 对照品，加石油醚（30～60℃）制成每1ml含2mg的对照品溶液。③薄层色谱：吸取上述三种溶液各5μl，分别点于同一硅胶 G 薄层板上，以苯-乙酸乙酯（19：1）为展开剂，展开，取出，晾干。④结果判断：供试品色谱中，在与对照药材色谱相应的位置上，应显相同颜色的斑点；在与对照品色谱相应的位置上，应显相同的暗红色斑点。

（2）五味子中五味子甲素的 TLC 鉴别：取五味子甲素对照品，加石油醚（30℃～60℃）制成每1ml含2mg的溶液，作为对照品溶液。吸取对照品溶液及上述（1）项下的供试品溶液各1μl，分别点于同一硅胶 GF$_{254}$ 薄层板上，以石油醚（30℃～60℃）-甲酸乙酯-甲酸（15：5：1）的上层溶液为展开剂，展开，取出，晾干，置紫外光灯（254nm）下检视。供试品色谱中，在与对照品色谱相应的位置上，应显相同颜色的斑点。

（3）石菖蒲的 TLC 鉴别：①供试品溶液的制备：取本品4g，研碎，置圆底烧瓶中，加水100ml，蒸馏，收集馏出液50ml，用石油醚（60℃～90℃）振摇提取3次，每次20ml，合并提取液，蒸干，残渣加乙酸乙酯1ml使溶解，即得。②对照药材溶液的制备：取石菖蒲对照药材1g，同法制成对照药材溶液。③薄层色谱：吸取供试品溶液10～20μl、对照药材溶液1μl，分别点于同一硅胶G薄层板上，以石油醚（60℃～90℃）-乙酸乙酯（4：1）为展开剂，展开，取出，晾干，以碘蒸气熏至斑点显色清晰。④结果判断：供试品色谱中，在与对照药材色谱相应的位置上，应显相同颜色的斑点。

【定量分析】 按高效液相色谱法测定：①色谱条件与系统适用性试验：以十八烷基硅烷键合硅胶为填充剂；以甲醇-水（50：50）为流动相；检测波长为250nm；理论板数按五味子醇甲峰计算应不低于6000。②对照品溶液的制备：取五味子醇甲对照品适量，精密称定，加甲醇制成每1ml含20μg的溶液，即得。③供试品溶液的制备：取本品30丸（糖衣丸除去糖衣），精密称定，研细，取约1g，精密称定，精密加入甲醇50ml，称定重量，超声处理（功率300W，频率50kHz）30分钟，放冷，再称定重量，用甲醇补足减失的重量，摇匀，滤过，取续滤液，即得。④测定法：分别精密吸取对照品溶液与供试品溶液各10μl，注入液相色谱仪，测定，即得。⑤结果判断：本品每丸含五味子以五味子醇甲（$C_{24}H_{32}O_7$）计，不得少于70μg。

【功能与主治】 养心安神。用于心血不足、虚火内扰所致的心悸失眠，头晕耳鸣。

杞菊地黄丸

本品为枸杞子40g、菊花40g、熟地黄160g、山茱萸（制）80g、牡丹皮60g、山药80g、茯苓60g、泽泻60g制成的丸剂。取以上八味，粉碎成细粉，过筛，混匀。每100g粉末用炼蜜35～50g加适量的水泛丸，干燥，制成水蜜丸；或加炼蜜80～110g制成小蜜丸或大蜜丸，即得。

【性状】 本品为棕黑色的水蜜丸、黑褐色的小蜜丸或大蜜丸；味甜、微酸。

【鉴别】

1. 显微鉴别 取本品，置显微镜下观察：①淀粉粒三角状卵形或矩圆形，直径24～40μm，脐点短缝状或人字状（山药）。②不规则分枝状团块无色，遇水合氯醛液溶化；菌丝无色或淡棕色，直径4～6μm（茯苓）。③薄壁组织灰棕色至黑棕色，细胞多皱缩，内含棕色核状物（熟地黄）。④草酸钙簇晶存在于无色薄壁细胞中，有时数个排列成行（牡丹皮）。⑤果皮表皮细胞橙黄色，表面观类多角形，垂周壁连珠状增厚（山茱萸）。⑥薄壁细胞类圆形，有椭圆形纹孔，集成纹孔群（泽泻）。⑦种皮石细胞表面观呈不规则多角形，壁厚，波状弯曲，层纹清晰（枸杞子）。⑧花粉粒类圆形，直径 24～34μm，外壁有刺，长 3～5μm，具 3 个萌发孔（菊花）。（图 8-32）

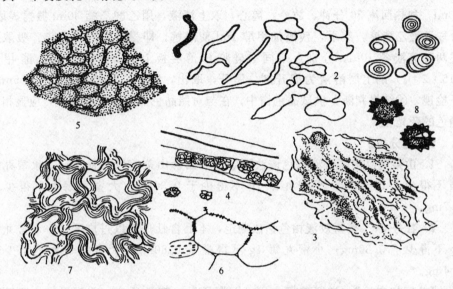

图 8-32　杞菊地黄丸显微特征图

1. 淀粉粒；2. 菌丝；3. 核状物；4. 草酸钙簇晶；5. 果皮表皮细胞；6. 薄壁细胞；7. 种皮石细胞；8. 花粉粒

2. 理化鉴别

（1）牡丹皮中丹皮酚的 TLC 鉴别：①供试品溶液的制备：取本品水蜜丸 6g，研碎；或取小蜜丸或大蜜丸 9g，切碎，加硅藻土 4g，研匀。加乙醚 40ml 回流 1 小时，滤过，滤液挥去乙醚，残渣加丙酮 1ml 使溶解，即得。②对照品溶液的制备：取丹皮酚对照品，加丙酮制成每 1ml 含 1mg 的溶液，即得。③薄层色谱：吸取上述两种溶液各 10μl，分别点于同一硅胶 G 薄层板上，使成条状，以环己烷-乙酸乙酯（3∶1）为展开剂，展开，取出，晾干，喷以盐酸酸性 5% 三氯化铁乙醇溶液，加热至斑点显色清晰。④结果判断：供试品色谱中，在与对照品色谱相应的位置上，应显相同的蓝褐色条斑。

（2）山茱萸中熊果酸的 TLC 鉴别：取熊果酸对照品，加乙酸乙酯制成每 1ml 含 1mg 的溶液，作为对照品溶液。吸取对照品溶液及上述（1）项下的供试品溶液各 5μl，分别点于同一硅胶 G 薄层板上，以甲苯-乙酸乙酯-冰醋酸（24∶8∶1）为展开剂，展开，取出，晾干，喷以 10% 硫酸乙醇溶液，在 105℃ 加热数分钟。供试品色谱中，在与对照品色谱相应的位置上，应显相同的紫红色斑点。

（3）枸杞子的 TLC 鉴别：①供试品溶液的制备：取本品水蜜丸 6g，研碎；

或取小蜜丸或大蜜丸 14g，剪碎。加水 100ml，加热回流 30 分钟，放冷，离心，取上清液，用乙酸乙酯 50ml 振摇提取，分取乙酸乙酯液，蒸干，残渣加甲醇 1ml 使溶解，即得。②对照药材溶液的制备：取枸杞子对照药材 0.5g，加水 50ml，加热回流 30 分钟，放冷，离心，取上清液，用乙酸乙酯 30ml 振摇提取，分取乙酸乙酯液，蒸干，残渣加甲醇 1ml 使溶解，即得。③薄层色谱：吸取上述两种溶液各 10μl，分别点于同一硅胶 G 薄层板上，以甲苯-乙酸乙酯-甲酸（15：2：1）的上层溶液为展开剂，展开，取出，晾干，置紫外光灯（365nm）下检视。④结果判断：供试品色谱中，在与对照品色谱相应的位置上，应显相同颜色的荧光斑点。

【定量分析】

1. 山茱萸　按高效液相色谱法测定，本品含山茱萸以马钱苷计，水蜜丸每 1g 不得少于 0.42mg；小蜜丸每 1g 不得少于 0.30mg；大蜜丸每丸不得少于 2.7mg。

2. 牡丹皮　按高效液相色谱法测定，本品含牡丹皮以丹皮酚计，水蜜丸每 1g 不得少于 0.80mg；小蜜丸每 1g 不得少于 0.60mg；大蜜丸每丸不得少于 5.4mg。

【功能与主治】　滋肾养肝。用于肝肾阴亏，眩晕耳鸣，羞明畏光，迎风流泪，视物昏花。

补中益气丸

本品为炙黄芪 200g、党参 60g、炙甘草 100g、白术（炒）60g、当归 60g、升麻 60g、柴胡 60g、陈皮 60g 制成的丸剂。取以上八味，粉碎成细粉，过筛，混匀。另取生姜 20g、大枣 40g 加水煎煮二次，滤过。取上述细粉，用煎液泛丸，干燥，制成水丸；或将生姜和大枣的煎液浓缩，每 100g 粉末加炼蜜 100～120g 及生姜和大枣的浓缩煎液，制成小蜜丸；或每 100g 粉末加炼蜜 100～120g 制成大蜜丸，即得。

【性状】　本品为黄棕色至棕色的水丸，或为棕褐色至黑褐色的小蜜丸或大蜜丸；味微甜、微苦、辛。

【鉴别】

1. 显微鉴别　取本品，置显微镜下观察：①纤维成束或散离，壁厚，表面有纵裂纹，两端断裂成帚状或较平截（黄芪）。②纤维束周围薄壁细胞含草酸钙方晶，形成晶纤维（甘草）。③草酸钙针晶细小，长 10～32μm，不规则地充塞于薄壁细胞中（白术）。④草酸钙方晶成片存在于薄壁组织中（陈皮）。⑤联结乳管直径 12~15μm，含细小颗粒状物（党参）。⑥薄壁细胞纺锤形，壁略厚，有极微细的斜向交错纹理（当归）。⑦木纤维成束，淡黄绿色，末端狭尖或钝圆，有的有分叉，直径 14~41μm，壁稍厚，具十字形纹孔时，有的胞腔中含黄棕色物（升麻）。⑧油管含淡黄色或黄棕色条状分泌物，直径 8~25μm（柴胡）。（图 8-33）

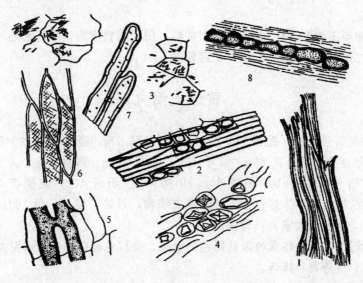

图 8-33　补中益气丸显微特征图

1. 纤维束；2. 晶纤维；3. 草酸钙针晶；4. 草酸钙方晶；5. 乳管；6. 纺锤形薄壁细胞；7. 木纤维；8. 油管

2. 理化鉴别

（1）白术的 TLC 鉴别：①供试品溶液的制备：取本品水丸 5g，研碎，加正己烷 10ml；或取小蜜丸或大蜜丸 9g，剪碎，加硅藻土 5g，研匀，加正己烷 20ml。超声处理 15 分钟，滤过，滤液低温蒸干，残渣加正己烷 1ml 使溶解，即得。②对照药材溶液的制备：取白术对照药材 0.2g，加正己烷 5ml，同法制成对照药材溶液。③薄层色谱：吸取新制备的上述两种溶液各 10μl，分别点于同一硅胶 G 薄层板上，以石油醚（60℃~90℃）-乙酸乙酯（20：0.1）为展开剂，展开，取出，晾干，喷以 5% 香草醛-硫酸溶液，加热至斑点显色清晰。④结果判断：供试品色谱中，在与对照药材色谱相应的位置上，应显相同的一个桃红色斑点。

（2）甘草中甘草酸的 TLC 鉴别：①供试品溶液的制备：取本品水丸 5g，研碎，加水 20ml；或取小蜜丸或大蜜丸 9g，剪碎，加水 30ml。煎煮 30 钟，滤过，滤液中加稀盐酸 5ml，超声处理 5 分钟，静置，离心，取沉淀物，加稀乙醇 1ml 使溶解，用10％碳酸氢钠溶液调节 pH 值至中性，稍加热，即得。②对照品溶液的制备：取甘草酸单胺盐对照品，加稀乙醇制成每1ml 含1mg 的溶液，即得。③薄层色谱：吸取上述两种溶液各 5μl，分别点于同一硅胶 GF₂₅₄ 薄层板上，以正丁醇-冰醋酸-水（6∶1∶3）为展开剂，展开，取出，晾干，置紫外光灯（254nm）下检视。④结果判断：供试品色谱中，在与对照品色谱相应的位置上，应显相同颜色的斑点。

【功能与主治】　补中益气，升阳举陷。用于脾胃虚弱、中气下陷所致的体倦乏力、食少腹胀、久泻、脱肛、子宫脱垂。

黄连上清丸

本品为黄连 10g、栀子（姜制）80g、连翘 80g、蔓荆子（炒）80g、防风40g、荆芥穗 80g、白芷 80g、黄芩 80g、菊花 160g、薄荷 40g、大黄（酒炙）320g、黄柏（酒炒）40g、桔梗 80g、川芎 40g、石膏 40g、旋覆花 20g、甘草40g 制成的丸剂。取以上十七味，粉碎成细粉，过筛，混匀。每100g 粉末加炼蜜 150～170g 制成大蜜丸，即得。

【性状】　本品为暗黄色至黄褐色的水丸、黄棕色至棕褐色的水蜜丸或黑褐色的大蜜丸；气芳香，味苦。

【鉴别】

（1）黄连及其小檗碱的 TLC 鉴别：取黄连对照药材 50mg，加甲醇 10ml，超声处理 15 分钟，滤过，滤液作为对照药材溶液；取盐酸小檗碱对照品，加甲醇制成每1ml 含 0.05mg 的溶液，作为对照品溶液。吸取 [定量分析] 项下的供试品溶液及上述对照药材、对照品溶液各 2μl，分别点于同一以羧甲基纤维素钠为黏合剂的硅胶 G 薄层板上，以苯-乙酸乙酯-甲醇-异丙醇-水（20∶10∶5∶5∶1）为展开剂，置氨蒸气预饱和的展开缸内，展开，取出，晾干，置紫外光灯（365nm）下检视。供试品色谱中，在与对照药材色谱和对照品色谱相应的位置上，应显相同颜色的荧光斑点。

（2）栀子中栀子苷的 TLC 鉴别：①供试品溶液的制备：取本品水丸或水蜜丸 3g，研碎，或取大蜜丸 4g，剪碎。加乙酸乙酯 25ml，加热回流 1 小时，滤过，滤液蒸干，残渣加甲醇 1ml 使溶解，即得。②对照品溶液的制备：取栀子苷对照品，加甲醇制成每 1ml 含 1mg 的溶液，即得。③薄层色谱：吸取上述两种溶液各 5μl，分别点于同一以羧甲基纤维素钠为黏合剂的硅胶 G 薄层板上，以乙酸乙酯-丙酮-甲酸-水（12∶8∶1∶1）为展开剂，展开，取出，晾干，喷以10％硫酸乙醇溶液，在 105℃加热至斑点显色清晰。④结果判断：供试品色谱中，在与对照品色谱相应的位置上，应显相同颜色的斑点。

(3) 川芎的 TLC 鉴别：①供试品溶液的制备：取本品水丸或水蜜丸 5g，研碎，或取大蜜丸 9g，剪碎，加乙酸乙酯 50ml，加热回流 1 小时，滤过，药渣备用，滤液蒸至约 5ml，加在碱性氧化铝柱（100～200 目，105℃活化 1 小时，6g，内径 1cm，干法装柱）上，用乙酸乙酯 50ml 洗脱，收集洗脱液，蒸干，残渣加甲醇 1ml 使溶解，即得。②对照药材溶液的制备：取川芎对照药材 0.5g，加乙酸乙酯 10ml，超声处理 15 分钟，滤过，即得。③薄层色谱：吸取上述两种溶液各 5μl，分别点于同一以羧甲基纤维素钠为黏合剂的硅胶 G 薄层板上，以正己烷-乙酸乙酯（9∶1）为展开剂，展开，取出，晾干，置紫外光灯（365nm）下检视。④结果判断：供试品色谱中，在与对照药材色谱相应的位置上，应显相同颜色的荧光斑点。

(4) 黄芩中黄芩苷的 TLC 鉴别：①供试品溶液的制备：取［鉴别］（3）项下的药渣，加甲醇 25ml，加热回流 1 小时，滤过，即得。②对照品溶液的制备：取黄芩苷对照品，加甲醇制成每 1ml 含 1mg 的溶液，即得。③薄层色谱：吸取上述两种溶液各 5μl，分别点于同一以含 4％醋酸钠的羧甲基纤维素钠溶液为黏合剂的硅胶 G 薄层板上，以乙酸乙酯-丁酮-甲酸-水（5∶3∶1∶1）为展开剂，展开，取出，晾干，喷以 1％三氯化铁乙醇溶液。④结果判断：供试品色谱中，在与对照品色谱相应的位置上，应显相同颜色的斑点。

【检查】

1. 重金属　取本品水丸或水蜜丸 15g，研碎，或取大蜜丸 30g，剪碎。取约 1g，精密称定，照炽灼残渣检查法炽灼至完全灰化。取遗留的残渣，照重金属检查法第二法依法检查含重金属不得过百万分之二十五。

2. 砷盐　取本品水丸或水蜜丸 15g、大蜜丸 5 丸，研碎或剪碎，过二号筛，取 1.0g，称定重量，加无砷氢氧化钙 1g，加少量水，搅匀，烘干，用小火缓缓炽灼至炭化，再在 500℃～600℃炽灼至完全灰化（同时作空白，留做标准砷斑用），放冷，加盐酸 7ml 使溶解，再加水 21ml，照砷盐检查法古蔡氏法，依法检查，含砷量不得过百万分之二。

【定量分析】　按高效液相色谱法依法测定，本品含黄连、黄柏以盐酸小檗碱（$C_{20}H_{18}ClNO_4$）计，水丸每 1g 不得少于 0.26mg；水蜜丸每 1g 不得少于 0.19mg；大蜜丸每丸不得少于 0.60mg。

【功能与主治】　散风清热，泻火止痛。用于风热上攻、肺胃热盛所致的头晕目眩、暴发火眼、牙龈肿痛、口舌生疮、咽喉红肿、耳痛耳鸣、大便秘结、小便黄赤。

第二节 片 剂

片剂系指药材提取物、药材提取物加药材细粉或药材细粉与适宜辅料混匀压制或用其他适宜方法制成的圆片状或异形片状的制剂，分为浸膏片、半浸膏片和全粉片。片剂以口服普通片为主，另有含片、咀嚼片、泡腾片、阴道片、阴道泡腾片和肠溶片等。

含片系指含于口腔中，药物缓慢溶出产生作用的片剂，如西瓜霜润喉片。咀嚼片系指于口腔中咀嚼或吮服使片溶化后吞服的片剂，如健胃消食片。泡腾片系指含有碳酸氢钠和有机酸，遇水可产生气体而呈泡腾状的片剂。阴道片与阴道泡腾片系指置于阴道内使用的片剂。肠溶片系指用肠溶性包衣材料进行包衣的片剂。

《中国药典》2005 年版一部，收载的片剂成方制剂共 94 种。为确保片剂的质量，在生产与贮藏期间应对其进行质量检查。其法定检查项目如下：

1. 外观 片剂应完整光洁，色泽均匀，有适宜的硬度，无磨损或破碎现象。

2. 重量差异 取供试品 20 片，精密称定总重量，求得平均片重后，再分别精密称定每片的重量，每片重量与标示片重相比较（凡无标示片重的应与平均片重相比较），重量差异限度应符合下列规定：标示片重（或平均片重）在 0.3g 以下的片剂，重量差异限度为 ±7.5%，标示片重（或平均片重）在 0.3g 或 0.3g 以上的片剂，重量差异限度为 ±5%；超出重量差异限度的不得多于 2 片，并不得有 1 片超出限度一倍。

糖衣片应在包衣前检查片芯的重量差异，符合规定后，方可包衣，包衣后不再检查重量差异。除另有规定外，薄膜衣片、肠溶衣片等包衣片剂应在包衣后检查重量差异，并应符合规定。

3. 崩解时限 除另有规定外，按崩解时限检查法依法检查，应符合规定。含片、咀嚼片不检查崩解时限。见第三章第二节。

4. 融变时限 阴道片按融变时限检查法依法检查，应符合规定。见第三章第二节。

5. 发泡量 阴道泡腾片按下述方法检查，应符合规定。检查方法：除另有规定外，取 25ml 具塞刻度试管（内径 1.5cm）10 支，各精密加水 2ml，置 37℃ ±1℃ 水浴中 5 分钟后，各管中分别投入供试品 1 片，密塞，20 分钟内观察最大发泡量的体积，平均发泡体积应不少于 6ml，且少于 4ml 的不得超过 2 片。

6. 微生物限度 按微生物限度检查法依法检查，应符合规定。

三　金　片

本品为金樱根、菝葜、羊开口、金沙藤、积雪草制成的片剂。取以上五味，加水煎煮两次（2 小时；1 小时），合并煎液，滤过，滤液浓缩至相对密度为 1.15～1.20（50℃～60℃）的清膏，喷雾干燥；加入辅料适量，混匀，制成颗粒，干燥，压制成 1000 片（小片）或 600 片（大片），包糖衣或薄膜衣，即得。

【性状】　本品为糖衣或薄膜衣片，除去包衣后显黑褐色；味酸、涩、微苦。

【鉴别】

(1) 金樱根的 TLC 鉴别：①供试品溶液的制备：取本品 15 片（小片）或 10 片（大片），除去包衣，研细，加乙醇 15ml，超声处理 20 分钟，滤过，滤液蒸干，残渣加 0.01mol/L 氢氧化钠溶液 20ml，微热使溶解，用乙醚 10ml 振摇提取，弃去乙醚液，水液再用乙酸乙酯 10ml 振摇提取，乙酸乙酯液浓缩至 1ml，即得（水液备用）。②对照药材溶液的制备：取金樱根对照药材 2.5g，同法制成对照药材溶液。③薄层色谱：吸取上述两种溶液各 10μl，分别点于同一硅胶 G 薄层板上，以三氯甲烷-甲醇（17∶3）为展开剂，展开，取出，晾干，喷以 10％硫酸乙醇溶液，加热至斑点显色清晰。④结果判断：供试品色谱中，在与对照药材色谱相应的位置上，应显相同颜色的主斑点。

(2) 积雪草的 TLC 鉴别：①供试品溶液的制备：取上述（1）项下的水液，用水饱和的正丁醇 15ml 提取，分取正丁醇层，用正丁醇饱和的水 5ml 洗涤，弃去水层，正丁醇液置水浴上蒸干，残渣加甲醇 1ml 使溶解，即得。②对照品溶液的制备：取积雪草苷对照品，加甲醇制成每 1ml 含 1mg 的溶液，即得。③薄层色谱：吸取上述两种溶液各 10μl，分别点于同一硅胶 G 薄层板上，以三氯甲烷-甲醇-水（7∶3∶0.5）为展开剂，展开，取出，晾干，喷以 10％硫酸乙醇溶液，加热至斑点显色清晰。④结果判断：供试品色谱中，在与对照品色谱相应的位置上，应显相同颜色的斑点。

【定量分析】　按高效液相色谱法测定：①色谱条件与系统适应性试验：以十八烷基硅烷键合硅胶为填充剂；以甲醇-水（48∶52）为流动相；以蒸发光散射检测器检测；理论板数按羟基积雪草苷峰计算应不低于 2000。②对照品溶液的制备：取羟基积雪草苷对照品适量，精密称定，加甲醇制成每 1ml 分别含 0.2mg 和 0.6mg 的溶液，即得。③供试品溶液的制备：取本品 30 片（小片）或 20 片（大片），除去包衣，精密称定，研细，取约 1.5g，精密称定，精密加入甲醇 50ml，称定重量，超声处理（功率 250W，频率 40kHz）45 分钟，放冷，再称定重量，用甲醇补足减失重量，摇匀，滤过。精密量取续滤液 25ml，回收溶剂至干，残渣加水 20ml 使溶解，用水饱和的正丁醇振摇提取 3 次，每次 15ml，合并提取液，用氨试液洗涤 2 次，每次 15ml，取正丁醇液，减压回收溶剂至干，残渣用甲醇溶解，转移至 5ml 量瓶中，并稀释至刻度，摇匀，即得。④测定：分别精密吸取上述两种浓度的对照品溶液各 10μl，供试品溶液 5～10μl，注入液相色谱仪，测定，用外标两点法对数方程计算，即得。⑤结果判断：本品每片含积雪草以羟基积雪草苷（$C_{48}H_{78}O_{20}$）计，小片不得少于 0.22mg，大片不得少于 0.35mg。

【功能与主治】 清热解毒，利湿通淋，益肾。用于下焦湿热所致的热淋、小便短赤、淋沥涩痛、尿急频数；急、慢性肾盂肾炎，膀胱炎、尿路感染见上述证候者。

三 黄 片

本品为大黄 300g、盐酸小檗碱 5g、黄芩浸膏 21g（相当于黄芩苷 15g）制成的片剂。黄芩浸膏系取黄芩，加水煎煮三次（1.5 小时，1 小时，40 分钟），合并煎液，滤过，滤液加盐酸调节 pH 值至 1～2，静置 1 小时，取沉淀，用水洗涤使 pH 值至 5～7，烘干，粉碎成细粉，测定含量，备用。取大黄 150g，粉碎成细粉，过筛；剩余大黄粉碎成粗粉，加 30%乙醇回流提取三次，滤过，合并滤液，回收乙醇并减压浓缩至稠膏状，加入大黄细粉、盐酸小檗碱细粉、黄芩浸膏细粉及辅料适量，混匀，制成颗粒，干燥，压制成 1000 片，包糖衣或薄膜衣，即得。

【性状】 本品为糖衣片或薄膜衣片，除去包衣后显棕色；味苦、微涩。

【鉴别】

1. 显微鉴别 取本品，置显微镜下观察：草酸钙簇晶大，直径 60～140μm（大黄）。（图 8-34）

图 8-34 三黄片显微特征图

2. 理化鉴别

（1）盐酸小檗碱的 TLC 鉴别：①供试品溶液的制备：取本品 5 片，除去包衣，研细，加甲醇 30ml，加热回流提取 30 分钟，放冷，滤过，即得。②对照品溶液的制备：取盐酸小檗碱对照品，加甲醇制成每 1ml 含 0.2mg 的溶液，即得。③薄层色谱：吸取上述两种溶液各 2μl，分别点于同一以羧甲基纤维素钠为黏合剂的硅胶 G 薄层板上，以乙酸乙酯-丁酮-甲酸-水（10：7：1：1）为展开剂，展开，取出，晾干，置紫外光灯（365nm）下检视。④结果判断：供试品色谱中，在与对照品色谱相应的位置上，应显相同的黄色荧光斑点。

（2）黄芩中黄芩苷的 TLC 鉴别：①供试品溶液的制备：取〔理化鉴别〕（1）项下的供试品溶液 5ml，蒸干，残渣加水 15ml 搅拌使溶解，滤过，滤液用稀盐酸调节 pH 值至 1～2，用乙酸乙酯提取 2 次，每次 10ml，合并提取液，蒸干，残渣加甲醇 1ml 使溶解，即得。②对照品溶液的制备：取黄芩苷对照品，加甲醇制成每 1ml 含 1mg 的溶液，即得。③薄层色谱：吸取上述两种溶液各 5μl，分别点于同一以羧甲基纤维素钠为黏合剂的硅胶 G 薄层板上，以乙酸乙酯-丁酮-甲酸-水（5∶3∶1∶1）为展开剂，展开，取出，晾干，喷以 2％三氯化铁乙醇溶液。④结果判断：供试品色谱中，在与对照品色谱相应的位置上，应显相同颜色的斑点。

（3）大黄及其大黄酚、大黄素的 TLC 鉴别：具体方法参见第六章第四节。

【定量分析】　按高效液相色谱法测定，本品每片含大黄以大黄素（$C_{15}H_{10}O_5$）和大黄酚（$C_{15}H_{10}O_4$）总量计算，不得少于 1.55mg。具体方法参见第六章第四节。

【功能与主治】　清热解毒，泻火通便。用于三焦热盛所致的目赤肿痛、口鼻生疮、咽喉肿痛、牙龈肿痛、心烦口渴、尿黄、便秘；亦用于急性胃肠炎，痢疾。

山菊降压片

本品为山楂 500g、菊花 83.3g、泽泻（盐制）62.5g、夏枯草 62.5g、小蓟 83.3g、决明子（炒）83.3g 制成的片剂。取以上六味，泽泻粉碎成细粉，其余山楂等五味加水煎煮二次（3 小时，2 小时），合并煎液，滤过，滤液减压浓缩至相对密度为 1.30～1.40（50℃）的稠膏，加入泽泻细粉，混匀，真空干燥，粉碎，过筛，加入适量淀粉混匀，制成颗粒，干燥，压制成 1000 片，包薄膜衣，即得。

【性状】　本品为薄膜衣片，除去包衣后显棕褐色；味酸、微涩。

【鉴别】

1. 显微鉴别　取本品，置显微镜下观察：薄壁细胞类圆形，有椭圆形纹孔，集成纹孔群；内皮层细胞垂周壁波状弯曲，较厚，木化，有稀疏细孔沟。（泽泻）（图 8-35）

2. 薄层色谱　①供试品溶液的制备：取本品 5 片，研细，加稀硫酸 20ml 与三氯甲烷 20ml，加热回流 15 分钟，放冷，分取三氯甲

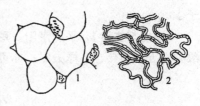

图 8-35　山菊降压片显微特征图
1. 薄壁细胞；2. 内皮层细胞

烷层，浓缩至约 1ml，即得。②对照药材及对照品溶液的制备：取决明子对照药材 0.5g，同法制成对照药材溶液；取大黄素对照品、大黄酚对照品，加甲醇制成每 1ml 各含 0.5mg 的混合溶液，作为对照品溶液。③薄层色谱：吸取供试品溶液 10µl，对照药材溶液及对照品溶液各 5µl，分别点于同一硅胶 G 薄层板上，以石油醚（30℃～60℃）-甲酸乙酯-甲酸（15：5：1）的上层溶液为展开剂，展开，取出，晾干，置紫外光灯（365nm）下检视。④结果判断：供试品色谱中，在与对照药材色谱相应的位置上，应显相同的橙黄色荧光主斑点，在与对照品色谱相应的位置上，应显相同的橙黄色荧光斑点；置氨蒸气中熏后，日光下检视，斑点变为红色。（鉴别决明子及其所含的大黄素、大黄酚）

【定量分析】

1. 乙酸乙酯浸出物　取本品 30 片，精密称定，研细，取约 3g，精密称定，精密加乙酸乙酯 50ml，密塞，称定重量，静置 1 小时后，连接回流冷凝管，加热至沸腾，并保持微沸 1 小时。放冷后，取下锥形瓶，密塞，再称定重量，用乙酸乙酯补足减失重量，摇匀，用干燥滤器滤过，精密量取滤液 25ml，置已干燥至恒重的蒸发皿中，在水浴上蒸干后，于 105℃干燥 3 小时，置干燥器中冷却 30 分钟，迅速精密称定重量。本品以干燥品计算，每片含浸出物不得少于 7.0mg。

2. 含量测定　按高效液相色谱法测定：①色谱条件与系统适用性试验：以十八烷基硅烷键合硅胶为填充剂；以甲醇-0.1％磷酸溶液（85：15）为流动相；检测波长为 430nm；理论板数按大黄酚峰计算应不低于 2000。②对照品溶液的制备：取大黄酚对照品适量，精密称定，加甲醇制成每 1ml 含 4µg 的溶液，即得。③供试品溶液的制备：取本品 30 片，精密称定，研细，取约 3g，精密称定，置具塞锥形瓶中，精密加入甲醇 50ml，密塞，称定重量，超声处理（功率 160W，频率 50kHz）30 分钟，放冷，再称定重量，用甲醇补足减失的重量，摇匀，滤过，精密量取续滤液 25ml，加盐酸 2ml，摇匀，置水浴中加热回流 1 小时，冷却，转移至 50ml 量瓶中，加甲醇至刻度，摇匀，滤过，取续滤液，即得。④测定：分别精密吸取对照品溶液与供试品溶液各 20µl，注入液相色谱仪，测定，即得。⑤结果判断：本品每片含决明子以大黄酚（$C_{15}H_{10}O_4$）计，不得少于 40µg。

【功能与主治】　平肝潜阳。用于阴虚阳亢所致的头痛眩晕、耳鸣健忘、腰膝酸软、五心烦热、心悸失眠；亦可用于高血压病见上述证候者。

小儿清热片

本品为黄柏 117.6g、灯心草 23.5g、栀子 117.6g、钩藤 47g、雄黄 47g、黄

连 70.6g、朱砂 23.5g、龙胆 47g、黄芩 117.6g、大黄 47g、薄荷素油 0.47g 制成的片剂。取以上十一味，除薄荷素油外，朱砂、雄黄分别水飞成极细粉，黄连、大黄粉碎成细粉；黄柏、龙胆用 70％乙醇渗滤，收集滤液，回收乙醇，浓缩成稠膏；其余灯心草等四味加水煎煮二次，每次 2 小时，合并煎液，滤过，滤液浓缩成稠膏。将上述两种稠膏与粉末混匀，干燥，粉碎，制成颗粒，干燥，加入上述薄荷素油，压制成 1000 片，包糖衣，即得。

【性状】　本品为糖衣片，除去糖衣后显棕黄色；气特异，味苦。

【鉴别】

1. 显微鉴别　取本品，置显微镜下观察：①纤维束鲜黄色，壁稍厚，纹孔明显（黄连）。②不规则碎块金黄色或橙黄色，有光泽（雄黄）。③不规则细小颗粒暗棕红色，有光泽，边缘暗黑色（朱砂）。④草酸钙簇晶大，直径 60～140μm（大黄）。（图 8-36）

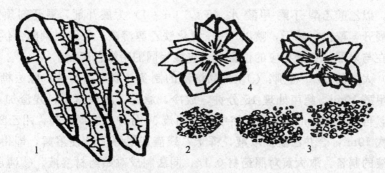

图 8-36　小儿清热片显微特征图
1. 纤维束；2. 碎块；3. 细小颗粒；4. 草酸钙簇晶

2. 理化鉴别

（1）黄连及其小檗碱的 TLC 鉴别：①供试品溶液的制备：取本品 8 片，研细，置中性氧化铝柱（内径 1.5～2cm，200～300 目，中性氧化铝 5g，干法装柱）上，用无水乙醇 50ml 洗脱，收集洗脱液，置蒸发皿中，蒸干，残渣加乙醇 2ml 使溶解，即得。②对照药材材及对照品溶液的制备：取黄连对照药材 0.5g，加甲醇 5ml，超声处理 15 分钟，滤过，滤液加甲醇 5ml，作为对照药材溶液；取盐酸小檗碱对照品，加甲醇制成 1ml 含 0.5mg 的对照品溶液。③薄层色谱：吸取上述三种溶液各 1μl，分别点于同一硅胶 G 薄层板上，以苯-乙酸乙酯-异丙醇-甲醇-浓氨试液（12：6：3：3：1）为展开剂，置氨蒸气预饱和的展开缸内，展开，取出，晾干，置紫外光灯（365nm）下检视。④结果判断：供试品色谱中，在与对照药材及对照品色谱相应的位置上，应显相同的黄色荧光斑点。

（2）栀子中栀子苷的 TLC 鉴别：①供试品溶液的制备：取本品 8 片，除去糖衣，研细，加甲醇 30ml，加热回流 1 小时，滤过，取滤液 10ml，蒸干，残渣加乙酸乙酯 1ml 使溶解，即得。②对照品溶液的制备：取栀子苷对照品，加乙醇制成每 1ml 含 0.5mg 的溶液，即得。③薄层色谱：吸取供试品溶液 10μl、对照品溶液 5μl，分别点于同一硅胶 G 薄层板上，以乙酸乙酯-丙酮-甲酸-水（5：5：1：1)为展开剂，展开，取出，晾干，喷以 10％硫酸乙醇溶液，在 105℃加热约 10 分钟。④结果判断：供试品色谱中，在与对照品色谱相应的位置上，应显相同颜色的斑点。

(3) 黄芩中黄芩苷的 TLC 鉴别：①供试品溶液的制备：取本品 5 片，除去糖衣，研细，加甲醇 10ml，超声处理 15 分钟，放冷，滤过，滤液蒸干，残渣加甲醇 2ml 使溶解，即得。②对照品溶液的制备：取黄芩苷对照品，加甲醇制成每 1ml 含 1mg 的溶液，即得。③薄层色谱：吸取供试品溶液 2μl、对照品溶液 5μl，分别点于同一以含 4％醋酸钠的羧甲基纤维素钠溶液为黏合剂的硅胶 G 薄层板上，以乙酸乙酯-丁酮-甲酸-水（5：3：1：1）为展开剂，展开剂预饱和 30 分钟，展开，取出，晾干，喷以 1％三氯化铁乙醇溶液。④结果判断：供试品色谱中，在与对照品色谱相应的位置上，应显相同的暗绿色斑点。

(4) 大黄的 TLC 鉴别：①供试品溶液的制备：取本品 5 片，除去糖衣，研细，加甲醇 10ml，超声处理 15 分钟，放冷，滤过，滤液蒸干，残渣加水 10ml 使溶解，再加盐酸 1ml，置热水浴中加热回流 30 分钟，立即冷却，用乙醚提取 2 次，每次 10ml，合并乙醚提取液，挥干，残渣加甲醇 2ml 使溶解，即得。②对照品溶液的制备：取大黄对照药材 0.1g，同法制成对照药材溶液。③薄层色谱：吸取上述两种溶液各 4μl，分别点于同一硅胶 G 薄层板上，以石油醚（30℃～60℃）-甲酸乙酯-甲酸（15：5：1）的上层溶液为展开剂，展开，取出，晾干，置紫外光灯（365nm）下检视。④结果判断：供试品色谱中，在与对照药材色谱相应的位置上，应显相同的 5 个橙黄色荧光主斑点；置氨蒸气中熏后，日光下检视，斑点变为红色。

【定量分析】 按高效液相色谱法依法测定，本品每片含栀子苷（$C_{17}H_{24}O_{10}$）计，不得少于 1.5mg。

【功能与主治】 清热解毒，祛风镇惊。用于小儿风热，烦躁抽搐，发热，口疮，小便短赤，大便不利。

小 柴 胡 片

本品为柴胡 445g、半夏（姜制）222g、黄芩 167g、党参 167g、甘草 167g、生姜 167g、大枣 167g 制成的片剂。取以上七味，党参 45g、甘草 45g 粉碎成细粉，备用；剩余的党参、甘草与柴胡、黄芩、大枣加水煎煮二次，每次 1.5 小时，合并煎液，滤过，滤液浓缩至适量；半夏（姜制）、生姜按渗漉法，用 70％ 的乙醇作溶剂，浸渍 24 小时后，以每分钟 1～3ml 的速度缓缓渗漉，收集漉液约 1670ml，回收乙醇，与上述浓缩液合并，浓缩成稠膏，加入上述备用细粉及辅料适量，混匀，干燥，粉碎成细粉，制成颗粒，干燥，压制成 1000 片，或包薄膜衣，即得。

【性状】　本品为灰棕色至黑褐色的片或薄膜衣片，薄膜衣片除去包衣后显灰棕色至黑褐色；气微，味甜、微苦。

【鉴别】

1. 显微鉴别　取本品，置显微镜下观察：①联结乳管直径 12～15μm，含细小颗粒状物（党参）。②纤维束周围薄壁细胞含草酸钙方晶，形成晶纤维（甘草）。（图 8-37）

2. 理化鉴别

（1）黄芩中黄芩苷的 TLC 鉴别：①供试品溶液的制备：取本品 10 片，研细，加乙醇 20ml，超声处理 20 分钟，滤过，滤液蒸干，残渣加水 20ml 使溶解，加盐酸调 pH 值至 2～3，用乙酸乙酯提取 2 次，每次 20ml，合并提取液，蒸干，残渣加甲醇 1ml 使溶

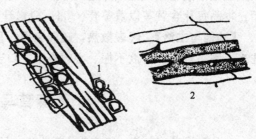

图 8-37　小柴胡片显微特征图
1. 晶纤维；2. 乳管图

解，即得。②对照品溶液的制备：取黄芩苷对照品适量，加甲醇制成每 1ml 含 1mg 的溶液，即得。③薄层色谱：吸取上述两种溶液各 10μl，分别点于同一以含 4％醋酸钠的羧甲基纤维素钠为黏合剂的硅胶 G 薄层板上，以乙酸乙酯-丁酮-甲酸-水（5：3：1：1）为展开剂，展开，取出，晾干，喷以 1％三氯化铁乙醇溶液。④结果判断：供试品色谱中，在与对照品色谱相应的位置上，应显相同颜色的斑点。

（2）甘草的 TLC 鉴别：①供试品溶液的制备：取本品 10 片，研细，加乙醇 20ml，超声处理 20 分钟，滤过，滤液蒸干，残渣加水 20ml 使溶解，用水饱和的正丁醇提取 2 次，每次 20ml，合并正丁醇液，用正丁醇饱和的水洗涤 2 次，每次 10ml，正丁醇液蒸干，残渣加甲醇 1ml 使溶解，即得。②对照药材溶液的制备：取甘草对照药材 1g，加水适量，煎煮 30 分钟，取出，放冷，滤过，滤液浓缩至 20ml，用水饱和的正丁醇提取 2 次，每次 20ml，合并正丁醇液，用正丁醇饱和的水洗涤 2 次，每次 10ml，正丁醇液蒸干，残渣加甲醇 1ml 使溶解，即

得。③薄层色谱：吸取供试品溶液与对照药材溶液各 5～10μl，分别点于同一硅胶 G 薄层板上，以三氯甲烷-甲醇-水（40：10：1）为展开剂，展开，取出，晾干，喷以 5％香草醛-硫酸溶液，在 105℃加热至斑点显色清晰。④结果判断：供试品色谱中，在与对照药材色谱相应的位置上，应显相同颜色的斑点。

【定量分析】 按高效液相色谱法测定：①色谱条件与系统适用性试验：以十八烷基硅烷键合硅胶为填充剂，以甲醇-水-冰醋酸（50：50：1）为流动相；检测波长为 315nm；理论板数按黄芩苷峰计算应不低于 2000。②对照品溶液的制备：取黄芩苷对照品适量，精密称定，加 70％乙醇制成每 1ml 含 40μg 的溶液，即得。③供试品溶液的制备：取本品，研细，取约 0.3g，精密称定，置 100ml量瓶中，加 70％乙醇 70ml，超声处理（功率 250W，频率 50kHz）30 分钟，放冷，加 70％乙醇至刻度，摇匀，滤过，取续滤液，即得。④测定：分别精密吸取对照品溶液与供试品溶液各 10μl，注入液相色谱仪，测定，即得。⑤结果判断：本品每片含黄芩以黄芩苷($C_{21}H_{18}O_{11}$)计，不得少于 2.0mg。

【功能与主治】 解表散热，疏肝和胃。用于外感病，邪犯少阳证，症见寒热往来、胸胁苦满、食欲不振、心烦喜呕、口苦咽干。

天麻首乌片

本品为天麻、白芷、何首乌、熟地黄、丹参、川芎、当归、蒺藜（炒）、桑叶、墨旱莲、女贞子、白芍、黄精、甘草制成的片剂。取以上十四味，天麻、川芎、何首乌粉碎成细粉，过筛，混匀；白芷、当归提取挥发油，备用；药渣与其余熟地黄等九味加水煎煮二次，每次 2 小时，合并煎液，滤过，滤液浓缩成相对密度为1.28～1.30（热测）的清膏，加入上述药粉，混匀，干燥，粉碎，过筛，制成颗粒，喷入上述白芷、当归挥发油，密闭，压制成 1000 片，包糖衣或薄膜衣，即得。

【性状】 本品为糖衣片或薄膜衣片，除去包衣后显棕褐色；气香，味微苦。

【鉴别】

1. 何首乌的 TLC 鉴别 ①供试品溶液的制备：取本品 5 片，除去包衣，研细，加乙醚 25ml，加热回流 1 小时，滤过，滤液蒸干，残渣加甲醇 1ml 使溶解，即得。②对照药材溶液的制备：取何首乌对照药材 0.2g，同法制成对照药材溶液。③薄层色谱：吸取上述两种溶液各 5μl，分别点于同一硅胶 G 薄层板上使成条状，以苯-乙醇（2：1）为展开剂，展至约 3.5cm，取出，晾干；再以苯-乙醇（4：1）为展开剂，展至约 7cm，取出，晾干，喷以磷钼酸硫酸溶液（取磷钼酸2g，加水 20ml 使溶解，再缓缓加入硫酸 30ml，摇匀），加热至斑点显色清晰。④结果判断：供试品色谱中，在与对照药材色谱相应的位置上，应显相同颜色的主条斑。

2. 川芎的 TLC 鉴别　①供试品溶液的制备：取本品 20 片，除去包衣，研细，加乙醚 20ml，浸渍过夜，滤过，滤液蒸干，残渣加乙醇 0.5ml 使溶解，即得。②对照药材溶液的制备：取川芎对照药材 0.2g，同法制成对照药材溶液。③薄层色谱：吸取供试品溶液 10μl，对照药材溶液 2μl，分别点于同一硅胶 G 薄层板上，以正己烷-乙酸乙酯（9∶1）为展开剂，展开，取出，晾干，置紫外光灯（365nm）下检视。④结果判断：供试品色谱中，在与对照药材色谱相应的位置上，应显相同颜色的荧光主斑点。

3. 桑叶的 TLC 鉴别　①供试品溶液的制备：取本品 10 片，除去包衣，研细，加甲醇 20ml，超声处理 30 分钟，滤过，滤液蒸干，残渣加甲醇 1ml 使溶解，即得。②对照药材溶液的制备：取桑叶对照药材 1g，加水 50ml，煮沸 30 分钟，滤过，滤液蒸干，残渣加甲醇 1ml 使溶解，即得。③薄层色谱：吸取供试品溶液 20μl，对照药材溶液 5μl，分别点于同一硅胶 G 薄层板上使成条状，以甲苯-乙酸乙酯-甲酸（5∶2∶1）为展开剂，展开，取出，晾干，置紫外光灯（365nm）下检视。④结果判断：供试品色谱中，在与对照药材色谱相应的位置上，应显相同颜色的荧光主斑点。

【定量分析】　按高效液相色谱法测定（避光操作）：①色谱条件与系统适用性试验：以十八烷基硅烷键合硅胶为填充剂；以乙腈-水（22∶78）为流动相；检测波长为 320nm；理论板数按 2，3，5，$4'$-四羟基二苯乙烯-2-O-β-D-葡萄糖苷峰计算应不低于 2000。②对照品溶液的制备：取 2，3，5，$4'$-四羟基二苯乙烯-2-O-β-D-葡萄糖苷对照品适量，精密称定，加甲醇制成每 1ml 含 40μg 的溶液，即得。③供试品溶液的制备：取本品 10 片，除去包衣，精密称定，研细，取适量（约相当于本品 2 片），精密称定，置锥形瓶中，精密加入甲醇 25ml，称定重量，加热回流 30 分钟，放冷，再称定重量，用甲醇补足减失的重量，摇匀，滤过，即得。④测定：分别精密吸取对照品溶液与供试品溶液各 5～10μl，注入液相色谱仪，测定，即得。⑤结果判断：本品每片含何首乌以 2，3，5，$4'$-四羟基二苯乙烯-2-O-β-D-葡萄糖苷计，不得少于 0.20mg。

【功能与主治】　滋阴补肾、养血熄风。用于肝肾阴虚所致的头晕、目眩、头痛耳鸣、口苦咽干、腰酸乏力、脱发、白发；亦可用于脑动脉硬化、早期高血压、血管神经性头痛、脂溢性脱发等见上述证候者。

元胡止痛片

本品为延胡索（醋制）445g、白芷 223g 制成的片剂。以上二味，取白芷

166g，粉碎成细粉，剩余的白芷与延胡索粉碎成粗粉，用三倍量的60%乙醇浸泡24小时，加热回流3小时，收集提取液，再加二倍量的60%乙醇加热回流2小时，收集提取液，合并二次提取液，滤过，滤液浓缩成稠膏状，加入上述细粉，制成颗粒，压制成1000片，包糖衣或薄膜衣，即得。

【性状】 本品为糖衣片或薄膜衣片，除去包衣后，显棕褐色；气香，味苦。

【鉴别】

1. 延胡索的 TLC 鉴别 ①供试品溶液的制备：取本品10片，除去包衣，研细，加甲醇50ml，超声处理30分钟，滤过，滤液加活性氧化铝5g，振摇数分钟，滤过，滤液蒸干，残渣加水适量使溶解，加浓氨试液调pH值至碱性，用乙醚振摇提取3次，每次10ml，乙醚液蒸干，残渣加甲醇1ml使溶解，即得。②对照药材溶液的制备：取延胡索对照药材1g，加甲醇50ml，超声处理30分钟，滤过，自"滤液蒸干"起同法制成对照药材溶液。③薄层色谱：吸取上述两种溶液各2~3μl，分别点于同一用1%氢氧化钠溶液制备的硅胶G薄层板上，以正己烷-三氯甲烷-甲醇（7.5：4：1）为展开剂，置用展开剂预饱和1小时的展开缸内展开，取出，晾干，以碘蒸气熏至斑点显色清晰。④结果判断：供试品色谱中，在与对照药材色谱相应的位置上，应显相同颜色的斑点；挥尽板上吸附的碘后，置紫外光灯（365nm）下检视，应显相同颜色的荧光斑点。

2. 白芷的 TLC 鉴别 ①供试品溶液的制备：取本品10片，除去包衣，研细，加石油醚（60℃~90℃）20ml，超声处理20分钟，滤过，滤液挥至约1ml，即得。②对照药材溶液的制备：取白芷对照药材0.1g，加石油醚（60℃~90℃）1ml，浸渍30分钟，时时振摇，静置，取上清液，即得。③薄层色谱：吸取上述两种溶液各5μl，分别点于同一硅胶GF$_{254}$薄层板上，以石油醚（60℃~90℃）-乙醚（3：2）为展开剂，展开，取出，晾干。置紫外光灯（365nm）下检视。④结果判断：供试品色谱中，在与对照药材色谱相应的位置上，应显相同颜色的荧光斑点；置紫外光灯（254nm）下检视，应显相同颜色的斑点。

【定量分析】 按薄层扫描法依法测定：①供试品溶液的制备：取本品40片，除去包衣，精密称定，研细，取约4g，精密称定，加甲醇50ml，超声处理30分钟，滤过，用少量甲醇洗涤容器和滤器，洗液与滤液合并，回收溶剂至干，残渣加水30ml使溶解，加浓氨试液调至碱性，用乙醚振摇提取5次，每次20ml，合并乙醚提取液，用水洗2次，每次20ml，分取乙醚液，挥去溶剂，残渣加甲醇适量使溶解，转移至5ml量瓶中，加甲醇稀释至刻度，即得。②对照品溶液的制备：精密称取延胡索乙素对照品，加甲醇制成每1ml含0.5mg的溶液，即得。③测定：精密吸取供试品溶液5~10μl、对照品溶液1μl与6μl，分别交叉点于同一用1%氢氧化钠溶液制备的硅胶G薄层板上，以正己烷-二氯甲烷-甲醇-浓氨试液（15：8：1.7：0.05）为展开剂，预饱和30分钟，展开，取出，晾干；以碘蒸气熏5～10分钟，至斑点显色清晰，取出，挥尽板上吸附的碘，按薄层色谱扫描法进行扫描，波长 $\lambda_S=346nm$，$\lambda_R=200nm$，测量供试品吸光度积分值与对照品吸光度积分值，计算，即得。④结果判断：本品每片含延胡索以延胡索乙素（$C_{21}H_{25}NO_4$）计，不得少于 $20\mu g$。

【功能与主治】 理气，活血，止痛。用于气滞血瘀的胃痛，胁痛，头痛，痛经等。

牛黄消炎片

本品为人工牛黄 4.8g、珍珠母 9.6g、蟾酥 2.9g、青黛 3.8g、天花粉 9.6g、大黄 9.6g、雄黄 9.6g 制成的片剂。取以上七味，雄黄水飞成极细粉，珍珠母粉碎成极细粉；大黄、天花粉粉碎成细粉；青黛研细；蟾酥加白酒研成糊状，与上述粉末及辅料适量混匀，制成颗粒，干燥；将人工牛黄研细，加入上述颗粒中，混匀，压制成 1000 片，包糖衣或薄膜衣，即得。

【性状】 本品为糖衣片或薄膜衣片，除去包衣后显黄棕色；味苦，有麻辣感。

【鉴别】

1. 显微鉴别 取本品，置显微镜下观察：①石细胞黄绿色，长方形、椭圆形、类方形、多角形或纺锤形，直径 27～72μm，壁较厚，纹孔细密（天花粉）。②草酸钙簇晶大，直径 60～140μm（大黄）。③不规则块片或颗粒蓝色（青黛）。④不规则碎块金黄色或橙黄色，有光泽（雄黄）。（图 8-38）

2. 理化鉴别

（1）大黄和青黛中靛玉红的 TLC

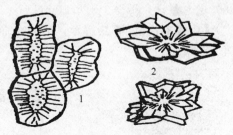

图 8-38 牛黄消炎片显微特征图
1. 石细胞；2. 草酸钙簇晶

鉴别：①供试品溶液的制备：取本品 10 片，除去包衣，研细，加甲醇 5ml，振摇提取 30 分钟，滤过，即得。②对照药材及对照品溶液的制备：取大黄对照药材 0.3g，同法制成对照药材溶液；取靛玉红对照品，加三氯甲烷制成每 1ml 含 0.2mg 的对照品溶液。③薄层色谱：吸取上述三种溶液各 5～7μl，分别点于同一硅胶 G 薄层板上，以石油醚（30℃～60℃）-甲酸乙酯-甲酸（15：5：1）的上层溶液为展开剂，展开，取出，晾干，分别置日光及紫外光灯（365nm）下检视。④结果判断：供试品色谱中，在与靛玉红对照品色谱相应的位置上，日光下应显相同颜色的斑点；在与大黄对照药材色谱相应的位置上，紫外光灯下应显相同颜色的荧光斑点。

（2）人工牛黄中胆酸的 TLC 鉴别：取胆酸对照品，加乙醇制成每 1ml 含 0.5mg 的溶液，作为对照品溶液。吸取对照品溶液及上述（1）项下的供试品溶液各 5μl，分别点于同一硅胶 G 薄层板上，以异辛烷-乙酸乙酯-冰醋酸（15：7：5）为展开剂，展开，取出，晾干，喷以 10％硫酸乙醇溶液，在 105℃加热至斑点显色清晰，置紫外光灯（365nm）下检视。供试品色谱中，在与对照品色谱相应的位置上，应显相同颜色的荧光斑点。

【定量分析】 按高效液相色谱法依法测定：①色谱条件与系统适用性试验：以十八烷基硅烷键合硅胶为填充剂；以乙腈-0.5％磷酸二氢钾溶液（用磷酸调节 pH 值至 3.2）（50：50）为流动相；检测波长为 296nm；柱温为 40℃；理论板数按华蟾酥毒基峰计算应不低于 4000。②对照品溶液的制备：取华蟾酥毒基对照品、脂蟾毒配基对照品适量，精密称定，加甲醇制成每 1ml 各含 50μg 的溶液，即得。③供试品溶液的制备：取本品 20 片，除去包衣，精密称定，研细，取 10 片量，精密称定，置具塞锥形瓶中，精密加入甲醇 25ml，密塞，称定重量，摇匀，放置过夜，超声处理（功率 250W，频率 50kHz）20 分钟，放冷，再称定重量，用甲醇补足减失的重量，摇匀，滤过，取续滤液，即得。④测定：分别精密吸取对照品溶液与供试品溶液各 10μl，注入液相色谱仪，测定，即得。⑤结果判断：本品每片含蟾酥以华蟾酥毒基（$C_{26}H_{34}O_6$）和脂蟾毒配基（$C_{24}H_{32}O_4$）的总量计，不得少于 0.10mg。

【功能主治】 清热解毒，消肿止痛。用于热毒蕴结所致的咽喉肿痛、疔、痈、疮疖。

安 胃 片

本品为延胡索（醋制）63g、白矾（煅）250g、海螵蛸（去壳）187g 制成的片剂。取以上三味，粉碎成细粉，过筛，混匀，加蜂蜜 125g 与适量的水，制成颗粒，干燥，压制成 1000 片，即得。

【性状】 本品为类白色至淡黄色的片；气微，味涩、微苦。

【鉴别】

1. 荧光鉴别 取本品 5 片，研细，置烧瓶中，加乙醇 20ml，在水浴上加热回流 10～15 分钟，放冷，滤过。滤液点于滤纸上，晾干，置紫外光灯（365nm）下观察，应显黄绿色荧光。（鉴别延胡索的生物碱类成分）

2. 化学定性

（1）鉴别海螵蛸：取本品 2 片，研细，置试管中，加稀盐酸 10ml，即泡沸，放出二氧化碳气体，气体遇氢氧化钙试液，即生成白色沉淀。将试管中的酸性液体滤过，取滤液 3ml，加氨试液使成微碱性，即生成白色胶状沉淀，滤过，沉淀在盐酸、醋酸或过量的氢氧化钠试液中溶解；滤液中加草酸铵试液 2 滴，即生成白色沉淀，在盐酸中溶解，但在醋酸中不溶。

（2）鉴别白矾：取本品 2 片，研细，置小烧杯中，加水 10ml，充分搅拌，滤过。取滤液 2ml 加氯化钡试液 2 滴，即生成白色沉淀，在盐酸或硝酸中均不溶解；另取滤液 2ml，加亚硝酸钴钠试液 2 滴，即生成黄色沉淀。

【功能与主治】 行气活血，制酸止痛。用于气滞血瘀所致的胃脘刺痛、吞酸嗳气、脘闷不舒；亦可用于胃及十二指肠溃疡，慢性胃炎见上述证候者。

利胆排石片

本品为金钱草 250g、茵陈 250g、黄芩 75g、木香 75g、郁金 75g、大黄125g、槟榔 125g、枳实（麸炒）50g、芒硝 25g、厚朴（姜炙）50g 制成的片剂。取以上十味，木香、大黄、芒硝粉碎成细粉；其余金钱草等七味加水煎煮，滤过，滤液浓缩成稠膏状，加入上述细粉，混匀，制成颗粒，干燥，压制成 1000片，包糖衣或薄膜衣，即得。

【性状】 本品为糖衣片或薄膜衣片，除去包衣后显棕褐色；味苦、咸。

【鉴别】

1. 显微鉴别 取本品，置显微镜下观察：①草酸钙簇晶大，直径 60～140μm，棱角较钝（大黄）。②木纤维成束，长梭形，直径 16～24μm，壁稍厚，纹孔口横裂缝状、十字状或人字状（木香）。③用乙醇装片后置显微镜下观察：不规则形结晶近无色，边缘不整齐，表面有细长裂隙且现颗粒性（芒硝）。（图 8-39）

2. 理化鉴别

（1）大黄的 TLC 鉴别：①供试品溶液的制备：取本品 5 片，除去包衣，研碎，加甲醇 20ml，超声处理 15 分钟，滤过，滤液浓缩

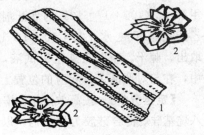

图 8-39　利胆排石片显微特征图
1. 木纤维 2. 草酸钙簇晶

至约 2ml，即得。②对照药材溶液的制备：取大黄对照药材 0.5g，加甲醇 20ml，同法制成对照药材溶液。③薄层色谱：吸取上述两种溶液各 1μl，分别点于同一硅胶 G 薄层板上，以石油醚（30℃～60℃）-甲酸乙酯-甲酸（15：5：1）的上层

溶液为展开剂，展开，取出，晾干，置紫外光灯（365nm）下检视。④结果判断：供试品色谱中，在与对照药材色谱相应的位置上，应显相同的五个橙黄色荧光斑点；置氨蒸气中熏后，日光下检视，斑点变为红色。

（2）木香的 TLC 鉴别：①供试品溶液的制备：取本品 10 片，除去包衣，研细，加乙醚 20ml，冷浸 4 小时，时时振摇，滤过，滤液挥去乙醚，残渣加乙酸乙酯 1ml 使溶解，即得。②对照药材溶液的制备：取木香对照药材 1g，加乙醚 10ml，同法制成对照药材溶液。③薄层色谱：吸取上述两种溶液各 5μl，分别点于同一硅胶 G 薄层板上，以环己烷-丙酮（10:3）为展开剂，展开，取出，晾干，喷以 5％香草醛-硫酸溶液，加热至斑点显色清晰。④结果判断：供试品色谱中，在与对照药材色谱相应的位置上，应显相同颜色的斑点。

（3）黄芩中黄芩苷的 TLC 鉴别：①供试品溶液的制备：取本品 5 片，糖衣片除去糖衣，研细，加甲醇 20ml，超声处理 20 分钟，滤过，滤液蒸干，残渣加甲醇 2ml 使溶解，即得。②对照品溶液的制备：取黄芩苷对照品适量，加甲醇制成每 1ml 含 1mg 的溶液，即得。③薄层色谱：吸取上述两种溶液各 5μl，分别点于同一以含 4％醋酸钠的羧甲基纤维素钠溶液为黏合剂的硅胶 G 薄层板上，以乙酸乙酯-丁酮-甲酸-水（5:3:1:1）为展开剂，薄层板置展开缸中预饱和 30 分钟，展开，取出，晾干，喷以 1％三氯化铁乙醇溶液显色。④结果判断：供试品色谱中，在与对照品色谱相应的位置上，应显相同颜色的斑点。

（4）枳实中橙皮苷的 TLC 鉴别：取橙皮苷对照品，加甲醇制成饱和溶液，作为对照品溶液。吸取［鉴别］（3）项下的供试品溶液及上述对照品溶液各 5μl，分别点于同一用 0.5％氢氧化钠溶液制备的硅胶 G 薄层板上，以乙酸乙酯-甲醇-水（100:17:13）为展开剂，展开，展距约 8cm，取出，晾干，再以甲苯-乙酸乙酯-甲酸-水（20:10:1:1）的上层溶液为展开剂，展开，展距约 8cm，取出，晾干，喷以三氯化铝试液，置紫外光灯（365nm）下检视。供试品色谱中，在与对照品色谱相应的位置上，应显相同颜色的荧光斑点。

【定量分析】　按高效液相色谱法测定：①色谱条件与系统适用性试验：以十八烷基硅烷键合硅胶为填充剂；以甲醇-水-磷酸（47:53:0.2）为流动相；检测波长为 280nm；理论板数按黄芩苷峰计算应不低于 2000。②对照品溶液的制备：取黄芩苷对照品适量，精密称定，加 70％乙醇制成每 1ml 含 20μg 的溶液，即得。③供试品溶液的制备：取本品 20 片，除去包衣，精密称定，研细，精密称定，置具塞锥形瓶中，精密加入 70％乙醇 50ml，密塞，称定重量，超声处理（功率 300W，频率 50kHz）30 分钟，放冷，再称定重量，用 70％乙醇补足减失的重量，摇匀，滤过，取续滤液 5ml，置 25ml 量瓶中，加 70％乙醇至刻度，摇匀，即得。④测定：分别精密吸取对照品溶液与供试品溶液各 10μl，注入液相色谱仪，测定，即得。⑤结果判断：本品每片含黄芩以黄芩苷（$C_{21}H_{18}O_{11}$）计，不得少于 2.0mg。

【功能与主治】　清热利湿，利胆排石。用于湿热蕴毒、腑气不通所致的胁痛、胆胀，症见胁肋胀痛、发热、尿黄、大便不通；亦可用于胆囊炎、胆石症见上述证候者。

复方丹参片

本品为丹参 450g、三七 141g、冰片 8g 制成的片剂。取以上三味，丹参加乙醇加热回流 1.5 小时，提取液滤过，滤液回收乙醇并浓缩至适量，备用；药渣加 50％乙醇加热回流 1.5 小时，提取液滤过，滤液回收乙醇并浓缩至适量，备用；药渣加水煎煮 2 小时，煎液滤过，滤液浓缩至适量。三七粉碎成细粉，与上述浓缩液和适量的辅料制成颗粒，干燥。冰片研细，与上述颗粒混匀，压制成 1000 片，或包糖衣或薄膜衣，即得。

【性状】　本品为糖衣片或薄膜衣片，除去包衣后显棕色至棕褐色；气芳香，味微苦。

【鉴别】

（1）丹参与冰片的 TLC 鉴别：①供试品溶液的制备：取本品 5 片，糖衣片除去糖衣，研碎，加乙醚 10ml，超声处理 5 分钟，滤过，药渣备用，滤液挥干，残渣加乙酸乙酯 2ml 使溶解，即得。②对照品溶液的制备：取丹参酮$_{IIA}$ 对照品、冰片对照品，分别加乙酸乙酯制成每 1ml 含 0.5mg 的溶液，即得。③薄层色谱：吸取上述三种溶液各 $4\mu l$，分别点于同一硅胶 G 薄层板上，以苯-乙酸乙酯（19：1）为展开剂，展开，取出，晾干。④结果判断：供试品色谱中，在与丹参酮$_{IIA}$ 对照品色谱相应的位置上，应显相同颜色的斑点；喷以 1％香草醛-硫酸溶液，在 110℃加热数分钟，在与冰片对照品色谱相应的位置上，应显相同颜色的斑点。

（2）三七及其三七皂苷 R_1、人参皂苷 Rb_1、人参皂苷 Rg_1 的 TLC 鉴别：①供试品溶液的制备：取［鉴别］（1）项下的药渣，加甲醇 25ml，加热回流 15 分钟，放冷，滤过，滤液蒸干，残渣加水 25ml，微热使溶解，加水饱和的正丁醇 25ml，振摇提取，取正丁醇提取液，用氨试液 25ml 洗涤，再用正丁醇饱和的水洗涤 2 次，每次 25ml，正丁醇液浓缩至干，残渣加甲醇 1ml 使溶解，即得。②对照药材及对照品溶液的制备：取三七对照药材 0.5g，同法制成对照药材溶液；取三七皂苷 R_1 对照品及人参皂苷 Rb_1、Rg_1 对照品，分别加甲醇制成每 1ml 含 1mg 的对照品溶液。③薄层色谱：吸取上述五种溶液各 $1\mu l$，分别点于同一硅胶 G 薄层板上，以三氯甲烷-甲醇-水（13：7：2）10℃以下放置分层的下层溶液为展开剂，展开，取出，晾干，喷以硫酸乙醇溶液（1→10），在 110℃加热至斑点显色清晰。④结果判断：供试品色谱中，在与对照药材色谱和对照品色谱相应的位置上，应显相同颜色的斑点。

【定量分析】

1. 丹参酮ⅡA　按高效液相色谱法测定：①色谱条件与系统适用性试验：用十八烷基硅烷键合硅胶为填充剂；以甲醇-水（73：27）为流动相；检测波长为270nm；理论板数按丹参酮ⅡA峰计算应不低于2000。②对照品溶液的制备：取丹参酮ⅡA对照品适量，精密称定，置棕色量瓶中，加甲醇制成每1ml含40μg的溶液，即得。③供试品溶液的制备：取本品10片，糖衣片除去糖衣，精密称定，研细，取约1g，精密称定，置具塞棕色瓶中，精密加入甲醇25ml，密塞，称定重量，超声处理（功率250W，频率33kHz）15分钟，放冷，再称定重量，用甲醇补足减失的重量，摇匀，滤过，取续滤液，置棕色瓶中，即得。④测定：分别精密吸取对照品溶液与供试品溶液各10μl，注入液相色谱仪，测定，即得。⑤结果判断：本品每片含丹参以丹参酮ⅡA（$C_{19}H_{18}O_3$）计，不得少于0.20mg。

2. 丹酚酸B　按高效液相色谱法测定：①色谱条件与系统适用性试验：用十八烷基硅烷键合硅胶为填充剂；以乙腈-甲醇-甲酸-水（10：30：1：59）为流动相；检测波长为286nm；理论板数按丹酚酸B峰计算应不低于4000。②对照品溶液的制备：取丹酚酸B对照品适量，精密称定，加水制成每1ml含60μg的溶液，即得。③供试品溶液的制备：取本品10片，糖衣片除去糖衣，精密称定，研细，取0.15g，精密称定，置50ml量瓶中，加水适量，超声处理（功率300W，频率50kHz）30分钟，放冷，加水至刻度，摇匀，离心，取上清液，即得。④测定：分别精密吸取对照品溶液与供试品溶液各10μl，注入液相色谱仪，测定，即得。⑤结果判断：本品每片含丹参以丹酚酸B（$C_{36}H_{30}O_{16}$）计，不得少于5.0mg。

【功能与主治】　活血化瘀，理气止痛。用于气滞血瘀所致的胸痹，症见胸闷、心前区刺痛；亦可用于冠心病心绞痛见上述证候者。

穿 心 莲 片

本品为穿心莲经加工制成的片剂。取穿心莲1000g，用85％乙醇热浸提取二次，每次2小时，合并提取液，滤过，滤液回收乙醇，浓缩至适量，干燥，加辅料适量，制成颗粒，干燥，压制成1000片（小片）或500片（大片），包糖衣或薄膜衣，即得。

【性状】　本品为糖衣片或薄膜衣片，除去包衣后显灰褐色至棕褐色；味苦。

【鉴别】　穿心莲及其脱水穿心莲内酯的TLC鉴别：①供试品溶液的制备：取〔定量分析〕项下的备用续滤液，即得。②对照药材及对照品溶液的制备：取穿心莲对照药材 0.5g，加甲醇 30ml，超声处理 30 分钟，滤过，滤液浓缩至约 5ml，作为对照药材溶液；取脱水穿心莲内酯对照品，加甲醇制成每 1ml 含 1mg 的对照品溶液。③薄层色谱：吸取上述三种溶液各 5μl，分别点于同一以羧甲基纤维素钠为黏合剂的硅胶 GF$_{254}$ 薄层板上，以三氯甲烷-乙酸乙酯-甲醇（20：15：2）为展开剂，在 28℃ 以下展开，取出，晾干，置紫外光灯（254nm）下检视。④结果判断：供试品色谱中，在与对照药材色谱和对照品色谱相应的位置上，应显相同颜色的斑点；喷以 2％3,5-二硝基苯甲酸乙醇溶液与 2mol/L 氢氧化钾溶液等体积的混合液（临用前配制），立即置日光下检视，供试品色谱中，在与对照药材色谱和对照品色谱相应的位置上，应显相同颜色的斑点。

　　【定量分析】　按高效液相色谱法测定：①色谱条件与系统适用性试验：用十八烷基硅烷键合硅胶为填充剂；以甲醇-水（60：40）为流动相；检测波长为 254nm；理论板数按脱水穿心莲内酯峰计算应不低于 2000。②对照品溶液的制备：取脱水穿心莲内酯对照品适量，精密称定，加甲醇制成每 1ml 含 0.1mg 的溶液，即得。③供试品溶液的制备：取本品 20 片（小片）或 10 片（大片），除去包衣，精密称定，研细，取 0.5g，精密称定，置具塞锥形瓶中，精密加入甲醇 25ml，密塞，称定重量，浸泡 1 小时，超声处理（功率 250W，频率 33kHz）30 分钟，放冷，再称定重量，用甲醇补足减失的重量，摇匀，滤过，精密量取续滤液 10ml（剩余的续滤液备用），加在中性氧化铝柱（200～300 目，5g，内径 1.5cm）上，用甲醇 20ml 洗脱，收集洗脱液，置 50ml 量瓶中，加甲醇至刻度，摇匀，即得。④测定：分别精密吸取对照品溶液与供试品溶液各 10μl，注入液相色谱仪，测定，即得。⑤结果判断：本品每片含穿心莲以脱水穿心莲内酯（C$_{20}$H$_{28}$O$_4$）计，小片不得少于 4.0mg，大片不得少于 8.0mg。

　　【功能与主治】　清热解毒，凉血消肿。用于邪毒内盛，感冒发热，咽喉肿痛，口舌生疮，顿咳劳嗽，泄泻痢疾，热淋涩痛，痈肿疮疡，毒蛇咬伤。

第三节　颗　粒　剂

　　颗粒剂系指药材提取物与适宜的辅料或药材细粉制成具有一定粒度的颗粒状制剂，分为可溶性颗粒、混悬性颗粒和泡腾性颗粒。为确保颗粒剂的质量，在生产与贮藏期间应对其进行质量检查。其法定检查项目如下：

　　1. 外观　颗粒剂应干燥、颗粒均匀、色泽一致，无吸潮、结块、潮解等现象。

　　2. 粒度　除另有规定外，取单剂量分装的颗粒剂 5 袋（瓶）或多剂量分装的颗粒剂 1 包（瓶），按粒度检查法中的双筛分法（参见第三章）依法测定，不能通过一号筛与能通过五号筛的总和，不得过 15%。

3. 水分 按水分测定法（参见第三章）依法测定，除另有规定外，不得过 6.0%。

4. 溶化性 ①可溶性颗粒：取供试品 1 袋（多剂量包装取 10g），加热水 200ml，搅拌 5 分钟，立即观察，应全部溶化，可有轻微浑浊，但不得有焦屑等异物。②混悬性颗粒：取供试品 1 袋（多剂量包装取 10g），加热水 200ml，搅拌 5 分钟，立即观察，应能混悬均匀，不得有焦屑等异物。③泡腾性颗粒：取供试品 1 袋，置盛有 200ml 水的烧杯中，水温为 15℃～25℃，应立即产生气体而呈泡腾状，颗粒应在 5 分钟内完全分散或溶解在水中，不得有焦屑等异物。

5. 装量差异 单剂量包装的颗粒剂，按下述方法检查并判断结果：取供试品 10 袋，分别称定每袋内容物的重量，每袋的装量与标示装量相比较，装量差异限度应符合表 8-6 中的规定；超出装量差异限度的不得多于 2 袋，并不得有 1 袋超出限度 1 倍。

表 8-6　　　　　　　　　　　装量差异限度

标 示 装 量	装量差异限度	标 示 装 量	装量差异限度
1.0g 及 1.0g 以下	±10%	1.5g 以上至 6g	±7%
1.0g 以上至 1.5g	±8%	6g 以上	±5%

6. 装量 多剂量包装的颗粒剂，按最低装量检查法依法检查，应符合规定。

7. 微生物限度 按微生物限度检查法依法检查，应符合表 8-7 中的规定。

表 8-7　　　　　　　　微生物限度标准（单位：个/g）

颗粒剂的原料组成	细菌数	霉菌、酵母菌数	大肠埃希菌	大肠菌群
不含药材原粉	≤1000	≤100	不得检出	
含药材原粉	≤10000	≤100	不得检出	≤100

一　清　颗　粒

本品为黄连 165g、大黄 500g、黄芩 250g 制成的颗粒剂。取以上三味，分别加水煎煮二次（1.5小时，1小时），合并煎液，滤过，滤液减压浓缩至相对密度约为 1.25（70℃）的清膏，喷雾干燥成干浸膏粉；将上述三种浸膏粉合并，加入适量蔗糖与糊精，混匀，制成颗粒，干燥，分装成125袋，即得。

【性状】 本品为黄褐色的颗粒；味微甜、苦。

【鉴别】

（1）大黄及其大黄素的 TLC 鉴别：①供试品溶液的制备：取本品 4g，加甲醇 25ml，浸渍 2 小时，并时时振摇，滤过，滤液置水浴上蒸干，残渣加水 10ml 使溶解，再加盐酸 1ml，置水浴上加热 30 分钟，立即冷却，用三氯甲烷 20ml 分 2 次提取，合并三氯甲烷提取液，浓缩至约 1ml，即得。②对照药材及对照品溶液的制备：取大黄对照药材 0.1g，同法制成对照药材溶液；取大黄素对照品，加三氯甲烷制成每 1ml 含 0.5mg 的对照品溶液。③薄层色谱：吸取上述三种溶液各 5μl，分别点于同一以羧甲基纤维素钠为黏合剂的硅胶 G 薄层板上，以石油醚（60℃～90℃）-甲酸乙酯-甲酸（15：5：1）的上层溶液为展开剂，展开，取出，晾干，置紫外光灯（365nm）下检视。④结果判断：供试品色谱中，在与对照药材及对照品色谱相应的位置上，应显相同颜色的荧光斑点；置氨蒸气中熏后，日光下检视，斑点变为红色。

（2）黄芩及其黄芩苷的 TLC 鉴别：①供试品溶液的制备：取本品 4g，加甲醇 25ml，加盐酸 1～2 滴，超声处理 20 分钟，滤过，滤液置水浴上浓缩至约 2ml，即得。②对照药材及对照品溶液的制备：取黄芩对照药材 0.5g，同法制成对照药材溶液；取黄芩苷对照品，加甲醇制成每 1ml 含 1mg 的对照品溶液。③薄层色谱：吸取上述三种溶液各 5μl，分别点于同一以含 4％醋酸钠的羧甲基纤维素钠溶液为黏合剂的硅胶 G 薄层板上，以乙酸乙酯-丁酮-甲酸-水（5：3：1：1）为展开剂，展开，取出，晾干，喷以 2％三氯化铁乙醇溶液。④结果判断：供试品色谱中，在与对照药材及对照品色谱相应的位置上，应显相同颜色的斑点。

（3）黄连及其小檗碱的 TLC 鉴别：①供试品溶液的制备：取本品 4g，加甲醇 25ml，浸渍 2 小时，并时时振摇，滤过，滤液浓缩至约 2ml，即得。②对照药材及对照品溶液的制备：取黄连对照药材 50mg，加甲醇 5ml，加热回流 15 分钟，滤过，滤液加甲醇使成 5ml，作为对照药材溶液；取盐酸小檗碱对照品，加甲醇制成每 1ml 含 0.5mg 的对照品溶液。③薄层色谱：吸取上述三种溶液各 1～2μl，分别点于同一以羧甲基纤维素钠为黏合剂的硅胶 G 薄层板上，以苯-乙酸乙酯-甲醇-异丙醇-水（6：3：1.5：1.5：0.3）为展开剂，置氨蒸气预饱和的展开缸内，展开，取出，晾干，置紫外光灯（365nm）下检视。④结果判断：供试品色谱中，在与对照药材色谱及对照品色谱相应的位置上，应显相同的黄色荧光斑点。

【定量分析】　按高效液相色谱法测定：①色谱条件与系统适用性试验：用十八烷基硅烷键合硅胶为填充剂；以甲醇-0.2mol/L 磷酸二氢钠缓冲液（用磷酸调节 pH 值至 2.7）（42：58）为流动相；检测波长为 275nm；理论板数按黄芩苷峰计算应不低于 5000。②对照品溶液的制备：精密称取黄芩苷对照品 12.5mg，置 250ml 量瓶中，用甲醇 10ml 使溶解，加水稀释至刻度，摇匀，即得（每 1ml

中含黄芩苷 50μg)。③供试品溶液的制备：取本品内容物，混匀，研细，取约 0.75g，精密称定，置 100ml 量瓶中，加甲醇 10ml，超声处理（功率 250W，频率 50kHz）10 分钟，放冷，加水稀释至刻度，摇匀，离心，分取上清液，即得。④测定：分别精密吸取对照品溶液与供试品溶液各 10μl，注入液相色谱仪，测定，即得。⑤结果判断：本品每袋含黄芩以黄芩苷（$C_{21}H_{18}O_{11}$）计，不得少于 21mg。

【功能与主治】 清热泻火解毒，化瘀凉血止血。用于火毒血热所致的身热烦躁、目赤口疮、咽喉牙龈肿痛、大便秘结、吐血、咯血、衄血、痔血等症；亦可用于咽炎、扁桃体炎、牙龈炎见上述证候者。

乙肝宁颗粒

本品为黄芪 606g、白花蛇舌草 408g、茵陈 606g、金钱草 408g、党参 490g、蒲公英 408g、制何首乌 490g、牡丹皮 408g、丹参 490g、茯苓 408g、白芍 408g、白术 408g、川楝子 408g 制成的颗粒剂。取以上十三味，黄芪加水煎煮两次，每次 2 小时，合并煎液，滤过，滤液浓缩至相对密度为 1.25（20℃）的清膏，茵陈提取挥发油，用 β 环糊精 290g 包合，备用；药渣与其余党参等十一味加水煎煮两次，每次 2 小时，合并煎液，滤过，滤液浓缩至相对密度约为 1.25（20℃）的清膏，放冷，加乙醇使含醇量为 55%，静置 24 小时，上清液回收乙醇至无醇味，加入上述黄芪清膏，浓缩至相对密度为 1.26（20℃）的清膏，加入明胶 145g、甜菊素 1.2g、乳糖 162g 及上述挥发油包合物，制成颗粒，60℃ 以下干燥，制成 1000g（无蔗糖）；或取上述清膏浓缩至稠膏，加入上述挥发油包合物及蔗糖 5270g，制成颗粒，60℃ 以下干燥，制成 5670g，即得。

【性状】 本品为黄棕色至棕褐色的颗粒；味甜、微苦或味甘、微苦（无蔗糖）。

【鉴别】
（1）黄芪中黄芪甲苷的 TLC 鉴别：详见第六章第三节。
（2）丹参中原儿茶醛的 TLC 鉴别：①供试品溶液的制备：取本品 1 袋，加水 30ml 使溶解，加盐酸调节 pH 值至 2，加乙醚提取 2 次，每次 20ml，乙醚液蒸干，残渣加乙醇 1ml 使溶解，即得。②对照品溶液的制备：取原儿茶醛对照品，加乙醇制成每 1ml 含 1mg 的溶液，即得。③薄层色谱：吸取供试品溶液 2μl、对照品溶液 1μl，分别点于同一硅胶 G 薄层板上，以三氯甲烷-丙酮-甲酸（12∶1∶0.4）为展开剂，展开，取出，晾干，喷以 2% 三氯化铁-1% 铁氰化钾（1∶1）的混合溶液显色。④结果判断：供试品色谱中，在与对照品色谱相应的位置上，应显相同颜色的斑点。

(3) 白芍中芍药苷的 TLC 鉴别：①供试品溶液的制备：取本品 2 袋，加甲醇 50ml，加热回流 1 小时，放冷，滤过，滤液蒸干，残渣加水 20ml 使溶解，用以水饱和的正丁醇提取 3 次，每次 20ml，合并正丁醇液，加氨试液 5ml 洗涤，取正丁醇液用以正丁醇饱和的水洗涤 2 次，每次 15ml，取正丁醇液蒸干，残渣加乙醇 1ml 使溶解，即得。②对照品溶液的制备：取芍药苷对照品，加甲醇制成每 1ml 含 1mg 的溶液，即得。③薄层色谱：吸取上述两种溶液各 2μl，分别点于同一硅胶 G 薄层板上，以三氯甲烷-乙酸乙酯-甲醇-甲酸（40∶5∶10∶0.2）为展开剂，展开，取出，晾干，喷以香草醛-硫酸试液，在 105℃加热数分钟显色。④结果判断：供试品色谱中，在与对照品色谱相应的位置上，应显相同颜色的斑点。

(4) 何首乌及其大黄素的 TLC 鉴别：①供试品溶液的制备：取本品 3 袋，加 2mol/L 硫酸溶液 50ml，加热回流 1 小时，冷却，加乙醚提取两次，每次 30ml，分取乙醚液，蒸干，残渣加甲醇 1ml 使溶解，即得。②对照药材及对照品溶液的制备：取何首乌对照药材 1g，加 2mol/L 硫酸溶液 20ml，同法制成对照药材溶液；取大黄素对照品，加甲醇制成每 1ml 含 1mg 的对照品溶液。③薄层色谱：吸取供试品溶 5μl、对照品溶液和对照药材溶液各 2μl，分别点于同一硅胶 G 薄层板上，以甲苯-乙酸乙酯-甲酸（15∶2∶1）为展开剂，展开，取出，晾干，置紫外光灯（365nm）下检视。④结果判断：供试品色谱中，在与对照品色谱和对照药材色谱相应的位置上，应显相同颜色的荧光斑点，置氨气中熏后，斑点变红色。

【定量分析】　按高效液相色谱法依法测定，本品每袋含黄芪以黄芪甲苷（$C_{41}H_{68}O_{14}$）计，不得少于 0.50mg。测定方法详见第六章第三节。

【功能与主治】补气健脾，活血化瘀，清热解毒。用于慢性肝炎属脾气虚弱、血瘀阻络、湿热毒蕴证，症见胁痛、腹胀、乏力、尿黄；对急性肝炎属上述诸证候者亦有一定疗效。

七宝美髯颗粒

本品为制何首乌 128g、当归 32g、补骨脂（黑芝麻炒）16g、枸杞子（酒蒸）32g、菟丝子（炒）32g、茯苓 32g、牛膝（酒蒸）32g 制成的颗粒剂。取以上七味，菟丝子粉碎成粗粉，按渗漉法，用 60%乙醇作溶剂进行渗漉，渗漉液回收乙醇，浓缩至适量；其余制何首乌等六味加水煎煮二次（3 小时，2 小时），合并煎液，静置，取上清液浓缩至适量，加入上述菟丝子浓缩液充分搅匀，浓缩至相对密度为 1.13～1.14（取浓缩后清膏，加水稀释 1 倍，20℃测定）的清膏。加糖粉及糊精适量，制成颗粒，干燥，制成 1000g，即得。

【性状】 本品为黄棕色的颗粒；味甜、微苦、涩。

【鉴别】

（1）何首乌及其大黄素的 TLC 鉴别：①供试品溶液的制备：取本品 10g，研细，加乙酸乙酯 20ml，盐酸 0.5ml，超声处理 20 分钟，滤过，滤液挥干，残渣加乙酸乙酯 0.5ml 使溶解，即得。②对照药材与对照品溶液的制备：取何首乌对照药材 0.1g，同法制成对照药材溶；取大黄素对照品，加甲醇制成每 1ml 含 1mg 的溶液，作为对照品溶液。③薄层色谱：吸取供试品溶液 10μl、对照药材溶液 2μl、对照品溶液 1μl，分别点于同一硅胶 G 薄层板上，以甲苯-乙酸乙酯-甲酸（20∶2∶1）的上层溶液为展开剂，展开，取出，晾干，置氨蒸气中熏至斑点显色清晰。④结果判断：供试品色谱中，在与对照药材和对照品色谱相应的位置上，应显相同颜色的斑点。

（2）补骨脂中补骨脂素和异补骨脂素的 TLC 鉴别：取补骨脂素、异补骨脂素对照品，加乙酸乙酯分别制成每 1ml 含 2mg 的溶液，作为对照品溶液。吸取上述（1）项下的供试品溶液 5μl、上述两种对照品溶液各 1μl，分别点于同一硅胶 G 薄层板上，以正己烷-乙酸乙酯（4∶1）为展开剂，展开，取出，晾干，喷以 10%氢氧化钾甲醇溶液，置紫外光灯（365nm）下检视。供试品色谱中，在与对照品色谱相应的位置上，应显相同颜色的荧光斑点。

（3）枸杞子的 TLC 鉴别：①供试品溶液的制备：取本品 8g，研细，加水 40ml 使溶解，加三氯甲烷，振摇提取 2 次，每次 30ml，合并三氯甲烷液，蒸干，残渣加甲醇 1ml 使溶解，即得。②对照药材溶液的制备：取枸杞子对照药材 1g，加水 20ml，煎煮 10 分钟，滤过，滤液加三氯甲烷振摇提取 2 次，每次 30ml，合并三氯甲烷液，蒸干，残渣加甲醇 1ml 使溶解，即得。③薄层色谱：吸取上述两种溶液各 5μl，分别点于同一硅胶 G 薄层板上，以甲苯-乙酸乙酯-甲酸（15∶5∶2）为展开剂，展开，取出，晾干，置紫外光灯（365nm）下检视。④结果判断：供试品色谱中，在与对照药材色谱相应的位置上，应显相同颜色的荧光斑点。

【定量分析】 按高效液相色谱法依法测定：①色谱条件与系统适用性试验：以十八烷基硅烷键合硅胶为填充剂；以乙腈-水（18∶82）为流动相；检测波长为 320nm；理论板数按 2，3，5，4'-四羟基二苯乙烯-2-O-β-D-葡萄糖苷峰计算应不低于 2000。②对照品溶液的制备：取 2，3，5，4'-四羟基二苯乙烯-2-O-β-D-葡萄糖苷对照品适量，精密称定，加甲醇制成每 1ml 含 30μg 的溶液，即得。③供试品溶液的制备：取本品，研细，取约 3g，精密称定，精密加入甲醇 25ml，称定重量，加热回流 30 分钟，放冷，再称定重量，用甲醇补足减失重量，摇匀，滤过即得。④测定：分别精密吸取对照品溶液与供试品溶液各 10µl，注入液相色谱仪，测定，即得。⑤结果判断：本品每袋含制首乌以 2，3，5，4'-四羟基二苯乙烯-2-O-β-D-葡萄糖苷（$C_{20}H_{22}O_9$）计，不得少于 1.5mg。

【功能与主治】 滋补肝肾。用于肝肾不足，须发早白，遗精早泄，头眩耳鸣，腰酸背痛。

口炎清颗粒

本品为天冬、麦冬、玄参、金银花、甘草制成的颗粒剂。取以上五味，加水煎煮二次（2 小时，1.5 小时），合并煎液，滤过，滤液浓缩至相对密度 1.26～1.29（80℃）的清膏，加入乙醇使含醇量达 50%，充分搅拌，静置 12 小时以上，取上清液，滤过，滤液回收乙醇，浓缩成稠膏。取稠膏，加入适量的蔗糖、糊精，制成颗粒，干燥，制成 1000g；或取稠膏，加入适量的可溶性淀粉、糊精及蛋白糖，制成颗粒，干燥，制成 300g（无蔗糖），即得。

【性状】 本品为棕黄色至棕褐色的颗粒；味甜或味甘（无蔗糖）、微苦。

【鉴别】

(1) 甘草的 TLC 鉴别：①供试品溶液的制备：取本品 1 袋的内容物，加甲醇 30ml，超声处理 15 分钟，滤过，滤液蒸干，残渣加甲醇 2ml 使溶解，即得。②对照药材溶液的制备：取甘草对照药材 0.5g，加水 50ml，煎煮 30 分钟，放冷，滤过，滤液加 1 倍量无水乙醇，摇匀，离心，取上清液，蒸干，残渣加甲醇 2ml 使溶解，即得。③薄层色谱：吸取上述两种溶液各 4µl，分别点于同一硅胶 G 薄层板上，以甲苯-甲酸乙酯-甲酸（15：8：1.5）为展开剂，展开 15cm 以上，取出，晾干，置紫外光灯（365nm）下检视。④结果判断：供试品色谱中，在与对照药材色谱相应的位置上，应显相同颜色的荧光主斑点。

(2) 金银花的 TLC 鉴别：取金银花对照药材 2g，按〔鉴别〕(1) 项下甘草对照药材溶液的制备方法，同法制成对照药材溶液。吸取对照药材溶液及〔鉴别〕(1) 项下的供试品溶液各 2µl，分别点于同一以羧甲基纤维素钠为黏合剂的硅胶 G 薄层板上，以乙酸丁酯-甲酸-水（7：2.5：2.5）的上层溶液为展开剂，展开，取出，晾干，置紫外光灯（365nm）下检视。供试品色谱中，在与对照药材色谱相应的位置上，应显相同颜色的荧光斑点。

【定量分析】 按高效液相色谱法测定：①色谱条件与系统适用性试验：以十八烷基硅烷键合硅胶为填充剂；以乙腈-0.4 磷酸溶液（13：87）为流动相；检测波长为 327nm；理论板数按绿原酸峰计算应不低于 1000。②对照品溶液的制备：取绿原酸对照品适量，精密称定，置棕色量瓶中，加 50％甲醇制成每 1ml 含 25μg 的溶液，即得。③供试品溶液的制备：取本品，研细，取约 1.5g 或约 0.5g（无蔗糖），精密称定，置具塞锥形瓶中，精密加入 50％甲醇 50ml，密塞，放置 15 分钟，摇匀，滤过，取续滤液，即得。④测定：分别精密吸取对照品溶液与供试品溶液各 10μl，注入液相色谱仪，测定，即得。⑤结果判断：本品每袋含金银花以绿原酸（$C_{16}H_{18}O_9$）计，不得少于 4.0mg。

【功能与主治】 滋阴清热，解毒消肿。用于阴虚火旺所致的口腔炎症。

小儿肝炎颗粒

本品为茵陈 120g、栀子（姜炙）30g、黄芩 60g、黄柏 60g、山楂（炒焦）90g、大豆黄卷 90g、郁金 15g、通草 30g 制成的颗粒剂。取以上八味，栀子、黄芩、黄柏三味粉碎成细粉，其余茵陈等五味加水煎煮二次，合并煎液，滤过，滤液浓缩至相对密度为 1.30～1.35（50℃）的稠膏。取稠膏 1 份，加蔗糖 3 份，糊精 1 份及上述细粉混匀，制成颗粒，干燥，即得。

【性状】 本品为黄绿色至黄褐色的颗粒；味甜、微苦而涩。

【鉴别】

1. 显微鉴别 取本品粉末，置显微镜下观察：①韧皮纤维淡黄色，梭形，壁厚，孔沟细（黄芩）。②果皮含晶石细胞类圆形或多角形，直径 17～31μm，壁厚，胞腔内含草酸钙方晶（栀子）。③纤维束鲜黄色，周围细胞含草酸钙方晶，形成晶纤维，含晶细胞壁木化增厚（黄柏）。（图 8-40）

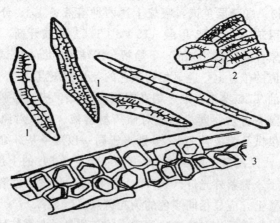

图 8-40 小儿肝炎颗粒显微特征图
1.韧皮纤维；2.果皮含晶石细胞；3.晶纤维

2. 理化鉴别

(1) 黄柏中小檗碱的 TLC 鉴别：①供试品溶液的制备：取本品 1g，加乙醇 5ml，浸泡过夜，滤过，滤液浓缩至 1ml，即得。②对照品溶液的制备：取盐酸小檗碱对照品，加乙醇制成每 1ml 含 0.5mg 的溶液，即得。③薄层色谱：吸取上述两种溶液各 1μl，分别点于同一硅胶 G 薄层板上，以苯-乙酸乙酯-异丙醇-甲醇-浓氨试液（12：6：3：3：1）为展开剂，置氨蒸气预饱和的展开缸内，展开，取出，晾干，置紫外光灯（365nm）下检视。④结果判断：供试品色谱中，在与对照品色谱相应的位置上，应显相同颜色的荧光斑点。

(2) 栀子中栀子苷的 TLC 鉴别：①供试品溶液的制备：取本品 15g，研细，加乙酸乙酯 50ml，置水浴上加热回流 1 小时，滤过，滤液蒸干，残渣加乙醇 30ml 使溶解，加活性炭 0.5g，搅匀，滤过，滤液蒸干，残渣加乙醇 2ml 使溶解，即得。②对照品溶液的制备：取栀子苷对照品，加乙醇制成每 1ml 含 1mg 的溶液，即得。③薄层色谱：吸取上述两种溶液各 4μl，分别点于同一硅胶 G 薄层板上，以苯-三氯甲烷-丙酮-甲醇-浓氨试液（4：5：4：3：0.8）为展开剂，展开，取出，晾干，喷以 10% 硫酸乙醇溶液，在 105℃ 加热至斑点显色清晰。④结果判断：供试品色谱中，在与对照品色谱相应的位置上，应显相同颜色的斑点。

(3) 茵陈的 TLC 鉴别：①供试品溶液的制备：取本品 5g，研细，加水 30ml，搅拌溶解，滤过，滤液用三氯甲烷振摇提取 3 次，每次 30ml，合并三氯甲烷提取液，蒸干，残渣加三氯甲烷 1ml 使溶解，即得。②对照药材溶液的制备：取茵陈对照药材 1g，加水 20ml，煎煮 30 分钟，滤过，滤液同法制成对照药材溶液。③薄层色谱：吸取上述两种溶液各 5μl，分别点于同一硅胶 G 薄层板上，以石油醚（60℃～90℃）-乙酸乙酯-丙酮（6：3：0.5）为展开剂，展开，取出，晾干，置紫外光灯（365nm）下检视。④结果判断：供试品色谱中，在与对照药材色谱相应的位置上，应显相同颜色的荧光斑点。

(4) 黄芩中黄芩苷的 TLC 鉴别：①供试品溶液的制备：取本品 2g，研细，加甲醇 20ml，超声处理 30 分钟，滤过，滤液蒸干，残渣加甲醇 1ml 使溶解，即得。②对照品溶液的制备：取黄芩苷对照品，加甲醇制成每 1ml 含 1mg 的溶液，即得。③薄层色谱：吸取上述两种溶液各 5μl，分别点于同一硅胶 G 薄层板上，以乙酸乙酯-丁酮-甲酸-水（5：3：1：1）为展开剂，展开，取出，晾干，喷以 1% 三氯化铁乙醇溶液。④结果判断：供试品色谱中，在与对照品色谱相应的位置上，应显相同颜色的荧光斑点。

【定量分析】　按高效液相色谱法依法测定，本品每袋含黄芩以黄芩苷（$C_{21}H_{18}O_{11}$）计，不得少于 90.0mg。

【功能与主治】　清热利湿，解郁止痛。用于肝胆湿热所致的黄疸、胁痛、腹胀、发热、恶心呕吐、食欲减退、身体倦懒、皮肤黄染；亦可用于黄疸型肝炎或无黄疸型肝炎见上述证候者。

气滞胃痛颗粒

本品为柴胡、延胡索（炙）、枳壳、香附（炙）、白芍、炙甘草制成的颗粒剂。取以上六味，枳壳、香附提取挥发油，挥发油及水提液备用，药渣弃去；其余柴胡等四味加水煎煮二次（2 小时，1 小时），合并水煎液并与枳壳、香附的水提液合并，滤过，滤液浓缩至相对密度为 1.18～1.23（50℃）的清膏，加蔗糖和糊精适量，制成颗粒，喷入挥发油，混匀，即得。

【性状】 本品为淡棕色至棕黄色颗粒；具特异香气，味甜、微苦辛。

【鉴别】

(1) 白芍中芍药苷的 TLC 鉴别：①供试品溶液的制备：取本品 15g，加乙醇 40ml，浸渍 1 小时，时时振摇，滤过，滤液蒸干，残渣加水 5ml 使溶解，用水饱和的正丁醇 30ml 提取，提液用水洗涤 3 次，每次 20ml，取正丁醇液蒸干，残渣加乙醇 1ml 使溶解，即得。②对照品溶液的制备：取芍药苷对照品，加乙醇制成每 1ml 含 2mg 的溶液，即得。③薄层色谱：吸取上述两种溶液各 4ul，分别点于同一硅胶 G 薄层板上，以三氯甲烷-甲醇（4：1）为展开剂，展开，取出，晾干，喷以 5％香草醛-硫酸溶液，加热至斑点显色清晰。④结果判断：供试品色谱中，在与对照品色谱相应的位置上，应显相同的蓝紫色斑点。

(2) 延胡索中延胡索乙素的 TLC 鉴别：①供试品溶液的制备：取本品 15g，加甲醇 50ml，超声处理 30 分钟，滤过，滤液蒸干，残渣加 2％盐酸溶液 10ml 使溶解，用乙醚提取 2 次，每次 15ml，分取水层，用氨试液调 pH 值至 9，再用乙醚提取 2 次，每次 15ml，合并乙醚液，蒸干，残渣加三氯甲烷 1ml 使溶解，即得。②对照品溶液的制备：取延胡索乙素对照品，加三氯甲烷制成每 1ml 含 1mg 的溶液，即得。③薄层色谱：吸取供试品溶液 10μl、对照品溶液 5μl，分别点于同一以 2％氢氧化钠溶液制备的硅胶 G 薄层板上，以正己烷-三氯甲烷-甲醇（10：6：1）为展开剂，展开，取出，晾干，置碘蒸气中熏蒸显色。④结果判断：供试品色谱中，在与对照品色谱相应的位置上，应显相同颜色的斑点。

【定量分析】 按高效液相色谱法测定：①色谱条件与系统适用性试验：以十八烷基硅烷键合硅胶为填充剂；以甲醇-0.02mol/L 磷酸二氢钾溶液（28：72）为流动相，检测波长为 230nm；理论板数按芍药苷峰计算应不低于 4000。②对照品溶液的制备：取芍药苷对照品适量，精密称定，加乙醇制成每 1ml 含 80μg 的溶液，即得。③供试品溶液的制备：取本品，研细，取约 2g，精密称定，置具塞锥形瓶中，精密加水 50ml，密塞，称定重量，超声处理（功率 250W，频率 50kHz）60 分钟，放冷，再称定重量，用水补足减失的重量，摇匀，滤过，取续滤液，即得。④测定：分别精密吸取对照品溶液与供试品溶液各 10μl，注入液相色谱仪，测定，即得。⑤结果判断：本品每袋含白芍以芍药苷（$C_{23}H_{28}O_{11}$）计，不得少于 7.5mg。

【功能与主治】 舒肝理气，和胃止痛。用于肝郁气滞，胸痞胀满，胃脘疼痛。

龙牡壮骨颗粒

本品由党参、黄芪、麦冬、龟甲（醋制）、白术（炒）、山药、五味子（醋制）、龙骨、牡蛎（煅）、茯苓、大枣、甘草、乳酸钙、鸡内金（炒）、维生素 D_2、葡萄糖酸钙制成的颗粒剂。取以上十六味，鸡内金粉碎成细粉，党参、黄芪、麦冬、白术、山药、五味子、茯苓、大枣、甘草九味加水煎煮三次，每次 2 小时，合并煎液，滤过；龟甲、龙骨、牡蛎三味加水煎煮四次，每次 2 小时，合并煎液，滤过，滤液与党参等提取液合并，浓缩至相对密度为 1.32（20℃）的清膏。取清膏，加糖粉、鸡内金粉、乳酸钙、葡萄糖酸钙及维生素 D_2，混匀，制成颗粒，干燥，制成 1000g，即得。

【性状】 本品为黄色至黄棕色的颗粒；味甜。

【鉴别】

1. 化学定性 取本品 3g，研细，加水 15ml，加少量活性炭脱色，滤过，滤液调节 pH 使恰呈酸性，加草酸铵试液，生成白色沉淀；分离，沉淀不溶于醋酸，但溶于盐酸。（鉴别钙离子）

2. 薄层色谱

（1）黄芪甲苷的 TLC 鉴别：①供试品溶液的制备：取本品 30g，研细，加正丁醇 100ml，超声处理 1 小时，滤过，滤液用 1% 氢氧化钠溶液洗涤三次，每次 35ml，弃去碱液，继用正丁醇饱和的水洗至中性，弃去水液，正丁醇液置水浴上蒸干，残渣加甲醇 1ml 使溶解，即得。②对照品溶液的制备：取黄芪甲苷对照品，加甲醇制成每 1ml 含 1mg 的溶液，即得。③薄层色谱：吸取供试品溶液 10μl、对照品溶液 2μl，分别点于同一硅胶 G 薄层板上，以三氯甲烷-乙酸乙酯-甲醇-水（10：20：11：5）10℃以下放置的下层溶液为展开剂，展开，取出，晾干，喷以 10% 硫酸乙醇溶液，在 105℃加热约 5 分钟。④结果判断：供试品色谱中，在与对照品色谱相应的位置上，应显相同的棕褐色斑点；置紫外光灯（365nm）下检视，应显相同的橙黄色荧光斑点。

3. 液相色谱　按液相色谱法依法测定，供试品应呈现与对照品保留时间相同的色谱峰。(鉴别维生素 D_2，测定方法详见第二章第三节)

【检查】　除溶化性不检查外，其他应符合颗粒剂项下有关的各项规定。

【定量分析】　按原子吸收分光光度法依法测定，本品每袋含钙（Ca）不得少于 45.0mg。测定方法详见第五章第二节。

【功能与主治】　强筋壮骨，和胃健脾。用于治疗和预防小儿佝偻病，软骨病；对小儿多汗、夜惊、食欲不振、消化不良、发育迟缓等症也有治疗作用。

板蓝根颗粒

本品为板蓝根经加工制成的颗粒。取板蓝根 1400g，加水煎煮二次（2 小时，1 小时），合并煎液，滤过，滤液浓缩至相对密度为 1.20（50℃），加乙醇使含醇量达 60%，静置使沉淀，取上清液，回收乙醇并浓缩至适量。加入适量的蔗糖和糊精，制成颗粒，干燥，制成 1000g；或加入适量的糊精或适量的糊精和甜味剂，制成颗粒，干燥，制成 600g，即得。

【性状】　本品为棕色或棕褐色的颗粒；味甜、微苦或味微苦（无蔗糖型）。

【鉴别】

1. 荧光鉴别　取本品 0.5g（含蔗糖）或 0.3g（无蔗糖），加水 5ml 使溶解，静置，取上清液点于滤纸上，晾干，置紫外光灯（365nm）下观察，斑点显蓝紫色。(鉴别板蓝根)

2. 化学定性　取本品 0.5g（含蔗糖）或 0.3g（无蔗糖），加水 10ml 使溶解，滤过，取滤液 1ml，加茚三酮试液 0.5ml，置水浴中加热数分钟，溶液显蓝紫色。(鉴别板蓝根的氨基酸类成分)

【功能与主治】　清热解毒，凉血利咽。用于肺胃热盛所致的咽喉肿痛、口咽干燥、腮部肿胀；亦可用于急性扁桃体炎、腮腺炎见上述证候者。

第四节　散　剂

散剂系指药材或药材提取物经粉碎、均匀混合制成的粉末状制剂，分为内服散剂和外用散剂。《中国药典》2005 年版一部，收载的散剂成方制剂共 49 种。为确保散剂的质量，在生产与贮藏期间应对其进行质量检查。其法定检查项目如下：

1. 外观　散剂应干燥、疏松、混合均匀，色泽一致。

2. 粒度 用于烧伤或严重创伤的外用散剂,照粒度测定法单筛分法(参见第三章第二节)依法测定,除另有规定外,通过六号筛的粉末重量,不得少于95%。

3. 外观均匀度 取供试品适量,置光滑纸上,平铺约 $5cm^2$,将其表面压平,在明亮处观察,应色泽均匀,无花纹与色斑。

4. 水分 取供试品按水分测定法(参见第三章第一节)依法测定,除另有规定外,不得过9.0%。

5. 装量差异 单剂量包装的散剂,可取供试品10袋(瓶),分别称定每袋(瓶)内容物的重量,每袋(瓶)装量与标示装量相比较,应符合表8-8中的规定;超出装量差异限度的不得多于2袋(瓶),并不得有1袋(瓶)超出限度1倍。

表 8-8 装量差异限度

标示装量	装量差异限度	标示装量	装量差异限度
0.1g 或 0.1g 以下	±15%	1.5g 以上至 6g	±7%
0.1g 以上至 0.5g	±10%	6g 以上	±5%
0.5g 以上至 1.5g	±8%		

6. 装量 多剂量包装的散剂,照最低装量检查法(参见第三章第二节)依法检查,应符合表8-9的规定;如有1个容器装量不符合规定,应另取5个(50g 以上者3个)复试,均应符合规定。

表 8-9 散剂最低装量检查限度

标示装量	每个容器装量	标示装量	每个容器装量
20g 及 20g 以下	不少于标示装量的93%	50g 以上至 500g	不少于标示装量的97%
20g 以上至 50g	不少于标示装量的95%		

7. 无菌 用于烧伤或严重创伤的外用散剂,按无菌检查法(参见第四章第五节)检查,应符合表8-10中的规定。

表 8-10 散剂的无菌检查标准

供试品装量 M (袋或瓶)	每个样品接入每管 培养基的最少样品量	最少检验数量 (袋或瓶)
M<50mg	全量	20[①]
50mg≤M<300mg	半量	10
300mg≤M<5g	150mg	10
M≥5g	500mg	10[②]
一次性使用含药产品	整个产品	10

注:①每种培养基各接种10支供试品。②桶装固体原料的最小检验数量为4个包装。

8. 微生物限度 按微生物限度检查法（参见第四章）检查，应符合表 8-11 规定。

表 8-11 散剂微生物限度标准（单位：个/g）

类型	细菌数	霉菌、酵母菌数	大肠埃希菌	大肠菌群	金黄色葡萄球菌	铜绿假单胞菌
口服散剂	≤10000	≤100	不得检出	≤100		
口服兼外用	≤10000	≤100	不得检出	≤100	不得检出	不得检出
阴道用	≤00	≤10			不得检出	不得检出

一 捻 金

本品为大黄 100g、牵牛子（炒）200g、槟榔 100g、人参 100g、朱砂 30g 制成的散剂。取以上五味，朱砂水飞成极细粉；其余大黄等四味粉碎成细粉，与上述粉末配研，过筛，混匀，即得。

【性状】 本品为黄棕色至黄褐色的粉末；气微，味微苦而涩。

【鉴别】

1. 显微鉴别 取本品，置显微镜下观察：①草酸钙簇晶大，直径 60～140μm（大黄）。②草钙簇晶直径 20～68μm，棱角锐尖（人参）。③种皮栅状细胞淡棕色或棕色，长 48～80μm（牵牛子）。④内胚乳碎片无色，壁较厚，有较多大的类圆形纹孔（槟榔）。⑤不规则细小颗粒暗棕红色，有光泽，边缘暗黑色（朱砂）。（图8-41）

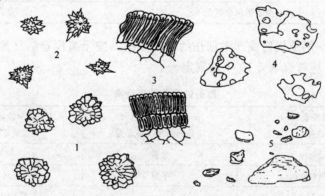

图 8-41 一捻金显微鉴别特征图

1.大黄（草酸钙簇晶）；2.人参（草酸钙簇晶）；3.牵牛子（种皮栅状细胞）；

4.槟榔（内胚乳碎片）；5.朱砂（颗粒状物）

2. 理化鉴别

(1) 大黄的 TLC 鉴别：①供试品溶液的制备：取本品 1.5g，加甲醇 25ml，浸渍 1 小时，滤过，滤液蒸干，残渣加水 20ml 使溶解，再加盐酸 2ml，置水浴上加热 30 分钟，立即冷却，用乙醚振摇提取 2 次，每次 20ml，合并乙醚液，蒸干，残渣加乙酸乙酯 1ml 使溶解，即得。②对照品溶液的制备：取大黄对照药材 0.1g，同法制成对照药材溶液。③薄层色谱：吸取上述两种溶液各 1～2μl，分别点于同一硅胶 G 薄层板上，以石油醚（30℃～60℃)-甲酸乙酯-甲酸（15：5：1)的上层溶液为展开剂，展开，取出，晾干，置紫外光灯（365nm）下检视。④结果判断：供试品色谱中，在与对照药材色谱相应的位置上，应显相同的 5 个橙黄色荧光斑点；置氨蒸气中熏后，日光下检视，斑点变为红色。(图 8-42)

(2) 人参中人参二醇、人参三醇的 TLC 鉴别：①供试品溶液的制备：取本品 3g，加入含有 7％硫酸的 45％乙醇溶液 15ml，加热回流 1 小时，放冷，滤过，取滤液，加三氯甲烷 10ml，振摇片刻，分取三氯甲烷层，加无水硫酸钠适量，摇匀，滤过，滤液浓缩至约 0.5ml，即得。②对照品溶液的制备：取人参二醇、人参三醇对照品，加无水乙醇制成每 1ml 各含 1mg 的混合溶液，即得。③薄层色谱：吸取上述两种溶液各 10μl，分别点于同一硅胶 G 薄层板上，以三氯甲烷-乙醚（1：1）为展开剂，展开，取出，晾干，喷以硫酸乙醇溶液（1→2），在 105℃加热约 10 分钟，置紫外光灯（365nm）下检视。④结果判断：供试品色谱中，在与对照品色谱相应的位置上，应显相同颜色的荧光斑点。(图 8-43)

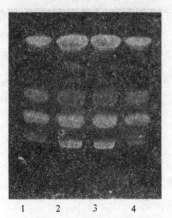

图 8-42　一捻金薄层色谱图
1，4. 大黄对照药材；
2，3. 供试品

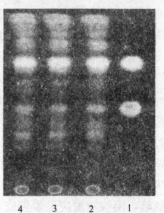

图 8-43　一捻金薄层色谱图
1. 人参二醇、人参三
醇混合对照品；2～4. 供试品

说明：①样品在酸性乙醇溶液中加热回流，目的在于水解人参皂苷使成人参二醇和人参三醇。②三氯甲烷层中加无水硫酸钠适量并摇匀目的是脱去溶液中的水分和水溶液性杂质。③相对湿度在 18％～47％ 范围内分离效果近似，但相对湿度在 47％ 以上，R_f 值偏高。④加热显色应在恒温干燥箱中进行。

【定量分析】 按高效液相色谱法依法测定，本品每袋含大黄以大黄素（$C_{15}H_{10}O_5$）计，不得少于 0.50mg。

【功能与主治】 消食导滞，祛痰，通便。用于脾胃不和、痰湿阻滞所致的积滞，症见小儿停乳停食、腹胀便秘、痰盛喘咳。

七 厘 散

本品为血竭 500g、乳香（制）75g、没药（制）75g、红花 75g、儿茶 120g、冰片 6g、麝香 6g、朱砂 60g 制成的散剂。取以上八味，除麝香、冰片外，朱砂水飞成极细粉；其余血竭等五味粉碎成细粉；将麝香、冰片研细，与上述粉末配研，过筛，混匀，即得。

【性状】 本品为朱红色至紫红色的粉末或松散块状；气香，味苦、辛，有清凉感。

【鉴别】

1. 显微鉴别 取本品，置显微镜下观察：①不规则块片血红色，周围液体显鲜黄色，渐变红色（血竭）。②不规则团块由无色油滴和小颗粒聚集而成，加苏丹Ⅲ试液，油滴呈红色（乳香）。③不规则碎块浅黄色，碎块洞穴中含有微黄色油滴，加苏丹Ⅲ试液，油滴呈红色（没药）。④花冠碎片黄色，有红棕色或黄棕色分泌管；花粉粒球形或椭圆形，直径约 60μm，外壁有刺，具 3 个萌发孔（红花）。⑤无定形团块淡黄棕色，埋有细小方形结晶（麝香）。⑥不规则细小颗粒暗棕红色，有光泽，边缘暗黑色（朱砂）。⑦升华物为半透明片状或块状结晶（冰片）。（图 8-44）

2. 理化鉴别

(1) 化学定性：取本品 0.2g，加乙醇 2ml，振摇，滤过。取滤液 5 滴，置白瓷皿中，加 1％ 盐酸溶液 3 滴与 0.5％ 对二甲氨基苯甲醛的乙醇溶液 2ml，置水浴上加热，溶液周围应显紫色或紫红色。（鉴别没药）

(2) 血竭的 TLC 鉴别：①供试品溶液的制备：取本品 0.2g，加乙醚 5ml，密塞，振摇 10 分钟，滤过，即得。②对照药材溶液的制备：取血竭对照药材 0.1g，同法制成对照药材溶液。③薄层色谱：吸取上述两种溶液各 10μl，分别点于同一硅胶 G 薄层板上，以三氯甲烷-甲醇（19：1）为展开剂，展开，取出.

晾干。④结果判断：供试品色谱中，在与对照药材色谱相应的位置上，应显相同颜色的两个斑点。

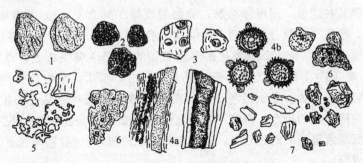

图 8-44　七厘散显微特征图

1.血红色块片(血竭)；2.不规则团块(乳香)；3.不规则碎块(没药)；4.分泌管(a)及花粉粒
(b)(红花)；5.升华物(冰片)；6.无定形团块(麝香)；7.暗棕红色小颗粒(朱砂)

【定量分析】

1. 浸出物　取本品约 2g，称定重量，用乙醇作溶剂，按醇溶性浸出物测定法（热浸法）依法测定，浸出物不得少于 60.0%。

2. 含量测定　按高效液相色谱法依法测定，本品每 1g 含血竭以血竭素（$C_{17}H_{14}O_3$）计，不得少于 5.5mg。

【功能与主治】　化瘀消肿，止痛止血。用于跌扑损伤，血瘀疼痛，外伤出血。

九　分　散

本品为马钱子粉（制）250g、麻黄 250g、乳香（制）250g、没药（制）250g 制成的散剂。取以上四味，除马钱子粉外，其余麻黄等三味粉碎成细粉，与马钱子粉配研，过筛，混匀，即得。

【性状】　本品为黄褐色至深黄褐色的粉末，遇热或重压易黏结；气微香，味微苦。

【鉴别】

1. 显微鉴别　取本品，置显微镜下观察：①单细胞非腺毛形似纤维，多碎断，基部膨大似石细胞，木化（马钱子）。②表皮细胞碎片淡黄色，细胞长方形，内含微小草酸钙结晶；气孔特异，保卫细胞侧面观呈哑铃状（麻黄）。③不规则团块淡黄色或淡黄棕色，由无色或淡黄色油滴和小颗粒聚集而成，加苏丹Ⅲ试液，油滴呈红色（乳香）。④不规则碎块淡黄色，碎块洞穴中含有微黄色油滴，加苏丹Ⅲ试液，油滴呈红色（没药）。

2. 理化鉴别 取士的宁、马钱子碱对照品适量，用三氯甲烷溶解；取盐酸麻黄碱对照品各适量，用甲醇溶解；分别制成每 1ml 含 0.4mg 的溶液，作为对照品溶液。吸取［定量分析］项下的供试品溶液与上述三种对照品溶液各 10μl，分别点于同一用 0.2mol/L 氢氧化钠溶液制备的硅胶 G 薄层板上，以三氯甲烷-乙醇-环己烷（3：1：1）为展开剂，展开，取出，晾干，喷以茚三酮试液，在 105℃加热约 10 分钟。供试品色谱中，在与盐酸麻黄碱对照品色谱相应的位置上，应显相同颜色的斑点；再喷以稀碘化铋钾试液，在与士的宁对照品色谱和马钱子碱对照品色谱相应的位置上，应显相同颜色的斑点。（鉴别马钱子的士的宁、马钱子碱成分）

【检查】 装量差异不得过±3.0%。

【定量分析】 按薄层色谱扫描法测定：①供试品溶液的制备：取本品约 2g，精密称定，置具塞锥形瓶中，精密加三氯甲烷 20ml 与浓氨试液 1ml，轻轻摇匀，称重，室温放置 24 小时，再称重，补足三氯甲烷减失的重量，充分振摇，滤过。精密量取续滤液 10ml，用硫酸溶液（3→100）分次提取，至生物碱提尽，合并硫酸液，置另一分液漏斗中，加浓氨试液使呈碱性，用三氯甲烷分次提取，合并三氯甲烷液，蒸干，放冷，残渣中精密加三氯甲烷 5ml 使溶解，即得。②对照品溶液的制备：取士的宁对照品，加三氯甲烷制成每 1ml 含 0.4mg 的溶液，即得。③测定：吸取上述两种溶液各 5μl，分别点于同一硅胶 GF$_{254}$ 薄层板上，以甲苯-丙酮-乙醇-浓氨试液（16：12：1：4）的上层溶液为展开剂，展开，取出，晾干。按薄层色谱扫描法依法进行扫描，波长：$\lambda_S = 254$nm，$\lambda_R = 325$nm，测量供试品吸光度积分值与对照品吸光度积分值，计算，即得。④结果判断：本品按干燥品计算，每包含马钱子以士的宁（$C_{21}H_{22}N_2O_2$）计，应为 4.5～5.5mg。

【功能与主治】 活血散瘀，消肿止痛。用于跌扑损伤，瘀血肿痛。

九 圣 散

本品为苍术 150g、黄柏 200g、紫苏叶 200g、苦杏仁 400g、薄荷 200g、乳香 120g、没药 120g、轻粉 50g、红粉 50g 制成的散剂。取以上九味，除轻粉、红粉外，其余苍术等七味粉碎成细粉；将轻粉、红粉分别水飞成极细粉，与上述粉末配研，过筛（用绢筛，不得用金属筛），混匀，即得。

【性状】 本品为棕黄色至浅棕色的粉末；气清香。

【鉴别】 取本品，置显微镜下观察：①不规则团块无色或淡黄色，表面及周围扩散出众多细小颗粒，久置溶化（乳香）。②叶肉组织中有细小草酸钙簇晶，直径 4～8μm（紫苏叶）。③草酸钙针晶细小，不规则地充塞于薄壁细胞中（苍术）。④纤维束鲜黄色，周围细胞含草酸钙方晶，形成晶纤维，含晶细胞的壁木化增厚（黄柏）。⑤石细胞橙黄色，贝壳状，壁较厚，较宽一边纹孔明显（苦杏仁）。

【功能与主治】 解毒消肿，燥湿止痒。用于湿毒瘀阻肌肤所致的湿疮、臁疮、黄水疮、足癣，症见皮肤湿烂、溃疡、渗出脓水。

川芎茶调散

本品为川芎 120g、白芷 60g、羌活 60g、细辛 30g、防风 45g、荆芥 120g、薄荷 240g、甘草 60g 制成的散剂。取以上八味，粉碎成细粉，过筛，混匀，即得。

【性状】 本品为暗黄色的粉末；气香，味辛、微苦。

【鉴别】

1. 显微鉴别 取本品，置显微镜下观察：①淀粉粒复粒由 8～12 分粒组成（白芷）。②螺纹导管直径 14～50μm，增厚壁互相连接，似网状螺纹导管（川芎）。③油管含棕黄色分泌物，直径约 100μm（白芷）。④油管含金黄色分泌物，直径约 30μm（防风）。⑤纤维束周围薄壁细胞含草酸钙方晶，形成晶纤维（甘草）。（图8-45）

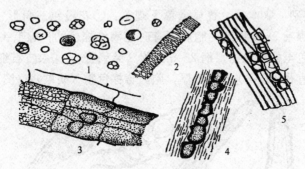

图 8-45　川芎茶调散显微特征图
1.淀粉粒；2.螺纹导管；3.油管（白芷）；4.油管（防风）；5.晶纤维

2. 理化鉴别

（1）川芎的 TLC 鉴别：①供试品溶液的制备：取本品 3g，研细，加石油醚（60℃～90℃）20ml，密塞，时时振摇，浸渍 4 小时，滤过，滤液浓缩至约 1ml，即得。②对照药材溶液的制备：取川芎对照药材 0.3g，同法制成对照药材溶液。

③薄层色谱：吸取上述两种溶液各 10μl，分别点于同一硅胶 G 薄层板上，以正己烷-乙酸乙酯（9∶1）为展开剂，展开，取出，晾干，置紫外光灯（365nm）下检视。④结果判断：供试品色谱中，在与对照药材色谱相应的位置上，应显相同颜色的一个荧光主斑点。

（2）羌活的 TLC 鉴别：取羌活对照药材 0.5g，照上述（1）项下供试品溶液制备方法制成对照药材溶液。吸取对照药材溶液及上述（1）项下的供试品溶液各 10μl，分别点于同一硅胶 G 薄层板上，以正己烷-苯-乙酸乙酯（2∶1∶1）为展开剂，展开，取出，晾干，喷以 1‰香草醛-硫酸溶液，在 105℃加热约 5 分钟。供试品色谱中，在与对照药材色谱相应的位置上，应显一个相同颜色的主斑点。

【功能与主治】 疏风止痛。用于外感风邪所致的头痛，或有恶寒、发热、鼻塞。

小儿腹泻外敷散

本品为吴茱萸、丁香、胡椒、肉桂制成的散剂。取以上四味，粉碎成细粉，过筛，混匀，分装，即得。

【性状】 本品为棕黄色的粉末；气芳香，味辛。

【鉴别】

1. 显微鉴别 取本品，置显微镜下观察：①花粉粒三角形，直径约 16μm（丁香）。②非腺毛 2～6 细胞，胞腔内有时充满红棕色物；腺毛头部多细胞，椭圆形，含棕黄色至棕红色物，柄 2～5 细胞（吴茱萸）。③果皮石细胞类圆形或长圆形，黄色，直径 15～40μm，壁厚，胞腔含棕色物（胡椒）。（图 8-46）

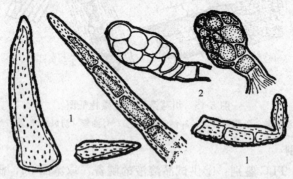

图 8-46 小儿腹泻外敷散显微特征图
1.非腺毛；2.腺毛

2. 理化鉴别

（1）吴茱萸的 TLC 鉴别：①供试品溶液的制备：取本品 1g，加乙醇 10ml，超声处理 20 分钟，滤过，即得。②对照药材溶液的制备：取吴茱萸对照药材 0.5g，同法制成对照药材溶液。③薄层色谱：吸取上述供试品溶液和对照药材溶液各 2μl，分别点于同一以羧甲基纤维素钠为黏合剂的硅胶 G 薄层板上，以正丁醇-冰醋酸-水（5∶1∶1）为展开剂，展开，取出，晾干，置紫外光灯（365nm）下检视。④结果判断：供试品色谱中，在与对照药材色谱相应的位置上，应显相同颜色的荧光斑点。

（2）肉桂中桂皮醛的 TLC 鉴别：①供试品溶液的制备：取本品 1g，加乙醚 30ml，浸泡 1 小时，时时振摇，滤过，滤液挥干，残渣加甲醇 1ml 使溶解，即得。②对照品溶液的制备：取桂皮醛对照品，加乙醇制成每 1ml 含 2μl 的溶液，即得。③薄层色谱：吸取上述两种溶液各 2μl，分别点于同一硅胶 G 薄层板上，以石油醚（60℃～90℃）-乙酸乙酯（17∶3）为展开剂，展开，取出，晾干，喷以二硝基苯肼乙醇试液。④结果判断：供试品色谱中，在与对照品色谱相应的位置上，应显相同颜色的斑点。

【功能与主治】　温里散寒，止痛止泻。用于脾胃虚寒所致的泄泻，症见大便溏泻、脘腹疼痛、喜温喜按。

马 钱 子 散

本品为马钱子（沙烫）适量（含士的宁 8.0g）、地龙（焙黄）93.5g 制成的散剂。取以上二味，将制马钱子、地龙分别粉碎成细粉，配研，过筛，即得。

【性状】　本品为黄棕色的粉末；气微，味苦。

【鉴别】　取本品 1g，加浓氨试液数滴及三氯甲烷 10ml，浸泡数小时，滤过，取滤液 1ml 蒸干，残渣加稀盐酸 1ml 使溶解，加碘化铋钾试液 1～2 滴，即生成黄棕色沉淀。（鉴别马钱子）

【定量分析】　按薄层色谱扫描法测定：①供试品溶液的制备：取本品约 0.5g，精密称定，置具塞锥形瓶中，精密加入三氯甲烷 20ml，浓氨试液 1ml，轻轻摇匀，称定重量后，于室温放置 24 小时，再称重，补足失去三氯甲烷量，充分振摇，滤过，即得。②对照品溶液的制备：取士的宁对照品，加三氯甲烷制成每 1ml 含 1mg 的溶液，即得。③测定：分别吸取供试品溶液 8μl 和对照品溶液 4μl，交叉点于同一硅胶 GF_{254} 薄层板上，以甲苯-丙酮-乙醇-浓氨试液（16∶12∶1∶4）的上层溶液为展开剂，展开，取出，晾干。按薄层色谱扫描法进行扫描，波长：$\lambda_S = 257nm$，$\lambda_R = 300nm$，测量供试品与对照品吸光度积分值，计算，即得。④结果判断：本品每袋含士的宁（$C_{21}H_{22}N_2O_2$）应为 7.2～8.8mg。

【功能与主治】 祛风湿，通经络。用于风湿闭阻所致的痹病，症见关节疼痛、臂痛腰痛、肢体肌肉萎缩。

五 苓 散

本品为茯苓 180g、泽泻 300g、猪苓 180g、肉桂 120g、白术（炒）180g 制成的散剂。取以上五味，粉碎成细粉，过筛，混匀，即得。

【性状】 本品为淡黄色的粉末；气微香，味微辛。

【鉴别】 取本品，置显微镜下观察：①不规则分枝状团块无色，遇水合氯醛液溶化；菌丝无色或淡棕色，直径 4～6μm（茯苓）。②菌丝黏结成团，大多无色；草酸钙方晶正八面体形，直径 32～60μm（猪苓）。③薄壁细胞类圆形，有椭圆形纹孔，集成纹孔群（泽泻）。④草酸钙针晶细小，长 10～32μm，不规则地充塞于薄壁细胞中（白术）。⑤纤维单个散在，长梭形，直径 24～50μm，壁厚，木化；石细胞类方形或类圆形，壁一面菲薄（肉桂）。（图 8-47）

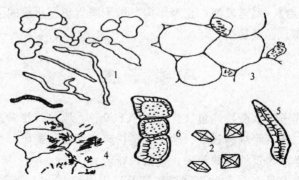

图 8-47　五苓散显微特征图

1.菌丝；2.八面体形草酸钙方晶；3.薄壁细胞；4.草酸钙针晶；5.纤维；6.石细胞

【功能与主治】 温阳化气，利湿行水。用于阳不化气、水湿内停所致的水肿，症见小便不利、水肿腹胀、呕逆泄泻、渴不思饮。

五 虎 散

本品为当归 350g、红花 350g、防风 350g、天南星（制）350g、白芷 240g制成的散剂。取以上五味，粉碎成细粉，过筛，混匀，即得。

【性状】 本品为橘黄色至暗黄色的粉末；气微香，味微辛。

【鉴别】

1. 显微鉴别 取本品，置显微镜下观察：①淀粉粒复粒由 8～12 分粒组成（白芷）。②薄壁细胞纺锤形，壁略厚，有极微细的斜向交错纹理（当归）。③花冠碎片黄色，有红棕色或黄棕色长管道状分泌细胞；花粉粒球形或椭圆形，直径约 60μm，外壁有刺，具 3 个萌发孔（红花）。④油管含金黄色分泌物，直径约 30μm（防风）。⑤草酸钙针晶成束或散在，长约至 90μm（天南星）。（图 8-48）

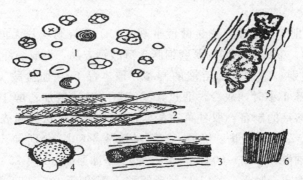

图 8-48 五虎散显微特征图

1.淀粉粒；2.纺锤形薄壁细胞；3.分泌管；4.花粉粒；5.油管；6.草酸钙针晶

2. 理化鉴别

（1）当归、白芷的 TLC 鉴别：①供试品溶液的制备：取本品 3g，加乙醇 10ml，超声处理 10 分钟，滤过，即得。②对照药材溶液的制备：取当归、白芷对照药材各 1g，分别同法制成对照药材溶液。③薄层色谱：吸取上述三种溶液各 5μl，分别点于同一硅胶 G 薄层板上，以石油醚（60℃～90℃）-乙酸乙酯（4：1）为展开剂，展开，取出，晾干，置紫外光灯（365nm）下检视。④结果判断：供试品色谱中，在与对照药材色谱相应的位置上，应显相同颜色的荧光斑点。

（2）红花的 TLC 鉴别：①供试品溶液的制备：取本品 3g，加 80％丙酮溶液 10ml，超声处理 10 分钟，静置，取上清液，即得。②对照药材溶液的制备：取红花对照药材 0.5g，同法制成对照药材溶液。③薄层色谱：吸取上述两种溶液各 10μl，分别点于同一硅胶 G 薄层板上，以乙酸乙酯-甲醇-甲酸-水（7：0.4：2：3）为展开剂，展开，取出，晾干。④结果判断：供试品色谱中，在与对照药材色谱相应的位置上，应显相同颜色的斑点。

【定量分析】 按高效液相色谱法依法测定，本品每 1g 含防风以升麻素苷（$C_{37}H_{54}O_{11}$）和 5-O-甲基维斯阿米醇苷（$C_{22}H_{28}O_{10}$）的总量计，不得少于 0.50mg。

【功能与主治】 活血散瘀，消肿止痛。用于跌打损伤，瘀血肿痛。

六 一 散

本品为滑石粉 600g、甘草 100g 制成的散剂。取以上二味，甘草粉碎成细粉，与滑石粉混匀，过筛，即得。

【性状】 本品为浅黄白色的粉末；具甘草甜味，手捻有润滑感。

【鉴别】

1. 显微鉴别 取本品，置显微镜下观察：①不规则块片无色，有层层剥落痕迹（滑石粉）。②纤维束周围薄壁细胞含草酸钙方晶，形成晶纤维（甘草）。

2. 理化鉴别 ①供试品溶液的制备：取本品 2g，加盐酸 1ml、三氯甲烷 15ml，加热回流 1 小时，放冷，滤过，滤液蒸干，残渣加乙醇 1ml 使溶解，即得。②对照品溶液的制备：取甘草次酸对照品，加无水乙醇制成每 1ml 含 1mg 的溶液，即得。③薄层色谱：吸取上述两种溶液各 5μl，分别点于同一硅胶 G 薄层板上，以石油醚（30℃～60℃）-苯-乙酸乙酯-冰醋酸（10∶20∶7∶0.5）为展开剂，展开，取出，晾干，喷以 10％磷钼酸乙醇溶液，在 105℃加热约 5 分钟。④结果判断：供试品色谱中，在与对照品色谱相应的位置上，应显相同颜色的斑点。（鉴别甘草次酸，图 8-49）

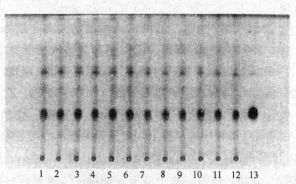

图 8-49 六一散薄层色谱图
1～12.供试品；13.甘草次酸对照品

【定量分析】 按高效液相色谱法测定：①色谱条件与系统适用性试验：以十八烷基硅烷键合硅胶为填充剂；以甲醇-磷酸二氢铵溶液（取磷酸二氢铵 1.725g，加水 300ml 溶解，用磷酸调节 pH 值至 3.5）（65∶35）为流动相；检测波长 250nm；理论板数按甘草酸峰计算应不低于 3000。②对照品溶液的制备：精密称取甘草酸单铵盐对照品 12mg，置 50ml 量瓶中，用流动相溶解并稀释至刻度，摇匀，即得（每 1ml 中含甘草酸单铵盐 0.24mg，折合甘草酸为

0.2351mg)。③供试品溶液的制备：取本品约 1.5g，精密称定，精密加入流动相 25ml，称定重量，超声处理（功率 250W，频率 33kHz）30 分钟，放冷，再称定重量，用流动相补足减失的重量，摇匀，滤过，取续滤液，即得。④测定：分别精密吸取对照品溶液和供试品溶液各 20μl，注入液相色谱仪，测定，即得。⑤结果判断：本品每 1g 含甘草以甘草酸（$C_{42}H_{62}O_{16}$）计，不得少于 2.8mg。

【功能与主治】　清暑利湿。内服用于暑热身倦，口渴泄泻，小便黄少；外用治痱子刺痒。

冰　硼　散

本品为冰片 50g、硼砂（煅）500g、朱砂 60g、玄明粉 500g 制成的散剂。取以上四味，朱砂水飞成极细粉，硼砂粉碎成细粉，将冰片研细，与上述粉末及玄明粉配研，过筛，混匀，即得。

【性状】　本品为粉红色的粉末；气芳香，味辛凉。

【鉴别】

1. 化学定性

（1）鉴别硼砂：取本品 1g，加水 6ml，振摇，加盐酸使成酸性后，滤过，分取滤液 3ml，点于姜黄试纸上使润湿，即显橙红色，放置干燥，颜色变深，置氨蒸气中熏，变为绿黑色。

（2）鉴别玄明粉：取上述（1）项的剩余滤液，加氯化钡试液 1～2 滴，即生成白色沉淀；分离后，沉淀在盐酸中不溶解。

（3）鉴别朱砂：取本品 1g，置试管中，加水 10ml，用力振摇，在试管底部很快出现朱红色的沉淀，分取少量沉淀用盐酸湿润，在光洁的铜片上摩擦，铜片表面即显银白色光泽，加热烘烤后银白色即消失。

2. 气相色谱　按［定量分析］2 项下的方法试验，供试品色谱应呈现与对照品保留时间相同的色谱峰。（鉴别冰片）

【定量分析】

1. 朱砂　取本品约 3g，精密称定，置锥形瓶中，加硫酸 10ml 与硝酸钾 1.5g，加热使朱砂溶解，放冷，加水 50ml，并加 1% 高锰酸钾溶液至显粉红色，再滴加 2% 硫酸亚铁溶液至红色消失后，加硫酸铁铵指示液 2ml，用硫氰酸铵滴定液（0.1mol/L）滴定。每 1ml 硫氰酸铵滴定液（0.1mol/L）相当于 11.63mg 的硫化汞。本品每 1g 含朱砂以硫化汞（HgS）计，应为 40～60mg。

2. 冰片　按气相色谱法依法测定：①色谱条件与系统适用性试验：固定液为聚乙二醇（PEG-20M）的弹性石英毛细管柱（柱长 30m，内径 0.25mm，膜厚度 0.25μm）；程序升温，初始温度 100℃，以每分钟 10℃ 的速率升至 200℃；分流比30∶1；理论板数按龙脑峰计算，应不低于 5000。②校正因子测定：取正十四烷适量，精密称定，加无水乙醇制成每 1ml 含 8mg 的溶液，作为内标溶液；另取龙脑对照品、异龙脑对照品各 10mg，精密称定，置具塞锥形瓶中，精密加入无水乙醇 25ml 与内标溶液 2ml，摇匀，吸取 2μl，注入气相色谱仪，分别计算校正因子。③测定：取本品约 0.5g，精密称定，置具塞锥形瓶中，精密加入无水乙醇 25ml 与内标溶液 2ml，称定重量，超声处理 20 分钟，放冷，再称定重量，用无水乙醇补足减失的重量，摇匀，滤过，吸取续滤液 2μl，注入气相色谱仪，测定，即得。④结果判断：本品每 1g 含冰片以龙脑（$C_{10}H_{18}O$）和异龙脑（$C_{10}H_{18}O$）的总量计，不得少于 30mg。

【功能与主治】 清热解毒，消肿止痛。用于热毒蕴结所致的咽喉疼痛、牙龈肿痛、口舌生疮。

参苓白术散

本品为人参 100g、茯苓 100g、白术（炒）100g、山药 100g、白扁豆（炒）75g、莲子 50g、薏苡仁（炒）50g、砂仁 50g、桔梗 50g、甘草 100g 制成的散剂。取以上十味，粉碎成细粉，过筛，混匀，即得。

【性状】 本品为黄色至灰黄色的粉末；气香，味甜。

【鉴别】

1. **显微鉴别** 取本品，置显微镜下观察：①不规则分枝状团块无色，遇水合氯醛液溶化；菌丝无色或淡棕色，直径 4～6μm（茯苓）。②草酸钙簇晶直径 20～68μm，棱角锐尖（人参）。③草酸钙针晶细小，长 10～32μm，不规则地充塞于薄壁细胞中（白术）。④草酸钙针晶束存在于黏液细胞中，长 80～240μm，针晶直径 2～8μm（山药）。⑤纤维束周围薄壁细胞含草酸钙方晶，形成晶纤维（甘草）。⑥种皮细胞黄棕色或红棕色，形状不规则（莲子）。⑦种皮栅状细胞长 80～150μm（白扁豆）。⑧内种皮厚壁细胞黄棕色或棕红色，表面观类多角形，壁厚，胞腔含硅质块（砂仁）。⑨联结乳管直径 14～25μm，含淡黄色颗粒状物（桔梗）。（图 8-50）

2. **理化鉴别** ①供试品溶液的制备：取本品 4.5g，加三氯甲烷 40ml，加热回流 1 小时，滤过，弃去滤液，药渣加甲醇 50ml，加热回流 1 小时，滤过，滤液蒸干，将残渣用甲醇 5ml 溶解，加在中性氧化铝柱（100～120 目，15g，内径 10～15mm）上，用 40％甲醇 150ml 洗脱，收集洗脱液，蒸干，残渣加水 30ml 使溶解，用水饱和的正丁醇溶液振摇提取 2 次，每次 25ml，合并提取液，用水

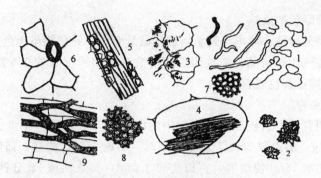

图 8-50 参苓白术散显微特征图
1.菌丝；2.草酸钙簇晶；3.草酸钙针晶；4.草酸钙针晶束；5.晶纤维；
6.种皮细胞；7.种皮栅状细胞；8.内种皮厚壁细胞；9.乳管

洗涤 3 次，每次 20ml，正丁醇液蒸干，残渣加甲醇 0.5ml 使溶解，即得。②对照药材溶液的制备：取人参、甘草对照药材各 1g，同法分别制成对照药材溶液。③薄层色谱：吸取上述三种溶液各 1μl，分别点于同一硅胶 G 薄层板上，以三氯甲烷-乙酸乙酯-甲醇-水（15∶40∶22∶10）10℃以下放置后的下层溶液为展开剂，展开，取出，晾干，喷以硫酸乙醇溶液（1→10），在 105℃加热 5～10 分钟，置紫外光灯（365nm）下检视。④结果判断：供试品色谱中，分别在与两种对照药材色谱相应的位置上，应显相同颜色的荧光斑点。（鉴别人参、甘草）

【功能与主治】 补脾胃，益肺气。用于脾胃虚弱，食少便溏，气短咳嗽，肢倦乏力。

桂林西瓜霜

本品为西瓜霜、硼砂（煅）、黄柏、黄连、山豆根、射干、浙贝母、青黛、冰片、无患子果（炭）、大黄、黄芩、甘草、薄荷脑制成的散剂。取以上十四味，除西瓜霜、硼砂、青黛、冰片、薄荷脑外；其余黄柏等九味粉碎成细粉；将西瓜霜、硼砂、青黛、冰片和薄荷脑分别研细，与上述细粉及适量的二氧化硅、甜菜素、枸橼酸等辅料配研，过筛，混匀，即得。

【性状】 本品为灰黄绿色的粉末；气香，味咸、甜、微苦而辛凉。

【鉴别】

1. 化学定性

（1）鉴别西瓜霜：取本品 0.5g，加水 3ml，摇匀，滤过，滤液加氯化钡试液 1ml，即生成白色沉淀。此沉淀在盐酸中不溶解。

（2）鉴别硼砂：取本品 0.5g，加硫酸 2ml，混合后加甲醇 8ml，点火燃烧，即发生边缘带绿色的火焰。

（3）鉴别薄荷脑：取本品适量，进行微量升华，升华物呈无色或白色不定形结晶，有清香气。取结晶，加数滴乙醇使溶解，加新配制的 1％香草醛-硫酸溶液 1～2 滴，即显紫色至紫红色。

2. 薄层色谱

（1）鉴别青黛中的靛玉红及大黄中的大黄素与大黄酚：①供试品溶液的制备：取本品 2g，加乙醇 20ml，浸渍 1 小时，时时振摇，滤过，药渣备用，滤液蒸干，残渣加水 15ml 使溶解，再加盐酸 0.5ml，加热回流 30 分钟，立即冷却，用乙醚振摇提取 2 次（10ml，15ml），合并乙醚液，挥干，残渣加三氯甲烷 0.5ml 使溶解，即得。②对照品溶液的制备：取靛玉红对照品，加三氯甲烷制成每 1ml 含 1mg 的溶液；取大黄素、大黄酚对照品，分别加甲醇制成每 1ml 含 1mg 的溶液，即得。③薄层色谱：吸取供试品溶液各 3～6μl、对照品溶液各 3μl，分别点于同一以羧甲基纤维素钠为黏合剂的硅胶 G 薄层板上，以石油醚（30℃～60℃）-甲酸乙酯-甲酸（15：5：1）的上层溶液为展开剂，展开，取出，晾干，分别置日光及紫外光灯（365nm）下检视。④结果判断：供试品色谱中，在与靛玉红对照品色谱相应的位置上，日光下应显相同颜色的斑点；分别在与大黄素、大黄酚对照品色谱相应的位置上，紫外光灯下应显相同颜色的荧光斑点；置氨蒸气中熏后，日光下检视，斑点变为红色。

（2）鉴别山豆根中的苦参碱：①供试品溶液的制备：取上述药渣，加氢氧化钠试液 5 滴、三氯甲烷 15ml，加热回流 30 分钟，滤过，滤液蒸干，残渣加三氯甲烷 5ml 使溶解，滤过，滤液浓缩至约 0.5ml，即得。②对照品溶液的制备：取苦参碱对照品，加三氯甲烷制成每 1ml 含 1mg 的溶液，即得。③薄层色谱：吸取供试品溶液 4～8μl、对照品溶液 3μl，分别点于同一以羧甲基纤维素钠为黏合剂的硅胶 G 薄层板上，以苯-乙酸乙酯-丙酮-浓氨试液（10：20：15：1）为展开剂，展开，取出，晾干，喷以稀碘化铋钾试液。④结果判断：供试品色谱中，在与对照品色谱相应的位置上，应显相同颜色的斑点。

（3）鉴别黄连及其小檗碱：取黄连对照药材 50mg，照［定量分析］项下供试品溶液的制备方法制成对照药材溶液；另取盐酸小檗碱对照品，加甲醇制成每 1ml 含 0.5mg 的溶液，作为对照品溶液。吸取［定量分析］项下的供试品溶液、上述对照药材溶液及对照品溶液各 2μl，分别点于同一以羧甲基纤维素钠为黏合剂的硅胶 G 薄层板上，以苯-乙酸乙酯-甲醇-异丙醇-浓氨试液（12：6：3：3：1）为展开剂，另槽内加入等体积的浓氨试液预饱和 15 分钟，展开，取出，晾干，置紫外光灯（365nm）下检视。供试品色谱中，在与对照药材色谱和对照品色谱相应的位置上，应显相同颜色的荧光斑点。

　　【定量分析】　按高效液相色谱法测定：①色谱条件与系统适用性试验：以十八烷基硅烷键合硅胶为填充剂；以乙腈-0.05mol/L 磷酸二氢钠缓冲液（用磷酸调节 pH 值至 3）（30：70）为流动相；检测波长为 350nm；理论板数按盐酸小檗碱峰计算应不低于 5000。②对照品溶液的制备：取盐酸小檗碱对照品适量，精密称定，加盐酸-甲醇（1：100）的混合溶液制成每 1ml 含 40μg 的溶液，即得。③供试品溶液的制备：取本品 0.5g，精密称定，置具塞锥形瓶中，精密加入盐酸-甲醇（1：100）的混合溶液 50ml，密塞，称定重量，超声处理（功率 250W，频率 33kHz）40 分钟，放冷，再称定重量，用上述混合溶液补足减失的重量，摇匀，滤过，取续滤液，即得。④测定：分别精密吸取对照品溶液与供试品溶液各 5μl，注入液相色谱仪，测定，即得。⑤结果判断：本品每 1g 含黄连和黄柏以盐酸小檗碱（$C_{20}H_{18}ClNO_4$）计，不得少于 2.5mg。

　　【功能与主治】　清热解毒，消肿止痛。用于风热上攻、肺胃热盛所致的乳蛾、喉痹、口糜，症见咽喉肿痛、喉核肿大、口舌生疮、牙龈肿痛或出血；急、慢性咽喉炎，扁桃体炎，口腔炎，口腔溃疡，牙龈炎见上述证候者及轻度烫伤（表皮未破）者。

第五节　栓　剂

　　栓剂系指药材提取物或药材细粉与适宜基质制成的，专供腔道给药的固体制剂。2005 年版《中国药典》一部共收载栓剂成方制剂 7 种，并规定栓剂应进行下列质量检查：

　　1. 外观　栓剂应完整光滑，硬度适宜，药物在基质中分布均匀；塞入腔道后应无刺激性，能融化、软化或溶化，并与分泌液混合，逐渐释放出药物。

　　2. 重量差异　取供试品 10 粒，精密称定总重量，求得平均粒重后，再分别精密称定各粒的重量，每粒重量与标示粒重相比较（无标示粒重的栓剂，与平均粒重相比较），应符合 8-12 中的规定；超出重量差异限度的不得多于 1 粒，并不得超出限度一倍。

表 8-12　　　　　　　　　　　栓剂的重量差异的限度标准

标示粒重或平均粒量	重量差异限度	标示粒重或平均粒量	重量差异限度
1g 以下及 1g	±10%	3g 以上	±5%
1g 以上至 3g	±7.5%		

3. 融变时限 取供试品 3 粒，照融变时限检查法（参见第三章第二节）依法检查，除另有规定外，脂肪性基质的栓剂供试品均应在 30 分钟内全部融化、软化或触压时无硬心；水溶性基质的栓剂供试品均应在 60 分钟内全部溶解。如有 1 粒不符合规定，应另取 3 粒复试，均应符合规定。

4. 微生物限度 按微生物限度检查法依法检查，每 1g 供试品，细菌数不得过 1000 个，霉菌和酵母菌数不得过 100 个，并不得检出金黄色葡萄球菌、铜绿假单胞菌和大肠杆菌。

化 痔 栓

本品为次没食子酸铋 200g、苦参 370g、黄柏 92.5g、洋金花 55.5g、冰片 30g 制成的栓剂。取以上五味，苦参、黄柏、洋金花加水煎煮二次（4 小时，2 小时），合并煎液，滤过，静置 12 小时，取上清液浓缩至相对密度为 1.12（60℃~65℃）的清膏，干燥，粉碎成最细粉；将 2.6g 的羟苯乙酯用适量乙醇溶解；另取基质适量，加热熔化，加入次没食子酸铋、上述最细粉、冰片以及 16.8g 聚山梨酯—80、羟苯乙酯乙醇液，混匀，灌注，制成 1000 粒，即得。

【性状】 本品为暗黄褐色的栓剂。

【鉴别】

1. 化学定性 取本品 5 粒，切碎，置坩埚中，缓缓炽灼至完全灰化，放冷，滴加硝酸使溶解，溶液显铋盐的鉴别反应。（鉴别次没食子酸铋）

2. 薄层色谱 ①供试品溶液的制备：取本品 2 粒，切碎，加水 25ml，超声处理 30 分钟，于 10℃以下放置 30 分钟使基质凝固，滤过，取滤液 5ml，置分液漏斗中，加浓氨试液调节 pH 值至 11，用三氯甲烷振摇提取 3 次，每次 20ml，合并三氯甲烷液，置水浴上蒸干，残渣加三氯甲烷 1ml 使溶解，即得。②对照品溶液的制备：取苦参碱对照品，加三氯甲烷制成每 1ml 含 0.5mg 的溶液，即得。③薄层色谱：吸取上述两种溶液各 4μl，分别点于同一硅胶 G 薄层板上，以苯-丙酮-乙酸乙酯-浓氨试液（2：3：4：0.2）为展开剂，展开，取出，晾干，喷以改良碘化铋钾试液。④结果判断：供试品色谱中，在与对照品色谱相应的位置上，应显相同颜色的斑点。（鉴别苦参中的苦参碱）

【定量分析】

1. 次没食子酸铋 取本品，切碎，取约 3g，精密称定，置坩埚中，低温灼烧至残留物变成橙红色，再在 550℃~600℃炽灼 1 小时，取出，放冷，加硝酸溶液（1→2）3~5ml 使溶解，用适量水将溶液移至 500ml 锥形瓶中，加水至约 300ml，摇匀，加儿茶酚紫指示液 10 滴（临用新配），溶液应显蓝色（若显紫色或紫红色，滴加氨试液至显纯蓝色），用乙二胺四醋酸二钠滴定液（0.05mol/L）滴至淡黄色，即得。每1ml乙二胺四醋酸二钠滴定液（0.05mol/L）相当于三氧化铋11.65mg。本品每粒含次没食子酸铋以三氧化铋（Bi$_2$O$_3$）计，应为94～114mg。

2. 冰片 按气相色谱法依法测定，本品每粒含冰片以龙脑（C$_{10}$H$_{18}$O）计，不得少于12.6mg。

【功能与主治】 清热燥湿，收涩止血。用于大肠湿热所致的内外痔、混合痔疮。

双黄连栓（小儿消炎栓）

本品为金银花2500g、黄芩2500g、连翘5000g制成的栓剂。取以上三味，黄芩加水煎煮三次（2小时，1小时，1小时），合并煎液，滤过，滤液浓缩至适量，浓缩液在80℃时加2mol/L盐酸溶液，调pH值至1.0～2.0，保温1小时后静置24小时，滤过，沉淀物加6～8倍量水，用40%氢氧化钠溶液调pH值至7.0～7.5，加等量乙醇，搅拌使溶解，滤过。滤液用2mol/L盐酸溶液调节pH值至2.0，60℃保温30分钟，静置12小时，滤过，沉淀用水洗至pH为5.0，继用70%乙醇洗至pH值为7.0。沉淀物加水适量，用40%氢氧化钠溶液调节pH值至7.0～7.5，搅拌使溶解。金银花、连翘加水煎煮二次，每次1.5小时，合并滤液，滤过，滤液浓缩至相对密度为1.20～1.25（70℃～80℃）的清膏，冷至40℃时在搅拌下缓慢加入乙醇，使含醇量达75%，静置12小时，滤取上清液，回收乙醇，浓缩液再加乙醇使含醇量达85%，充分搅拌，静置12小时，滤取上清液，回收乙醇至无醇味。加上述黄芩提取物水溶液，搅匀，并调节pH值至7.0～7.5，减压浓缩成稠膏，低温干燥，粉碎；另取半合成脂肪酸酯780g，加热熔化，温度保持在40℃±2℃，加入上述干膏粉，混匀，浇模，制成1000粒，即得。

【性状】 本品为棕色或深棕色的栓剂。

【鉴别】 ①供试品溶液的制备：取本品1粒，加水20ml，置温水浴中，用10%氢氧化钠溶液调节pH值至7.0～7.5，使熔化，置冷处使基质凝固，滤过，取滤液1ml，加无水乙醇4ml，置水浴中振摇数分钟，放置，取上清液，即得。②对照品溶液的制备：取黄芩苷、绿原酸对照品，分别用乙醇制成每1ml各含0.4mg的溶液，即得。③薄层色谱：吸取上述三种溶液各3～5μl，分别点于同一以羧甲基纤维素钠为黏合剂的硅胶G薄层板上，以乙酸丁酯-甲酸-水（7：4：3）的上层溶液为展开剂，预饱和30分钟，展开，取出，晾干，置紫外光灯（365nm）

下检视。④结果判断：供试品色谱中，在与对照品色谱相应的位置上，应显相同颜色的荧光斑点。（鉴别黄芩中的黄芩苷和金银花中的绿原酸）

【定量分析】 按高效液相色谱法依法测定：①色谱条件与系统适用性试验：用十八烷基硅烷键合硅胶为填充剂；甲醇-水-冰醋酸（40：60：1）为流动相；检测波长为 276nm；理论板数按黄芩苷峰计算应不低于 1000。②对照品溶液的制备：精密称取黄芩苷对照品 10mg，加 50%甲醇适量，制成每 1ml 中含黄芩苷 0.1mg 的溶液，即得。③供试品溶液的制备：取本品 10 粒，精密称定，研碎，取约 0.3g，精密称定，置烧杯中，加水 40ml，置温水浴中使溶解，用 10%氢氧化钠溶液调节 pH 值至 7.0～7.5，移至 50ml 量瓶中，放置至室温，加水稀释至刻度，摇匀，滤过，取续滤液 2ml，置 10ml 量瓶中，加水稀释至刻度，摇匀，即得。④测定：分别精密吸取对照品溶液与供试品溶液各 20μl，注入液相色谱仪，测定，即得。⑤结果判断：本品每粒含黄芩以黄芩苷（$C_{21}H_{18}O_{11}$）计，应不少于 65mg。

【功能与主治】 清热解毒，轻宣风热。用于外感风热，发热，咳嗽，咽痛；亦可用于上呼吸道感染，肺炎。

消 糜 栓

本品为人参茎叶皂苷 25g、紫草 500g、黄柏 500g、苦参 500g、枯矾 400g、冰片 200g、儿茶 500g 制成的栓剂。取以上七味，儿茶、枯矾粉碎成细粉，冰片研细；黄柏、苦参、紫草加水煎煮三次（2 小时，1 小时，1 小时），合并煎液，滤过，滤液浓缩至相对密度为 1.10（80℃）的清膏，加乙醇使含醇量为 75%，静置 24 小时，滤过，滤液回收乙醇，浓缩至相对密度为 1.36（80℃）的稠膏，干燥，粉碎成细粉，与上述细粉及人参茎叶皂苷粉混匀；另取聚氧乙烯单硬脂酸酯及甘油 22g，混合加热熔化，温度保持在 40℃±2℃，加入上述细粉，搅匀，注入栓剂模，冷却，制成 1000 粒，即得。

【性状】 本品为褐色至棕褐色的栓剂；气特异。

【鉴别】

(1) 冰片的 TLC 鉴别：①供试品溶液的制备：取本品 1 粒，置具塞锥形瓶中，在 90℃水浴中加热融化，取出，趁热加入乙酸乙酯 50ml，充分振摇，放冷，置 0℃以下放置 20 分钟，取出，滤过，取初滤液，即得。②对照品溶液的制备：取冰片对照品，加乙酸乙酯制成每 1ml 含 5mg 的溶液，即得。③薄层色谱：吸取上述两种溶液各 2μl，分别点于同一硅胶 G 薄层板上，以环己烷-乙酸乙酯（17：3）为展开剂，展开，取出，晾干，喷以 5%香草醛-硫酸溶液，在 105℃加热至斑点显色清晰。④结果判断：供试品色谱中，在与对照品色谱相应的位置上，应显相同颜色的斑点。

(2) 儿茶的 TLC 鉴别：取儿茶对照药材 0.2g，加甲醇 10ml，浸渍 20 分钟，滤过，滤液作为对照药材溶液。吸取对照药材溶液及上述（1）项下的供试品溶液各 2μl，分别点于同一硅胶 G 薄层板上，以三氯甲烷-甲醇-甲酸（20：5：2）为展开剂，展开，取出，晾干，喷以 5％香草醛-硫酸溶液，在 105℃加热至斑点显色清晰。供试品色谱中，在与对照药材色谱相应的位置上，应显相同颜色的斑点。

【定量分析】　按高效液相色谱法依法测定，本品每粒含人参茎叶皂苷以人参皂苷 Re（$C_{48}H_{82}O_{18}$）计，不得少于 2.4mg。

【功能与主治】　清热解毒，燥湿杀虫，祛腐生肌。用于湿热下注所致的带下病，症见带下量多、色黄、质稠、腥臭、阴部瘙痒；亦可用于滴虫性阴道炎、霉菌性阴道炎、非特异性阴道炎、宫颈糜烂见上述证候者。

麝香痔疮栓

本品为麝香、珍珠、冰片、炉甘石、三七、五倍子、人工牛黄、颠茄流浸膏制成的栓剂。取以上八味，除人工牛黄、颠茄流浸膏外，其余珍珠等六味分别粉碎成细粉；颠茄流浸膏与部分炉甘石细粉混合、烘干、过筛，并与上述细粉混匀。取混合脂肪酸甘油酯适量，加热融化，在 42℃～45℃加入上述药粉，搅拌均匀，注入栓模，冷却，即得。

【性状】　本品为灰黄色至棕褐色弹头形或鱼雷形的栓剂；气清香。

【鉴别】

1. 显微鉴别　取本品 5 粒，加水 5ml，加 10％氢氧化钠溶液 5ml，加热煮沸 5 分钟，放冷，静置使沉淀。取沉淀少许，置显微镜下观察：①非腺毛 1 至数个细胞，有的顶端稍弯曲（五倍子）。②不规则碎块无色或淡绿色，半透明，有光泽，有时可见细密波状纹理（珍珠）。③树脂道碎片含黄色分泌物（三七）。

2. 理化鉴别　①供试品溶液的制备：取本品 3 粒，加 5％碳酸钠溶液 50ml，置水浴上温热使融化，放冷，静置，滤过，滤液加稀盐酸调节 pH 值至 1，用三氯甲烷振摇提取 2 次，每次 20ml，合并三氯甲烷液，蒸干，残渣加乙醇 1ml 使溶解，即得。②对照品溶液的制备：取胆酸对照品、猪去氧胆酸对照品，加乙醇制成每 1ml 各含 1mg 的混合溶液，即得。③薄层色谱：吸取供试品溶液 5μl、对照品溶液 2μl，分别点于同一硅胶 G 薄层板上，以正己烷-乙酸乙酯-甲醇-醋酸（20：25：3：2）的上层溶液为展开剂，展开，取出，晾干，喷以 10％磷钼酸乙醇溶液，在 105℃加热至斑点显色清晰。④结果判断：供试品色谱中，在与对照品色谱相应的位置上，应显相同颜色的斑点。（鉴别牛黄）

【定量分析】 按气相色谱法依法测定，本品每粒含冰片（$C_{10}H_{18}O$）不得少于 36.0mg。

【功能与主治】 清热解毒，消肿止痛，止血生肌。用于大肠热盛所致的大便出血、血色鲜红、肛门灼热疼痛；亦可用于各类痔疮和肛裂见上述证候者。

第六节　滴　丸　剂

滴丸剂系指药材经适宜的方法提取、纯化、浓缩并与适宜的基质加热熔融混匀后，滴入不相混溶的冷凝液中，收缩冷凝而制成的球形或类球形制剂。2005年版《中国药典》一部只收载了复方丹参滴丸一种滴丸剂。滴丸剂的法定质量检查项目如下：

1. 外观 滴丸应圆整均匀，色泽一致，无粘连现象，表面无冷凝液黏附。

2. 重量差异 取供试品 20 丸，精密称定总重量，求得平均丸重后，再分别精密称定每丸的重量。将每丸重量与平均丸重相比较，应符合表 8-13 中的规定；超出限度的不得多于 2 丸，并不得有 1 丸超出限度一倍。

包糖衣滴丸应在包衣前检查丸芯的重量差异，符合规定后，方可包衣，包衣后不再检查重量差异；包薄膜衣滴丸应在包衣后检查重量差异，并应符合规定。

表 8-13　　　　　　　　滴丸剂重量差异限度

平 均 丸 重	重量差异限度	平 均 丸 重	重量差异限度
0.03g 及 0.03g 以下	±15%	0.1g 以上至 0.3g	±10%
0.03g 以上至 0.1g	±12%	0.3g 以上	±7.5%

3. 溶散时限 按崩解时限检查法依法检查，除另有规定外，应符合规定。

4. 微生物限度 按微生物限度检查法依法检查，每 1g 供试品，细菌总数不得超过 1000 个，霉菌、酵母菌数不得超过 100 个，并不得检出大肠埃希菌。

复方丹参滴丸

本品为丹参、三七、冰片制成的滴丸。取以上三味，丹参、三七加水煎煮，煎液滤过，滤液浓缩，加入乙醇，静置使沉淀，取上清液，回收乙醇，浓缩成稠膏，备用；冰片研细。取聚乙二醇适量，加热使熔融，加入上述稠膏和冰片细粉，混匀，滴加冷却的液体石蜡中，制成滴丸，或包薄膜衣，即得。

【性状】 本品为棕色的滴丸或薄膜衣滴丸；气香，味微苦。

【鉴别】

(1) 冰片的 TLC 鉴别：①供试品溶液的制备：取本品 40 丸，研碎，加无水乙醇 10ml，超声处理 10 分钟，滤过，即得。②对照品溶液的制备：取冰片对照品，加无水乙醇制成每 1ml 含 1mg 的溶液，即得。③薄层色谱：吸取上述两种溶液各 5～10μl，分别点于同一硅胶 G 薄层板上，以环己烷-乙酸乙酯（17∶3）为展开剂，展开，取出，晾干，喷以 1%香草醛-硫酸溶液，在 105℃加热至斑点显色清晰。④结果判断：供试品色谱中，在与对照品色谱相应的位置上，应显相同颜色的斑点。

(2) 三七的 TLC 鉴别：①供试品溶液的制备：取本品 20 丸，置离心管中，加入约 40℃的稀氨溶液（取浓氨溶液 8ml，加水使成 100ml，混匀）9ml，振摇使溶解，离心，取上清液，通过 D101 型大孔吸附树脂柱（内径约 0.7cm，柱高约 5cm），用水 15ml 洗脱，弃取水洗脱液，再用甲醇洗脱，弃去初洗脱液约 0.4ml，收集续洗脱液约 5ml，即得。②对照品溶液的制备：取三七皂苷 R_1 对照品，加甲醇制成每 1ml 含 2mg 的溶液，即得。③薄层色谱：吸取供试品溶液 15μl、对照品溶液 5μl，分别点于同一硅胶 G 薄层板上，以正丁醇-乙酸乙酯-水（4∶1∶5）的上层溶液为展开剂，展开，取出，晾干，喷以 10%硫酸乙醇溶液，在 105℃加热约 10 分钟。④结果判断：供试品色谱中，在与对照品色谱相应的位置上，应显相同颜色的斑点。

(3) 丹参的 TLC 鉴别：①供试品溶液的制备：取本品 15 丸，置离心管中，加水 1ml 和稀盐酸 2 滴，振摇使溶解，加入乙酸乙酯 3ml，振摇 1 分钟后离心 2 分钟，取上清液即得。②对照品溶液的制备：取丹参素钠对照品，加甲醇制成每 1ml 含 1mg 的溶液，即得。③薄层色谱：吸取供试品溶液 10μl、对照品溶液 2μl，分别点于同一硅胶 G 薄层板上，以三氯甲烷-丙酮-甲酸（25∶10∶4）为展开剂，展开，取出，晾干，置氨蒸气中熏 15 分钟后，显淡黄色斑点，放置 30 分钟后置紫外光灯（365nm）下检视。④结果判断：供试品色谱中，在与对照品色谱相应的位置上，应显相同颜色的荧光斑点。

【定量分析】 按高效液相色谱法测定：①色谱条件与系统适用性试验：用十八烷基硅烷键合硅胶为填充剂；甲醇-水-冰醋酸（8∶91∶1）为流动相；检测波长为 281nm；理论板数按丹参素峰计算应不低于 2000。②对照品溶液的制备：取丹参素钠对照品适量，精密称定，加甲醇制成每 1ml 含 0.16mg 的溶液（相当每 1ml 含丹参素 0.144mg），即得。③供试品溶液的制备：取本品 12 丸，精密称定，置25ml量瓶中，加甲醇约15ml，超声处理（功率50W，频率50kHz，水浴温度25℃）10分钟使溶解，放冷，加甲醇至刻度，摇匀，离心（转速为每分钟2000转）5分钟，取上清液，即得。④测定：分别精密吸取对照品溶液5μl与供试品溶液5～10μl，注入液相色谱仪，测定，即得。⑤结果判断：本品每丸含丹参以丹参素（$C_9H_{10}O_5$）计，不得少于0.10mg。

【功能与主治】 活血化瘀，理气止痛。用于气滞血瘀所致的胸痹，症见胸闷、心前区刺痛；亦可用于冠心病心绞痛见上述证候者。

第七节 胶 囊 剂

胶囊剂系指将药材用适宜方法加工后，加入适宜辅料填充于空心胶囊或密封于软质囊材中的制剂，可分为硬胶囊、软胶囊（胶丸）和肠溶胶囊等。

硬胶囊系指将药材提取物、药材提取物加药材细粉或药材细粉与适宜辅料制成的均匀粉末、细小颗粒、小丸、半固体或液体，填充于空心胶囊中的胶囊剂；软胶囊系指将药材提取物、液体药物或与适宜辅料混匀后用滴制法或压制法密封于软质囊材中的胶囊剂；肠溶胶囊剂系指不溶于胃液，但能在肠液中崩解或释放的胶囊剂。2005年版《中国药典》一部收载的成方胶囊制剂共41种，其中硬胶囊剂37种、软胶囊剂4种。胶囊剂应进行下列常规质量检查：

1. 外观 应整洁，不得有粘结、变形、渗漏或囊壳破裂现象，并应无异臭。

2. 水分 内容物为固体的硬胶囊应进行水分检查。取其内容物，按水分测定法依法测定，除另有规定外，不得过9.0%。内容物为液体或半固体的硬胶囊不检查水分。

3. 装量差异 取供试品10粒，分别精密称定重量，倾出其内容物（不得损失囊壳），硬胶囊囊壳用小刷或其他适宜的用具拭净；软胶囊或内容物为半固体或液体的硬胶囊囊壳用乙醚等易挥发性溶剂洗净，置通风处使溶剂挥尽，再分别精密称定囊壳重量，求出每粒内容物的装量。每粒装量与标示装量相比较（无标示装量的胶囊剂，与平均装量比较），装量差异限度应在标示装量（或平均装量）的±10.0%以内，超出装量差异限度的不得多于2粒，并不得有1粒超出限度一倍。

4. 崩解时限 按崩解时限检查法（参见第三章）依法检查，应符合规定。

5. 微生物限度 按微生物限度检查法检查，应符合表8-14中的规定。

表 8-14　　　　　　胶囊剂微生物限度标准（个/g）

类型	细菌数	霉菌和酵母菌数	大肠埃希菌	大肠菌群
含药材原粉	≤10000	≤100	不得检出	<100
不含药材原粉	≤1000	≤100	不得检出	

十滴水软胶囊

本品为樟脑 62.5g、干姜 62.5g、大黄 50g、小茴香 25g、肉桂 25g、辣椒 12.5g、桉油 31.25ml 制成的软胶囊。取以上七味，大黄、辣椒粉碎成粗粉，干姜、小茴香、肉桂提取挥发油，备用，药渣与大黄、辣椒粗粉按渗漉法，用 80％乙醇作溶剂，浸渍 24 小时后，续加 70％乙醇进行渗漉，收集渗漉液，回收乙醇至无醇味，药液浓缩至相对密度为 1.30（50℃）的清膏，减压干燥，粉碎，加入植物油适量，与上述挥发油及樟脑、桉油，混匀，制成软胶囊 1000 粒，即得。

【性状】　本品为棕色的软胶囊，内容物为含有少量悬浮固体浸膏的黄色油状液体；气芳香，味辛辣。

【鉴别】

1. 薄层色谱

（1）鉴别大黄：①供试品溶液的制备：取本品 2 粒的内容物，用甲醇振摇提取 2 次，每次 5ml，合并甲醇液，蒸干，残渣加水 10ml 使溶解，加盐酸 1ml，置水浴上加热 1 小时，放冷，用乙酸乙酯提取 2 次，每次 20ml，合并乙酸乙酯液，浓缩至约 1ml，即得。②对照药材溶液的制备：取大黄对照药材 0.1g，同法制成对照药材溶液。③薄层色谱：吸取对照品溶液 2μl 或 4μl、供试品溶液 5μl，分别点于同一以羧甲基纤维素钠为黏合剂的硅胶 H 薄层板上，以石油醚（30℃～60℃）-甲酸乙酯-甲酸（15∶5∶1）的上层溶液为展开剂，展开，取出，晾干，置紫外光灯（365nm）下检视。④结果判断：供试品色谱中，在与对照药材色谱相应的位置上，应显相同颜色的斑点。

（2）鉴别肉桂中的桂皮醛：①供试品溶液的制备：取本品 2 粒的内容物，加甲醇 2ml，振摇提取，静置，取上层溶液即得。②对照品溶液的制备：取桂皮醛对照品，加乙醇制成每 1ml 含 1μl 的溶液，即得。③薄层色谱：吸取对照品溶液 2μl、供试品溶液 4μl，分别点于同一硅胶 G 薄层板上，以石油醚（60℃～90℃）-乙酸乙酯（17∶3）为展开剂，展开，取出，晾干，喷以二硝基苯肼乙醇试液。④结果判断：供试品色谱中，在与对照品色谱相应的位置上，应显相同颜色的斑点。

2. 气相色谱 取 [定量分析] 项下的供试品溶液作为供试品溶液；取桉油对照品，加无水乙醇制成每 1ml 含 2.4μl 的溶液，作为对照品溶液。以聚乙二醇（PEG）-20M 为固定相，涂布浓度为 10%，柱温为 150℃，分别吸取对照品与供试品溶液各 0.2～0.4μl，注入气相色谱仪。供试品色谱中应呈现与对照品保留时间相同的色谱峰。（鉴别桉油）

【定量分析】 按气相色谱法测定：①色谱条件与系统适用性试验：以聚乙二醇（PEG）-20M 为固定相，涂布浓度为 10%，柱温 105℃；理论板数按樟脑峰计算应不低于 2000；樟脑峰与薄荷脑峰的分离度应大于 2。②校正因子测定：精密称取樟脑对照品 50mg，置 10ml 量瓶中，精密加入薄荷脑内标物 50mg，加无水乙醇至刻度，摇匀，量取 1～2μl，注入气相色谱仪，计算校正因子。③测定：取本品的内容物，混匀，取约 0.8g，精密称定，置具塞试管中，用无水乙醇提取 5 次，每次 4ml，分取乙醇提取液，转移至 25ml 量瓶中，精密加入薄荷脑 125mg，加无水乙醇至刻度，摇匀，作为供试品溶液。取 1～2μl，注入气相色谱仪，测定，即得。④结果判断：本品每粒含樟脑（$C_{10}H_{16}O$）不得少于 53mg。

【功能与主治】 健胃，祛暑。用于因中暑而引起的头晕、恶心、腹痛、胃肠不适。

三 宝 胶 囊

本品为人参 20g、鹿茸 20g、当归 40g、山药 60g、龟甲（醋炙）20g、砂仁（炒）10g、山茱萸 20g、灵芝 20g、熟地黄 60g、丹参 100g、五味子 20g、菟丝子（炒）30g、肉苁蓉 30g、何首乌 40g、菊花 20g、牡丹皮 20g、赤芍 20g、杜仲 40g、麦冬 10g、泽泻 20g、玄参 20g 制成的胶囊剂。取以上二十一味，人参、鹿茸、山药、龟甲、当归、砂仁和山茱萸等七味粉碎成细粉，过筛，混匀；其余灵芝等十四味加水煎煮二次，每次 1.5 小时，合并煎液，滤过，滤液浓缩至相对密度为 1.20～1.25（85℃）的清膏；加入上述细粉，混匀，60℃ 以下干燥，粉碎成细粉，装入胶囊，制成 1000 粒，即得。

【性状】 本品为硬胶囊，内容物为深棕色的粉末；气微，味微酸、甜。

【鉴别】

1. 显微鉴别 取本品，置显微镜下观察：①内种皮厚壁细胞黄棕色或红棕色，表面观类多角形，壁厚，胞腔含硅质块（砂仁）。②不规则块片灰黄色，表面有微细纹理或孔隙（龟甲）。③淀粉粒三角状卵形或矩圆形，直径 24～40μm，脐点短缝状或人字状（山药）。④果皮表皮细胞橙黄色，表面观类多角形，垂周壁连珠状增厚（五味子）。（图 8-51）

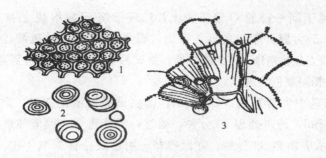

图 8-51　三宝胶囊显微特征图

1.内种皮厚壁细胞；2.淀粉粒；3.果皮表皮细胞

2. 理化鉴别

(1) 人参中人参皂苷 Rb_1、Re、Rg_1 的 TLC 鉴别：①供试品溶液的制备：取本品内容物 5g，置索氏提取器中，加乙醚 80ml，加热回流至提取液近无色，乙醚液备用；药渣挥去乙醚，加水饱和的正丁醇 60ml，加热回流 30 分钟，滤过，滤液用正丁醇饱和的 0.1％氢氧化钠溶液洗涤 3 次，每次 15ml，取正丁醇液用正丁醇饱和的水洗涤 2 次，每次 20ml，正丁醇液蒸干，残渣加甲醇 1ml 使溶解，即得。②对照品溶液的制备：取人参皂苷 Rb_1 对照品、人参皂苷 Re 对照品、人参皂苷 Rg_1 对照品适量，分别加甲醇制成每 1ml 含 1mg 的溶液，即得。③薄层色谱：吸取供试品溶液 5μl、对照品溶液各 3μl，分别点于同一硅胶 G 薄层板上，以三氯甲烷-甲醇-水 (13：7：2) 10℃以下放置的下层溶液为展开剂，展开，取出，晾干，喷以 10％硫酸乙醇溶液，在 100℃加热至斑点显色清晰，分别置日光及紫外光灯 (365nm) 下检视。④结果判断：供试品色谱中，在与对照品色谱相应的位置上，日光下应显相同颜色的斑点；紫外光灯下应显相同颜色的荧光斑点。

(2) 当归的 TLC 鉴别：①供试品溶液的制备：取上述 (1) 项下备用的乙醚液 1/3 量，低温挥干，残渣加乙醇 1ml 使溶解，即得。②对照药材溶液的制备：取当归对照药材 0.5g，加乙醇 20ml，超声处理 20 分钟，滤过，滤液浓缩至干，残渣加乙醇 5ml 使溶解，即得。③薄层色谱：吸取供试品溶液 10μl、对照品溶液 1μl，分别点于同一硅胶 G 薄层板上，以正己烷-乙酸乙酯 (9：1) 为展开剂，展开，取出，晾干，置紫外光灯 (365nm) 下检视。④结果判断：供试品色谱中，在与对照药材色谱相应的位置上，应显相同颜色的荧光斑点。

(3) 山茱萸中熊果酸的 TLC 鉴别：①供试品溶液的制备：取上述 (1) 项下备用的乙醚液 1/3 量，低温挥干，残渣加无水乙醇-三氯甲烷 (3：2) 混合溶液 1ml 使溶解，即得。②对照品溶液的制备：取熊果酸对照品适量，加无水乙醇制成每 1ml 含 0.5mg 的溶液，即得。③薄层色谱：吸取供试品溶液 10μl、对照品溶

液 2μl，分别点于同一硅胶 G 薄层板上，以环己烷-三氯甲烷-乙酸乙酯-冰醋酸
（20：5：8：0.5）为展开剂，展开，取出，晾干，喷以 10％硫酸乙醇溶液，在
100℃加热至斑点显色清晰。④结果判断：供试品色谱中，在与对照品色谱相应的
位置上，应显相同颜色的斑点。

（4）何首乌中大黄素的 TLC 鉴别：①供试品溶液的制备：取本品内容物
2g，加甲醇 15ml，超声处理 20 分钟，滤过，滤液蒸干，残渣加水 10ml，盐酸
1ml，置沸水浴中加热 30 分钟，立即冷却，用乙醚振摇提取 4 次，每次 10ml，
合并乙醚液，低温挥干，残渣加乙酸乙酯 1ml 使溶解，即得。②对照品溶液的
制备：取大黄素对照品适量，加乙酸乙酯制成每 1ml 含 0.25mg 的溶液，即得。
③薄层色谱：吸取供试品溶液 10μl、对照品溶液 1μl，分别点于同一硅胶 G 薄层
板上，以石油醚（30℃～60℃）-甲酸乙酯-甲酸（15：5：1）的上层溶液为展开
剂，展开，取出，晾干，日光下检视。④结果判断：供试品色谱中，在与对照品
色谱相应的位置上，应显相同颜色的斑点；置氨蒸气中熏后，斑点变为红色。

（5）丹参中原儿茶醛的 HPLC 鉴别：取本品，照［定量分析］项下的方法
试验，供试品色谱中应呈现与对照品保留时间相同的色谱峰。

【定量分析】　按高效液相色谱法依法测定，本品每粒含丹参以原儿茶醛
（$C_7H_6O_3$）计，不得少于 22μg。

【功能与主治】　益肾填精，养心安神。用于肾精亏虚、心血不足所致的腰酸
腿软、阳痿遗精、头晕眼花、耳鸣耳聋、心悸失眠、食欲不振。

地奥心血康胶囊

本品为地奥心血康经加工制成的胶囊。地奥心血康为薯蓣科植物黄山药、穿
龙薯蓣根茎中的提取物，主含甾体皂苷类成分。

【性状】　本品为硬胶囊剂，内容物为浅黄色或浅棕黄色的粉末；味微苦。

【鉴别】　①取本品 2 粒，倾出内容物，加水 10ml 使溶解，置具塞试管中，
强力振摇 1 分钟，产生持久性泡沫；②取［定量分析］项下的沉淀少许，置点滴
盘中，加醋酐 3～4 滴使溶解，加硫酸 1～2 滴，即显紫红色，渐变为棕红色至污
绿色。（鉴别皂苷类成分）

【检查】　干燥失重：取本品内容物适量，在 105℃干燥至恒重，减失重量不
得过 11.0％。

【定量分析】　取本品内容物，混合均匀，精密称取适量（约相当于甾体总皂
苷元 0.12g），置 150ml 圆底烧瓶中，加硫酸 40％乙醇溶液（取 60ml 硫酸，缓缓
注入适量的 40％乙醇溶液中，放冷，加 40％乙醇溶液至 1000ml，摇匀）50ml，置

沸水浴中回流 5 小时，放冷，加水 100ml，摇匀，用 105℃干燥至恒重的 4 号垂熔玻璃坩埚滤过，沉淀（为经酸水解生成的甾体皂苷元）用水洗涤至滤液不显酸性，105℃干燥至恒重，精密称定，计算，即得。本品每粒含甾体总皂苷以甾体总皂苷元计，不得少于 35mg。

【功能与主治】 活血化瘀，行气止痛，扩张冠脉血管，改善心肌缺血。用于预防和治疗冠心病，心绞痛以及瘀血内阻之胸痹、眩晕、气短、心悸、胸闷或痛。

龟　龄　集

本品为人参、鹿茸、海马、枸杞子、丁香、穿山甲、雀脑、牛膝、锁阳、熟地黄、补骨脂、菟丝子、杜仲、石燕、肉苁蓉、甘草、天冬、淫羊藿、大青盐、砂仁等药材经加工制成的胶囊。

【性状】 本品为硬胶囊剂，内容物为棕褐色的粉末；气特异，味咸。

【鉴别】

1. 显微鉴别 取本品，置显微镜下观察：①内种皮厚壁细胞黄棕色或棕红色，表面观类多角形，壁厚，胞腔含硅质块（砂仁）。②未骨化的骨组织淡灰色或近无色，边缘及表面均不整齐，具不规则的块状突起物，其间隐约可见条状纹理（鹿茸）。③鳞甲碎片无色，有大小不等的圆孔（穿山甲）。④横纹肌纤维近无色或淡黄色，有细密横纹，明暗相同，横纹平直或微波状（海马）。

2. 理化鉴别

(1) 化学定性：取本品内容物 0.2g，加水 5ml，置水浴中加热 15 分钟，放冷，滤过，滤液中加活性炭 0.2g，再置水浴中加热 5 分钟，放冷，滤过，滤液加茚三酮试液数滴，摇匀，置水浴中加热约 10 分钟，显蓝紫色。（鉴别氨基酸类成分）

(2) 补骨脂素的 TLC 鉴别：①供试品溶液的制备：取本品内容物 1g，用石油醚（60℃～90℃）振摇提取 2 次，每次 10ml，弃去石油醚，药渣挥干，加无水乙醇 20ml，浸渍 1 小时，滤过，滤液蒸干，残渣加三氯甲烷 0.5ml 使溶解，即得。②对照品溶液的制备：取补骨脂素对照品，加三氯甲烷制成每 1ml 含 0.1mg 的溶液，即得。③薄层色谱：吸取供试品溶液 $20\mu l$、对照品溶液 $10\mu l$，分别点于同一以羧甲基纤维素钠为黏合剂的硅胶 G 薄层板上，以石油醚（60℃～90℃）-三氯甲烷-乙醚（5：5：1）为展开剂，展开，取出，晾干，置紫外光灯（365nm）下检视。④结果判断：供试品色谱中，在与对照品色谱相应的位置上，应显相同颜色的荧光斑点。

(3) 人参中人参皂苷 Rg_1、Re、Rb_1 的 TLC 鉴别：分别取人参皂苷 Rg_1、

Re、Rb_1 对照品适量，加甲醇制成每 1ml 含 1mg 的溶液，作为对照品溶液。吸取〔含量测定〕项下的供试品溶液 10μl 及上述对照品溶液各 2μl，分别点于同一以羧甲基纤维素钠为黏合剂的硅胶 G 薄层板上，以三氯甲烷-甲醇-水（13：7：2）10℃以下放置的下层溶液为展开剂，展开，取出，晾干，喷以 10％硫酸乙醇溶液，在 100℃加热至斑点显色清晰，分别置日光及紫外光灯（365nm）下检视。供试品色谱中，在与对照品色谱相应的位置上，日光下应显相同颜色的斑点；紫外光灯下应显相同颜色的荧光斑点。（图 8-52）

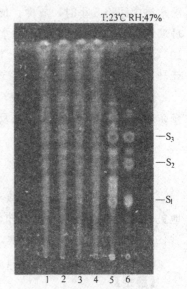

图 8-52　龟龄集的薄层色谱图
1～4. 龟龄集；5. 人参对照药材；
6. 人参皂苷 Rb_1（S_1）、Re（S_2）、
Rg_1（S_3）

【定量分析】

1. 挥发性醚浸出物　取本品内容物 2g，精密称定，置硫酸干燥器中干燥 12 小时，精密称定，置索氏提取器中，用无水乙醚回流提取约 3 小时，取乙醚液，置干燥至恒重的蒸发皿中，放置，挥去乙醚，置硫酸干燥器中干燥 18 小时，精密称定。缓缓加热至 105℃，并干燥至恒重，其减失重量即为挥发性醚浸出物的重量，计算，即得。本品含挥发性醚浸出物不得少于 0.25％。

2. 含量测定　①供试品溶液的制备：取本品 20 粒的内容物，精密称定，混匀，研细，取约 2.5g，精密称定，置索氏提取器中，加乙醚 60ml，加热回流提取至回流提取液近无色，弃去乙醚液，挥尽残渣中的乙醚，加甲醇 70ml，加热回流提取至回流提取液近无色，将提取液回收甲醇至干，残渣用正丁醇饱和的水 15ml 溶解，转移至分液漏斗中，用水饱和的正丁醇振摇提取 3 次，每次 15ml，合并提取液，用 1％氢氧化钠溶液洗涤 3 次（15ml，15ml，10ml），再用正丁醇饱和的水洗至中性，回收正丁醇至干，残渣用适量 70％乙醇溶解，加在中性氧化铝－D101 型大孔吸附树脂柱（内径 1cm，下层：D101 型大孔吸附树脂，高 7cm；上层：中性氧化铝，100～120 目，高 3cm）上，用 70％乙醇 80ml 洗脱，收集洗脱液，蒸干，残渣用适量甲醇溶解，转移至 2ml 量瓶中，加甲醇至刻度，摇匀，即得。②对照品溶液的制备：精密称取人参皂苷 Rg_1 对照品适量，加甲醇制成每 1ml 含 1mg 的溶液，即得。③测定：精密吸取供试品溶液 10μl、对照品溶液 2μl 与 4μl，分别交叉点于同一硅胶 G 薄层板上，以三氯甲烷-甲醇-水（13：7：2）10℃以下放置的下层溶液为展开剂，展开，取出，晾干，喷以 10％

硫酸乙醇溶液，在 100℃加热至斑点显色清晰，放冷，在薄层板上覆盖同样大小的玻璃板，周围用胶布固定，按薄层色谱扫描法进行扫描，波长：$\lambda_S = 541nm$，$\lambda_R = 700nm$，测量供试品吸光度积分值与对照品吸光度积分值，计算，即得。④结果判断：本品每粒含人参以人参皂苷 Rg$_1$（$C_{42}H_{72}O_{14}$）计，不得少于 55μg。

【功能与主治】 强身补脑，固肾补气，增进食欲。用于肾亏阳弱，记忆减退，夜梦精溢，腰酸腿软，气虚咳嗽，五更溏泻，食欲不振。

【附注】 ①本品经乙醚、正丁醇提取，氧化铝-D101 大孔吸附树脂预柱处理，除去大部分干扰成分，分离富集得到人参总皂苷供试验用，从而提高了检测的专属性和准确性。②供试品溶液制备中的正丁醇提取液，用稀氢氧化钠溶液洗涤可减少斑点的拖尾。③自制薄层板应临用前活化，最好新鲜制备，点样后须在五氧化二磷真空干燥器内放置过夜，再用一定浓度的硫酸溶液控制所需的湿度（相对湿度 47%）后，进行展开，在高湿度环境下尤应注意。④本法不经水解，直接检识所含人参总皂苷，可更有效地鉴别人参。

第八节　锭　剂

锭剂系指药材细粉与适宜黏合剂（或利用药材本身的黏性）制成不同形状的固体制剂。2005 年版《中国药典》一部共收载锭剂中成药 2 种，其常规质量检查项目如下：

1. 外观　锭剂应平整光滑，色泽一致，无皱缩、飞边、裂隙、变形及空心。

2. 重量差异　除另有规定外，参照丸剂的重量差异项下的方法检查，应符合规定。

3. 微生物限度　按微生物限度检查法依法检查，锭剂每 1g 供试品，细菌总数不得超过 10000 个，霉菌、酵母菌数不得超过 100 个，并不得检出大肠埃希菌、金黄色葡萄球菌和铜绿假单胞菌。

万　应　锭

本品为胡黄连 100g、黄连 100g、儿茶 100g、冰片 6g、香墨 200g、熊胆粉 20g、麝香 5g、牛黄 5g、牛胆汁 160g 制成的锭剂。取以上九味，胡黄连、黄连、儿茶、香墨粉碎成细粉；将牛黄、冰片、麝香研细，与上述粉末配研，过筛，混匀。取熊胆粉加温水适量溶化，牛胆汁浓缩至适量，滤过，与熊胆液混合，泛制定锭，低温干燥，即得。

【性状】 本品为黑色光亮的球形小锭；气芳香，味苦，有清凉感。

【鉴别】

1. 显微鉴别 取本品，置显微镜下观察：①纤维束鲜黄色，壁稍厚，纹孔明显（黄连）。②不规则团块棕黑色或黑色（香墨）。③升华物结晶淡黄绿色，呈针状、针簇状或长片状（胡黄连）。

2. 理化鉴别

(1) 化学定性：取本品 0.15g，研细，进行微量升华，升华物置显微镜下观察：呈不定形的无色片状结晶，加新配制的 1‰香草醛-硫酸溶液 1 滴，渐显紫红色。（鉴别胡黄连的香荚酸和桂皮酸成分）

(2) 熊去氧胆酸、胆酸及去氧胆酸的 TLC鉴别：详见第二章第三节。

(3) 黄连及其小檗碱的 TLC 鉴别：①供试品溶液的制备：取本品 6g，研碎，加甲醇20ml，置水浴中温浸 1 小时，滤过，取滤液5ml，用甲醇稀释至 10ml，即得。②对照药材及对照品溶液的制备：取黄连对照药材 50mg，加甲醇 5ml，同法制成对照药材溶液；取盐酸小檗碱对照品，加甲醇制成每 1ml 含 1mg 的对照品溶液。③薄层色谱：吸取上述三种溶液各2μl，分别点于同一硅胶 G 薄层板上，以苯-乙酸乙酯-甲醇-异丙醇-浓氨试液（12：6：3：3：1）为展开剂，置氨蒸气预饱和的展开缸内，展开，取出，晾干，置紫外光灯（365nm）下检视。

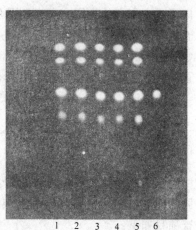

图 8-53 万应锭薄层色谱图
1～4.供试品；5.黄连对照药材；
6.盐酸小檗碱对照品

④结果判断：供试品色谱中，在与对照药材色谱相应的位置上，应显相同的黄色荧光斑点；在与对照品色谱相应的位置上，应显相同的一个黄色荧光斑点。

【功能与主治】 清热，解毒，镇惊。用于邪毒内蕴所致的口舌生疮、牙龈咽喉肿痛、小儿高热、烦躁易惊。

第九节 茶 剂

茶剂系指药材或药材提取物（液）与茶叶或其他辅料混合制成的内服制剂，可分为块状茶剂、袋装茶剂和煎煮茶剂。

块状茶剂可分为不含糖块状茶剂和含糖块状茶剂。不含糖块状茶剂系指药材粗粉、碎片与茶叶或适宜的黏合剂压制成块状的茶剂；含糖块状茶剂系指药材提取物、药材细粉与蔗糖等辅料压制成块状的茶剂。袋装茶剂系指茶叶、药材粗粉或部分药材粗粉吸取药材提取液并经干燥后，装入袋的茶剂，其中装入饮用茶袋的又称袋泡茶剂。煎煮茶剂系指将药材加工成片、块、段、丝或粗粉后，装入袋供煎服的茶剂。2005年版《中国药典》一部收载的茶剂有小儿感冒茶和板蓝根茶两种，其常规质量检查项目如下：

1. 外观　茶叶和饮用茶袋均应符合饮用茶标准的有关要求。

2. 水分　按水分测定法测定，除另有规定外，不含糖块状茶剂（供试品应研碎）不得过12.0%；含糖块状茶剂（供试品应破碎成直径约3mm的颗粒）不得过3.0%；袋装茶剂与煎煮茶剂不得过12.0%。

3. 溶化性　取含糖块状茶剂的供试品1块，加20倍量的热水，搅拌5分钟，应全部溶化，可有轻微浑浊，但不得有焦屑等异物。

4. 重量差异　取供试品10块，分别称定重量，将每块的重量与标示重量相比较，不含糖块状茶剂应符合表8-15的规定，含糖块状茶剂应符合表8-16的规定；超出重量差异限度的不得多于2块，并不得有1块超出限度的一倍。

表 8-15　　　　　　　　　　**不含糖块状茶剂重量或装量差异限度**

标示重量或标示装量	重量或装量差异限度	标示重量或标示装量	重量或装量差异限度
2g 及 2g 以下	±15%	10g 以上至 20g	±6%
2g 以上至 5g	±12%	20g 以上至 40g	±5%
5g 以上至 10g	±10%	40g 以上	±4%

表 8-16　　　　　　　　　　**含糖块状茶剂重量差异限度**

标 示 重 量	重量差异限度	标 示 重 量	重量差异限度
6g 及 6g 以下	±7%	6g 以上	±5%

5. 装量差异　除另有规定外，袋装茶剂与煎煮茶剂照下述方法检查，应符合规定。取供试品10袋（盒），分别称定每袋（盒）内容物的重量，每袋（盒）装量与标示装量相比较，应符合表8-15的规定。超出装量差异限度的不得多于2袋（盒），并不得有1袋（盒）超出限度一倍。

6. 微生物限度　除煎煮茶剂外，其他茶剂按微生物限度检查法检查，应符合表8-17的规定。

表 8-17   茶剂微生物限度标准（个/g）

类型	细菌数	霉菌和酵母菌数	大肠埃希菌	大肠菌群
含药材原粉	≤10000	≤100	不得检出	<100
不含药材原粉	≤1000	≤100	不得检出	

小儿感冒茶

本品为广藿香 75g、菊花 75g、连翘 75g、大青叶 125g、板蓝根 75g、地黄 75g、地骨皮 75g、白薇 75g、薄荷 50g、石膏 125g 制成的茶剂。取以上十味，地黄、白薇、地骨皮、石膏（100g）加水煎煮二次（3 小时，1 小时），合并煎液，滤过；菊花、大青叶热浸二次（2 小时，1 小时），合并浸出液，滤过；广藿香、薄荷、连翘提取挥发油，其水溶液滤过，滤液与以上二液合并，浓缩至相对密度为 1.30～1.35（50℃）的清膏；将石膏 25g、板蓝根粉碎成细粉。取清膏 1 份、蔗糖粉 2 份、糊精 1 份，与上述细粉混匀，制成颗粒，干燥，加入挥发油，混匀，压块，即得。

【性状】 本品为浅棕色的块状茶剂；味甜、微苦。

【鉴别】 ①供试品溶液的制备：取本品 30g，研细，加三氯甲烷 40ml，加热回流提取 1 小时，放冷，滤过，滤液浓缩至约 0.5ml，即得。②对照品溶液的制备：取靛蓝对照品，加三氯甲烷制成每 1ml 含 1mg 的溶液，即得。③薄层色谱：吸取供试品溶液 10μl、对照品溶液 5μl，分别点于同一硅胶 G 薄层板上，以苯-三氯甲烷-丙酮（5:4:1）为展开剂，展开，取出，晾干。④结果判断：供试品色谱中，在与对照品色谱相应的位置上，应显相同颜色的斑点。（鉴别大青叶、板蓝根所含靛蓝成分）

【功能与主治】 疏风解表，清热解毒。用于小儿风热感冒，症见发热重、头胀痛、咳嗽痰黏、咽喉肿痛；亦可用于流感见上述证候者。

板 蓝 根 茶

本品为板蓝根经加工制成的茶块。取板蓝根 1400g，加水煎煮二次（2 小时，1 小时），合并煎液，滤过，滤液浓缩至相对密度为 1.20（50℃），加乙醇使含醇量为 60%，静置使沉淀，取上清液，回收乙醇并浓缩至适量，加入适量的蔗糖和糊精，压制成 100 块，干燥，即得。

【性状】 本品为棕色或棕褐色的块状物；味甜、微苦。

【鉴别】

（1）鉴别药材板蓝根：取本品 0.5g，加水 5ml 使溶解，静置，取上清液点于滤纸上，晾干，置紫外光灯（365nm）下观察，斑点显蓝紫色。

（2）鉴别板蓝根的氨基酸类成分：取本品 0.5g，加水 10ml 使溶解，滤过，取滤液 1ml，加茚三酮试液 0.5ml，置水浴中加热数分钟，溶液显蓝紫色。

【功能与主治】　清热解毒，凉血利咽。用于肺胃热盛所致的咽喉肿痛、口咽干燥、腮部肿胀；亦可用于急性扁桃体炎、腮腺炎见上述证候者。

复习思考题

1. 固体中药制剂一般应做哪些项目的检查？为什么？

2. 简述丸剂的法定质量检查项目及其合格标准。

3. 简述二陈丸、二至丸、二妙丸、十全大补丸、八珍丸、人参再造丸、人参健脾丸、大补阴丸、天王补心丸、牛黄上清丸、牛黄解毒丸、乌鸡白凤丸、六味地黄丸、石斛夜光丸、四君子丸、安宫牛黄丸、安神补心丸、补中益气丸及黄连上清丸的法定质量检查方法及其合格标准。

4. 简述片剂的法定质量检查项目及其合格标准。

5. 简述三金片、三黄片、山菊降压片、元胡止痛片、牛黄消炎片及其复方丹参片的法定质量检查方法及其合格标准。

6. 简述颗粒剂、滴丸剂、胶囊剂、锭剂、茶剂、栓剂及散剂的法定质量检查项目及其合格标准。

7. 简述小儿肝炎颗粒、气滞胃痛颗粒、龙牡壮骨颗粒、万应锭、龟龄集、复方丹参滴丸、双黄连栓、五苓散及参苓白术散的法定鉴别方法。

第九章

液体中药制剂

　　液体中药制剂系指药物溶于液体分散溶媒（水、乙醇、甘油等）中制成的可供内服或外用的制剂。它是在传统汤剂基础上发展而来的，由于药学技术的发展和剂型的不断改进创新，新的液体剂型不断出现。液体中药制剂以液体存在状态的不同，可分为真溶液、胶体溶液、混悬液、乳浊液等；以溶媒和用途的不同，可分为合剂（口服液）、酒剂、酊剂、滴鼻剂、滴眼剂、搽剂、涂膜剂、注射剂等。

第一节　合剂（口服液）

　　合剂系指药材用水或其他溶剂，采用适宜的方法提取制成的口服液体制剂（单剂量灌装者也可称"口服液"）。合剂在制备时，一般需将原料药材用规定的方法提取、纯化、浓缩至一定体积，制成一定浓度的溶液。含有挥发性成分的药材常先提取挥发性成分，再与余药共同煎煮。为防止其腐败变质，延长保存期限，常需加入适量的防腐剂或乙醇；为使合剂服用适口，常加入适量的蔗糖或蜂蜜矫味。为保证合剂质量，在生产与贮藏期间应对其进行下列质量检查：

　　1. 外观　除另有规定外，合剂应澄清。在贮存期间不得有发霉、酸败、异物、变色、产生气体或其他变质现象，允许有少量摇之易散的沉淀。

　　2. 附加剂　如需加入防腐剂，山梨酸和苯甲酸的用量不得超过 0.3%（其钾盐、钠盐的用量分别按酸计），对羟基苯甲酸酯类的用量不得超过 0.05%，如需加入其他附加剂，其品种与用量应符合国家标准的有关规定，不影响成品的稳定性，并应避免对检验产生干扰；合剂若加蔗糖作为附加剂，除另有规定外，含蔗糖量应不高于 20%（g/ml）。

　　3. 相对密度　合剂的相对密度与溶液中含有可溶性物质的总量有关，其相对密度在一定程度上可反映其质量，因此应按各品种项下的规定进行相对密度检查。如玉屏风口服液的相对密度不应低于 1.16，生脉饮的相对密度不应低于

1.08。

4. pH 值 合剂的 pH 值影响制剂的稳定性，关系到微生物的生长繁殖和防腐剂的抑菌能力，因此应按各品种项下的规定进行 pH 值检查。如生脉饮的 pH 值应为 4.5～7.0。

5. 装量差异 为保证服药剂量的准确性，多剂量灌装的合剂，照最低装量检查法检查，应符合规定；单剂量灌装的合剂，照下述方法检查应符合规定：取供试品 5 支，将内容物分别倒入经校正的干燥量筒内，在室温下检视，每支装量与标示装量相比较，少于标示装量的不得多于 1 支，并不得少于标示装量的95%。

6. 微生物限度 按微生物限度检查法依法检查，每 1ml 供试品，细菌数不得过 100 个，霉菌和酵母菌数不得过 100 个，并不得检出大肠埃希菌。

八 正 合 剂

本品为瞿麦 118g、车前子（炒）118g、萹蓄 118g、大黄 118g、滑石 118g、川木通 118g、栀子 118g、甘草 118g、灯心草 59g 制成的合剂。取以上九味，车前子用 25％乙醇浸渍，收集浸渍液。大黄按渗漉法，用 50％乙醇作溶剂，浸渍24 小时后进行渗漉，收集渗漉液，减压回收乙醇。其余瞿麦等七味加水煎煮三次，滤过，合并滤液，滤液浓缩至约 1300ml，与浸渍液、渗漉液合并，静置，滤过，滤液浓缩至近 1000ml，加入苯甲酸钠 3g，加水使成 1000ml，搅匀，分装，即得。

【性状】 本品为棕褐色的液体；味苦、微甜。

【鉴别】

(1) 大黄中大黄素的 TLC 鉴别：①供试品溶液的制备：取本品 10ml，加盐酸 1ml，置水浴中加热 30 分钟，立即冷却，用乙醚振摇提取 2 次，每次 15ml，合并乙醚液，蒸干，残渣加三氯甲烷 1ml 使溶解，即得。②对照药材及对照品溶液的制备：取大黄对照药材 1g，加水煎煮 30 分钟，滤过，滤液浓缩至 10ml，同法制成对照药材溶液；取大黄素对照品，加三氯甲烷制成每 1ml 含 1mg 的对照品溶液。③薄层色谱：吸取上述三种溶液各 5μl，分别点于同一以羧甲基纤维素钠为黏合剂的硅胶 H 薄层板上，以石油醚（30℃～60℃）-甲酸乙酯-甲酸（15：5：1）的上层溶液为展开剂，展开，取出，晾干，置氨蒸气中熏至斑点显色清晰。④结果判断：供试品色谱中，在与对照药材及对照品色谱相应的位置上，应显相同颜色的斑点。

(2) 栀子中栀子苷的 TLC 鉴别：①供试品溶液的制备：取本品 20ml，加乙醇 60ml，摇匀，静置 24 小时，滤过，滤液挥去乙醇，用乙醚振摇提取 2 次，每次 15ml，弃去乙醚液，水层用乙酸乙酯振摇提取 3 次（20ml，15ml，10ml），合并提取液，蒸干，残渣加甲醇 1ml 使溶解，即得。②对照品溶液的制备：取栀子苷对照品，加甲醇制成每 1ml 含 1mg 的溶液，即得。③薄层色谱：吸取上述两种溶液各 5μl，分别点于同一硅胶 G 薄层板上，以丙酮-乙酸乙酯-甲酸-水（4：6：0.5：0.5）为展开剂，展开，取出，晾干，喷以 10％硫酸乙醇溶液，在 105℃加热至斑点显色清晰。④结果判断：供试品色谱中，在与对照品色谱相应的位置上，应显相同颜色的斑点。

【检查】 相对密度应不低于 1.02；pH 值应为 4.0～6.0；其他应符合合剂项下有关的各项规定。

【定量分析】 按高效液相色谱法测定：①色谱条件与系统适用性试验：以十八烷基硅烷键合硅胶为填充剂；以乙腈-水（12：88）为流动相；检测波长为 238nm；理论板数按栀子苷峰计算应不低于 1500。②对照品溶液的制备：取栀子苷对照品适量，精密称定，加甲醇制成每 1ml 含 0.1mg 的溶液，即得。③供试品溶液的制备：精密量取本品 5ml，置 50ml 量瓶中，加稀乙醇至刻度，摇匀，离心，取上清液，即得。④测定：分别精密吸取对照品溶液 10μl 与供试品溶液 5～10μl，注入液相色谱仪，测定，即得。⑤结果判断：本品每 1ml 含栀子以栀子苷（$C_{17}H_{24}O_{10}$）计，不得少于 0.60mg。

【功能与主治】 清热，利尿，通淋。用于湿热下注，小便短赤，淋沥涩痛，口燥咽干。

小儿清热止咳口服液

本品为麻黄 90g、苦杏仁（炒）120g、石膏 270g、甘草 90g、黄芩 180g、板蓝根 180g、北豆根 90g 制成的口服液。取以上七味，麻黄、石膏加水煎煮 30 分钟，再加入其余苦杏仁等五味，煎煮二次（2 小时，1 小时），合并煎液，滤过，滤液减压浓缩至约 600ml，静置 24 小时，滤过，滤液加蜂蜜 200g、蔗糖 100g 及苯甲酸钠 3g，煮沸使溶解，加水使成 1000ml，搅匀，冷藏 24～48 小时，滤过，灌封，灭菌，即得。

【性状】 本品为棕黄色的液体；味甘、微苦。

【鉴别】 ①供试品溶液的制备：取本品 20ml，加浓氨试液 1ml，用乙醚振摇提取 2 次，每次 20ml，合并乙醚提取液，加盐酸乙醇溶液（1→20）1ml，摇匀，蒸干，残渣加甲醇 1ml 使溶解，即得。②对照品溶液的制备：取盐酸麻黄碱对照品，加甲醇制成每 1ml 含 1mg 的溶液，即得。③薄层色谱：吸取上述两种溶液各 10µl，分别点于同一硅胶 G 薄层板上，以三氯甲烷-甲醇-浓氨试液 (20：3.5：0.5) 为展开剂，展开，取出，晾干，喷以茚三酮试液，在 105℃加 热约 10 分钟。④结果判断：供试品色谱中，在与对照品色谱相应的位置上，应 显相同的红色斑点。

【检查】　相对密度应不低于 1.04；pH 值应为 3.5～5.5；其他应符合合剂 项下有关的各项规定。

【定量分析】　按高效液相色谱法测定：①色谱条件与系统适用性试验：以十 八烷基硅烷键合硅胶为填充剂；以乙腈-0.1％磷酸溶液（含 0.1％三乙胺）（3： 97）为流动相；检测波长为 205nm；理论板数按盐酸麻黄碱峰计算应不低于 4000。②对照品溶液的制备：取盐酸麻黄碱对照品适量，精密称定，加 0.1mol/ L 的盐酸溶液制成每 1ml 含 45µg 的溶液，即得。③供试品溶液的制备：精密量 取本品 5ml，加水 10ml 及浓氨试液 0.5ml，用乙醚提取 5 次（30ml，30ml， 20ml，20ml，20ml），合并乙醚液，加盐酸乙醇溶液（1→20）2ml，混匀，低温 回收溶剂至干，残渣加乙醇 5ml 使溶解，转移至 25ml 量瓶中，加 0.1mol/L 盐 酸溶液稀释至刻度，摇匀，即得。④测定：分别精密吸取对照品溶液与供试品溶 液各 10µl，注入液相色谱仪，测定，即得。⑤结果判断：本品每 1ml 含麻黄以 盐酸麻黄碱（$C_{10}H_{15}NO \cdot HCl$）计，不得少于 0.15mg。

【功能与主治】　清热宣肺，平喘，利咽。用于小儿外感风热所致的感冒，症 见发热恶寒、咳嗽痰黄、气促喘息、口干音哑、咽喉肿痛。

小青龙合剂

本品为麻黄 125g、桂枝 125g、白芍 125g、干姜 125g、细辛 62g、炙甘草 125g、法半夏 188g、五味子 125g 制成的合剂。取以上八味，细辛、桂枝提取挥 发油，蒸馏后的水溶液另器收集，药渣与白芍、麻黄、五味子、炙甘草加水煎煮 二次（2 小时，1.5 小时），合并煎液，滤过，滤液和蒸馏后的水溶液合并，浓缩 至约 1000ml。法半夏、干姜按渗漉法，用 70％乙醇作溶剂，浸渍 24 小时后进行 渗漉，渗漉液浓缩，与上述药液合并，静置，滤过，滤液浓缩至 1000ml，加入 苯甲酸钠 3g 与细辛、桂枝挥发油，搅匀，即得。

【性状】　本品为棕黑色的液体；气微香，味甜、微辛。

【鉴别】

(1) 麻黄中麻黄碱的 TLC 鉴别：①供试品溶液的制备：取本品 10ml，加浓 氨试液使成碱性，用三氯甲烷振摇提取 2 次，每次 15ml，合并三氯甲烷液，蒸 干，残渣加甲醇 1ml 使溶解，即得。②对照品溶液的制备：取盐酸麻黄碱对照品，加甲醇制成每 1ml 含 1mg 的溶液，即得。③薄层色谱：吸取上述两种溶液各 5μl，分别点于同一以羧甲基纤维素钠为黏合剂的硅胶 G 薄层板上，以正丁醇-冰醋酸-水（8：2：1）为展开剂，展开，取出，晾干，喷以茚三酮试液，在 105℃加热至斑点显色清晰。④结果判断：供试品色谱中，在与对照品色谱相应的位置上，应显相同颜色的斑点。

（2）白芍中芍药苷的 TLC 鉴别：①供试品溶液的制备：取本品 10ml，用乙醚振摇提取 2 次，每次 10ml，弃去乙醚液，水液用正丁醇振摇提取 2 次，每次 15ml，合并正丁醇液，加水 20ml 洗涤，弃去水液，正丁醇液蒸干，残渣加甲醇 1ml 使溶解，即得。②对照品溶液的制备：取芍药苷对照品，加甲醇制成每 1ml 含 2mg 的溶液，即得。③薄层色谱：吸取上述两种溶液各 2～3μl，分别点于同一以羧甲基纤维素钠为黏合剂的硅胶 G 薄层板上，以三氯甲烷-乙酸乙酯-甲醇-浓氨试液（8：1：4：1）为展开剂，展开，取出，晾干，喷以 5％香草醛-硫酸溶液，加热至斑点显色清晰。④结果判断：供试品色谱中，在与对照品色谱相应的位置上，应显相同颜色的斑点。

（3）甘草及其甘草酸的 TLC 鉴别：取甘草对照药材0.5g，加水 10ml，置水浴中加热 30 分钟，滤过，取滤液，以［鉴别］（2）项下的供试品溶液制备方法制成对照药材溶液。另取甘草酸单铵盐对照品，加甲醇制成每 1ml 含 2mg 的溶液，作为对照品溶液。吸取［鉴别］（2）项下的供试品溶液及上述对照药材溶液、对照品溶液各 1μl，分别点于同一以 1％氢氧化钠溶液制备的硅胶 G 薄层板上，以乙酸乙酯-冰醋酸-甲酸-水（15：1：1：2）为展开剂，展开，取出，晾干，喷以 10％硫酸乙醇溶液，在 105℃加热至斑点显色清晰，置紫外光灯（365nm）下检视。供试品色谱中，在与对照药材及对照品色谱相应的位置上，应显相同颜色的荧光斑点。

【定量分析】 按高效液相色谱法测定：①色谱条件与系统适用性试验：以十八烷基硅烷键合硅胶为填充剂；以异丙醇-甲醇-醋酸-水（2：25：2：71）为流动相；检测波长为230nm；理论板数按芍药苷峰计应不低于 4000。②对照品溶液的制备：取芍药苷对照品适量，精密称定，加甲醇制成每 1ml 含 50μg 的溶液，即得。③供试品溶液的制备：精密量取本品 3ml，置 25ml 量瓶中，加甲醇稀释至刻度，摇匀，滤过，即得。④测定：分别精密吸取对照品溶液与供试品溶液各 10μl，注入液相色谱仪，测定，即得。⑤结果判断：本品每 1ml 含白芍以芍药苷（$C_{23}H_{28}O_{11}$）计，不得少于 0.30mg。

【功能与主治】 解表化饮，止咳平喘。用于风寒水饮，恶寒发热，无汗，喘咳痰稀。

化积口服液

本品为茯苓（去皮）、海螵蛸、鸡内金（炒）、三棱（醋制）、莪术（醋制）、红花、槟榔、雷丸、鹤虱、使君子仁制成的口服液。取以上十味，雷丸、鸡内金粉碎成粗粉，加水温浸 2 小时，滤过，滤液备用，药渣与其余茯苓等加水适量，蒸馏二次，合并蒸馏液，备用，药渣中的水煎液滤过，滤液合并，浓缩至 1：1，加乙醇调至含醇量为 65%，冷藏过夜，滤过，回收乙醇，加水适量稀释至 1：1，冷藏过夜，滤过。另取蔗糖 340g 制成单糖浆，加入上述滤液及羟苯乙酯 0.5g，混匀，煮沸，放冷至 60℃，加入上述温浸液、蒸馏液，加橘子香精 1ml，加水调至 1000ml，混匀，分装，即得。

【性状】 本品为黄棕色的澄清液体；气清香，味甜、微苦。

【鉴别】

（1）茯苓的 TLC 鉴别：①供试品溶液的制备：取本品 140ml，加乙醚及饱和氯化钠溶液振摇提取 3 次，每次加乙醚 90ml 及饱和氯化钠溶液 2ml，分取乙醚液，低温挥干，残渣加正己烷 0.5ml 使溶解，即得。②对照药材溶液的制备：取茯苓对照药材 4g，加乙醚 50ml，加热回流 1 小时，滤过，挥干，残渣加正己烷 0.5ml 使溶解，即得。③薄层色谱：吸取供试品溶液 40μl、对照药材溶液 30μl，分别点于同一硅胶 G 薄层板上，以石油醚（30℃～60℃）-丙酮-乙酸乙酯（84：15：1）为展开剂，预饱和 15 分钟，展开，取出，晾干，置紫外光灯（365nm）下检视。④结果判断：供试品色谱中，在与对照药材色谱相应的位置上，应显相同颜色的荧光斑点。

（2）红花的 TLC 鉴别：①供试品溶液的制备：取本品 90ml，加水饱和的正丁醇振摇提取 3 次，每次 60ml，合并正丁醇提取液，蒸干，残渣加甲醇 1ml 使溶解，离心，取上清液，即得。②对照药材溶液的制备：取红花对照药材 1.5g，加水 250ml 煎煮 1 小时，用脱脂棉乘热滤过，滤液浓缩至约 10ml，加乙醇 10ml，混匀，使沉淀，滤过，滤液蒸干，残渣加水 10ml 使溶解，自"加水饱和的正丁醇提取 3 次"起，同法制成对照药材溶液。③薄层色谱：吸取上述供试品溶液 5μl、对照药材溶液 10μl，分别点于同一硅胶 G 薄层板上，以三氯甲烷-乙醚（3：2）为展开剂，预饱和 15 分钟，展开，取出，晾干，在氨蒸气中熏 15 分钟，置紫外光灯（365nm）下检视。④结果判断：供试品色谱中，在与对照药材色谱相应的位置上，应显一个相同颜色的荧光斑点。

（3）鹤虱的 TLC 鉴别：①供试品溶液的制备：取本品 60ml，加乙酸乙酯振摇提取 2 次，每次 40ml，合并乙酸乙酯液，通过中性氧化铝柱（100～120 目，

10g，内径 1.2cm，干法装柱），收集乙酸乙酯液，蒸干，残渣加甲醇 1ml 使溶解，即得。②对照药材溶液的制备：取鹤虱对照药材 1g，加水 60ml，微沸煎煮30 分钟，滤过，滤液加 2 倍量乙醇使沉淀，滤过，滤液蒸至无醇味，加水至40ml，加乙酸乙酯，同法制成对照药材溶液。③薄层色谱：吸取上述对照药材溶液 5μl、供试品溶液 10μl，分别点于同一以羧甲基纤维素钠为黏合剂的硅胶 G薄层板上，以甲苯-乙酸乙酯-冰醋酸（5∶4∶0.1）为展开剂，展开，取出，晾干，置紫外光灯（365nm）下检视。④结果判断：供试品色谱中，在与对照药材色谱相应的位置上，应显相同颜色的荧光斑点。

【检查】 相对密度应不低于 1.10；pH 值应为 5.5～7.5；其他应符合合剂项下有关的各项规定。

【定量分析】 正丁醇提取物的测定：精密量取本品 50ml，用水饱和的正丁醇振摇提取 5 次，每次 20ml，合并正丁醇提取液，置已干燥至恒重的蒸发皿中，蒸干，在 105℃干燥 3 小时，移置干燥器中，冷却 30 分钟，迅速精密称定重量，即得。本品含正丁醇提取物不得少于 0.60%。

【功能与主治】 健脾导滞，化积除疳。用于脾胃虚弱所致的疳积，症见面黄肌瘦、腹胀腹痛、厌食或食欲不振、大便失调。

心通口服液

本品为黄芪、党参、麦冬、何首乌、淫羊藿、葛根、当归、丹参、皂角刺、海藻、昆布、牡蛎、枳实制成的口服液。取以上十三味，将葛根、丹参，加70%乙醇加热回流提取二次，每次 1 小时，合并乙醇提取液；将乙醇提取后的药渣与黄芪等十一味加水煎煮二次（2 小时，1.5 小时），合并煎液，滤过，滤液浓缩至 1500ml，合并乙醇提取液与水提取液，加适量乙醇使含醇量达 65%，冷藏24～48 小时，滤过，滤液回收乙醇并浓缩至 1300ml，再冷藏 24～48 小时，滤过，加单糖浆 150g，用 10%氢氧化钠溶液调节 pH 值至 7.0，加水至 1500ml，搅匀，滤过，灌封，灭菌，即得。

【性状】 本品为棕红色的澄清液体；味甜、微苦。

【鉴别】

（1）葛根中葛根素的 TLC 鉴别：①供试品溶液的制备：取本品 5ml，用三氯甲烷 10ml 振摇提取，弃去三氯甲烷液，水液用正丁醇 10ml 振摇提取，分取正丁醇液，蒸干，残渣加甲醇 2ml 使溶解，即得。②对照品溶液的制备：取葛根素对照品，加甲醇制成每 1ml 含 1mg 的溶液，即得。③薄层色谱：吸取上述两种溶液各 5μl，分别点于同一以羧甲基纤维素钠为黏合剂的硅胶 G 薄层板上，

以三氯甲烷-甲醇-水 (7：2.5：0.25) 为展开剂，展开，取出，晾干，喷以 1％
醋酸镁乙醇溶液，置紫外光灯 (365nm) 下检视。④结果判断：供试品色谱中，
在与对照品色谱相应的位置上，应显相同颜色的荧光斑点。

(2) 丹参中丹参素的 TLC 鉴别：①供试品溶液的制备：取本品 10ml，蒸
干，残渣加无水乙醇 20ml，置水浴上充分搅拌，放冷，滤过，滤液蒸干，残渣
加甲醇 2ml 使溶解，即得。②对照品溶液的制备：取丹参素钠对照品，加甲醇
制成每 1ml 含 1mg 的溶液，即得。③薄层色谱：吸取上述两种溶液各 1μl，分别
点于同一以羧甲基纤维素钠为黏合剂的硅胶 G 薄层板上，以苯-乙酸乙酯-甲酸
(15：5：2) 为展开剂，展开，取出，晾干，喷以新配制的 1％铁氰化钾溶液和
2％三氯化铁溶液的等量混合液。④结果判断：供试品色谱中，在与对照品色谱
相应的位置上，应显相同颜色的斑点。

(3) 黄芪中黄芪甲苷的 TLC 鉴别：①供试品溶液的制备：取本品 20ml，用
三氯甲烷 20ml 振摇提取，弃去三氯甲烷层，水层用正丁醇振摇提取 2 次，每次
20ml，合并正丁醇液，用水 20ml 洗涤 1 次，弃去水层，在正丁醇液中加入无水
硫酸钠适量，滤过，滤液蒸干，残渣加甲醇 2ml 使溶解，加在中性氧化铝柱
(100～120 目，5g，内径 1～1.5cm) 上，用 40％甲醇 100ml 洗脱，收集洗脱液，
置水浴上蒸干，残渣加甲醇 0.5ml 使溶解，即得。②对照品溶液的制备：取黄
芪甲苷对照品，加甲醇制成每 1ml 含 1mg 的溶液，即得。③薄层色谱：吸取上
述两种溶液各 3μl，分别点于同一硅胶 G 薄层板上，以三氯甲烷-甲醇-水 (13：
7：2) 的下层溶液为展开剂，展开，取出，晾干，喷以 10％硫酸乙醇溶液，在
105℃加热约 5 分钟。④结果判断：供试品色谱中，在与对照品色谱相应的位置
上，应显相同的棕褐色斑点。

【检查】 相对密度应不低于 1.08；pH 值应为 5.0～7.0。其他应符合合剂
项下有关的各项规定。

【定量分析】 按高效液相色谱法测定：①色谱条件与系统适用性试验：以十
八烷基硅烷键合硅胶为填充剂；甲醇-水 (21：79) 为流动相；检测波长为
250nm；理论板数按葛根素峰计算应不低于 3000。②对照品溶液的制备：精密
称取葛根素对照品 11mg，置 10ml 量瓶中，加甲醇溶解并稀释至刻度，摇匀，
精密量取 1ml，置 25ml 量瓶中，加 30％甲醇稀释至刻度，摇匀，即得 (每 1ml
中含葛根素 44μg)。③供试品溶液的制备：精密量取本品 5ml，置 50ml 量瓶中，
加丙酮稀释至刻度，摇匀，离心，精密吸取上清液 5ml，置 50ml 量瓶中，加
30％甲醇稀释至刻度，摇匀，即得。④测定：分别精密吸取对照品溶液与供试品
溶液各 10μl，注入液相色谱仪，测定，即得。⑤结果判断：本品每 1ml 含葛根
以葛根素 ($C_{21}H_{20}O_9$) 计，不得少于 2.2mg。

【功能与主治】 益气活血，化痰通络。用于气阴两虚、痰瘀痹阻所致的胸痹，症见心痛、胸闷、气短、呕恶、纳呆；亦可用于冠心病心绞痛见上述证候者。

双黄连口服液

本品为金银花 375g、黄芩 375g、连翘 750g 制成的口服液。取以上三味，黄芩加水煎煮三次（2 小时，1 小时，1 小时），合并煎液，滤过，滤液浓缩并在80℃时加入 2mol/L 盐酸溶液适量调节 pH 值至 1.0～2.0，保温 1 小时，静置 12小时，滤过，沉淀加 6～8 倍量水，用 40% 氢氧化钠溶液调节 pH 值至 7.0，再加等量乙醇，搅拌使溶解，滤过，滤液用 2mol/L 盐酸溶液调节 pH 值至 2.0，在 60℃保温 30 分钟，静置 12 小时，滤过，沉淀用乙醇洗至 pH 值 7.0，回收乙醇备用；金银花、连翘加水温浸 30 分钟后，煎煮二次，每次 1.5 小时，合并煎液，滤过，滤液浓缩至相对密度为 1.20～1.25（70℃～80℃）的清膏，冷至40℃时缓缓加入乙醇，使含醇量达 75%，充分搅拌，静置 12 小时，滤取上清液，残渣加 75%乙醇适量，搅匀，静置 12 小时，滤过，合并乙醇液，回收乙醇至无醇味，加入上述黄芩提取物，并加水适量，以 40%氢氧化钠溶液调节 pH值至 7.0，搅匀，冷藏（4℃～8℃）72 小时，滤过，滤液加入蔗糖 300g，搅拌使溶解，再加入香精适量并调节 pH 值至 7.0，加水制成 1000ml，搅匀，静置12 小时，滤过，灌装，灭菌，即得。

【性状】 本品为棕红色的澄清液体；味甜，微苦。

【鉴别】

（1）黄芩苷与绿原酸的 TLC 鉴别：①供试品溶液的制备：取本品 1ml，加75%乙醇 5ml，摇匀，即得。②对照品溶液的制备：取黄芩苷对照品、绿原酸对照品，分别加 75%乙醇制成每 1ml 含 0.1mg 的溶液，即得。③薄层色谱：吸取上述三种溶液各 1～2μl，分别点于同一聚酰胺薄膜上，以醋酸为展开剂，展开，取出，晾干，置紫外光灯（365nm）下检视。④结果判断：供试品色谱中，在与对照品色谱相应的位置上，应显相同颜色的荧光斑点。

（2）连翘的 TLC 鉴别：①供试品溶液的制备：取本品 1ml，加甲醇 5ml，振摇使溶解，静置，取上清液，即得。②对照药材溶液的制备：取连翘对照药材0.5g，加甲醇 10ml，加热回流 20 分钟，滤过，即得。③薄层色谱：吸取上述两种溶液各 5μl，分别点于同一以羧甲基纤维素钠为黏合剂的硅胶 G 薄层板上，以三氯甲烷-甲醇（5∶1）为展开剂，展开，取出，晾干，喷以 10%硫酸乙醇溶液，在 105℃加热数分钟。④结果判断：供试品色谱中，在与对照药材色谱相应的位置上，应显相同颜色的斑点。

【检查】　相对密度应不低于 1.12；pH 值应为 5.0～7.0。其他应符合合剂项下有关的各项规定。

【定量分析】

(1) 黄芩：按高效液相色谱法依法测定，本品每 1ml 含黄芩以黄芩苷（$C_{21}H_{18}O_{11}$）计，不得少于 8.0mg。具体方法见第六章第二节。

(2) 金银花：按高效液相色谱法测定：①色谱条件与系统适用性试验：以十八烷基硅烷键合硅胶为填充剂；以甲醇-水-冰醋酸（20：80：1）为流动相；检测波长为 324nm；理论板数按绿原酸峰计算应不低于 6000。②对照品溶液的制备：取绿原酸对照品适量，精密称定，置棕色量瓶中，加水制成每 1ml 含 40μg 的溶液，即得。③供试品溶液的制备：精密量取本品 2ml，置 50ml 棕色量瓶中，加水稀释至刻度，摇匀，即得。④测定：分别精密吸取对照品溶液 10μl 与供试品溶液 10～20μl，注入液相色谱仪，测定，即得。⑤结果判断：本品每 1ml 含金银花以绿原酸（$C_{16}H_{18}O_{9}$）计，不得少于 0.60mg。

(3) 连翘：按高效液相色谱法测定：①色谱条件与系统适用性试验：以十八烷基硅烷键合硅胶为填充剂；以乙腈-水（25：75）为流动相；检测波长为278nm；理论板数按连翘苷峰计算应不低于 6000。②对照品溶液的制备：取连翘苷对照品适量，精密称定，加 50％甲醇制成每 1ml 含 60μg 的溶液，即得。③供试品溶液的制备：精密量取本品 1ml，置中性氧化铝柱（100～120 目，6g，内径 1cm）上，用 70％乙醇 40ml 洗脱，收集洗脱液，浓缩至干，残渣加 50％甲醇适量，温热使溶解，转移至 5ml 量瓶中，并稀释至刻度，摇匀，即得。④测定：分别精密吸取对照品溶液与供试品溶液各 10μl，注入液相色谱仪，测定，即得。⑤结果判断：本品每 1ml 含连翘以连翘苷（$C_{29}H_{36}O_{15}$）计，不得少于0.30mg。

【功能与主治】　疏风解表，清热解毒。用于外感风热所致的感冒，症见发热、咳嗽、咽痛。

四 物 合 剂

本品为当归 250g、川芎 250g、白芍 250g、熟地黄 250g 制成的合剂。取以上四味，当归和川芎冷浸 0.5 小时，用水蒸气蒸馏，收集蒸馏液约 250ml，蒸馏后的水溶液另器保存，药渣与白芍、熟地黄加水煎煮三次（1 小时，1.5 小时，1.5 小时），合并煎液，滤过，滤液与上述水溶液合并，浓缩至适量，加乙醇使含醇量达 55％，静置 24 小时，滤过，回收乙醇至相对密度为 1.26～1.30

（55℃～65℃）的清膏，加入上述蒸馏液、苯甲酸钠 3g 及矫味剂适量，加水至 1000ml，滤过，灌封，即得。

【性状】 本品为棕红色至棕褐色的液体；气芳香，味微苦、微甜。

【鉴别】

（1）当归、川芎的 TLC 鉴别：①供试品溶液的制备：取本品 20ml，加乙醚振摇提取 3 次，每次 20ml，合并乙醚液，挥干，残渣加乙酸乙酯 1ml 使溶解，即得。②对照药材溶液的制备：取当归对照药材、川芎对照药材各 0.5g，分别加乙醚 15ml，超声处理 5 分钟，滤过，滤液挥干，残渣加乙酸乙酯 1ml 使溶解，即得。③薄层色谱：吸取上述三种溶液各 5μl，分别点于同一硅胶 G 薄层板上，以正己烷-乙酸乙酯（9∶1）为展开剂，展开，取出，晾干，置紫外光灯（365nm）下检视。④结果判断：供试品色谱中，在与对照药材色谱相应的位置上，应显相同颜色的荧光主斑点。

（2）芍药苷的 TLC 鉴别：①供试品溶液的制备：取〔鉴别〕（1）项下乙醚提取后的水液，用水饱和的正丁醇振摇提取 2 次，每次 20ml，合并正丁醇液，以正丁醇饱和的水洗涤 2 次，正丁醇液蒸干，残渣加乙醇 1ml 使溶解，即得。②对照品溶液的制备：取芍药苷对照品，加乙醇制成每 1ml 含 2mg 的溶液，即得。③薄层色谱：吸取上述两种溶液各 5μl，分别点于同一硅胶 G 薄层板上，以三氯甲烷-乙酸乙酯-甲醇-甲酸（40∶5∶10∶0.2）为展开剂，展开，取出，晾干，喷以 5%香草醛-硫酸溶液，在 105℃加热至斑点显色清晰。④结果判断：供试品色谱中，在与对照品色谱相应的位置上，应显相同颜色的斑点。

（3）地黄的 TLC 鉴别：①供试品溶液的制备：取本品 30ml，加乙酸乙酯振摇提取 2 次，每次 30ml，合并乙酸乙酯液，浓缩至 1ml，即得。②对照品溶液的制备：取地黄对照药材 3g，加水 60ml，煎煮 1 小时，滤过，滤液同法制成对照药材溶液。③薄层色谱：吸取上述两种溶液各 5～10μl，分别点于同一硅胶 G 薄层板上，以甲苯-乙酸乙酯（1∶1）为展开剂，展开，取出，晾干，喷以 2, 4-二硝基苯肼乙醇试液。④结果判断：供试品色谱中，在与对照药材色谱相应的位置上，应显相同的黄棕色主斑点。

【检查】 相对密度应不低于 1.06；其他应符合合剂项下有关的各项规定。

【定量分析】 按高效液相色谱法测定：①色谱条件与系统适用性试验：以十八烷基硅烷键合硅胶为填充剂；以异丙醇-甲醇-醋酸-水（2∶25∶2∶71）为流动相；检测波长为 230nm；柱温 35℃；理论板数按芍药苷峰计算应不低于 2000。②对照品溶液的制备：精密称取芍药苷对照品适量，加水制成每 1ml 含 0.1mg 的溶液，即得。③供试品溶液的制备：精密量取本品 1ml，置 25ml 量瓶中，加水稀释至刻度，摇匀，滤过，即得。④测定：分别精密吸取对照品溶液与供试品溶液各 10μl，注入液相色谱仪，测定，即得。⑤结果判断：本品每 1ml 含白芍以芍药苷（$C_{23}H_{28}O_{11}$）计，不得少于 1.6mg。

【功能与主治】　调经养血。用于血虚所致的面色萎黄、头晕眼花、心悸气短及月经不调。

生 脉 饮

本品为红参 100g、麦冬 200g、五味子 100g 制成的浸膏剂。取以上三味，粉碎成粗粉，用 65%乙醇作溶剂，浸渍 24 小时后按渗漉法进行渗漉，收集漉液约 4500ml，减压浓缩至约 250ml，放冷，加水 400ml 稀释，滤过，另加 60%糖浆 300ml 及适量防腐剂，并调节 pH 值至规定范围，调整总量至 1000ml，搅匀，静置，滤过，灌封，灭菌，即得。

【性状】　本品为黄棕色至红棕色的澄清液体，久置可有微量混浊；气香，味酸甜、微苦。

【鉴别】

（1）人参中人参二醇、人参三醇的 TLC 鉴别：①供试品溶液的制备：取本品 20ml，用正丁醇 20ml 振摇提取，取正丁醇液蒸干，残渣加硫酸的 45%乙醇溶液（7→100）15ml，加热回流 1 小时，挥去乙醇，用三氯甲烷 10ml 振摇提取，分取三氯甲烷液，用水洗至中性，用适量无水硫酸钠脱水，滤过，滤液浓缩至 1ml，即得。②对照品溶液的制备：取人参二醇对照品、人参三醇对照品，加无水乙醇制成每 1ml 各含 1mg 的混合溶液，即得。③薄层色谱：吸取上述两种溶液各 10μl，分别点于同一硅胶 G 薄层板上，以环己烷-丙酮（2∶1）为展开剂，展开，取出，晾干，喷以硫酸甲醇溶液（1→2），在 105℃加热约 10 分钟，置紫外光灯（365nm）下检视。④结果判断：供试品色谱中，在与对照品色谱相应的位置上，应显相同颜色的荧光斑点。

（2）麦冬的 TLC 鉴别：①供试品溶液的制备：取本品 10ml，加盐酸 0.5ml、水 1ml，加热煮沸 5 分钟，放冷，用三氯甲烷 20ml 振摇提取，分取三氯甲烷液，浓缩至 1ml，即得。②对照药材溶液的制备：取麦冬对照药材 1g，加水 20ml，煎煮 10 分钟，滤过，滤液加盐酸 0.5ml，同法制成对照药材溶液。③薄层色谱：吸取上述两种溶液各 5μl，分别点于同一硅胶 G 薄层板上，以三氯甲烷-丙酮（4∶1）为展开剂，展开，取出，晾干，喷以 10%硫酸乙醇溶液，在 100℃加热至斑点显色清晰。④结果判断：供试品色谱中，在与对照药材色谱相应的位置上，应显相同颜色的主斑点。

【检查】　相对密度应不低于 1.08；pH 值应为 4.5～7.0；其他应符合合剂

项下有关的各项规定。

【功能与主治】 益气复脉，养阴生津。用于气阴两亏，心悸气短，脉微自汗。

安神补脑液

本品为鹿茸、制何首乌、淫羊藿、干姜、甘草、大枣、维生素 B_1 制成的口服液。取以上七味，干姜提取挥发油，药渣与制何首乌、淫羊藿、大枣、甘草加水煎煮三次，合并煎液，滤过，滤液浓缩至适宜浓度，加乙醇除沉淀，滤过，滤液备用。将鹿茸加水煎煮五次，分次滤过，合并滤液浓缩，加蜂蜡，静置至蜡层完全凝固后，除去蜡层，抽滤，加乙醇除沉淀，滤过，滤液回收乙醇，加水和乙醇调节至适当浓度。将上述滤液、鹿茸提取液及单糖浆混匀，加入干姜挥发油、维生素 B_1、苯甲酸、苯甲酸钠、羧苯乙酯，搅拌均匀，静置澄清，滤过，加水至 1000ml，即得。

【性状】 本品为黄色至棕黄色的液体；气芳香，味甜、辛。

【鉴别】

(1) 荧光检查：取本品 5ml，加氢氧化钠试液 2.5ml、铁氰化钾试液 0.5ml 与正丁醇 5ml，强烈振摇 2 分钟，放置使分层，溶液置紫外灯（365nm）下观察，正丁醇层显蓝色荧光，加酸使成酸性，荧光即消失，再加碱使成碱性，荧光又显出。

(2) 薄层色谱：①供试品溶液的制备：取本品 30ml，加乙醚提取 2 次，每次 20ml，取水液用水饱和的正丁醇提取 2 次，每次 30ml，合并正丁醇提取液，蒸干，残渣加甲醇 1ml 使溶解，即得。②对照药材与对照品溶液的制备：取何首乌对照药材 0.25g，加乙醇 20ml，加热回流 1 小时滤过，滤液浓缩至 3ml，作为对照药材溶液；再取 2，3，5，4′-四羟基二苯乙烯-2-O-β-D-葡萄糖苷对照品，加甲醇制成每 1ml 含 0.5mg 的对照品溶液。③薄层色谱：吸取上述三种溶液各 3μl，分别点于同一硅胶 G 薄层板上，以苯-丙酮-甲醇（6:2:1）为展开剂，展开，取出，晾干，喷以磷钼酸硫酸溶液（取磷钼酸 2g，加水 20ml 使溶解，再缓缓加入硫酸 30ml，摇匀），稍加热显色。④结果判断：供试品色谱中，在与对照药材色谱和对照品色谱相应的位置上，应显相同颜色的斑点。（鉴别何首乌及其 2，3，5，4′-四羟基二苯乙烯-2-O-β-D-葡萄糖苷成分）

【检查】 pH 值应为 3.0～5.0；其他应符合合剂项下有关的各项规定。

【定量分析】 按高效液相色谱法测定：①色谱条件与系统适应性试验：以十八烷基硅烷键合硅胶为填充剂，以乙腈-水（25:75）为流动相；检测波长为

270nm；理论板数按淫羊藿苷峰计算应不低于 2500。②对照品溶液的制备：取淫羊藿苷对照品适量，精密称定，加甲醇制成每 1ml 含 0.1mg 的溶液，即得。③供试品溶液的制备：精密量取本品 20ml，置分液漏斗中，用乙醚提取 2 次，每次 15ml，弃去乙醚液，水液用乙酸乙酯提取 5 次，每次 15ml，合并乙酸乙酯液，蒸干，残渣用甲醇溶解并转移至 5ml 量瓶中，加甲醇至刻度，摇匀，滤过，取续滤液，即得。④测定：分别精密吸取对照品溶液与供试品溶液各 5μl，注入液相色谱仪，测定，即得。⑤结果判断：本品每 1ml 含淫羊藿以淫羊藿苷（$C_{33}H_{40}O_{15}$）计，不得少于 30μg。

【功能与主治】　生精补髓，益气养血，强脑安神。用于肾精不足、气血两亏所致的头晕、乏力、健忘、失眠；亦可用于神经衰弱症见上述证候者。

益母草口服液

本品为益母草经加工制成的口服液。取益母草 500g，加水煎煮三次（2 小时，1.5 小时，1 小时），滤过，滤液合并，浓缩至约 250ml，冷却，加等量的乙醇，搅匀，静置 24 小时，滤过，滤液减压回收乙醇并浓缩至稠膏状，加水稀释至 500ml，冷藏 24 小时，滤过，滤液加矫味剂适量使溶解，加水调整总量至 1000ml，搅匀，滤过，灌装，灭菌，即得。

【性状】　本品为棕红色的澄清液体；味甜、微苦。

【鉴别】　①供试品溶液的制备：取本品 10ml，加乙醇 50ml，搅匀，滤过，滤液浓缩至 5ml，加无水乙醇 45ml，搅拌，滤过，滤液蒸干，残渣加无水乙醇 0.5ml 使溶解，即得。②对照品溶液的制备：取盐酸水苏碱对照品，加无水乙醇制成每 1ml 含 5mg 的溶液，即得。③薄层色谱：吸取上述两种溶液各 10μl，分别点于同一以羧甲基纤维素钠为黏合剂的硅胶 G 薄层板上，以正丁醇-盐酸-水（8∶2∶1）为展开剂，展开，取出，晾干，喷以稀碘化铋钾试液。④结果判断：供试品色谱中，在与对照品色谱相应的位置上，应显相同颜色的斑点。（鉴别益母草中的水苏碱）

【检查】　相对密度应为 1.01～1.03；pH 值应为 5.0～6.0；其他应符合合剂项下有关的各项规定。

【定量分析】　①对照品溶液的制备：取在 105℃干燥至恒重的盐酸水苏碱对照品适量，精密称定，加 0.1mol/L 盐酸溶液制成每 1ml 含 1mg 的溶液，即得。②标准曲线的制备：精密量取对照品溶液 2.0ml、4.0ml、6.0ml、8.0ml，分别置 25ml 烧杯中，加 0.1mol/L 盐酸溶液使成 10ml，各加活性炭 0.5g（140℃干燥 4～5 小时，备用），置沸水浴中加热半分钟，边加热边搅拌，滤至 25ml 量瓶中，用 0.1mol/L 盐酸溶液 10ml 分次洗涤烧杯和滤器，洗液并入同一量瓶中；另取 0.1mol/L 盐酸溶液 20ml，置另一 25ml 量瓶中，作为空白溶液；各精密加入新制的 2％硫氰酸铬铵溶液 3ml，摇匀，用 0.1mol/L 盐酸溶液稀释至刻度，摇匀；置冰水浴中放置 1 小时，用干燥滤纸滤过，取续滤液，以 0.1mol/L 盐酸溶液为空白，照紫外-可见分光光度法，在 520nm 波长处分别测定吸光度，用空白试剂的吸光度分别减去对照品溶液的吸光度，以吸光度的差值为纵坐标、浓度为横坐标，绘制标准曲线。③测定：精密量取本品 10ml，置 25ml 量瓶中，用 0.1mol/L 盐酸溶液稀释至刻度，摇匀，用干燥滤纸滤过，精密量取续滤液 10ml，置 25ml 烧杯中，照标准曲线的制备项下的方法，自"加活性炭 0.5g"起，依法测定吸光度，用空白溶液的吸光度减去供试品溶液的吸光度，从标准曲线上读出供试品溶液中相当于盐酸水苏碱的含量，计算，即得。④结果判断：本品每 1ml 含生物碱以盐酸水苏碱（$C_7H_{13}NO_2 \cdot HCl$）计，不得少于 1.0mg。

【功能与主治】　活血调经。用于血瘀所致的月经不调，产后恶露不绝，症见经水量少、淋漓不净、产后出血时间过长；亦可用于产后子宫复旧不全见上述证候者。

银黄口服液

本品为金银花提取物（以绿原酸计）2.4g、黄芩提取物（以黄芩苷计）24g 制成的口服液。取以上二味，黄芩提取物加水适量使溶解，用 8％氢氧化钠溶液调节 pH 值至 8，滤过，滤液与金银花提取物合并，用 8％氢氧化钠溶液调节 pH 值至7.2，煮沸 1 小时，滤过，加入单糖浆适量，加水至近全量，搅匀，用 8％氢氧化钠溶液调节 pH 值至 7.2，加水至 1000ml，滤过，灌封，灭菌，即得。

【性状】　本品为红棕色的澄清液体；味甜、微苦。

【鉴别】　①供试品溶液的制备：取本品 1ml，加 75％乙醇 9ml，摇匀，即得。②对照品溶液的制备：取黄芩苷对照品及绿原酸对照品，分别加甲醇制成每 1ml 含 1mg、0.3mg 的溶液，即得。③薄层色谱：吸取上述三种溶液各 2μl，分别点于同一聚酰胺薄膜上，以醋酸为展开剂，展开，取出，晾干，置紫外光灯（365nm）下检视。④结果判断：供试品色谱中，在与对照品色谱相应的位置上，应显相同颜色的荧光斑点。（鉴别绿原酸及黄芩苷）

【检查】　相对密度：应不低于 1.10；pH 值应为 5.5～7.0；其他应符合合剂项下有关的各项规定。

【定量分析】

(1) 金银花提取物：按高效液相色谱法测定：①色谱条件与系统适应性试

验：以十八烷基硅烷键合硅胶为填充剂；以乙腈-0.4％磷酸溶液（10：90）为流动相；检测波长为327nm；理论板数按绿原酸峰计算应不低于2000。②对照品溶液的制备：取绿原酸对照品适量，精密称定，置棕色量瓶中，加50％甲醇制成每1ml含40μg的溶液，即得。③供试品溶液的制备：精密量取本品1ml，置50ml棕色量瓶中，加50％甲醇稀释至刻度，摇匀，滤过，取续滤液，即得。④测定：分别精密吸取对照品溶液与供试品溶液各10μl，注入液相色谱仪，测定，即得。⑤结果判断：本品每1ml含金银花提取物以绿原酸（$C_{16}H_{18}O_9$）计，不得少于1.7mg。

（2）黄芩提取物：按高效液相色谱法测定：①色谱条件与系统适应性试验：以十八烷基硅烷键合硅胶为填充剂；以甲醇-水-磷酸（50：50：0.2）为流动相；检测波长为274nm；理论板数按黄芩苷峰计算应不低于2500。②对照品溶液的制备：取黄芩苷对照品10mg，精密称定，置100ml量瓶中，加甲醇溶解并稀释至刻度，摇匀，精密量取5ml，置10ml量瓶中，加水稀释至刻度，摇匀，即得（每1ml含黄芩苷50μg）。③供试品溶液的制备：精密量取本品1ml，置50ml量瓶中，加水稀释至刻度，摇匀，精密量取3ml，置25ml量瓶中，加50％甲醇稀释至刻度，摇匀，滤过，取续滤液，即得。④结果判断：本品每1ml含黄芩苷提取物以黄芩苷（$C_{21}H_{18}O_{11}$）计，不得少于18.0mg。

【功能与主治】　清热疏风，利咽解毒。用于外感风热、肺胃热盛所致的咽干、咽痛、喉核肿大、口渴、发热；亦可用于急慢性扁桃体炎、急慢性咽炎、上呼吸道感染见上述证候者。

第二节　酒　　剂

酒剂系指药材用蒸馏酒提取制成的澄清液体制剂。生产酒剂所用的药材，一般应适当加工成片、段、块、丝或粗粉；生产内服酒剂应以谷类酒为原料。酒剂的制备方法有浸渍法、渗漉法等，可加入适量的糖或蜂蜜调味。酒剂应进行下列质量检查：

1. 外观　应为澄清液体，在贮存期间可有少量摇之易散的沉淀。

2. 乙醇量　乙醇含量的高低直接影响酒剂中有效成分的含量、所含杂质的类型和数量以及制剂的稳定性，因此，酒剂应进行乙醇量的测定。如舒筋活络酒的含乙醇量应为50％～57％。

3. 总固体　酒剂一般应作总固体检查。含糖、蜂蜜的酒剂照第一法检查，不含糖、蜂蜜的酒剂照第二法检查。

第一法：精密量取供试品上清液 50ml，置蒸发皿中，水浴上蒸至稠膏状，除另有规定外，加无水乙醇搅拌提取 4 次，每次 10ml，滤过，合并滤液，置已干燥至恒重的蒸发皿中，蒸至近干，精密加入硅藻土 1g（经 105℃干燥 3 小时，移置干燥器中冷却 30 分钟），搅匀，在 105℃干燥 3 小时，移置干燥器中，冷却 30 分钟，迅速精密称定重量，扣除加入的硅藻土量，遗留残渣应符合各品种项下的有关规定。

第二法：精密量取供试品上清液 50ml，置已干燥至恒重的蒸发皿中，水浴上蒸干，在 105℃干燥 3 小时，移置干燥器中，冷却 30 分钟，迅速精密称定重量，遗留残渣应符合各品种项下的有关规定。

4. 甲醇量检查　为防止甲醇中毒，酒剂应进行甲醇量检查。照甲醇量检查法依法检查，除另有规定外，供试液含甲醇量不得过 0.05%（ml/ml）。

5. 装量　照最低装量检查法检查，应符合规定。

6. 微生物限度　照微生物限度检查法检查，细菌数每 1ml 不得过 500 个，霉菌和酵母菌数每 1ml 不得过 100 个，大肠埃希菌每 1ml 不得检出。

三两半药酒

本品为当归 100g、炙黄芪 100g、牛膝 100g、防风 50g 制成的酒剂。取以上四味，粉碎成粗粉，用白酒 2400ml 与黄酒 8000ml 的混合液作溶剂，浸渍 48 小时后，按渗漉法缓缓渗漉，在漉液中加入蔗糖 840g 搅拌溶解后，静置，滤过，即得。

【性状】　本品为黄棕色的澄清液体；气香，味微甜、微辛。

【鉴别】

(1) 牛膝中三萜皂苷的水解产物齐墩果酸的 TLC 鉴别：①供试品溶液的制备：取本品 50ml，加盐酸 2ml，加热回流 1 小时，用石油醚（60℃～90℃）振摇提取 2 次，每次 20ml，合并提取液，蒸干，残渣加乙醇 1ml 使溶解，即得。②对照品溶液的制备：取齐墩果酸对照品，加乙醇制成每 1ml 含 1mg 的溶液，即得。③薄层色谱：吸取供试品溶液 4μl 及对照品溶液 2μl，分别点于同一硅胶 G 薄层板上，以三氯甲烷-甲醇（40∶3）为展开剂，展开，取出，晾干，喷以磷钼酸试液，加热至斑点显色清晰。④结果判断：供试品色谱中，在与对照品色谱相应的位置上，应显相同颜色的斑点。

(2) 当归的 TLC 鉴别：①供试品溶液的制备：取本品 50ml，置水浴上蒸至 30ml，放冷，加乙醚 20ml 提取，分取乙醚液，挥去乙醚，残渣加无水乙醇 1ml 使溶解，即得。②对照药材溶液的制备：取当归对照药材 0.2g，加乙醚 3ml 浸泡 1 小时，取上清液，作为对照药材溶液。③薄层色谱：吸取上述供试品溶液6μl 及对照药材溶液 1～2μl，分别点于同一硅胶 G 薄层板上，以正己烷-乙酸乙酯（9：1）为展开剂，展开，取出，晾干，置紫外光灯（365nm）下检视。④结果判断：供试品色谱中，在与对照药材色谱相应的位置上，应显相同颜色的荧光斑点。

【检查】 乙醇量应为 20%～25%；其他应符合酒剂项下有关的各项规定。

【功能与主治】 益气活血，祛风通络。用于气血不和、感受风湿所致的痹病，症见四肢疼痛、筋脉拘挛。

冯了性风湿跌打药酒

本品为丁公藤 2500g、桂枝 75g、麻黄 93.8g、羌活 7.5g、当归 7.5g、川芎7.5g、白芷 7.5g、补骨脂 7.5g、乳香 7.5g、猪牙皂 7.5g、陈皮 33.1g、苍术7.5g、厚朴7.5g、香附 7.5g、木香 7.5g、枳壳 50g、白术 7.5g、山药 7.5g、黄精 20g、菟丝子7.5g、小茴香 7.5g、苦杏仁 7.5g、泽泻 7.5g、五灵脂 7.5g、蚕砂 16.2g、牡丹皮7.5g、没药 7.5g 制成的酒剂。取以上二十七味，除乳香、五灵脂、木香、没药、麻黄、桂枝、白芷、小茴香、羌活、猪牙皂外，其余丁公藤等十七味混匀，蒸 2 小时，取出，放冷，与上述各味合并，置容器内，加入白酒10kg，密闭浸泡 30～40 天，滤过，即得。

【性状】 本品为棕黄色至红棕色的液体；气香，味微苦、甘。

【鉴别】

(1) 理化定性：取本品 10ml，蒸干，加无水乙醇 10ml 使溶解，滤过，取滤液 1ml，蒸干后加水 1ml，水溶液呈浑浊，加氢氧化钠试液 1 滴，摇匀，溶液即澄清，加稀盐酸 1 滴，溶液变浑浊。

(2) 丁公藤的 TLC 鉴别：①供试品溶液的制备：取本品，作为供试品溶液。②对照药材溶液的制备：取丁公藤对照药材 1g，加无水乙醇 10ml，加热回流 30分钟，滤过，即得。③薄层色谱：吸取上述两种溶液各 10μl，分别点于同一硅胶 G 薄层板上，以苯-丙酮-甲酸（16：4：0.3）为展开剂，展开，取出，晾干，置紫外光灯（365nm）下检视。④结果判断：供试品色谱中，在与对照药材色谱相应的位置上，应显相同颜色的荧光斑点；喷以氢氧化钠试液，斑点荧光明显增强。

(3) 麻黄中麻黄碱的 TLC 鉴别：①供试品溶液的制备：取本品 30ml，蒸去乙醇，浓缩至 2ml，加乙醚 10ml 与浓氨试液 1ml，密塞，放置 2 小时，时时振摇，分取醚层，加盐酸 1 滴，挥去乙醚，加甲醇 2ml，滤过，即得。②对照品溶液的制备：取盐酸麻黄碱对照品，加甲醇制成每 1ml 含 1mg 的溶液，即得。
③薄层色谱：吸取上述两种溶液各 10μl，分别点于同一硅胶 G 薄层板上，以三
氯甲烷-甲醇-浓氨试液（20∶3∶0.5）为展开剂，展开，取出，晾干，喷以茚三
酮试液，在 105℃加热约 10 分钟。④结果判断：供试品色谱中，在与对照品色
谱相应的位置上，应显相同颜色的斑点。

　　【检查】　①乙醇量：应为 35％～45％。②总固体：精密量取本品 25ml，置
105℃干燥至恒重的蒸发皿中，蒸干，在 105℃干燥至恒重，遗留残渣不得少于
1.2％。③其他：应符合酒剂项下有关的各项规定。

　　【功能与主治】　祛风除湿，活血止痛。用于风寒湿痹，手足麻木，腰腿酸
痛，跌扑损伤，瘀滞肿痛。

国　公　酒

　　本品为当归、羌活、牛膝、防风、独活、牡丹皮、广藿香、槟榔、麦冬、陈
皮、五加皮、厚朴（姜炙）、红花、天南星（矾炙）、枸杞子、白芷、白芍、紫
草、补骨脂（盐炙）、青皮（醋炒）、白术（麸炒）、川芎、木瓜、栀子、苍术
（炒）、枳壳（麸炒）、乌药、佛手、玉竹、红曲制成的酒剂。取以上三十味，加
适量蜂蜜和红糖，用白酒回流提取三次（40 分钟，30 分钟，30 分钟），滤过，
合并滤液，静置 3～4 个月，吸取上清液，滤过，灌封，即得。

　　【性状】　本品为深红色的澄清液体；气清香，味辛、甜、微苦。

　　【鉴别】

　　(1) 佛手的 TLC 鉴别：①供试品溶液的制备：取本品 100ml，回收乙醇并
挥至无醇味，放冷，用水 15ml 分次洗入分液漏斗中，用乙醚振摇提取 3 次
（15ml，10ml，10ml），水溶液备用，合并乙醚提取液，挥去乙醚，残渣加乙醇
1ml 使溶解，即得。②对照品溶液的制备：取佛手对照药材 1g，加乙醇 10ml，
密塞，时时振摇，冷浸过夜，滤过，即得。③薄层色谱：吸取上述两种溶液各
5μl，分别点于同一硅胶 G 薄层板上，以苯-乙酸乙酯（9∶1）为展开剂，展开，
取出，晾干，置紫外光灯（365nm）下检视。④结果判断：供试品色谱中，在与
对照药材色谱相应的位置上，应显相同颜色的荧光斑点。

　　(2) 陈皮与青皮中橙皮苷的 TLC 鉴别：①供试品溶液的制备：取［鉴别］
(1) 项下乙醚提取后的水溶液，用乙酸乙酯振摇提取 3 次（15ml，10ml，
10ml），水溶液备用，合并乙酸乙酯提取液，蒸干，残渣加甲醇 5ml 使溶解，即
得。②对照品溶液的制备：取橙皮苷对照品，加甲醇制成每 1ml 含 1mg 的溶液，
即得。③薄层色谱：吸取上述两种溶液各 2μl，分别点于同一用 0.5％氢氧化钠

溶液制备的硅胶 G 薄层板上，以乙酸乙酯-甲醇-水（100∶17∶13）为展开剂，展开，展距 3cm，取出，晾干；再以甲苯-乙酸乙酯-甲酸-水（20∶10∶1∶1）的上层溶液为展开剂，展开，展距 8cm，取出，晾干，喷以 1％三氯化铝甲醇溶液，略加热至干，置紫外光灯（365nm）下检视。④结果判断：供试品色谱中，在与对照品色谱相应的位置上，应显相同颜色的荧光斑点。

（3）牛膝中三萜皂苷的水解产物齐墩果酸的 TLC 鉴别：①供试品溶液的制备：取［鉴别］（2）项下乙酸乙酯提取后的水溶液，用水饱和的正丁醇振摇提取 2 次（15ml，10ml），水溶液备用，合并正丁醇提取液，蒸干，残渣加乙醇 10ml 使溶解，加盐酸 1ml，加热回流 1 小时后浓缩至约 5ml，加水 10ml，用石油醚（60℃～90℃）20ml 振摇提取，蒸干，残渣加乙醇 0.5ml 使溶解，即得。②对照品溶液的制备：取齐墩果酸对照品，加乙醇制成每 1ml 含 1mg 的溶液，即得。③薄层色谱：吸取供试品溶液 10μl、对照品溶液 5μl，分别点于同一硅胶 G 薄层板上，以三氯甲烷-甲醇（40∶1）为展开剂，展开，取出，晾干，喷以磷钼酸试液，在 105℃加热约 5 分钟显色。④结果判断：供试品色谱中，在与对照品色谱相应的位置上，应显相同的蓝色斑点。

（4）枳壳中辛弗林的 TLC 鉴别：①供试品溶液的制备：取［鉴别］（3）项下正丁醇提取后的水溶液，在水浴上蒸去正丁醇，加水 10ml，混匀，通过 732 型氢型阳离子交换树脂柱，用水洗至洗脱液澄明，再用 3.5％氨溶液 100ml 洗脱，洗脱液减压蒸干，残渣加甲醇 2ml 使溶解，即得。②对照品溶液的制备：取辛弗林对照品，加甲醇制成每 1ml 含 1mg 的溶液，即得。③薄层色谱：吸取上述两种溶液各 10μl，分别点于同一硅胶 G 薄层板上，以三氯甲烷-丙酮-甲醇-12％氨溶液（3∶3∶3∶1）为展开剂，展开，取出，晾干，喷以 0.5％茚三酮乙醇溶液，在 105℃加热约 5 分钟。④结果判断：供试品色谱中，在与对照品色谱相应的位置上，应显相同颜色的斑点。

【检查】 乙醇量应为 55％～60％；其他应符合酒剂项下有关的各项规定。

【功能与主治】 散风祛湿，舒筋活络。用于风寒湿邪闭阻所致的痹病，症见关节疼痛、沉重、屈伸不利、手足麻木、腰腿疼痛；也用于经络不和所致的半身不遂、口眼歪斜、下肢痿软、行走无力。

第三节 酊 剂

酊剂系指以规定浓度的乙醇提取药材或溶解药物，或用流浸膏稀释而制成的澄清液体制剂。除另有规定外，含有毒性药的酊剂，每 100ml 应相当于原药材

10g；其他酊剂，每 100ml 相当于原药材 20g。酊剂应进行下列质量检查：

1. 外观 酊剂应为澄清液体。久置产生沉淀时，在乙醇量和有效成分含量符合各品种项下规定的情况下，可滤过除去沉淀。

2. 乙醇量 为保证酊剂的质量和稳定性，应对其进行乙醇量检查，并应符合规定。

3. 装量 照最低装量检查法检查，应符合规定。

4. 微生物限度 照微生物限度检查法检查，应符合规定。

十 滴 水

本品为樟脑 25g、干姜 25g、大黄 20g、小茴香 10g、肉桂 10g、辣椒 5g、桉油12.5ml制成的酊剂。取以上七味，除樟脑和桉油外，其余干姜等五味粉碎成粗粉，混匀，用 70％乙醇作溶剂，浸渍 24 小时后，按渗漉法进行渗漉，收集渗漉液约 750ml，加入樟脑及桉油，搅拌，使完全溶解，再继续收集漉液，使成1000ml，搅匀，即得。

【性状】 本品为棕红色至棕褐色的澄清液体；气芳香，味辛辣。

【鉴别】 ①供试品溶液的制备：取本品 20ml，蒸干，残渣加 30％乙醇-盐酸（10：1）混合溶液 20ml 使溶解，置水浴中加热回流 1 小时，立即冷却，用三氯甲烷振摇提取 2 次，每次 20ml，合并三氯甲烷液，蒸干，残渣加无水乙醇-乙酸乙酯（2：1）混合溶液 5ml 使溶解，即得。②对照药材与对照品溶液的制备：取大黄对照药材 1g，加甲醇 30ml，置水浴中回流提取 30 分钟，滤过，滤液蒸干，同法制成对照药材溶液；再取大黄素对照品、大黄酚对照品，加甲醇制成每1ml 各含 0.5mg 的混合对照品溶液。③薄层色谱：吸取上述三种溶液各 3μl，分别点于同一以羧甲基纤维素钠为黏合剂的硅胶 G 薄层板上，以石油醚（30℃～60℃)-甲酸乙酯-甲酸（15：5：1）的上层溶液为展开剂，展开，取出，晾干，置紫外光灯（365nm）下检视。④结果判断：供试品色谱中，在与对照药材色谱和对照品色谱相应的位置上，应显相同的橙黄色荧光斑点；置氨蒸气中熏后，在日光下检视，斑点变为红色。

【检查】 ①相对密度：应为 0.87～0.92。②乙醇量：应为 60％～70％。③总固体：精密量取上清液 10ml，置已干燥至恒重的蒸发皿中，置水浴上蒸干，在 105℃干燥 3 小时，置干燥器中冷却 30 分钟，迅速精密称定重量，遗留残渣不得少于0.12g。④甲醇量：照甲醇量检查法检查，应符合规定。⑤其他：应符合酊剂项下有关的各项规定。

【定量分析】 按气相色谱法测定：①色谱条件与系统适用性试验：改性聚乙

二醇（PEG）-20M 毛细管柱（柱长 30m，内径 0.53mm，膜厚度 1μm）；柱温为程序升温，初始温度为 65℃，以每分钟 6℃ 的速率升温至 155℃；理论板数按樟脑峰计算应不低于 12000。②校正因子测定：取环己酮适量，精密称定，加 70% 乙醇制成每 1ml 含 10mg 的溶液，作为内标溶液；分别取樟脑对照品 20mg、桉油精对照品 10mg，精密称定，置同一 10ml 量瓶中，精密加入内标溶液 1ml，加 70% 乙醇溶解并稀释至刻度，摇匀，吸取 1μl，注入气相色谱仪，计算校正因子。③测定：精密量取本品 1ml，置 10ml 量瓶中，精密加入内标溶液 1ml，加 70% 乙醇至刻度，摇匀，吸取 1μl，注入气相色谱仪，测定，即得。④结果判断：本品每 1ml 含樟脑（$C_{10}H_{16}O$）不得少于 20.0mg；含桉油以桉油精（$C_{10}H_{18}O$）计，不得少于 6.3mg。

【功能与主治】　健胃，祛暑。用于因中暑而引起的头晕、恶心、腹痛、胃肠不适。

正 骨 水

本品为九龙川、木香、海风藤、土鳖虫、豆豉姜（樟科山鸡椒的根和根茎）、猪牙皂、香加皮、莪术、买麻藤、过江龙、香樟、徐长卿、降香、两面针、碎骨木、羊耳菊、虎杖、五味藤、千斤拔、朱砂根、横经席、穿壁风、鹰不扑、草乌、薄荷脑、樟脑制成的酊剂。取以上二十六味，除徐长卿、两面针、降香、薄荷脑、樟脑及部分五味藤（41.7g）外，其余二十味及剩余的五味藤，置回流提取罐中，加乙醇 1000ml 及水适量，密闭，加热回流提取 7 小时后，进行蒸馏，收集蒸馏液约 1200ml。将徐长卿、两面针、降香及五味藤分别粉碎成粗粉，加入上述蒸馏液中，搅匀，浸渍 48 小时。取浸渍液，加入薄荷脑、樟脑，搅拌使溶解，滤过，调整总量至 1000ml，即得。

【性状】　本品为棕红色的澄清液体；气芳香。

【鉴别】

(1) 降香的 TLC 鉴别：①供试品溶液的制备：取本品 15ml，置分液漏斗中，加石油醚（30℃～60℃）25ml，振摇提取，分取下层溶液，于水浴上蒸干，残渣加 75% 乙醇 4ml 使溶解，滤过，即得。②对照药材溶液的制备：取降香对照药材 1g，加 75% 乙醇 10ml 浸渍 30 分钟，滤过，滤液浓缩至 2ml，即得。③薄层色谱：吸取上述两种溶液各 3μl，分别点于同一以羧甲基纤维素钠为黏合剂的硅胶 G 薄层板上，以三氯甲烷-甲醇-浓氨试液（90：9：1）为展开剂，展开，取出，晾干，置紫外光灯（365nm）下检视。④结果判断：供试品色谱中，在与对照药材色谱相应的位置上，应显相同颜色的斑点。

（2）徐长卿中丹皮酚的 TLC 鉴别：①供试品溶液的制备：取本品，即得。②对照品溶液的制备：取丹皮酚对照品，加 60％乙醇制成每 1ml 含 0.5mg 的溶液，即得。③薄层色谱：吸取供试品溶液 10μl、对照品溶液 5μl，分别点于同一以羧甲基纤维素钠为黏合剂的硅胶 G 薄层板上，以苯-乙酸乙酯（20：1）为展开剂，展开，取出，晾干，喷以盐酸酸性 5％三氯化铁乙醇溶液，加热至斑点显色清晰。④结果判断：供试品色谱中，在与对照品色谱相应的位置上，应显相同颜色的斑点。

（3）两面针的 TLC 鉴别：①供试品溶液的制备：取本品 15ml，置水浴上蒸干，残渣加乙醇 1ml 使溶解，即得。②对照药材溶液的制备：取两面针对照药材 1g，加乙醇 15ml，超声处理 30 分钟，滤过，滤液蒸干，残渣加乙醇 1ml 使溶解，即得。③薄层色谱：吸取上述两种溶液各 4μl，分别点于同一以羧甲基纤维素钠为黏合剂的硅胶 G 薄层板上，以甲苯-乙酸乙酯-甲醇（25：2：0.1）为展开剂，展开，取出，晾干，置紫外光灯（365nm）下检视。④结果判断：供试品色谱中，在与对照药材色谱相应的位置上，应显相同颜色的荧光斑点。

（4）樟脑与薄荷脑的 GC 鉴别：①供试品溶液的制备：取本品 1ml，加乙醇至 50ml，即得。②对照品溶液的制备：取樟脑对照品、薄荷脑对照品，分别加乙醇制成每 1ml 各含 1mg 的溶液，即得。③气相色谱测定：柱长为 3m，以聚乙二醇（PEG）-20M 为固定相，涂布浓度为 10％，柱温为 160℃；分别吸取上述三种溶液适量，注入气相色谱仪测定。④结果判断：供试品应呈现与对照品保留时间相同的色谱峰。

【检查】 乙醇量应为 56％～66％；其他应符合酊剂项下有关的各项规定。

【定量分析】

（1）挥发油：精密量取本品 10ml，置分液漏斗中，加饱和氯化钠溶液 100ml，振摇 1～2 分钟，放置 1～2 小时，分取上层液，移入圆底烧瓶中，用热水洗涤分液漏斗数次，洗液并入圆底烧瓶中，按挥发油测定法测定，含挥发油不得少于 9.5％。

（2）徐长卿：按高效液相色谱法测定：①色谱条件与系统适用性试验：以十八烷基硅烷键合硅胶为填充剂；以乙腈-水-三乙胺-磷酸（28：72：0.1：0.1）为流动相；检测波长为 274nm；理论板数按丹皮酚峰计算应不低于 3000。②对照品溶液的制备：取丹皮酚对照品适量，精密称定，加乙醇制成每 1ml 含 60μg 的溶液，即得。③供试品溶液的制备：精密量取本品 10ml，置 25ml 量瓶中，加乙醇稀释至刻度，摇匀，即得。④测定：分别精密吸取对照品溶液与供试品溶液各 10μl，注入液相色谱仪，测定，即得。⑤结果判断：本品每 1ml 含徐长卿以丹皮酚（$C_9H_{10}O_3$）计，不得少于 0.10mg。

【功能与主治】 活血祛瘀，舒筋活络，消肿止痛。用于跌打扭伤，骨折脱位；亦可用于体育运动前后消除疲劳。

藿香正气水

本品为苍术 160g、陈皮 160g、厚朴（姜制）160g、白芷 240g、茯苓 240g大腹皮、240g、生半夏 160g、甘草浸膏 20g、广藿香油 1.6ml、紫苏叶油 0.8ml制成的酊剂。取以上十味，苍术、陈皮、厚朴、白芷分别按渗漉法，用 60％乙醇作溶剂，浸渍 24 小时后进行渗漉，前三种各收集初漉液 400ml，后一种收集初漉液 500ml，备用，继续渗漉，收集续漉液，浓缩后并入初漉液中。茯苓加水煮沸后，80℃温浸二次，第一次 3 小时，第二次 2 小时，取汁；生半夏用冷水浸泡，每 8 小时换水一次，泡至透心后，另加干姜 13.5g，加水煎煮二次（3 小时，2 小时）；大腹皮加水煎煮 3 小时，甘草浸膏打碎后水煮化开；合并上述水煎液，滤过，滤液浓缩至适量。广藿香油、紫苏叶油用乙醇适量溶解。合并以上溶液，混匀，用乙醇与水适量调整乙醇含量，并使全量成 2050ml，静置，滤过，灌装，即得。

【性状】 本品为深棕色的澄清液体（久贮略有浑浊）；味辛、苦。

【鉴别】

(1) 苍术的 TLC 鉴别：①供试品溶液的制备：取本品 20ml，用环己烷振摇提取 2 次，每次 25ml，合并环己烷液，低温蒸干，残渣加环己烷液 1ml 使溶解，即得。②对照药材溶液的制备：取苍术对照药材 0.5g。加环己烷 2ml，超声处理 15，滤过，即得。③薄层色谱：吸取上述供试品溶液 15μl、对照药材溶液 5μl，分别点于同一硅胶 G 薄层板上，以石油醚（60℃～90℃）-乙酸乙酯（20∶1）为展开剂，展开，取出，晾干，喷以 5％的对二甲氨基苯甲醛 10％硫酸乙醇溶液，加热至斑点显色清晰。④结果判断：供试品色谱中，在与对照药材色谱相应的位置上，应显相同颜色的斑点。

(2) 陈皮中橙皮苷的 TLC 鉴别：①供试品溶液的制备：取本品 20ml，用石油醚（30℃～60℃）振摇提取 2 次，每次 25ml，石油醚液备用；水溶液用乙酸乙酯振摇提取 3 次，每次 20ml，合并乙酸乙酯液，蒸干，残渣加甲醇 2ml 使溶解，即得。②对照品溶液的制备：取橙皮苷对照品，加甲醇制成饱和溶液，即得。③薄层色谱：吸取上述两种溶液各 5μl，分别点于同一硅胶 G 薄层板上，以三氯甲烷-甲醇-水（32∶17∶5）的下层溶液为展开剂，展开，取出，晾干，喷以 5％三氯化铝乙醇溶液，置紫外光灯（365nm）下检视。④结果判断：供试品色谱中，在与对照品色谱相应的位置上，应显相同颜色的荧光斑点。

（3）广藿香中百秋李醇（广藿香醇）及厚朴中厚朴酚与和厚朴酚的 TLC 鉴别：①供试品溶液的制备：取［鉴别］（2）项下的石油醚提取液，低温蒸干，残渣加乙酸乙酯 1ml 使溶解，即得。②对照品溶液的制备：取百秋李醇对照品，加乙酸乙酯制成每 1ml 含 1mg 的溶液；另取厚朴酚对照品及和厚朴酚对照品，分别加甲醇制成每 1ml 含 1mg 的溶液，即得。③薄层色谱：吸取供试品溶液 10μl、对照品溶液各 5μl，分别点于同一以羧甲基纤维素钠为黏合剂的硅胶 G 薄层板上，以石油醚（60℃~90℃）-乙酸乙酯-甲酸（85∶15∶2）为展开剂，展开，取出，晾干，喷以 5％香草醛-硫酸溶液，在 100℃加热至斑点显色清晰。④结果判断：供试品色谱中，在与百秋李醇对照品色谱相应的位置上，应显相同的紫红色斑点；在与厚朴酚、和厚朴酚对照品色谱相应的位置上，应显相同颜色的斑点。

（4）白芷中欧前胡素的 TLC 鉴别：取欧前胡素对照品，加乙酸乙酯制成每 1ml 含 1mg 的溶液，作为对照品溶液。吸取［鉴别］（3）项下的供试品溶液及上述对照品溶液各 4μl，分别点于同一硅胶 G 薄层板上，以石油醚（30℃~60℃）-乙醚（3∶2）为展开剂，在 25℃以下展开，取出，晾干，置紫外光灯下（365nm）下检视。供试品色谱中，在与对照品色谱相应的位置上，应显相同颜色的斑点。

【检查】　①乙醇量：应为 40％~50％。②装量：取供试品 5 支，将内容物分别倒入经校正的干燥量筒内，在室温下检视，每支装量与标示装量相比较，少于标示装量的不得多于 1 支，并不得少于标示装量的 95％。③其他：应符合酊剂项下有关的各项规定。

【定量分析】　按高效液相色谱法测定：①色谱条件与系统适用性试验：用十八烷基硅烷键合硅胶为填充剂；以甲醇-乙腈-水（50∶20∶40）为流动相；检测波长 294nm；理论板数按厚朴酚峰计算应不低于 5000。②对照品溶液的制备：取厚朴酚、和厚朴酚对照品适量，精密称定，分别加甲醇制成每 1ml 含厚朴酚 0.2mg、和厚朴酚 0.1mg 的溶液，即得。③供试品溶液的制备：精密量取本品 5ml，加盐酸 2 滴，用三氯甲烷振摇提取 3 次，每次 10ml，合并三氯甲烷液，蒸干，残渣用甲醇溶解并转移至 10ml 量瓶中，加甲醇至刻度，摇匀，精密量取 5ml，置 10ml 量瓶中，加甲醇至刻度，摇匀，滤过，取续滤液，即得。④测定：分别精密吸取对照品溶液与供试品溶液各 10μl，注入液相色谱仪，测定，即得。⑤结果判断：本品每 1ml 含厚朴以厚朴酚（$C_{18}H_{18}O_2$）及和厚朴酚（$C_{18}H_{18}O_2$）总量计，不得少于 0.58mg。

【功能与主治】　解表化湿，理气和中。用于外感风寒、内伤湿滞或夏伤暑湿所致的感冒，症见头痛昏重、胸膈痞闷、脘腹胀痛、呕吐泄泻；亦可用于胃肠型感冒见上述证候者。

第四节 搽剂、洗剂和涂膜剂

搽剂系指药材用水、乙醇、甘油、植物油、液状石蜡等溶剂制成的供无破损患处揉擦用的液体制剂，其中以油为溶剂的又称油剂；洗剂系指药材以水为溶剂，采用适宜的方法提取制成的供皮肤或腔道涂抹或清洗用的液体制剂；涂膜剂系指药材经适宜溶剂（常用乙醇）和方法提取或溶解，与成膜材料（如聚乙烯醇、聚乙烯吡咯烷酮等）和增塑剂（如甘油、丙二醇、邻苯二甲酸二丁酯等）制成的供外用涂抹，能形成薄膜的液体制剂。

搽剂、洗剂和涂膜剂应进行最低装量检查和微生物限度检查，并应符合规定。以水或稀乙醇为溶剂的搽剂、洗剂和涂膜剂，还应进行相对密度和 pH 值检查；以乙醇为溶剂的搽剂、洗剂和涂膜剂应进行乙醇量检查；以油为溶剂的搽剂应进行酸败度和折光率检查，均应符合规定。

麝香祛痛搽剂

本品为麝香 0.33g、红花 1g、樟脑 30g、独活 1g、冰片 20g、龙血竭 0.33g、薄荷脑 10g、地黄 20g、三七 0.33g 制成的搽剂。以上九味，取麝香、三七、红花，分别用 50％乙醇 10ml 分 3 次浸渍，每次 7 天，合并浸渍液，滤过，滤液备用；地黄用 50％乙醇 100ml 分 3 次浸渍，每次 7 天，合并浸渍液，滤过，滤液备用；血竭、独活分别用乙醇 10ml 分 3 次浸渍，每次 7 天，合并浸渍液，滤过，滤液备用；冰片、樟脑加乙醇 100ml 搅拌使溶解，再加入 50％乙醇 700ml，混匀，加入上述各浸渍液，混匀；将薄荷脑用适量 50％乙醇溶解，加入上述药液中，加 50％乙醇至总量为 1000ml，混匀，静置，滤过，即得。

【性状】 本品为橙色的澄清液体；气芳香。

【鉴别】 取本品，照［定量分析］项下的方法试验，供试品色谱中应呈现与对照品保留时间相同的色谱峰。

【检查】 乙醇量应为 47％～57％；其他应符合搽剂项下有关的各项规定。

【定量分析】 按气相色谱法测定：①色谱条件与系统适用性试验：聚乙二醇（PEG）-20M 毛细管柱（柱长 30m，内径 0.53mm，膜厚度 1.0μm），柱温为160℃；理论板数按樟脑峰计算应不低于 120000。②校正因子的测定：取萘适量，精密称定，加无水乙醇制成每 1ml 含 4mg 的溶液，作为内标溶液；另取樟脑对照品、薄荷脑对照品、冰片对照品各 6mg、2mg、4mg，精密称定，置同一 10ml 量瓶中，精密加入内标溶液 1ml，加无水乙醇稀释至刻度，摇匀，吸取 1μl，注入气相色谱仪，计算校正因子。③测定：精密量取本品 1ml，置 50ml 量瓶中，精密加入内标溶液 5ml，加无水乙醇稀释至刻度，摇匀，吸取 1μl，注入气相色谱仪，测定，冰片以龙脑、异龙脑峰面积之和计算，即得。④结果判断：本品每 1ml 含樟脑（$C_{10}H_{16}O$）应为 25.5～34.5mg；含薄荷脑（$C_{10}H_{20}O$）应为 8.5～11.5mg；含冰片（$C_{10}H_{18}O$）应为 17.0～23.0mg。

【功能与主治】 活血祛瘀，舒经活络，消肿止痛。用于各种跌打损伤，瘀血肿痛，风湿痹阻，关节疼痛。

第五节 注 射 剂

注射剂系指药材经提取、纯化后制成的供注入体内的溶液、乳状液及供临用前配制成溶液的粉末或浓溶液的无菌制剂。注射剂可分为注射液、注射用无菌粉末和注射用浓溶液。注射液系指注射入体内（肌内注射、静脉注射或静脉滴注等）用的无菌溶液型注射剂或乳状液型注射液，其中，供静脉滴注用的大体积（除另有规定外，一般不小于 100ml）注射液也称静脉输液。注射用无菌粉末系指供临用前用适宜的无菌溶液配制成溶液的无菌粉末或无菌块状物。注射用浓溶液系指临用前稀释供静脉滴注用的无菌浓溶液。注射剂应进行下列质量检查：

1. 外观 溶液型注射剂应澄明；乳状液型注射剂应稳定，不得有相分离现象；静脉用乳状液型注射液分散相球粒的粒度 90% 应在 1μm 以下，不得有大于 5μm 的球粒。静脉输液应尽可能与血液等渗。

2. 重金属、砷盐 用于配制注射剂前的半成品，应在有机破坏后进行重金属和砷盐检查，除另有规定外，含重金属不得过百万分之十；含砷盐不得过百万分之二。

3. 装量 注射液和注射用浓溶液按照下述方法检查，应符合规定。检查方法：标示装量不大于 2ml 者取供试品 5 支，2ml 以上至 50ml 者取供试品 3 支，开启时注意避免损失，将内容物分别用相应体积的干燥注射器及注射针头抽尽，然后注入经标化的量具内（量具的大小应使待测体积至少占其额定体积的 40%），在室温下检视。测定油溶液的装量时，应先加温摇匀，再用干燥注射器及注射针头抽尽后，同前法操作，放冷，检视。每支的装量均不得少于其标示量。标示装量为 50ml 以上至 500ml 的注射液和注射用浓溶液按照最低装量检查法检查，应符合规定。

4. 装量差异 除另有规定外，注射用无菌粉末按照下述方法检查，应符合规定。检查方法：取供试品5瓶（支）除去标签、铝盖，容器外壁用乙醇擦净，干燥，开启时注意避免玻璃屑等异物落入容器中，分别迅速精密称定，倾出内容物，容器用水或乙醇洗净，在适宜的条件下干燥后，再分别精密称定每一容器的重量，求出每瓶（支）的装量与平均装量。每瓶（支）装量与平均装量相比较，应符合表9-1中的规定。如有1瓶（支）不符合规定，应另取10瓶（支）复试，均应符合规定。凡规定检查含量均匀度的注射用无菌粉末，一般不再进行装量差异检查。

表 9-1   注射剂装量差异限度

平 均 装 量	装量差异限度	平 均 装 量	装量差异限度
0.05g 及 0.05g 以下	±15%	0.15g 以上至 0.50g	±7%
0.05g 以上至 0.15g	±10%	0.50g 以上	±5%

5. 可见异物 除另有规定外，按照可见异物检查法检查，应符合规定。

6. 不溶性微粒 溶液型静脉注射液、溶液型静脉注射用无菌粉末及注射用浓溶液，按不溶性微粒检查法检查，除另有规定外，每1ml中含10μm以上的微粒不得过20粒，含25μm以上的微粒不得过2粒。

7. 有关物质 按各品种项下规定，照注射剂有关物质检查法检查，应符合有关规定。注射剂有关物质系指中药材经提取、纯化制成注射剂后，残留在注射剂中可能含有并需要控制的物质，一般包括蛋白质、鞣质、树脂等；静脉注射液还应检查草酸盐、钾离子等，其检查方法如下：

（1）蛋白质：除另有规定外，取注射液1ml，加新配制的30%磺基水杨酸溶液1ml，混合，放置5分钟，不得出现浑浊。注射液中如含有遇酸能产生沉淀的成分，可改加鞣酸试液1~3滴，不得出现浑浊。

（2）鞣质：除另有规定外，取注射液1ml，加新配制的含1%鸡蛋清的生理氯化钠溶液5ml［必要时，用微孔滤膜（0.45μm）滤过］，放置10分钟，不得出现浑浊或沉淀。如出现浑浊或沉淀，取注射液1ml，加稀醋酸1滴，再加氯化钠明胶试液4~5滴，不得出现浑浊或沉淀。含有聚乙二醇、聚山梨酯等聚氧乙烯基物质的注射液，虽有鞣质也不产生沉淀，对这类注射液应取未加附加剂前的半成品检查。

（3）树脂：除另有规定外，取注射液5ml，加盐酸1滴，放置30分钟，不得出现沉淀。如出现沉淀，另取注射液5ml，加三氯甲烷10ml振摇提取，分取三氯甲烷液，置水浴上蒸干，残渣加冰醋酸2ml使溶解，置具塞试管中，加水3ml，混匀，放置30分钟，不得出现沉淀。

（4）草酸盐：除另有规定外，取溶液型静脉注射液适量，用稀盐酸调节 pH 值至 1～2，滤过，取滤液 2ml，调节 pH 值至 5～6，加 3％氯化钙溶液 2～3 滴，放置 10 分钟，不得出现浑浊或沉淀。

（5）钾离子：除另有规定外，取静脉注射液 2ml，蒸干，先用小火炽灼至炭化，再在 500℃～600℃炽灼至完全灰化，加稀醋酸 2ml 使溶解，置 25ml 量瓶中，加水稀释至刻度，混匀，作为供试品溶液。取 10ml 纳氏比色管两支，甲管中精密加入标准钾离子溶液 0.8ml，加碱性甲醛溶液（取甲醛溶液，用 0.1mol/L 氢氧化钠溶液调节 pH 值至 8.0～9.0）0.6ml（12 滴）、3％乙二胺四醋酸二钠溶液 2 滴、3％四苯硼钠溶液 0.5ml，加水稀释成 10ml，乙管中精密加入供试品溶液 1ml，与甲管同时依法操作，摇匀，甲、乙两管同置黑纸上，自上向下透视，乙管中显出的浊度与甲管比较，不得更浓。

标准钾离子溶液的配制：取硫酸钾适量，研细，于 110℃干燥至恒重，精密称取 2.23g，置 1000ml 量瓶中，加水适量使溶解并稀释至刻度，摇匀，作为贮备液。临用前，精密量取贮备液 10ml，置 100ml 量瓶中，加水稀释至刻度，摇匀，即得（每 1ml 相当于 100μg 的 K）。

8. 无菌　照无菌检查法检查，应符合规定。

9. 热原或细菌内毒素　除另有规定外，静脉用注射剂按各品种项下的规定，照热原检查法或细菌内毒素检查法检查，应符合规定。

止喘灵注射液

本品为麻黄、洋金花、苦杏仁、连翘制成的注射剂。取以上四味，加水煎煮二次（1 小时，0.5 小时），合并煎液，滤过，滤液浓缩至约 150ml，用乙醇沉淀处理二次，第一次溶液中含醇量为 70％，第二次为 85％，每次均于 4℃冷藏放置 24 小时，滤过，滤液浓缩至约 100ml，加注射用水稀释至 800ml，测定含量，调节 pH 值，滤过，加注射用水至 1000ml，灌封，灭菌，即得。

【性状】　本品为浅黄色的澄明液体。

【鉴别】

（1）化学定性：取本品 20ml，加氨试液使成碱性，用三氯甲烷提取 2 次，每次 10ml，合并三氯甲烷液，取三氯甲烷液 4ml，分置 2 支试管中，一管加氨制氯化铜试液与二硫化碳各 5 滴，振摇，静置，三氯甲烷层显黄色至黄棕色；另一管为空白，以三氯甲烷 5 滴代替二硫化碳，振摇后三氯甲烷层应无色或显微黄色。（鉴别麻黄生物碱）

（2）麻黄中麻黄碱的 TLC 鉴别：①供试品溶液的制备：取【鉴别】（1）项

下的三氯甲烷液 10ml，浓缩至 1ml，加甲醇 1ml，充分振摇，滤过，即得。②对照品溶液的制备：取盐酸麻黄碱对照品，加甲醇制成每 1ml 含 1mg 的溶液，即得。③薄层色谱：吸取上述两种溶液各 5μl，分别点于同一硅胶 G 薄层板上，以三氯甲烷-甲醇-浓氨试液（20：5：0.5）为展开剂，展开，取出，晾干，喷以茚三酮试液，在 105℃加热约 5 分钟。④结果判断：供试品色谱中，在与对照品色谱相应的位置上，应显相同的红色斑点。

（3）取【鉴别】（1）项下的三氯甲烷液 2ml，置水浴上浓缩至近干，置载波片上，挥干，加 0.5％三硝基苯酚溶液 1 滴，置显微镜下观察可见众多淡黄色油滴状物质。

【检查】　①pH 值：应为 4.5～6.5。②有关物质：按注射剂有关物质检查法检查，应符合规定。③异常毒性：取本品，加灭菌生理盐水制成每 1ml 含 0.1ml 药液的溶液，按腹腔注射法给药，依法检查，应符合规定。

【定量分析】　以酸碱滴定法依法测定，本品每 1ml 含总生物碱以麻黄碱（$C_{10}H_{15}NO$）计，应为 0.50～0.80mg。按高效液相色谱法依法测定，本品每 1ml 含洋金花以东莨菪碱（$C_{17}H_{21}NO_4$）计，不得少于 15μg。（测定方法见第六章第一节）

【功能与主治】　宣肺平喘，祛痰止咳。用于痰浊阻肺、肺失宣降所致的哮喘、咳嗽、胸闷、痰多；亦可用于支气管哮喘、喘息性支气管炎见上述证候者。

注射用双黄连（冻干）

本品为连翘、金银花、黄芩制成的注射剂。

【性状】　本品为黄棕色无定形粉末或疏松固体状物；味苦、涩；有引湿性。

【鉴别】

（1）黄芩苷及绿原酸的 TLC 鉴别：①供试品溶液的制备：取本品 60mg，加 75％甲醇 5ml，超声处理使溶解，即得。②对照品溶液的制备：取黄芩苷对照品、绿原酸对照品，分别加 75％甲醇制成每 1ml 含 0.1mg 的溶液，即得。③薄层色谱：吸取上述三种溶液各 1μl，分别点于同一聚酰胺薄膜（5cm×7.5cm）上，以醋酸为展开剂，展开，取出，晾干，置紫外光灯（365nm）下检视。④结果判断：供试品色谱中，在与对照品色谱相应的位置上，应显相同颜色的荧光斑点。

（2）连翘的 TLC 鉴别：①供试品溶液的制备：取本品 0.1g，加甲醇 10ml，超声处理 20 分钟，放置，取上清液，即得。②对照药材溶液的制备：取连翘对照药材0.5g，同法制成对照药材溶液。③薄层色谱：吸取上述两种溶液各 10μl，分别点于同一以羧甲基纤维素钠为黏合剂的硅胶 G 薄层板上，以三氯甲烷-甲醇（5：1）为展开剂，展开，取出，晾干，喷以 10％硫酸乙醇溶液，在 100℃加热至斑点显色清晰。④结果判断：供试品色谱中，在与对照药材色谱相应的位置上，应显相同颜色的斑点。

【检查】

(1) pH 值：取本品，加水制成每 1ml 含 25mg 的溶液，依法测定，应为 5.7～6.7。

(2) 水分：取本品，照水分测定法（减压干燥法）测定，不得过 5.0％。

(3) 蛋白质：取本品 0.6g，加水 10ml 使溶解，取 2ml，置试管中，滴加鞣酸试液 1～3 滴，不得产生浑浊。

(4) 鞣质：取本品 0.6g，加水 10ml 使溶解，取 1ml，依法测定，应符合规定。

(5) 树脂：取本品 0.6g，加水 10ml 使溶解，取 5ml，置分液漏斗中，加三氯甲烷 10ml 振摇提取，分取三氯甲烷液，依法测定，应符合规定。

(6) 草酸盐：取本品 0.6g，加水 10ml 使溶解，用稀盐酸调节 pH 值至 1～2，保温滤去沉淀，调节 pH 值至 5～6，取 2ml，加 3％氯化钙溶液 2～3 滴，放置 10 分钟，不得出现浑浊或沉淀。

(7) 重金属：取本品 1.0g，依法检查（第二次），含重金属不得过百万分之十。

(8) 砷盐：取本品 1.0g，加 2％硝酸镁乙醇溶液 3ml，点燃，燃尽后，先用小火炽灼使炭化，再在 500℃～600℃炽灼至完全灰化，放冷，残渣加盐酸 5ml 与水 21ml 使溶解，按古蔡氏法检查，含砷量不得过百万分之二。

(9) 钾离子：精密称取本品 0.12g，自"先用小火炽灼至炭化"起，依法测定（薄膜过滤法），应符合规定。

(10) 热原：取本品 0.6g，加灭菌注射用水 10ml 使溶解，剂量按家兔每 1kg 体重注射 3ml，依法检查，应符合规定。

(11) 无菌：取本品 0.6g，加灭菌注射用水制成每 1ml 含 60mg 的溶液，依法检查，应符合规定。

(12) 溶血与凝聚：①2％红细胞混悬液的制备：取兔血或羊血数毫升，放入盛有玻璃珠的锥形瓶中，振摇 10 分钟，除去纤维蛋白原，使成脱纤血，加约 10 倍量的生理氯化钠溶液，摇匀，离心，除去上清液，沉淀的红细胞再用生理氯化钠溶液洗涤 2～3 次，至上清液不显红色为止，将所得红细胞用生理氯化钠溶液配成浓度为 2％的混悬液，即得。②试验方法：取试管 6 支，按表 9-2 中的配比量依次加入 2％红细胞混悬液和生理氯化钠溶液，混匀后，于 37℃恒温箱中放置

30 分钟，分别加入不同量的药液（取本品 600mg，用生理氯化钠溶液溶解并稀释成 20ml；以第 6 管为空白对照），摇匀后，置 37℃恒温箱中，开始每隔 15 分钟观察 1 次，1 小时后，每隔 1 小时观察 1 次，共观察 2 小时。③结果判断：以第 3 试管为准，本品在 2 小时内不得出现溶血和红细胞凝聚。

表 9-2　　　　　　注射用双黄连（冻干）溶血与凝聚试验试剂配比

试管编号	1	2	3	4	5	6
2％红血球混悬液（ml）	2.5	2.5	2.5	2.5	2.5	2.5
生理氯化钠溶液（ml）	2.0	2.1	2.2	2.3	2.4	2.5
药液（ml）	0.5	0.4	0.3	0.2	0.1	0.0

（13）其他：应符合注射剂项下有关的各项规定。

【定量分析】

（1）金银花：按高效液相色谱法测定：①色谱条件与系统适用性试验：用十八烷基硅烷键合硅胶为填充剂；以甲醇-水-冰醋酸-三乙胺（15∶85∶1∶0.3）为流动相；检测波长为 324nm；理论板数按绿原酸峰计算应不低于 6000。②对照品溶液的制备：取绿原酸对照品适量，精密称定，置棕色量瓶中，加水制成每 1ml 含 20μg 的溶液，即得。③供试品溶液的制备：取本品装量差异项下的内容物，混匀，取 60mg，精密称定，置 50ml 棕色量瓶中，用水溶解并稀释至刻度，摇匀，即得。④测定：分别精密吸取对照品溶液与供试品溶液各 20μl，注入液相色谱仪，测定，即得。⑤本品每支含金银花以绿原酸（$C_{16}H_{18}O_9$）计，应为 8.5～11.5mg。

（2）黄芩：按高效液相色谱法测定：①色谱条件与系统适用性试验：用十八烷基硅烷键合硅胶为填充剂；以甲醇-水-冰醋酸（40∶60∶1）为流动相；检测波长为 274nm；理论板数按黄芩苷峰计算应不低于 2000。②对照品溶液的制备：取黄芩苷对照品适量，精密称定，加 50％甲醇制成每 1ml 含 50μg 的溶液，即得。③供试品溶液的制备：取本品装量差异项下的内容物，混匀，取 10mg，精密称定，加 50％甲醇适量，超声处理 20 分钟使溶解，制成每 1ml 含 0.2mg 溶液，即得。④测定：精密吸取对照品溶液与供试品溶液各 20μl，注入液相色谱仪，测定，即得。⑤结果判断：本品每支含黄芩按黄芩苷（$C_{21}H_{18}O_{11}$）计，应为 128～173mg。

【功能与主治】　清热解毒，疏风解表。用于外感风热所致的发热、咳嗽、咽痛；亦可用于上呼吸道感染、急性支气管炎、扁桃腺炎、轻型肺炎见上述证候者。

清开灵注射液

本品为胆酸、珍珠母（粉）、猪去氧胆酸、栀子、水牛角（粉）、板蓝根、黄芩苷、金银花制成的注射液。取以上八味，板蓝根加水煎煮二次，每次 1 小时，合并煎液，滤过，滤液浓缩至 200ml，加乙醇使含醇量达 60%，冷藏，滤过，滤液回收乙醇，加水，冷藏备用。栀子加水煎煮二次（1 小时，0.5 小时），合并煎液，滤过，滤液浓缩至 25ml，加乙醇使含醇量达 60%，冷藏，滤过，滤液回收乙醇，加水，冷藏备用。金银花加水煎煮二次，每次 0.5 小时，合并煎液，滤过，滤液浓缩至 60ml，加乙醇使含醇量达 75%，滤过，滤液调节 pH 值至 8.0，冷藏，回收乙醇，再加乙醇使含醇量达 85%，冷藏，滤过，滤液回收乙醇，加水，冷藏备用。水牛角粉用氢氧化钡溶液、珍珠母粉用硫酸分别水解 7～9 小时，滤过，合并滤液，调节 pH 值至 3.5～4.0，滤过，滤液加乙醇使含醇量达 60%，冷藏，滤过，滤液回收乙醇，加水，冷藏备用。将栀子液、板蓝根液和水牛角、珍珠母水解混合液合并后，加到胆酸、猪去氧胆酸的 75% 乙醇溶液中，混匀，加乙醇使含醇量达 75%，调节 pH 值至 7.0，冷藏，滤过，滤液回收乙醇，加水，冷藏备用。黄芩苷用注射用水溶解，调节 pH 值至 7.5，加入金银花提取液，混匀，与上述各备用液合并，混匀，并加注射用水至 1000ml，再经活性炭处理后，冷藏，灌封，灭菌，即得。

【性状】 本品为棕黄色或棕红色的澄明液体。

【鉴别】

（1）栀子中栀子苷的 TLC 鉴别：①供试品溶液的制备：取本品 10ml，置水浴上蒸干，放冷，残渣加乙醇 1ml 使溶解，取上清液，即得。②对照品溶液的制备：取栀子苷对照品，加乙醇制成每 1ml 含 4mg 的溶液，即得。③薄层色谱：吸取上述两种溶液各 5μl，分别点于同一硅胶 G 薄层板上，以乙酸乙酯-丙酮-甲酸-水（5：5：1：1）为展开剂，展开，取出，晾干，喷以 10% 硫酸乙醇溶液，在 105℃ 加热至斑点显色清晰。④结果判断：供试品色谱中，在与对照品色谱相应的位置上，应显相同颜色的斑点。

（2）胆碱与猪去氧胆酸的 TLC 鉴别：①供试品溶液的制备：取本品 1ml，加乙醇 2ml，摇匀，即得。②对照品溶液的制备：取胆碱对照品、猪去氧胆酸对照品，加乙醇制成每 1ml 各含 1mg 的混合溶液，即得。③薄层色谱：吸取上述两种溶液各 5μl，分别点于同一硅胶 G 薄层板上，以异辛烷-乙酸乙酯-冰醋酸（15：7：5）为展开剂，展开，取出，晾干，喷以 10% 硫酸乙醇溶液，在 105℃ 加热至斑点显色清晰。④结果判断：供试品色谱中，在与对照品色谱相应的位置上，应显相同颜色的斑点。

（3）黄芩苷的 TLC 鉴别：取黄芩苷对照品，加 70％乙醇制成每 1ml 含 1mg 的溶液，作为对照品溶液。吸取［鉴别］（2）项下的供试品溶液及上述对照品溶液各 2μl，分别点于同一聚酰胺薄膜上，以醋酸为展开剂，展开，取出，晾干，喷以 1％三氯化铁乙醇溶液。供试品色谱中，在与对照品色谱相应的位置上，应显相同颜色的斑点。

【检查】

（1）pH 值：应为 6.8～7.5。

（2）有关物质：除草酸盐外，照注射剂有关物质检查法检查，应符合规定。

（3）草酸盐：取本品 5ml，置离心管中，滴加 6mol/L 盐酸溶液 5 滴，搅匀，离心，吸取上清液，滤过，取滤液 2ml，调节 pH 值至 5～6，加 3％氯化钙溶液 2～3 滴，放置 10 分钟，不得出现沉淀。

（4）重金属：精密量取本品 1ml，置坩埚中，蒸干，再缓缓炽灼至完全灰化，放冷，按重金属检查法（第一法）检查，含重金属不得过百万分之十。

（5）异常毒性：取本品，静脉注射给药，剂量按每只小鼠注射 0.5ml，应符合规定。

（6）热原：取本品，依法检查，剂量按家兔体重每 1kg 注射 5ml，应符合规定。

（7）溶血与凝聚：①2％红细胞混悬液的制备：取兔血数毫升，放入盛有玻璃珠的锥形瓶中，振摇 10 分钟，除去纤维蛋白原，使成脱纤血，加 10 倍量的生理氯化钠溶液，摇匀，离心，除去上清液，沉淀的红细胞再用生理氯化钠溶液洗涤 2～3 次，至上清液不显红色为止，将所得的红细胞再用生理氯化钠溶液配制成 2％的混悬液，即得。②试验方法：取试管 6 支，按表 9-3 所示依次加入 2％红细胞混悬和生理氯化钠溶液，混匀后，于 37℃恒温箱中放置 30 分钟，分别加入不同量的药液，摇匀，置 37℃恒温箱中，开始每隔 15 分钟观察一次，1 小时后，每隔 1 小时观察一次，共观察 2 小时。③结果判断：以第 3 试管为准，本品在 2 小时内不得出现溶血和红细胞凝聚。

表 9-3　　　　　　　清开灵注射液溶血与凝聚试验试剂配比

试 管 编 号	1	2	3	4	5	6
2％红细胞混悬液/ml	2.5	2.5	2.5	2.5	2.5	2.5
生理氯化钠溶液/ml	2.0	2.1	2.2	2.3	2.4	2.5
药液/ml	0.5	0.4	0.3	0.2	0.1	0.0

（8）其他：应符合注射剂项下有关的各项规定。

【定量分析】

（1）含氮量：精密量取本品 0.5ml，按氮测定法（半微量法）测定，本品每 1ml 含氮（N）应为 2.2～3.0mg。

（2）胆酸：按高效液相色谱法测定：①色谱条件与系统适用性试验：以十八烷基硅烷键合硅胶为填充剂；以乙腈-水-磷酸（35：65：0.1）为流动相；检测波长为 192nm；柱温 40℃；理论板数按胆酸峰计算应不低于 5000。②对照品溶液的制备：取胆酸对照品适量，精密称定，加 60％乙腈制成每 1ml 含胆酸 1.0mg 的溶液，即得。③供试品溶液的制备：精密量取本品 10ml，加稀盐酸 0.5ml，用乙酸乙酯振摇提取 4 次（20ml，20ml，15ml，15ml），合并乙酸乙酯液，回收至干，残渣加 60％乙腈使溶解，转移至 25ml 量瓶中，加 60％乙腈至刻度，摇匀，滤过，取续滤液，即得。④测定：分别精密吸取对照品溶液与供试品溶液各 10μl，注入液相色谱仪，测定，即得。⑤结果判断：本品每 1ml 含胆酸（$C_{24}H_{40}O_5$）应为 1.50～3.25mg。

（3）栀子：按高效液相色谱法测定：①色谱条件与系统适用性试验：以十八烷基硅烷键合硅胶为填充剂；以乙腈-水（10：90）为流动相；检测波长为 238nm；理论板数按栀子苷峰计算应不低于 3000。②对照品溶液的制备：取栀子苷对照品适量，精密称定，加甲醇制成每 1ml 含 30μg 的溶液，即得。③供试品溶液的制备：精密量取本品 20ml，置具塞锥形瓶中，精密加入磷酸溶液（1→3）1ml，混匀，置 2℃～10℃放置 1 小时，取出，放至室温，离心（每分钟 3000 转）20 分钟，精密量取上清液 5ml，置 50ml 量瓶中，加甲醇稀释至刻度，摇匀，滤过，取续滤液，即得。④测定：分别精密吸取对照品溶液与供试品溶液各 10μl，注入液相色谱仪，测定，即得。⑤结果判断：本品每 1ml 含栀子以栀子苷（$C_{17}H_{24}O_{10}$）计，不得少于 0.10mg。

（4）黄芩苷：按高效液相色谱法测定：①色谱条件与系统适用性试验：以十八烷基硅烷键合硅胶为填充剂；以甲醇-水-磷酸（47：53：0.2）为流动相；检测波长为 276nm；理论板数按黄芩苷峰计算应不低于 3000。②对照品溶液的制备：取黄芩苷对照品适量，精密称定，置 100ml 量瓶中，加 70％乙醇适量使溶解，加流动相 1ml，再加 70％乙醇稀释至刻度，摇匀，即得（每 1ml 中含黄芩苷 50μg）。③供试品溶液的制备：精密量取本品 1ml，置 100ml 量瓶中，加 70％乙醇稀释至刻度，摇匀，滤过，取续滤液，即得。④测定：分别精密吸取对照品溶液与供试品溶液各 10μl，注入液相色谱仪，测定，即得。⑤结果判断：本品每 1ml 含黄芩苷（$C_{21}H_{18}O_{11}$），应为 3.5～5.5mg。

【功能与主治】　清热解毒，化痰通络，醒神开窍。用于热病，神昏，中风偏瘫，神志不清；亦用于急性肝炎、上呼吸道感染、肺炎、脑血栓形成、脑出血见上述证候者。

【附注】

（1）胆酸：取本品 10mg，精密称定，置 10ml 量瓶中，加 60％乙腈使溶解并稀释至刻度，摇匀，照清开灵注射液【定量分析】胆酸项下的方法，依法测定，本品含胆酸（$C_{24}H_{40}O_5$）不得少于80.0％。

（2）黄芩苷：取本品 5mg，精密称定，置 100ml 量瓶中，加 70％乙醇使溶解并稀释至刻度，摇匀，照清开灵注射液【定量分析】黄芩苷项下的方法，依法测定，本品含黄芩苷（$C_{21}H_{18}O_{11}$）不得少于 90.0％。

复习思考题

1. 液体中药制剂一般应做哪些项目的检查？为什么？
2. 简述合剂（口服液）的法定质量检查项目及其合格标准。
3. 简述双黄连口服液、安神补脑液、生脉饮及银黄口服液的法定质量检查方法及其合格标准。
4. 简述酒剂、酊剂、搽剂、洗剂、涂膜剂及注射剂的法定质量检查项目及其合格标准。
5. 简述国公酒、十滴水、正骨水、藿香正气水、麝香祛痛搽剂、止咳灵注射液及清开灵注射液的法定鉴别方法。

第十章

半固体中药制剂

第一节 糖 浆 剂

糖浆剂系指含有药材提取物的浓蔗糖水溶液。2005 年版《中国药典》一部共收载糖浆剂中成药 10 种。糖浆剂应依法进行下列质量检查：

1. 外观检查 除另有规定外，糖浆剂应澄清；在贮藏期间不得有酸败、异臭、产生气体或其他变质现象，允许有少量摇之易散的沉淀。

2. 相对密度与 pH 值 糖浆剂一般应检查相对密度、pH 值等。

3. 装量 单剂量灌装的糖浆剂，按下述方法检查：取供试品 5 支，将内容物分别倒入经校正的干燥量筒内，尽量倾净。在室温下检视，每支装量与标示装量相比较，少于标示装量的不应多于 1 支，并不得少于标示装量的 95%。多剂量灌装的糖浆剂按最低装量检查法中的容量法检查，应符合规定。

4. 微生物限度 按微生物限度检查法检查，每 1ml 供试品，细菌总数不得过 100 个，霉菌、酵母菌数不得过 100 个，并不得检出大肠埃希菌。

儿康宁糖浆

本品为党参、黄芪、白术、茯苓、山药、薏苡仁、麦冬、制何首乌、大枣、焦山楂、炒麦芽、桑枝制成的糖浆剂。取以上十二味，加水煎煮两次，合并煎液，滤过。滤液浓缩至适量，加入蔗糖、炼蜜适量，混匀，滤过，加枸橼酸及防腐剂适量，混匀，再加入陈皮油 0.6ml，加水至 1000ml，混匀，分装，即得。

【性状】 本品为棕黄色至棕褐色的黏稠液体；气芳香，味甜。

【鉴别】

(1) 麦冬的 TLC 鉴别：①供试品溶液的制备：取本品 10ml，加水饱和的正丁醇振摇提取 2 次，每次 20ml，分取正丁醇液，蒸干，残渣加甲醇 1ml 使溶解，即得。②对照药材溶液的制备：取麦冬对照药材 1g，加水饱和的正丁醇 20ml，超声处理 20 分钟，滤过，滤液蒸干，残渣加正丁醇 1ml 使溶解，即得。③薄层色谱：吸取上述两种溶液各 5～10μl，分别点于同一硅胶 G 薄层板上，以正丁醇-醋酸-水（4：1：1）的上层溶液为展开剂，展开，取出，晾干，喷以 10％硫酸乙醇溶液，于 105℃加热约 5 分钟。④结果判断：供试品色谱中，在与对照药材色谱相应的位置上，应显相同颜色的斑点。

（2）何首乌中大黄素的 TLC 鉴别：①供试品溶液的制备：取本品 20ml，用三氯甲烷振摇提取 2 次，每次 20ml，合并三氯甲烷液，蒸干，残渣加三氯甲烷 1ml 使溶解，即得。②对照品溶液的制备：取大黄素对照品，加三氯甲烷制成每 1ml 含 1mg 的溶液，即得。③薄层色谱：吸取上述供试品溶液 10～20μl、对照品溶液 5μl，分别点于同一硅胶 G 薄层板上，以甲苯-乙酸乙酯-甲酸（15：2：1）为展开剂，展开，取出，晾干，置紫外光灯（365nm）下检视。④结果判断：供试品色谱中，在与对照品色谱相应的位置上，应显相同颜色的荧光斑点；置氨蒸气中熏后，日光下检视，斑点变为红色。

（3）黄芪中黄芪甲苷的 TLC 鉴别：①供试品溶液的制备：取本品 20ml，用水饱和的正丁醇振摇提取 3 次，每次 20ml，合并正丁醇液，用 1‰氢氧化钠溶液洗涤 3 次，每次 20ml，再用正丁醇饱和的水洗涤至中性，弃去水液，正丁醇液蒸干，残渣加甲醇 1ml 使溶解，即得。②对照品溶液的制备：取黄芪甲苷对照品，加甲醇制成每 1ml 含 1mg 的溶液，即得。③薄层色谱：吸取供试品溶液 10μl、对照品溶液 5μl，分别点于同一硅胶 G 薄层板上，以三氯甲烷-乙酸乙酯-甲醇-水（10：20：11：5）10℃以下放置的下层溶液为展开剂，展开，取出，晾干，喷以 10％硫酸乙醇溶液，在 105℃加热至斑点显色清晰。④结果判断：供试品色谱中，在与对照品色谱相应的位置上，应显相同颜色的斑点。

【检查】　相对密度应不低于 1.24；pH 值应为 4.0～5.0。

【定量分析】

（1）正丁醇提取物：精密量取本品 20ml，用水饱和的正丁醇振摇提取 5 次，第 1 次 30ml，以后每次 20ml，合并正丁醇提取液，置已干燥至恒重的蒸发皿中，蒸干，置 105℃干燥 3 小时，移置干燥器中，冷却 30 分钟，迅速精密称定重量，计算，即得。本品含正丁醇提取物不得少于 3.0％。

（2）含量测定：按高效液相色谱法依法测定，本品每 1ml 含何首乌以 2，3，5，4′-四羟基二苯乙烯-2-O-β-D-葡萄糖苷（$C_{20}H_{22}O_9$）计，不得少于 30μg。

【功能与主治】　益气健脾，消食开胃。用于脾胃气虚所致的厌食，症见食欲不振、消化不良、面黄身瘦、大便稀溏。

川贝枇杷糖浆

本品为川贝母流浸膏 45ml、桔梗 45g、枇杷叶 300g、薄荷脑 0.34g 制成的糖浆剂。以上四味，川贝母流浸膏系取川贝母 45g，粉碎成粗粉，按渗漉法，用 70％乙醇作溶剂，浸渍 5 天后，缓缓渗漉，收集初漉液 38ml，另器保存，继续渗漉，俟可溶性成分完全漉出，续漉液浓缩至适量，加入初漉液，混合，继续浓缩至 45ml，滤过；将桔梗和枇杷叶加水煎煮二次（2.5 小时，2 小时），合并煎液，滤过，滤液浓缩至适量，加入蔗糖 400g 及防腐剂适量，煮沸使溶解，滤过，滤液与川贝母流浸膏混合，放冷，加入薄荷脑和含适量杏仁香精的乙醇溶液，随加随搅拌，加水至 1000ml，搅匀，即得。

【性状】 本品为棕红色的黏稠液体；气香，味甜、微苦、凉。

【鉴别】 ①供试品溶液的制备：取本品 20ml，加水饱和的正丁醇振摇提取 3 次，每次 15ml，合并正丁醇液，蒸干，残渣加水 3～5ml 使溶解，放冷，通过 D101 型大孔吸附树脂柱（内径 1.5cm，长 8cm），以水 50ml 洗脱，弃去水液，再用稀乙醇洗脱至无色，收集洗脱液，蒸干，残渣加甲醇 1ml 使溶解，即得。②对照药材溶液的制备：取枇杷叶对照药材 2g，加水 100ml，煎煮 1 小时，滤过，滤液同法制成对照药材溶液。③薄层色谱：吸取上述两种溶液各 10～20µl，分别点于同一硅胶 G 薄层板上，使呈条状，以环己烷-乙酸乙酯-冰醋酸（8：4：0.1）为展开剂，展开，取出，晾干，喷以 5％香草醛-硫酸溶液，在 105℃加热至斑点显色清晰。④结果判断：供试品色谱中，在与对照药材色谱相应的位置上，应显相同颜色的主斑点。（鉴别枇杷叶）

【检查】 相对密度应不低于 1.13。

【定量分析】 按气相色谱法测定：①色谱条件与系统适用性试验：改性聚乙二醇毛细管柱（柱长 30m，内径 0.32mm，膜厚度 0.25µm），柱温 110℃，进样口温度为 250℃，检测器温度为 250℃，分流比为 25：1；理论板数按萘峰计算应不低于 5000。②校正因子测定：精密称取萘适量，加环己烷制成每 1ml 含 15mg 的溶液，作为内标溶液；另取薄荷脑对照品 75mg，精密称定，置 5ml 量瓶中，加环己烷稀释至刻度，摇匀，精密量取 1ml，置 20ml 量瓶中，精密加入内标溶液 1ml，加环己烷至刻度，摇匀，吸取 1µl，注入气相色谱仪，计算校正因子。③测定：精密量取本品 50ml，加水 250ml，按挥发油测定法依法测定，自测定器上端加水使充满刻度部分，并溢流入烧瓶为止，加环己烷 3ml，连接回流冷凝管，加热保持微沸 4 小时，放冷，将测定器中的液体移至分液漏斗中，冷凝管及挥发油测定器内壁用环己烷少量洗涤，并入分液漏斗中，分取环己烷液，水液再用环己烷提取 2 次，每次 3ml，用铺有无水硫酸钠 0.5g 的漏斗滤过，合并环己烷液，置 20ml 量瓶中，精密加入内标溶液 1ml，加环己烷至刻度，摇匀，即得。吸取 1μl，注入气相色谱仪，测定，即得。④结果判断：本品每 1ml 含薄荷脑（$C_{10}H_{20}O$）应不少于 0.20mg。

【功能与主治】 清热宣肺，化痰止咳。用于风热犯肺，痰热内阻所致的咳嗽痰黄或吐痰不爽、咽喉肿痛、胸闷胀痛；亦可用于感冒、支气管炎见上述证候者。

小儿百部止咳糖浆

本品为百部（蜜制）100g、苦杏仁 50g、桔梗 50g、桑白皮 50g、麦冬 25g、知母 25g、黄芩 100g、陈皮 100g、甘草 25g、天南星（制）25g、枳壳（炒）50g 制成的糖浆剂。取以上十一味，加水煎煮二次（3 小时；2 小时），合并煎液，滤过，滤液静置 6 小时以上，取上清液，浓缩至适量。另取蔗糖 650g，加水煮沸制成糖浆，与上述浓缩液混匀，煮沸，放冷，加入苯甲酸钠 2.5g 与香精适量，加水至 1000ml，搅匀，静置，滤过，即得。

【性状】 本品为棕褐色的黏稠液体；味甜。

【鉴别】

(1) 黄芩中黄芩苷的 TLC 鉴别：①供试品溶液的制备：取本品 5ml，加 75％乙醇 15ml，超声处理 20 分钟，滤过，即得。②对照品溶液的制备：取黄芩苷对照品，加 75％乙醇制成每 1ml 含 0.2mg 的溶液，即得。③薄层色谱：吸取上述两种溶液各 1～3μl，分别点于同一聚酰胺薄膜上，以醋酸为展开剂，展开，取出，晾干，置紫外光灯（365nm）下检视。④结果判断：供试品色谱中，在与对照品色谱相应的位置上，应显相同颜色的荧光斑点。

(2) 陈皮中橙皮苷的 TLC 鉴别：①供试品溶液的制备：取本品 1ml，置具塞离心管中，加甲醇 1ml，振摇，离心，取上清液，即得。②对照品溶液的制备：取橙皮苷对照品，加甲醇制成饱和溶液，即得。③薄层色谱：吸取上述两种溶液各 2μl，分别点于同一用 0.5％氢氧化钠溶液制备的硅胶 G 薄层板上，以乙酸乙酯-甲醇-水（100∶17∶3）为展开剂，展至约 3cm，取出，晾干，再以甲苯-乙酸乙酯-甲醇-水（20∶10∶1∶1）的上层溶液为展开剂，展至约 8cm，取出，晾干，喷以三氯化铝试液，置紫外光灯（365nm）下检视。④结果判断：供试品色谱中，在与对照品色谱相应的位置上，应显相同颜色的荧光斑点。

【检查】 相对密度应为 1.26～1.28；pH 值应为 4.0～5.0。

【定量分析】 按高效液相色谱法依法测定，本品每 1ml 含黄芩以黄芩苷

（$C_{21}H_{18}O_{11}$）计，不得少于 3.7mg，

【功能与主治】 清肺，止咳，化痰。用于小儿痰热蕴肺所致的咳嗽、顿咳，症见咳嗽、痰多、痰黄黏稠、咯吐不爽，或痰咳不已、痰稠难出；百日咳见上述证候者。

小儿腹泻宁糖浆

本品为党参 150g、白术 200g、茯苓 200g、葛根 250g、甘草 50g、广藿香 50g、木香 50g 制成的糖浆剂。取以上七味，白术、广藿香、木香加水蒸馏，收集馏出液；药渣与其余党参等四味加水煎煮二次，每次 2 小时，合并煎液，滤过，滤液浓缩至适量，放冷，加入乙醇使含醇量达 50%，静置，滤过，滤液回收乙醇，加蔗糖 610g 及山梨酸 3g，煮沸使溶解，滤过，滤液加入上述馏出液，搅匀，制成 1000ml，即得。

【性状】 本品为深棕色的黏稠液体；气香，味甜、微涩。

【鉴别】

（1）党参的 TLC 鉴别：①供试品溶液的制备：取本品 5ml，用水饱和的正丁醇提取 2 次，每次 20ml，合并正丁醇液，置水浴上蒸干，残渣加甲醇 2ml 使溶解，置中性氧化铝柱（100～120 目，5g，内径 1～1.5cm）上，以 40%的甲醇 50ml 洗脱，收集洗脱液，蒸干，残渣加甲醇 1ml 使溶解，即得。②对照药材溶液的制备：取党参对照药材 0.5g，加水 50ml，煮沸 30 分钟，同法制成对照药材溶液。③薄层色谱：吸取上述两种溶液各 2μl，分别点于同一硅胶 G 薄层板上，以正丁醇-乙醇-水（7:2:1）为展开剂，展开，取出，晾干，喷以 10%硫酸乙醇溶液，在 105℃加热至斑点显色清晰。④结果判断：供试品色谱中，在与对照药材色谱相应的位置上，应显相同颜色的斑点。

（2）白术的 TLC 鉴别：①供试品溶液的制备：取本品 30ml，加石油醚（30℃～60℃）10ml，振摇提取，弃去石油醚液，水层加乙醚提取二次，每次 20ml，合并乙醚液，挥干，残渣加乙酸乙酯 1ml 使溶解，即得。②对照药材溶液的制备：取白术对照药材 1.5g，同法制成对照药材溶液。③薄层色谱：吸取上述两种溶液各 10μl，分别点于同一硅胶 G 薄层板上，以环己烷-乙酸乙酯（7:3）为展开剂，展开，取出，晾干，喷以 5%对二甲氨基苯甲醛的 10%硫酸溶液，在 105℃加热至斑点显色清晰，置紫外光灯（365nm）下检视。④结果判断：供试品色谱中，在与对照药材色谱相应的位置上，应显相同颜色的荧光斑点。

【检查】 相对密度应为 1.24～1.28。

【定量分析】　按高效液相色谱法测定：①色谱条件与系统适用性试验：以十八烷基硅烷键合硅胶为填充剂，以甲醇-水（25：75）为流动相，检测波长为250nm；理论板数按葛根素峰计算应不低于2000。②对照品溶液的制备：取葛根素对照品适量，精密称定，加甲醇制成每1ml含80μg的溶液，即得。③供试品溶液的制备：取本品约6g，精密称定，置50ml量瓶中，加甲醇稀释至刻度，摇匀，滤过，取续滤液，即得。④测定：分别精密吸取对照品溶液与供试品溶液各5～10μl，注入液相色谱仪，测定，即得。⑤结果判断：本品每1g含葛根以葛根素（$C_{21}H_{20}O_9$）计，不得少于0.25mg。

【功能与主治】　健脾和胃，生津止泻。用于脾胃气虚所致的泄泻，症见大便泄泻、腹胀腹痛、纳减、呕吐、口干、倦怠乏力、舌淡苔白。

杏仁止咳糖浆

本品为杏仁水40ml、百部流浸膏20ml、远志流浸膏22.5ml、陈皮流浸膏15ml、桔梗流浸膏20ml、甘草流浸膏15ml制成的糖浆剂。取蔗糖244g加水加热溶化，放冷，加入苯甲酸钠适量，依次加入远志流浸膏、桔梗流浸膏、甘草流浸膏、百部流浸膏、陈皮流浸膏、杏仁水，混匀，加水至1000ml，加滑石粉适量，搅匀，静置使沉淀，滤取上清液，灌装，即得。

【性状】　本品为淡黄棕色至红棕色的液体；气香，味甜而带苦涩。

【鉴别】

（1）陈皮的TLC鉴别：①供试品溶液的制备：取本品20ml，用乙酸乙酯振摇提取2次，每次20ml，合并乙酸乙酯液，蒸干，残渣加乙酸乙酯2ml使溶解，即得。②对照药材溶液的制备：取陈皮对照药材0.5g，加乙酸乙酯20ml，加热回流1小时，滤过，滤液蒸干，残渣加乙酸乙酯1ml使溶解，即得。③薄层色谱：吸取上述两种溶液各2μl，分别点于同一硅胶G薄层板上，以石油醚（60℃～90℃）-丙酮（9：4）为展开剂，展开，取出，晾干，置紫外光灯（365nm）下检视。④结果判断：供试品色谱中，在与对照药材色谱相应的位置上，应显相同颜色的荧光斑点。

（2）远志的TLC鉴别：①供试品溶液的制备：取本品50ml，用水饱和的正丁醇振摇提取3次，每次25ml，合并正丁醇提取液，蒸干，残渣加甲醇5ml，搅拌使溶解，加乙醚30ml，搅拌，放置使沉淀完全，滤过，取滤渣，加盐酸溶液（1→10）50ml，加热回流2小时，放置使沉淀完全，取沉淀，加甲醇2ml使溶解，即得。②对照药材溶液的制备：取远志对照药材0.5g，加甲醇20ml，超声处理15分钟，滤过，滤液浓缩至约3ml，自"加乙醚30ml"起，同法制成对照药材溶液。③薄层色谱：吸取上述两种溶液各 5μl，分别点于同一硅胶 G 薄层板上，以甲苯-乙酸乙酯-甲酸（15∶5∶1）为展开剂，展开，取出，晾干，喷以 5％香草醛-硫酸溶液。④结果判断：供试品色谱中，在与对照药材色谱相应的位置上，应显相同颜色的斑点。

【检查】　相对密度应不低于 1.09；pH 值应为 5.0～7.0。

【定量分析】　按高效液相色谱法依法测定，本品每 1ml 含甘草酸（$C_{42}H_{62}O_{16}$）不得少于 0.15mg。

【功能与主治】　化痰止咳。用于痰浊阻肺，咳嗽痰多；急、慢性支气管炎等。

急 支 糖 浆

本品为鱼腥草、金荞麦、四季青、麻黄、紫菀、前胡、枳壳、甘草制成的糖浆剂。取以上八味，鱼腥草、枳壳加水蒸馏，收集蒸馏液；药渣与其余金荞麦等六味加水煎煮两次，滤过，合并滤液，浓缩至适量；取适量蔗糖，加水煮沸，滤过，滤液与上述蒸馏液、浓缩液合并，加入适量的矫味剂及防腐剂，加水至规定量，混匀，分装，即得。

【性状】　本品为棕黑色的黏稠液体；味甜、微苦。

【鉴别】

（1）阿魏酸和原儿茶酸的 TLC 鉴别：①供试品溶液的制备：取本品 20ml，用稀盐酸调节 pH 值至 2～3，转移至分液漏斗中，用乙醚振摇提取 2 次，每次 20ml，合并乙醚提取液，挥去乙醚，残渣加甲醇 1ml 使溶解，即得。②对照品溶液的制备：取阿魏酸对照品及原儿茶酸对照品，分别加甲醇制成每 1ml 含 1mg 的溶液，即得。③薄层色谱：吸取上述三种溶液各 5μl，分别点于同一硅胶 GF_{254} 薄层板上，以苯-乙酸乙酯-甲酸（20∶10∶1）为展开剂，展开，取出，晾干，置紫外光灯（254nm）下检视。④结果判断：供试品色谱中，在与对照品色谱相应的位置上，应显相同颜色的斑点。

（2）麻黄中麻黄碱的 TLC 鉴别：①供试品溶液的制备：取本品 10ml，用水 20ml 稀释，转移至分液漏斗中，用浓氨试液调节 pH 值至 10～12，用乙醚振摇提取 2 次，每次 15ml，合并乙醚液，置水浴上蒸干，残渣加甲醇 1ml 使溶解，即得。②对照品溶液的制备：取盐酸麻黄碱对照品，加甲醇制成每 1ml 含 1mg 的溶液，即得。③薄层色谱：吸取供试品溶液 10μl、对照品溶液 2μl，分别点于同一硅胶 G 薄层板上，以三氯甲烷-甲醇-浓氨试液（40∶10∶1）为展开剂，展开，取出，晾干，喷以茚三酮试液，在 105℃加热至斑点显色清晰。④结果判断：供试品色谱中，在与对照品色谱相应的位置上，应显相同颜色的斑点。

(3) 枳壳中柚皮苷的 TLC 鉴别：①供试品溶液的制备：取本品 20ml，置分液漏斗中，用乙醚振摇提取 2 次，每次 20ml，弃去乙醚液，水液用乙酸乙酯振摇提取 2 次，每次 30ml，合并乙酸乙酯提取液，置水浴上蒸干，残渣加甲醇 1ml 使溶解，即得。②对照品溶液的制备：取柚皮苷对照品，加甲醇制成每 1ml 含 1mg 的溶液，即得。③薄层色谱：吸取供试品溶液 10μl、对照品溶液 5μl，分别点于同一硅胶 G 薄层板上，以三氯甲烷-甲醇-水（32：17：5）的下层溶液为展开剂，展开，取出，晾干，喷以 2％三氯化铝甲醇溶液，置紫外光灯（365nm）下检视。④结果判断：供试品色谱中，在与对照品色谱相应的位置上，应显相同颜色的荧光斑点。

【检查】 相对密度应不低于 1.17；pH 值应为 4.0～5.5。

【定量分析】 按高效液相色谱法依法测定：①色谱条件与系统适用性试验：用十八烷基硅烷键合硅胶为填充剂；以甲醇-1％醋酸溶液（40：60）为流动相；检测波长为 283nm；理论板数按柚皮苷峰计算应不低于 3000。②对照品溶液的制备：取在 110℃干燥至恒重的柚皮苷对照品适量，精密称定，加甲醇制成每 1ml 含 80μg 的溶液，即得。③供试品溶液的制备：精密量取本品 10ml，置 50ml 量瓶中，加稀乙醇至刻度，摇匀，离心（转速为每分钟 4000 转）10 分钟，取上清液，即得。④测定：分别精密吸取对照品溶液与供试品溶液各 10μl，注入液相色谱仪，测定，即得。⑤结果判断：本品每 1ml 含枳壳以柚皮苷（$C_{27}H_{32}O_{14}$）计，不得少于 0.20mg。

【功能与主治】 清热化痰，宣肺止咳。用于外感风热所致的咳嗽，症见发热、恶寒、胸膈满闷、咳嗽咽痛；急性支气管炎，慢性支气管炎急性发作见上述证候者。

第二节 煎膏剂（膏滋）

煎膏剂系指药材用水煎煮，取煎煮液浓缩，加炼蜜或糖（或转化糖）制成的半流体制剂。2005 年版《中国药典》一部收载的煎膏剂成方制剂共 7 种。煎膏剂应依法进行下列质量检查：

1. 外观检查 煎膏剂应无焦臭、异味，无糖的结晶析出。

2. 相对密度 除另有规定外，取供试品适量，精密称定，加水约 2 倍，精密称定，混匀，作为供试品溶液。照相对密度测定法（参见第二章第一节）测定，按下式计算，应符合各品种项下的有关规定。

$$供试品相对密度 = \frac{W_1 - W_1 \times f}{W_2 - W_1 \times f}$$

式中：W_1 为比重瓶内供试品溶液的重量（g）；W_2 为比重瓶内水的重量（g）。

$$f = \frac{加入供试品中的水重量}{供试品重量 + 加入供试品中的水重量}$$

凡加药材细粉的煎膏剂，不再检查相对密度。

3. 不溶物　取供试品 5g，加热水 200ml，搅拌使溶化，放置 3 分钟后观察，不得有焦屑等异物（微量细小纤维、颗粒不在此限）。加药材细粉的煎膏剂，应在未加入药粉前检查，符合规定后方可加入药粉，加入药粉后不再检查不溶物。

4. 装量　按最低装量检查法依法检查，应符合规定。

5. 微生物限度　按微生物限度检查法检查，每 1ml 供试品，细菌总数不得超过 100 个，霉菌、酵母菌数不得超过 100 个，并不得检出大肠埃希菌。

二　冬　膏

本品为天冬 500g、麦冬 500g 制成的煎膏剂。取以上二味，加水煎煮三次（3 小时，2 小时，2 小时），合并煎液，滤过，滤液浓缩成相对密度为 1.21～1.25（80℃）的清膏。每 100g 清膏加炼蜜 50g，混匀，即得。

【性状】　本品为黄棕色稠厚的半流体；味甜、微苦。

【功能与主治】　养阴润肺。用于肺阴不足引起的燥咳痰少、痰中带血、鼻干咽痛。

枇　杷　叶　膏

本品为枇杷叶经加工制成的煎膏。取枇杷叶，加水煎煮三次，煎液滤过，滤液合并，滤液浓缩成相对密度为 1.21～1.25（80℃）的清膏。每 100g 清膏加炼蜜 200g 或蔗糖 200g，加热溶化，混匀，浓缩至规定的相对密度，即得。

【性状】　本品为黑褐色稠厚的半流体；味甜、微涩。

【检查】　相对密度为 1.42～1.46。

【功能与主治】　清肺润燥，止咳化痰。用于肺热燥咳，痰少咽干。

夏　枯　草　膏

本品为夏枯草经加工制成的煎膏。取夏枯草 2500g，加水煎煮三次，每次 2

小时，合并煎液，滤过，滤液浓缩成相对密度为 1.21～1.25（80℃～85℃）的清膏。每 100g 清膏加炼蜜 200g 或蔗糖 200g，加热溶化，混匀，浓缩至规定的相对密度，即得。

【性状】 本品为黑褐色稠厚的半流体；味甜、微涩。

【鉴别】 ①供试品溶液的制备：取本品 2g，加水 25ml 使溶解，用稀盐酸调节 pH 值至 2～3，滤过，滤液用乙醚振摇提取 3 次，每次 25ml，合并乙醚提取液，蒸干，残渣加无水乙醇 1ml 使溶解，即得。②对照药材溶液的制备：取夏枯草对照药材 0.5g，加水 25ml，煎煮 30 分钟，放冷，滤过，取滤液，自"用稀盐酸调节 pH 值"起，同法制成对照药材溶液。③薄层色谱：吸取上述两种溶液各 5μl，分别点于同一硅胶 G 薄层板上，以三氯甲烷-甲醇-冰醋酸-水（7：2：0.5：0.3）为展开剂，展开，取出，晾干，喷以 2％三氯化铁乙醇溶液，加热至斑点显色清晰。④结果判断：供试品色谱中，在与对照药材色谱相应的位置上，应显相同颜色的斑点。（鉴别药材夏枯草）

【检查】 相对密度为 1.40～1.46。

【功能与主治】 清火，散结，消肿。用于火热内蕴所致的头痛、眩晕、瘰疬、瘿瘤、乳痈肿痛；亦可用于甲状腺肿大、淋巴结核、乳腺增生病见上述证候者。

益 母 草 膏

本品为益母草经加工制成的煎膏。取益母草，切碎，加水煎煮二次，每次 2 小时，合并煎液，滤过，滤液浓缩成相对密度为 1.21～1.25（80℃）的清膏。每 100g 清膏加红糖 200g，加热溶化，混匀，浓缩至规定的相对密度，即得。

【性状】 本品为棕黑色稠厚的半流体；气微，味苦、甜。

【鉴别】 ①供试品溶液的制备：取本品 10g，加水 20ml，搅匀，加稀盐酸调节 pH 值至 1～2，离心，取上清液，通过 001×7 型（732）Na-型强酸性阳离子交换树脂柱（内径 0.9cm，柱高 12cm）上，以水洗至流出液近无色，弃去水液，再以 2mol/L 氨溶液 40ml 洗脱，收集洗脱液，水浴蒸干，残渣加甲醇 2ml 使溶解，即得。②对照品溶液的制备：取盐酸水苏碱对照品，加甲醇制成每 1ml 含 1mg 的溶液，即得。③薄层色谱：吸取上述两种溶液各 4μl，分别点于同一以羧甲基纤维素钠为黏合剂的硅胶 G 薄层板上，以正丁醇-盐酸-乙酸乙酯（8：3：1）为展开剂，展开，取出，晾干，喷以稀碘化铋钾试液显色。④结果判断：供试品色谱中，在与对照品色谱相应的位置上，应显相同颜色的斑点。（鉴别益母草的水苏碱成分）

【检查】 相对密度：取本品 10g，加水 20ml 稀释后，依法测定，应为 1.10～1.12。

【定量分析】 按薄层色谱扫描法依法测定，扫描波长为 510nm。本品每 1g 含盐酸水苏碱（$C_7H_{13}NO_2 \cdot HCl$）不得少于 3.6mg。

【功能与主治】 活血调经。用于血瘀所致的月经不调、产后恶露不绝，症见月经量少、淋漓不净、产后出血时间过长；亦可用于产后子宫复位不全见上述证候者。

第三节　流浸膏剂与浸膏剂

流浸膏剂、浸膏剂系指药材用适宜的溶剂提取，蒸去部分或全部溶剂，调整至规定浓度而成的制剂。2005 年版《中国药典》一部共收载流浸膏剂、浸膏剂中成药 11 种。流浸膏剂与浸膏剂应进行下列质量检查：①含药量：除另有规定外，流浸膏剂每 1ml 相当于原药材 1g；浸膏剂每 1g 相当于原药材 2～5g。②乙醇量：流浸膏剂一般应检查乙醇量，检查方法见第三章第二节有关内容。③装量：按最低装量检查法检查，应符合规定。④微生物限度：按微生物限度检查法依法检查，应符合规定。

当归流浸膏

本品为当归经加工制成的流浸膏。取当归粗粉 1000g，用 70% 乙醇作溶剂，浸渍 48 小时，按渗漉法缓缓渗漉，收集初漉液 850ml，另器保存，继续渗漉，至渗漉液近无色或微黄色为止，收集续漉液，在 60℃ 以下浓缩至稠膏状，加入初漉液 850ml，混匀，用 70% 乙醇稀释至 1000ml，静置数日，滤过，即得。

【性状】 本品为棕褐色的液体，气特异，味先微甜后转苦麻。

【检查】

（1）乙醇量：应为 45%～50%。

（2）总固体：精密量取本品 10ml，置已干燥至恒重的蒸发皿中，置水浴上蒸干后，在 100℃ 干燥 3 小时，移置干燥器中，冷却 30 分钟，称定重量，遗留残渣不得少于 3.6g。

【功能与主治】 养血调经。用于血虚血瘀所致的月经不调、痛经。

甘 草 浸 膏

本品为甘草经加工制成的浸膏。取甘草，润透，切片，加水煎煮三次，每次2小时，合并煎液，放置过夜使沉淀，取上清液浓缩至稠膏状，取出适量，按[定量分析]项下的方法，测定甘草酸含量，调节使符合规定，即得。

【性状】 本品为棕褐色的固体；有微弱的特殊臭气和持久的特殊甜味。

【鉴别】

(1) 化学定性：取本品细粉约1～2mg，置白瓷板上，加硫酸溶液（4→5）数滴，即显黄色，渐变为橙黄色至橙红色。

(2) 甘草酸的TLC鉴别：①供试品溶液的制备：取本品1g，加水40ml溶解，用正丁醇振摇提取3次，每次20ml（必要时离心），合并正丁醇液，用水洗涤3次，每次20ml，正丁醇液置水浴上蒸干，残渣加甲醇5ml使溶解，即得。②对照品溶液的制备：取甘草酸单铵盐对照品，加甲醇制成每1ml含2mg的溶液，即得。③薄层色谱：吸取上述两种溶液各5μl，分别点于同一用1%氢氧化钠溶液制备的硅胶G薄层板上，以乙酸乙酯-甲酸-冰醋酸-水（15∶1∶1∶2）为展开剂，展开，取出，晾干，喷以10%硫酸乙醇溶液，在105℃加热至斑点显色清晰，置紫外光灯（365nm）下检视。④结果判断：供试品色谱中，在与对照品色谱相应的位置上，应显相同的橙黄色荧光斑点。

【检查】

(1) 水分：按水分测定法（烘干法）测定，不得过10.0%。

(2) 总灰分：不得过12.0%。

(3) 水中不溶物：精密称取本品1g，加水25ml搅拌溶解后，离心1小时（每分钟1000转；或每分钟2000转，离心30分钟），弃去上清液，沉淀加水25ml，搅匀，再照上法离心洗涤，直至洗液无色澄明为止，沉淀用少量水洗入已干燥至恒重的蒸发皿中，置水浴上蒸干，在105℃干燥至恒重，遗留残渣不得过5.0%。

【定量分析】 按高效液相色谱法依法测定，本品按干燥品计算，含甘草酸（$C_{42}H_{62}O_{16}$）不得少于8.0%。

【适应症】 缓和药，常与化痰止咳药配伍应用，能减轻对咽部黏膜的刺激，并有缓解胃肠平滑肌痉挛与去氧皮质酮样作用。用于支气管炎，咽喉炎，支气管哮喘，慢性肾上腺皮质功能减退症。

刺五加浸膏

本品为刺五加加工制成的浸膏。用水提取者为水浸膏；用醇提取者为醇浸膏。取刺五加1000g，粉碎成粗粉，加水煎煮两次，每次3小时，合并滤液，滤过，滤液浓缩成浸膏50g；或加75％乙醇，回流提取12小时，滤过，滤液回收乙醇，浓缩成浸膏40g，即得。

【性状】　本品为黑褐色的稠膏状物；气香，味微苦、涩。

【鉴别】　①供试品溶液的制备：取本品1g，加甲醇20ml使溶解，滤过，滤液蒸干，残渣加甲醇1ml使溶解，即得。②对照药材溶液的制备：取刺五加对照药材5g，加甲醇20ml，超声处理30分钟，滤过，滤液蒸干，残渣加甲醇1ml使溶解，即得。③对照品溶液的制备：取异秦皮啶对照品，加甲醇制成每1ml含1mg的溶液，即得。④薄层色谱：吸取供试品溶液与对照药材溶液各5μl，对照品溶液1μl，分别点于同一硅胶G薄层板上，以三氯甲烷-甲醇-水（8：1：0.1）为展开剂，展开，取出，晾干，置紫外光灯（365nm）下检视。⑤结果判断：供试品色谱中，在与对照药材色谱相应的位置上，应显相同颜色的荧光主斑点；在与对照品色谱相应的位置上，应显相同颜色的荧光斑点。（鉴别刺五加及其成分异秦皮啶）

【检查】

（1）水分：按水分测定法（烘干法）测定，水浸膏不得过30.0％；醇浸膏不得过20.0％。

（2）总灰分：不得过6.0％。

【定量分析】

（1）浸出物：按水溶性浸出物测定法项下的热浸法测定，水浸膏不得少于45.0％；按醇溶性浸出物测定法项下的热浸法测定，用甲醇作溶剂，醇浸膏不得少于60.0％。

（2）按高效液相色谱法依法测定，本品按干燥品计算，含紫丁香苷（$C_{17}H_{24}O_9$）不得少于0.50％。

【功能与主治】　益气健脾，补肾安神。用于脾肾阳虚，体虚乏力，食欲不振，腰膝酸痛，失眠多梦。

复习思考题

1. 半固体中药制剂一般应做哪些项目的检查？为什么？

2. 简述糖浆剂、煎膏剂、流浸膏剂与浸膏剂的法定质量检查项目及其合格标准。

3. 简述儿康宁糖浆、川贝枇杷糖浆、小儿百部止咳糖浆、小儿腹泻宁糖浆、杏仁止咳糖浆、急支糖浆的法定质量检查方法及其合格标准。

4. 简述枇杷叶膏、益母草膏、当归流浸膏及刺五加浸膏的法定鉴别方法。

第十一章

其他中药制剂

本章讨论的内容主要包括外用膏剂和气体中药制剂。

外用膏剂是一类专供外用的半固体或固体制剂，多采用一定量的药材细粉或药材提取物与适量基质混合而成。这类制剂进行成分分析时，要注意待测成分与基质的分离，以避免基质的干扰；而基质质量也要重点检查，如基质应有合适的稠度，膏剂和橡胶膏剂的基质对皮肤应有很好的贴着性，无刺激性等。

气体中药制剂主要包括气雾剂和喷雾剂。这类制剂制备时，处方原料药材应按规定的方法提取、纯化和浓缩，制成规定量的药液。气体中药制剂中常加有抗氧剂、表面活性剂或其他附加剂。整个制备过程均应防止微生物的污染。对气体中药制剂的质量要求，除容器应耐压，耐撞击，能喷出均匀雾粒，无刺激性，以及药典品种正文规定的检验项目外，定量阀门气雾剂还应作每瓶总揿次、每揿喷量、每揿主药含量、有效部位药物沉积量及微生物限度检查；非定量阀门气雾剂还应作喷射速率、喷射总量及微生物限度检查；吸入用混悬型气雾剂和喷雾剂应作粒度和微生物限度检查；喷雾剂应作喷射试验、装量和微生物限度检查。均应符合标准规定。

第一节 软 膏 剂

软膏剂系指药材提取物、药材细粉与适宜基质均匀混合制成的半固体外用制剂。常用基质包括油脂性、水溶性和乳剂型基质，其中用乳剂型基质制成的软膏亦称乳膏剂。油脂性基质主要有凡士林、石蜡、液状石蜡、硅油、蜂蜡、硬脂酸等；水溶性基质主要有聚乙二醇、甘油明胶、羧甲基纤维素钠等；乳剂型基质主要有钠皂、三乙醇胺皂类、脂肪醇硫酸（酯）钠类（十二烷基硫酸钠）、聚山梨酯、羊毛脂、单甘油脂、脂肪醇等。此外，在软膏剂制备时常加有保湿剂、防腐剂、抗氧剂或透皮吸收剂。这些基质及附加剂有时会影响分析测定，可根据待测成分的理化性质和分析方法的要求，将基质分离或排除附加剂的干扰后，再进行测定。软膏剂应进行下列质量检查：

1. 外观　软膏剂应均匀、细腻、具有适当的黏稠性，易涂布在皮肤或黏膜上并无刺激性；无酸败、异臭、变色、变硬、油水分离等变质现象。

2. 粒度　除另有规定外，含药材细粉的软膏剂取适量供试品，置于载玻片上，涂成薄层，覆以盖玻片，共涂 3 片，按粒度测定法测定，均不得检出大于 $180\mu m$ 的粒子。

3. 装量　按最低装量检查法检查，应符合规定。

4. 卫生学检查　按微生物限度检查法检查，应符合规定。用于烧伤或严重创伤的软膏剂按无菌检查法检查，应符合规定。

马应龙麝香痔疮膏

本品为麝香、人工牛黄、珍珠、炉甘石（煅）、硼砂、冰片制成的软膏剂。取以上六味，分别粉碎成细粉，混匀，取凡士林 785g 及羊毛脂 50g，加热，滤过，放冷至约 50℃，加入麝香等细粉，搅拌至半凝固状，制成 1000g，即得。

【性状】　本品为浅灰黄色或粉红色的软膏；气香，有清凉感。

【鉴别】

（1）显微鉴别：取本品 2g，置具塞试管中，加三氯甲烷 10ml，振摇使基质溶解，静置，倾去上清液，取残渣，挥干溶剂，置显微镜下观察：不规则碎块无色或淡绿色，半透明，有光泽，有的可见细密波状纹理（检珍珠）。

（2）炉甘石中锌盐的理化鉴别：取本品 2g，加稀盐酸 5ml，置水浴上加热 5 分钟，冰浴冷却，滤过，滤液加 10%氢氧化钠溶液 6ml，摇匀，滤过，取滤液 1ml，加稀盐酸 2ml 和亚铁氰化钾试液 2 滴，即生成白色沉淀。

（3）硼砂中硼酸盐的理化鉴别：取本品 10g，加水 5ml，置水浴上加热使融化，搅匀，放冷，滤过，滤液加稀盐酸使呈酸性，滴于姜黄试纸上，斑点变成棕红色，放干，斑点颜色变深，用氨试液湿润，斑点即变为蓝黑色。

（4）人工牛黄中胆酸的 TLC 鉴别：①供试品溶液的制备：取本品 10g，加乙醇 20ml，置水浴上加热使融化，搅拌约 5 分钟，在冰浴中冷却片刻，取出，滤过，取滤液，置水浴上蒸干至无冰片气味，残渣加乙醇 1ml 使溶解，即得。②对照品溶液的制备：取胆酸对照品，加乙醇制成每 1ml 含 0.5mg 的溶液，即得。③薄层色谱：吸取上述两种溶液各 10μl，分别点于同一硅胶 G 薄层板上，以乙酸乙酯-正己烷-醋酸-甲醇（32∶6∶1∶1）为展开剂，展开，取出，晾干，喷以 10%磷钼酸乙醇溶液，在 110℃加热约 10 分钟检视。④结果判断：供试品色谱中，在与对照品色谱相应的位置上，应显相同颜色的斑点。

【含量测定】　按气相色谱法依法测定，本品每1g含冰片以龙脑（$C_{10}H_{18}O$）计，不得少于19mg。测定方法详见第五章第二节。

【功能与主治】　清热燥湿，活血消肿，去腐生肌。用于湿热瘀阻所致的各类痔疮、肛裂，症见大便出血，或疼痛、有下坠感；亦用于肛周湿疹。

老鹳草软膏

本品为老鹳草经加工制成的软膏。取老鹳草1000g，加水煎煮二次，每次1小时，合并煎液，滤过，滤液浓缩，加等量的乙醇使沉淀，静置12～24小时，滤取上清液，浓缩至相对密度为1.20，加羟苯乙酯0.3g、羊毛脂50g与凡士林适量，混匀，制成1000g，即得。

【性状】　本品为褐紫色的软膏。

【鉴别】　取本品5g，加乙醇10ml，置水浴上搅拌使溶化，放冷，滤过，除去凝固的凡士林，取滤液1ml，加三氯化铁试液1～2滴，即显深蓝色，放置后变蓝黑色；另取滤液2ml，加0.25％硫酸铜溶液，即生成白色沉淀；再取滤液2ml，加氯化钙试液，即生成白色沉淀。

【检查】　应符合软膏剂项下有关的各项规定

【功能与主治】　除湿解毒，收敛生肌。用于湿毒蕴结所致的湿疹、痈、疔、疮、疖及小面积水、火烫伤。

第二节　膏　药

膏药系指药材、食用植物油与红丹（铅丹）或宫粉（铅粉）炼制成膏料，摊涂于裱背材料上制成的供皮肤贴敷的外用制剂。前者习称黑膏药；后者习称白膏药。将药材适当碎断后，加食用植物油炸枯；质地轻泡不耐油炸的药材，宜待其他药材炸至枯黄后加入；含挥发性成分的药材、矿物药及贵重药应研成细粉，于摊涂前在70℃以下加入。炸药后的油炼至"滴水成珠"，放至一定温度后加入红丹或宫粉，搅拌使充分混合，喷淋清水，膏药成坨，置清水中浸渍，即得。膏药应进行下列质量检查：

1. 外观　膏药的膏体应油润细腻、光亮、老嫩适度、摊涂均匀，无飞边缺口，加温后能粘贴于皮肤上且不移动。黑膏药应呈乌黑色，无红斑；白膏药应无白点。

2. 软化点　按膏药软化点测定法依法测定，应符合各品种项下的规定。

3. 重量差异　取供试品 5 张，分别称定出每张总重量。剪取单位面积（cm²）的裱背，称定重量，折算出裱背重量，总重量减去裱背重量，即为膏药重量，与标示重量相比较，应符合表 11-1 中的规定。

表 11-1　　　　　　　　　　膏药的重量差异限度

标 示 重 量	重量差异限度	标 示 重 量	重量差异限度
3g 及 3g 以下	±10%	12g 以上至 30g	±6%
3g 以上至 12g	±7%	30g 以上	±5%

狗 皮 膏

本品为生川乌 80g、生草乌 40g、羌活 20g、独活 20g、青风藤 30g、香加皮 30g、防风 30g、铁丝威灵仙 30g、苍术 20g、蛇床子 20g、麻黄 30g、高良姜 9g、小茴香 20g、官桂 10g、当归 20g、赤芍 30g、木瓜 30g、苏木 30g、大黄 30g、油松节 30g、续断 40g、川芎 30g、白芷 30g、乳香 34g、没药 34g、冰片 17g、樟脑 34g、丁香 17g、肉桂 11g 制成的黑膏药。以上二十九味，乳香、没药、丁香、肉桂分别粉碎成粉末，与樟脑、冰片粉末配研，过筛，混匀；其余生川乌等二十三味酌予碎断，与食用植物油 3495g 同置锅内炸枯，去渣，滤过，炼至滴水成珠。另取红丹 1040～1140g，加入油内，搅匀，收膏，将膏浸泡于水中。取膏，用文火熔化，加入上述粉末，搅匀，分摊于兽皮或布上，即得。

【性状】　本品为摊于兽皮或布上的黑膏药。

【检查】　应符合膏药项下有关的各项规定。

【功能与主治】　祛风散寒，活血止痛。用于风寒湿邪、气滞血瘀引起的痹病，症见四肢麻木、腰腿疼痛、筋脉拘挛，或跌打损伤、闪腰岔气、局部肿痛；或寒湿瘀滞所致的脘腹冷痛、行经腹痛、湿寒带下、积聚痞块。

第三节　贴 膏 剂

贴膏剂系指药材提取物、药材或化学药物与适宜的基质和基材制成的供皮肤贴敷，可产生局部或全身性作用的一类片状外用制剂，包括橡胶膏剂、巴布膏剂和贴剂等。

橡胶膏剂系指药材提取物或（和）化学药物与橡胶等基质混匀后，涂布于背衬材料上制成的贴膏剂。橡胶膏剂常用的制备方法有溶剂法和热压法。常用的溶剂为汽油、正己烷，常用基质有橡胶、热可塑性橡胶、松香、凡士林、羊毛脂等。巴布膏剂系指药材提取物、药材或（和）化学药物与适宜的亲水性基质混匀后，涂布于背衬材料上制成的贴膏剂。常用基质有聚丙烯酸钠、羧甲基纤维素钠、明胶、甘油和微粉硅胶等。贴剂系指药材提取物或（和）化学药物与适宜的高分子材料制成的一种薄片状贴膏剂。主要由背衬层、药物贮库层、粘胶层和防粘层组成。常用基质有乙烯-乙酸乙烯共聚物、硅橡胶和聚乙二醇等。贴膏剂应进行下列质量检查：

1. 外观 贴膏剂的膏料应涂布均匀，膏面应光洁，色泽一致，无脱膏、失黏现象；背衬面应平整、洁净、无漏膏现象。贴膏剂每片的长度和宽度，按中线部位测量，均不得小于标准尺寸。

2. 含膏量 橡胶膏剂照第一法检查，巴布膏剂照第二法检查。

（1）第一法：取供试品 2 片（每片面积大于 $35cm^2$ 的应切取 $35cm^2$），除去盖衬，精密称定，置有盖玻璃容器中，加适量有机溶剂（如三氯甲烷、乙醚等）浸渍，并时时振摇，待背衬与膏料分离后，将背衬取出，用上述溶剂洗涤至背衬无残附膏料，挥去溶剂，在 105℃ 干燥 30 分钟，移置干燥器中，冷却 30 分钟，精密称定，减失重量即为膏重，按标示面积换算成 $100cm^2$ 的含膏量，应符合各品种项下的有关规定。

（2）第二法：取供试品 1 片，除去盖衬，精密称定，置烧杯中，加适量水，加热煮沸至背衬与膏体分离后，将背衬取出，用水洗涤至背衬无残留膏体，晾干，在 105℃ 干燥 30 分钟，移置干燥器中，冷却 30 分钟，精密称定，减失重量即为膏重，按标示面积换算成 $100cm^2$ 的含膏量，应符合各该品种项下的有关规定。

3. 耐热性 橡胶膏剂应做耐热性试验。除另有规定外，取供试品 2 片，除去盖衬，在 60℃ 加热 2 小时，放冷后，膏背面应无渗油现象；膏面应有光泽，用手指触试应仍有黏性。

4. 赋形性 巴布膏剂应做赋形性试验。取供试品 1 片，置37℃、相对湿度 64％ 的恒温恒湿箱中 30 分钟，取出，用夹子将供试品固定在一平整钢板上，钢板与水平面的倾斜角为 60°，放置 24 小时，膏面应无流淌现象。

5. 黏附性 除另有规定外，巴布膏剂照黏附力测定法第一法检查，橡胶膏剂照黏附力测定法第二法检查，贴剂照黏附力测定法第二、三法检查，均应符合各品种项下的有关规定。

6. 重量差异 贴剂应做重量差异检查。取供试品 20 片，精密称定总重量，求出平均重量，再分别称定每片的重量，每片重量与平均重量相比较，重量差异限度应在平均重量的±5％ 以内，超出重量差异限度的不得多于 2 片，并不得有

1片超出限度1倍。

7. 微生物限度　除另有规定外，贴剂照微生物限度检查法检查，应符合规定。

少林风湿跌打膏

本品为生川乌16g、生草乌16g、乌药16g、白及16g、白芷16g、白蔹16g、土鳖虫16g、木瓜16g、三棱16g、莪术16g、当归16g、赤芍16g、肉桂16g、大黄32g、连翘32g、血竭10g、乳香（炒）6g、没药（炒）6g、三七6g、儿茶6g、薄荷脑8g、水杨酸甲酯8g、冰片8g制成的橡胶膏剂。以上二十三味，除薄荷脑、水杨酸甲酯、冰片外，血竭、乳香、没药、三七、儿茶粉碎成粗粉，用90%乙醇制成相对密度为1.05的流浸膏，其余生川乌等十五味，加水煎煮三次（3小时，3小时，2小时），合并煎液，滤过，滤液浓缩至相对密度为1.25～1.30（80℃）的清膏。与上述流浸膏合并，待冷却后加入薄荷脑、水杨酸甲酯、冰片，混匀，另加8.5～9.0倍重的由橡胶、松香等制成的基质，制成涂料，进行涂膏，切段，盖衬，打孔，切成小块，即得。

【性状】　本品为微红色的片状橡胶膏，布面具有小圆孔；气芳香。

【鉴别】　用气相色谱法依法测定，供试品应呈现与对照品保留时间相同的色谱峰。（测定方法详见第二章）

【检查】　①含膏量：取本品，用乙醚作溶剂，依法测定，每100cm^{2}含膏量不得少于1.5g。②其他：应符合贴膏剂项下有关的各项规定。

伤湿止痛膏

本品为伤湿止痛流浸膏50g、水杨酸甲酯15g、薄荷脑10g、冰片10g、樟脑20g、芸香浸膏12.5g、颠茄流浸膏30g制成的橡胶膏剂。以上七味，伤湿止痛流浸膏系取生草乌、生川乌、乳香、没药、生马钱子、丁香各1份，肉桂、荆芥、防风、老鹳草、香加皮、积雪草、骨碎补各2份，白芷、山奈、干姜各3份，粉碎成粗粉，用90%乙醇制成相对密度约为1.05的流浸膏；按处方量称取各药，另加3.7～4.0倍重的由橡胶、松香等制成的基质，制成涂料；进行涂膏，切段，盖衬，切成小块，即得。

【性状】　本品为淡黄绿色至淡黄色的片状橡胶膏；气芳香。

【鉴别】

(1) 颠茄流浸膏中莨菪类生物碱的TLC鉴别：①供试品溶液的制备：取本

品 2 片，除去盖衬，剪成小块，加乙醇 50ml，加热回流 1 小时，取乙醇液，浓缩至约 2ml，加 5%硫酸溶液 20ml，搅拌，滤过，滤液加氨试液使成碱性，加三氯甲烷 20ml，振摇，分取三氯甲烷液，蒸干，残渣加无水乙醇 1ml 使溶解，浓缩至 0.2ml，即得。②对照品溶液的制备：取硫酸阿托品对照品，加无水乙醇制成每 1ml 含 2mg 的溶液，即得。③薄层色谱：吸取上述供试品溶液 15μl、对照品溶液 5μl，分别点于同一以羧甲基纤维素钠为黏合剂的硅胶 G 薄层板上，以三氯甲烷-丙酮-甲醇-浓氨试液（70：10：15：2）为展开剂，展开，取出，晾干，喷以稀碘化铋钾试液。④结果判断：供试品色谱中，在与对照品色谱相应的位置上，应显相同颜色的斑点。

（2）樟脑、薄荷脑、冰片与水杨酸甲酯的 GC 鉴别：①供试品溶液的制备：取本品 8 片，除去盖衬，剪成小块，置 250ml 平底烧瓶中，加水 100ml，连接挥发油测定器，自测定器上端加水使充满刻度部分，并溢流入烧瓶为止，再加乙酸乙酯 5ml，加热回流 40 分钟，将挥发油测定器中的液体移至分液漏斗中，分取乙酸乙酯层，用铺有无水硫酸钠的漏斗滤过，即得。②对照品溶液的制备：取樟脑对照品 20mg、薄荷脑对照品 10mg、冰片对照品 10mg 与水杨酸甲酯对照品 15mg，加乙酸乙酯 10ml 使溶解，即得。③气相色谱：照气相色谱法试验，柱长为 2m，以聚乙二醇戊二酸酯为固定相，涂布浓度为 2.5%；柱温为 75℃。分别取对照品溶液和供试品溶液适量，注入气相色谱仪测定。④结果判断：供试品应呈现与对照品保留时间相同的色谱峰。

【检查】 ①含膏量：取本品，用乙醚作溶剂，照橡胶膏剂含膏量测定法测定，每 100cm² 含膏量应不少于 1.7g。②其他：应符合贴膏剂项下有关的各项规定。

【功能与主治】 祛风湿，活血止痛。用于风湿性关节炎，肌肉疼痛，关节肿痛。

红 药 贴 膏

本品为三七、白芷、土鳖虫、川芎、当归、红花、冰片、樟脑、水杨酸甲酯、薄荷脑、颠茄流浸膏、硫酸软骨素、盐酸苯海拉明制备而成的橡胶膏剂。取以上十三味，将三七、白芷、土鳖虫、川芎、当归、红花破碎，用 90%乙醇回流提取三次，第一次加乙醇 4 倍量，提取 2 小时，第二、三次加乙醇 3 倍量，各提取 1 小时，静置，滤过，合并滤液，回收乙醇，减压浓缩成相对密度为 1.30～1.40（40℃）的清膏。将橡胶、氧化锌等制成基质，加入上述清膏及其余冰片等七味，另加二甲基亚砜、香精、胭脂红适量，搅拌均匀，制成涂料，进行涂膏，盖衬，切片，即得。

【性状】　本品为淡红色片状橡胶膏；气芳香。

【鉴别】

（1）川芎与当归的 TLC 鉴别：①供试品溶液的制备：取本品 1 片，除去盖衬，剪碎，置具塞锥形瓶中，加乙醇 30ml，超声处理 15 分钟，滤过，滤液置40℃水浴上蒸干，残渣加石油醚（30℃～60℃）5ml 使溶解，取上清液，即得。②对照药材溶液的制备：取川芎对照药材、当归对照药材各 0.5g，分别加石油醚（30℃～60℃）10ml，超声处理 15 分钟，滤过，即得。③薄层色谱：吸取上述三种溶液各 3µl，分别点于同一硅胶 G 薄层板上，以环己烷-乙酸乙酯（17：3）为展开剂，展开，取出，晾干，置紫外光灯（365nm）下检视。④结果判断：供试品色谱中，在与对照药材色谱相应的位置上，应显相同颜色的荧光斑点。

（2）薄荷脑与冰片的 GC 鉴别：取薄荷脑对照品、冰片对照品适量，分别加石油醚（30℃～60℃）制成每 1ml 含 1mg 的溶液，作为对照品溶液。按气相色谱法试验，以聚乙二醇（PEG）-20M 为固定相，涂布浓度为 10％；柱温为120℃。分别取对照品溶液和鉴别（1）项下的供试品溶液各 1～2µl，注入气相色谱仪测定。结果判断：供试品应呈现与对照品保留时间相同的色谱峰。

【检查】　①含膏量：取本品，按橡胶膏剂含膏量测定法依法测定，每100cm² 含膏量不得少于 1.6g。②其他：应符合贴膏剂项下橡胶膏剂有关的各项规定。

【功能与主治】　祛瘀生新，活血止痛。用于跌打损伤，筋骨瘀痛。

复方牵正膏

本品为白附子、地龙、全蝎、僵蚕、川芎、白芷、当归、赤芍、防风、生姜、樟脑、冰片、薄荷脑、麝香草酚制备而成的橡胶膏剂。以上十四味，除樟脑、冰片、薄荷脑和麝香草酚外，其余白附子等十味粉碎成粗粉，用 85％乙醇作溶剂，浸渍，按渗漉法渗漉，收集漉液，漉液回收乙醇并浓缩至相对密度约为1.05，与樟脑、冰片、薄荷脑和麝香草酚混匀，加入约 4 倍量重的由橡胶、松香、氧化锌、凡士林和羊毛脂制成的基质，制成涂料，进行涂膏，切段，盖衬，切成小块，即得。

【性状】　本品为浅棕色或浅棕绿色的片状橡胶膏；气芳香。

【鉴别】

（1）白芷中欧前胡素的 TLC 鉴别：①供试品溶液的制备：取本品 140cm²，除去盖衬，加乙醇 50ml，加热回流 30 分钟，放冷，滤过，滤液蒸干，残渣加乙醇 2ml 使溶解，即得。②对照品溶液的制备：取欧前胡素对照品，加无水乙醇制成每 1ml 含 0.5mg 的溶液，即得。③薄层色谱：吸取供试品溶液 20μl、对照品溶液 5μl，分别点于同一硅胶 G 薄层板上，以石油醚（30℃～60℃）-乙酸乙酯（4：1）为展开剂，展开，取出，晾干，置紫外光灯（365nm）下检视。④结果判断：供试品色谱中，在与对照品色谱相应的位置上，应显相同颜色的荧光斑点。

　　（2）赤芍中芍药苷的 TLC 鉴别：①供试品溶液的制备：取本品 70cm²，除去盖衬，加乙醇 30ml，加热回流 30 分钟，放冷，滤过，滤液蒸干，残渣加甲醇 2ml 使溶解，即得。②对照品溶液的制备：取芍药苷对照品，加无水乙醇制成每 1ml 含 0.5mg 的溶液，即得。③薄层色谱：吸取供试品溶液 15μl、对照品溶液 5μl，分别点于同一硅胶 G 薄层板上，以三氯甲烷-甲醇（5：1）为展开剂，展开，取出，晾干，喷以香草醛-硫酸试液，在 105℃加热约 5 分钟。④结果判断：供试品色谱中，在与对照品色谱相应的位置上，应显相同颜色的斑点。

　　（3）冰片、薄荷脑的 TLC 鉴别：①供试品溶液的制备：取本品 70cm²，除去盖衬，加乙醇 10ml，冷浸 30 分钟，取浸液，即得。②对照品溶液的制备：取冰片、薄荷脑对照品，分别加三氯甲烷制成每 1ml 含 2mg 的溶液，即得。③薄层色谱：吸取供试品溶液 5μl、对照品溶液各 2μl，分别点于同一硅胶 G 薄层板上，以石油醚（60℃～90℃）-苯-乙酸乙酯（9：2：1）为展开剂，展开，取出，晾干，喷以香草醛-硫酸试液，在 105℃加热 5～10 分钟。④结果判断：供试品色谱中，在与对照品色谱相应的位置上，应显相同颜色的斑点。

　　【检查】　①含膏量：取本品，用乙醚作溶剂，依法检查，每 100cm² 含膏量应不低于 1.6g。②其他：应符合贴膏剂项下橡胶膏剂有关的各项规定。

　　【功能与主治】　祛风和血，舒经活络。用于风邪中络，口眼歪斜，肌肉麻木，筋骨疼痛。

第四节　气雾剂、喷雾剂

　　气雾剂系指药材提取物、药材细粉与适宜的抛射剂共同封装在具有特制阀门装置的耐压容器中，使用时借助抛射剂的压力将内容物呈细雾状、泡沫状或其他形态喷出的制剂。其中以泡沫形式喷出的又称泡沫剂。不含抛射剂，借助手动泵的压力或其他方法将内容物以雾状等形态喷出的制剂称为喷雾剂。按气雾剂和喷雾剂内容物组成不同，可分为溶液型、乳状液型或混悬型。按给药途径不同，又可分为呼吸道吸入及皮肤、黏膜或腔道给药等。气雾剂、喷雾剂应进行下列质量检查：

1. 外观　溶液型气雾剂和喷雾剂的药液应澄清；乳状液型气雾剂和喷雾剂的液滴在液体介质中应分散均匀；混悬型气雾剂和喷雾剂应将药物细粉和附加剂充分混匀、研细，制成稳定的混悬液。

2. 非定量阀门气雾剂应作喷射速率和喷出总量检查　①喷射速率：取供试品 4 瓶，除去帽盖，分别揿压阀门喷射数秒钟后，擦净，精密称定，将其浸入恒温水浴（25℃±1℃）中 30 分钟，取出，擦干。除另有规定外，揿压阀门持续准确喷射 5.0 秒钟，擦净，分别精密称重，然后再放入恒温水浴（25℃±1℃）中，按上法重复操作 3 次，计算每瓶的平均喷射速率（g/s），均应符合各品种项下的规定。②喷出总量：取供试品 4 瓶，除去帽盖，精密称定，在通风橱内，分别揿压阀门连续喷射于 1000ml 或 2000ml 锥形瓶中，直至喷完为止，擦净，分别精密称定。每瓶喷出量均不得少于标示装量的 85%。

3. 定量阀门气雾剂应作每瓶总揿次、每揿喷量或每揿主药含量检查　①每瓶总揿次：取供试品 4 瓶，除去帽盖，在通风橱内，分别揿压阀门连续喷射于 1000ml 或 2000ml 锥形瓶中，直至喷完为止，分别计算喷射次数，每瓶的揿次均不得少于其标示揿次。②每揿喷量：取供试品 4 瓶，除去帽盖，分别揿压阀门试喷数次后，擦净，精密称定，揿压阀门喷射 1 次，擦净，再精密称定。前后两次重量之差为 1 个喷量。按上法连续测出 3 个喷量；不计重量揿压阀门连续喷射 10 次；再按上法连续测出 3 个喷量；再不计重量揿压阀门连续喷射 10 次；最后再按上法测出 4 个喷量。计算每瓶 10 个喷量的平均值。除另有规定外，应为标示喷量的 80%～120%。③每揿主药含量：取供试品 1 瓶，充分振摇，除去帽盖，试喷 5 次，用溶剂洗净套口，充分干燥后，倒置药瓶于加有一定量吸收液的适宜烧杯中，将套口浸入吸收液面下，除另有规定外，揿压喷射 10 次或 20 次（注意每次喷射间隔 5 秒并缓缓振摇），取出药瓶，用吸收率洗净套口内外，合并吸收液，按各品种含量测定项下的方法测定，所得结果除以取样喷射次数，即为平均每揿含药量，应符合各该品种项下的有关规定。

4. 吸入用混悬型气雾剂和喷雾剂应作粒度检查　取供试品 1 瓶，充分振摇，除去帽盖，试喷数次，擦干，取清洁干燥的载玻片一块，置距喷嘴垂直方向 5cm 处喷射一次，用约 2ml 四氯化碳小心冲洗载玻片上的喷射物，吸干多余的四氯化碳，待干燥，盖上盖玻片，移置具有测微尺的 400 倍显微镜下检视，上下左右移动，检查 25 个视野，计数，药物粒径大多数应在 5μm 以下，大于 10μm 的粒子不得超过 10 粒。

5. 喷雾剂应作喷射试验和装量检查　①喷射试验：取供试品 4 瓶，除去帽盖，分别揿压试喷数次后，擦净，精密称定，除另有规定外，揿压喷射 5 次，擦净，分别精密称重，按上法重复操作 3 次，计算每瓶每揿平均喷射量，均应符合各该品种项下的规定。②装量：照最低装量检查法检查，应符合规定。

6. 无菌 用于烧伤或严重创伤的气雾剂、喷雾剂按无菌检查法检查，应符合规定。

7. 微生物限度 照微生物限度检查法检查，应符合规定。

麝香祛痛气雾剂

本品为麝香 0.33g、红花 1g、樟脑 30g、独活 1g、冰片 20g、龙血竭 0.33g、薄荷脑 10g、地黄 20g、三七 0.33g 制成的气雾剂。以上九味，取麝香、三七、红花，分别用 50%乙醇 10ml 分三次浸渍，每次 7 天，合并浸渍液，滤过，滤液备用；地黄用 50%乙醇 100ml 分三次浸渍，每次 7 天，合并浸渍液，滤过，滤液备用；血竭、独活分别用乙醇 10ml 分三次浸渍，每次 7 天，合并浸渍液，滤过，滤液备用；冰片、樟脑加乙醇 100ml，搅拌使溶解，再加入 50%乙醇 700ml，混匀，加入上述各浸渍液，混匀，将薄荷脑用适量 50%乙醇溶解，加入上述药液中，加 50%乙醇至总量为 1000ml，混匀，静置，滤过，灌装，封口，充入抛射剂适量，即得。

【性状】 本品为非定量阀门气雾剂，在耐压容器中的药液为橙红色澄清液体；气芳香。

【鉴别】 分别吸取［定量分析］项下的对照品溶液及供试品溶液各 1μl，照［定量分析］项下的方法试验，供试品色谱应呈现与对照品保留时间相同的色谱峰。

【检查】 ①乙醇量：应为 47%～57%。②喷射速率：应不低于 0.8g/秒。③其他：应符合气雾剂项下有关的各项规定。

【定量分析】 按气相色谱法测定：①色谱条件与系统适用性试验：聚乙二醇 (PEG)-20M 毛细管柱（柱长 30m，内径 0.53mm，膜厚度 1.0μm）；柱温为 160℃；理论板数按樟脑峰计算应不低于 20000。②校正因子的测定：取萘适量，精密称定，加无水乙醇制成每 1ml 含 4mg 的溶液，作为内标溶液。另取樟脑对照品、薄荷脑对照品、冰片对照品各 6mg、2mg、4mg，精密称定，置同一 10ml 量瓶中，精密加入内标溶液 1ml，加无水乙醇至刻度，摇匀，取 1μl，注入气相色谱仪，计算校正因子，即得。④测定：取本品，除去帽盖，冷却至 5℃，在铝盖上钻一小孔，插入连有干燥橡皮管的注射针头（勿与药面接触），橡皮管另一端放入水中，待抛射剂缓缓排出后，除去铝盖，精密量取药液 1ml，置 50ml 量瓶中，精密加入内标溶液 5ml，加无水乙醇稀释至刻度，混匀，吸取 1μl，注入气相色谱仪，测定，即得。⑤结果判断：本品每 1ml 中含樟脑（$C_{10}H_{16}O$）应为 25.5mg～34.5mg，含薄荷脑（$C_{10}H_{20}O$）应为 8.5mg～11.5mg，含冰片（$C_{10}H_{18}O$）应为 17.0mg～23.0mg。

【功能与主治】 活血祛瘀，舒经活络，消肿止痛。用于各种跌打损伤，瘀血肿痛，风湿瘀阻，关节疼痛。

复习思考题

1. 气体中药制剂一般应做哪些项目的检查？

2. 软膏剂、膏药及贴膏剂一般应做哪些项目的检查？

3. 简述马应龙麝香痔疮膏、老鹳草软膏、狗皮膏、伤湿止痛膏、红药贴膏、复方牵正膏及麝香祛痛气雾剂的法定质量检查方法及其合格标准。

附　　录

附录一　药品抽验记录及凭证

抽样编号□□□□□□□□□　　抽样日期：　　年　　月　　日

药品名称：　　　　　　　　　　生产、配制单位或产地：

规格：　　　　　批号：　　　　抽样数量：

有效期：　　　　　　　　　　　生产、配制或购进数量：

已销售或使用数量：　　　　　　库存数量：

被抽样单位：　　　　　　　　　被抽样场所：

批准文号：

---

1. 药品种类　　　　　　　　　　　　注：是☑否☒

（1）购进原料药、制剂、药用辅料、直接接触药品的包装材料等□；被抽样企业生产的原料药□；被抽样企业生产的制剂□；医疗机构配制的制剂□。

原料药来源：有质检报告□；无质检报告□。中药材□；中药饮片□；其他□。

（2）制剂：是否按国家药品标准检验出厂□。

（3）与之相对应的检验设备□。

（4）检验使用国家标准品□。

2. 生产企业质检情况

（1）外包装：硬纸箱□；麻袋□；木箱□；纤维桶□；编织袋□；铁桶□；铝听□；牛皮纸袋□；其他□。

（2）内包装：玻璃瓶□；塑料瓶□；塑料袋□；铝塑□；铝箔□；安瓿□；其他□。

（3）药品通用名称、成分、规格、生产企业、批准文号、产品批号、生产日期、有效期等标签内容是否齐全、表达方式是否符合规定□。

（4）麻醉药品、精神药品、医疗用毒性药品、放射性药品、外用药品或者非处方药的标签是否印有规定的标志□。

（5）包装无破损□；无水迹□；无霉变□；无虫蛀□；无污染□；其他。

（6）库存条件是否符合要求□。

3. 发现情况

（1）无批准文号□　　（2）变质□　　（3）污染□　　（4）未标明有效期□

（5）更改有效期□　　　（6）超出有效期□　　（7）不注明生产批号□

（8）更改生产批号□　　（9）药品名称、生产厂家、批准文号、商标不相符□

（10）包装、标签说明、使用说明书不规范□　（11）无购销记录□

（12）非法渠道购药□

抽样单位（盖章）　抽样人签名：　　被抽样单位（盖章）有关负责人签名：

（注：本凭证一式三联，第一联存根，第二联交抽样单位，第三联交药品检验机构随检品卡流转）

附录二　药品检验原始记录

检品编号＿＿＿＿＿＿＿＿＿＿＿＿＿＿　　检验依据＿＿＿＿＿＿＿＿＿＿＿＿＿＿

检品名称＿＿＿＿＿＿＿＿＿＿＿＿＿＿　　检品数量＿＿＿＿＿＿＿＿＿＿＿＿＿＿

生产单位或产地＿＿＿＿＿＿＿＿＿＿　　剩余数量＿＿＿＿＿＿＿＿＿＿＿＿＿＿

供样单位＿＿＿＿＿＿＿＿＿＿＿＿＿　　有（失）效期＿＿＿＿＿＿＿＿＿＿＿＿

批号＿＿＿＿＿＿＿＿＿＿＿＿＿＿＿＿　　收验日期＿＿＿＿＿＿＿＿＿＿＿＿＿＿

规格＿＿＿＿＿＿＿＿＿＿＿＿＿＿＿＿　　报告日期＿＿＿＿＿＿＿＿＿＿＿＿＿＿

包装＿＿＿＿＿＿＿＿＿＿＿＿＿＿＿＿　　仪器及型号＿＿＿＿＿＿＿＿＿＿＿＿＿

　检验记录　　　　　　　　　　　　　　　　　　　　　年　　月　　日

检验者：　　　　　　　　　　　校对者：

共　　页　　第　　页

附录三 药品检验报告书

报告书编号：

检品名称			
批号		规格	
生产单位或产地		包装	
供样单位		有效期	
检验目的		检品数量	
检验项目		收检日期	
检验依据		报告日期	

检验项目	标准规定	检验项目	检验数据
[性状]			
[鉴别]			
[检查]			
[含量测定]			
[结论]			

检验人　　　　　　　　　复核人　　　　　　　　检验单位盖章

年　　月　　日

附录四　中药制剂分析实验规则

（一）中药制剂分析实验的目的

中药制剂的质量检验一般按照鉴别、检查和含量测定三方面的结论，综合判断其质量是否符合要求。要想准确地进行中药制剂质量的分析和评价，避免误将合格产品判为"不合格"，或将不合格产品判为"合格"，分析人员必须有过硬的基本操作技能。中药制剂分析实验课正是培养学生掌握好基本操作技能的重要教学环节。学生在校期间经过中药制剂分析基础理论的学习和基本技能的严格训练，可获得检验和研究药品质量的基本思路和方法，从而为今后做好药品质量的控制和检验工作打下坚实的基础。

1. 通过实验，使学生加深对中药制剂分析理论知识的理解，掌握中药制剂分析的基本操作技能和关键技术，为将来从事中药制剂质量检验和控制工作打下坚实的基础。

2. 通过预习实验内容、查文献、设计实验途径、验证实验结果和书写实验报告等过程，培养学生观察、比较、分析、综合等逻辑思维能力，提高学生发现问题、提出问题、分析问题和解决问题的能力，以适应中药现代化、国际化、标准化和产业化对中药分析人才的高标准要求。

3. 通过实验教学，使学生牢固树立质量意识、安全意识和法律意识，养成科学、严谨、一丝不苟和实事求是的工作作风。

（二）中药制剂分析实验的主要内容

1. 中药制剂的定性鉴别方法与技术。
2. 中药制剂的杂质检查、制剂通则检查及卫生学检查方法与技术。
3. 中药制剂的定量分析方法与技术。
4. 代表性中药制剂的综合检验技术。

（三）中药制剂分析实验的基本程序

中药制剂分析的对象大多是复方中药制剂，待测成分相对含量低，干扰大，会给分析工作带来一定的难度；有些分析方法（如薄层色谱法）易受多种因素的影响，有时结果重复性、可控性差。要想获得可靠、准确、重复性好的分析结果，需要学生有过硬的基本操作技能，规范的操作理念，科学、严谨的工作作风，以满足药品检验和药品研究工作的实际需求。为此中药制剂分析实验应按下列程序进行：

1. 预习 学生在实验前应根据实验进度安排情况，认真预习本次实验的内容，必要时有针对性地查阅相关的教材章节、有关参考资料和数据，明确本次实验的目的和要求，领会实验原理，了解实验步骤和关键操作技术，做到心中有数，以便实验过程中能规范操作，及时、准确地观察记录和进行数据处理。

2. 讲解 实验带教老师应对实验原理、内容、步骤及注意事项进行重点讲解，并可通过示教、录像、投影等教学手段，加深学生对实验内容的概括性了解。

3. 示教 一般在每次实验中均应备有示教内容，其目的是帮助学生了解本次实验的重点、难点，使学生能利用有限的实验课时间，获得更多的感性认识。

4. 实验操作 根据实际情况分小组或由学生独立进行操作、观察和记录。学生必须按实验指导的要求认真操作、仔细观察、做好记录。有关基本技能的训练，应按操作规程反复练习，以达到一定的熟练程度。

5. 实验记录 学生应备有实验专用记录本，及时、准确地记录实验过程中的现象、数据、图谱等各种测量数据及现象。记录数据时，应实事求是，若发现数据读错、算错，而需要改动时，可将该数据用一横线划去，并在其上方或旁边写上正确的数据。实验数据应按有关规定取舍，决不能主观臆断，随意取舍。

6. 实验报告 中药制剂分析实验报告一般包括以下内容：①实验名称、实验日期：要写清实验名称及实验日期。②目的要求：写明通过本实验要达到的目的与基本要求。③实验原理：用文字或反应式表述实验基本原理。④操作步骤：简要叙述实验的操作步骤。⑤实验结果：定性鉴别应写明是否可检出待测成分；检查项目应写明是否符合规定；定量分析应写明分析数据。⑥实验分析：应对实验中观察到的现象及实验结果进行分析，解释原因。如果实验失败，要寻找失败原因，总结经验教训，提出改进方案。学生应认真阅读教师对实验报告的批改，不断提高学习质量。

（四）中药制剂分析实验的基本要求

（1）实验前应认真预习，明确实验目的要求、实验原理、实验步骤和关键操作技术。

（2）学生进入实验室必须严格遵守实验室规则，服从带教老师的指导，严格按实验规程操作，仔细观察实验现象，及时、准确地记录实验现象及数据，实验记录不得随意撕毁或更改。要善于思考，学会运用所学理论知识解释实验现象，研究和解决实验中的问题。

（3）爱护仪器设备，节约实验试剂，不得将实验室的仪器设备私自带出室外。使用精密仪器需经带教老师批准，按照仪器使用说明书规范操作，使用完毕要进行登记。如有仪器损坏，应立即向老师报告，及时办理登记或赔偿手续。

（4）严格遵守操作规程及实验时应注意的事项，在使用不熟悉其性能的仪器和药品之前，应查阅有关资料或请教指导教师，不要随意进行实验，以免损坏仪器，浪费试剂，使实验失败，甚至发生意外事故。

（5）牢固树立"安全第一"的思想，注意防火、防爆、防触电、防腐蚀、防污染、防中毒等。有腐蚀性的浓酸、浓碱等，切勿溅在皮肤和衣服上；用浓酸溶解样品时，应在通风厨中操作；使用易燃的有机溶剂时，应远离火焰和热源；低沸点有机溶剂应在水浴中加热；用过的有机溶剂应倒入回收瓶，切勿倒入水槽中；有毒、有腐蚀性的废液应倒入废液缸内。

（6）实验室内不许会客，严禁吸烟，不许带入食品及个人杂物。

（7）实验结束，必须按规定把实验用品和仪器清理干净，摆放整齐；实验台面要擦拭干净。值日生清理实验室，清除垃圾和污物，关好水、电、门、窗等，方可离开实验室。

附录五　分析天平的使用与维护

　　分析天平是精确测定物体质量的计量仪器。根据杠杆原理制成的天平称为机械天平，如 TG-328A 型全机械加码电光天平；根据电磁力平衡原理，直接显示质量读数的天平称为电子天平，如 MettlerAE-163 型电子天平。天平的灵敏度是指在天平的一侧秤盘增加 1mg 时，指针的平衡点移动的格数（格/mg）。也可用它的倒数——感量（或分度值）来表示，感量是指使指针偏移一格所需的质量（mg/格）。感量愈小，灵敏度愈高。精密分析天平的感量为 0.1mg、0.01mg、0.001mg。

　　1. 分析天平的使用方法　①根据称取物质的量和称量精度的要求，选择适宜级别的天平。②使用天平前，先检查天平各部件是否处在正确位置上，读数盘是否对准零位，调整，然后检查并调整天平水平，测定天平的零点和灵敏度，并调整至允许误差范围内。③只能用同一台天平完成一次实验的全部称量；被称物品温度应与天平室温度一致，并应放在一定的器皿中称量；具有吸湿性、挥发性或腐蚀性的物质，应加盖后称量；被称物品或砝码只能从侧门取放，并应放在秤盘的中央。④开启或关闭天平时，动作要轻缓，不应在天平开启后取放物品；转动读数盘时，动作不要太快，应逐档进行加减，读数时，应关闭所有天平门，记录读数结果。⑤称量结束后，关闭天平，将读数盘全部回转至零位，取出物品和砝码，关好天平门，拔出电源插头，罩好罩子，填写使用登记。

　　2. 电子天平的使用方法　①接通电源，打开电源开关和天平开关，预热 30 分钟以上。②按使用说明调整零点，一般电子天平均装有自动调零钮，轻轻按动即可自动调整零点。③电子天平不能称量有磁性和带静电的物质。

　　3. 分析天平的称量方法　①减量法：将被称物品装入称瓶中，置于天平盘上，称量（W_1），然后取出所需的量，再称剩余物和称瓶的量 W_2，两次重量之差（W_1-W_2）即为取出样品的重量。连续称取若干份样品，采用减量法可节省称量时间。②增量法：将称量瓶置于天平盘上，称量（W_1），将需称量的样品装入称瓶中，再称量（W_2），两次重量之差（W_2-W_1）即为称取样品的重量。称取指定重量的样品，常采用增量法。

　　4. 分析天平的维护　应注意防尘、防潮、防热、防震、防腐蚀。①保持天平及台面的清洁。②天平框罩内应放置硅胶干燥剂，并定期更换。③称量重量不得超过天平的最大载荷。④天平搬动时，应将横梁、吊耳、内阻尼筒、秤盘、灯罩等取下包好，其他零件不得随便乱拆。⑤天平发生故障时，应立即停止使用，待专业人员修复后再用。

附录六　常用试液及其配制方法

一画

1. 乙醇制氢氧化钾试液　可取用乙醇制氢氧化钾滴定液（0.5mol/L）。

2. 乙醇制氨试液　取无水乙醇，加浓氨试液，使 100ml 中含 NH_3 9～11g，即得。本液应置橡皮塞瓶中保存。

3. 乙醇制硫酸试液　取硫酸 57ml，加乙醇稀释至 1000ml，即得。本液含 H_2SO_4 应为 9.5%～10.5%。

4. 乙醇制溴化汞试液　取溴化汞 2.5g，加乙醇 50ml，微热使溶解，即得。本液应置玻璃塞瓶内，在暗处保存。

二画

5. 二乙基二硫代氨基甲酸银试液　取二乙基二硫代氨基甲酸银 0.25g，加三氯甲烷适量与三乙胺 1.8ml，加三氯甲烷至 100ml，搅拌使溶解，放置过夜，用脱脂棉滤过，即得。本液应置棕色玻璃瓶内，密塞，置阴凉处保存。

6. 二硝基苯试液　取间二硝基苯 2g，加乙醇使溶解成 100ml，即得。

7. 二硝基苯甲酸试液　取 3,5-二硝基苯甲酸 1g，加乙醇使溶解成 100ml，即得。

8. 二硝基苯肼乙醇试液　取 2,4-二硝基苯肼 1g，加乙醇 1000ml 使溶解，再缓缓加入盐酸 10ml，摇匀，即得。

9. 二硝基苯肼试液　取 2,4-二硝基苯肼 1.5g，加硫酸溶液（1→2）20ml 溶解后，加水使成 100ml，滤过，即得。

三画

10. 三硝基苯酚试液　本液为三硝基苯酚的饱和水溶液。

11. 三氯化铁试液　取三氯化铁 9g，加水使溶解成 100ml，即得。

12. 三氯化铝试液 取三氯化铝 1g，加乙醇使溶解成 100ml，即得。

13. 三氯化锑试液 本液为三氯化锑饱和的三氯甲烷溶液。

四画

14. 水合氯醛试液 取水合氯醛 50g，加水 15ml 与甘油 10ml 使溶解，即得。

五画

15. 甘油醋酸试液 取甘油、50％醋酸与水各 1 份，混合，即得。

16. 甘油乙醇试液 取甘油、稀乙醇各 1 份，混合，即得。

17. 甲醛试液 取用"甲醛溶液"。

18. 四苯硼钠试液 取四苯硼钠 0.1g，加水使溶解成 100ml，即得。

19. 对二甲氨基苯甲醛试液 取对二甲氨基苯甲醛 0.125g，加无氮硫酸 65ml 与水 35ml 的冷混合液溶解，再加三氯化铁试液 0.05ml，摇匀，即得。本液配制后应在 7 日内应用。

六画

20. 亚铁氰化钾试液 取亚铁氰化钾 1g，加水 10ml 使溶解，即得。本液应临用新制。

21. 亚硝基铁氰化钠试液 取亚硝基铁氰化钠 1g，加水使溶解成 20ml，即得。本液应临用新制。

22. 亚硝酸钠乙醇试液 取亚硝酸钠 5g，加 60％乙醇使溶解成 1000ml，即得。

23. 亚硝酸钴钠试液 取亚硝酸钴钠 10g，加水使溶解成 50ml，滤过，即得。

24. 过氧化氢试液 取浓过氧化氢溶液（30％），加水稀释成 3％的溶液，即得。

七画

25. 苏丹Ⅲ试液 取苏丹Ⅲ 0.01g，加 90％乙醇 5ml 溶解后，加甘油 5ml，摇匀，即得。本液应置棕色玻璃瓶内保存，在 2 个月内应用。

26. **吲哚醌试液**　取 α，β-吲哚醌 0.1g，加丙酮 10ml 溶解后，加冰醋酸 1ml，摇匀，即得。

27. **钌红试液**　取 10％醋酸钠溶液 1～2ml，加钌红适量使呈酒红色，即得。本液应临用新制。

28. **间苯三酚试液**　取间苯三酚 0.5g，加乙醇使溶解成 25ml，即得。本液应置玻璃塞瓶内，在暗处保存。

29. **间苯三酚-盐酸试液**　取间苯三酚 0.1g，加乙醇 1ml，再加盐酸 9ml，混匀。本液应临用新制。

八画

30. **茚三酮试液**　取茚三酮 2g，加乙醇使溶解成 100ml，即得。

31. **钒酸铵试液**　取钒酸铵 0.25g，加水使溶解成 100ml，即得。

32. **变色酸试液**　取变色酸钠 50mg，加硫酸与水的冷混合液（9：4）100ml 使溶解，即得。本液应临用新制。

九画

33. **草酸铵试液**　取草酸铵 3.5g，加水使溶解成 100ml，即得。

34. **茴香醛试液**　取茴香醛 0.5ml，加醋酸 50ml 使溶解，加硫酸 1ml，摇匀，即得。本液应临用新制。

35. **钨酸钠试液**　取钨酸钠 25g，加水 72ml 溶解后，加磷酸 2ml，摇匀，即得。

36. **品红亚硫酸试液**　取碱式品红 0.2g，加热水 100ml 溶解后，放冷，加亚硫酸钠溶液（1→10）20ml、盐酸 2ml，用水稀释至 200ml，加活性炭 0.1g，搅拌并迅速滤过，放置 1 小时以上，即得。本液应临用新制。

37. **香草醛试液**　取香草醛 0.1g，加盐酸 10ml 使溶解，即得。

38. **香草醛-硫酸试液**　取香草醛 0.2g，加硫酸 10ml 使溶解，即得。

39. **氢氧化钙试液**　取氢氧化钙 3g，置玻璃瓶内，加水 1000ml，密塞，时时猛力振摇，放置 1 小时，即得。用时倾取上层清液。

40. **氢氧化钠试液**　取氢氧化钠 4.3g，加水溶解成 100ml，即得。

41. **氢氧化钡试液**　取氢氧化钡，加新沸过的冷水使成饱和溶液，即得。本液应临用新制。

42. **氢氧化钾试液**　取氢氧化钾 6.5g，加水使溶解成 100ml，即得。

43. 重铬酸钾试液 取重铬酸钾 7.5g,加水使溶解成 100ml,即得。

44. 重氮对硝基苯胺试液 取对硝基苯胺 0.4g,加稀盐酸 20ml 与水 40ml 使溶解,冷却至 15℃,缓缓加入 10%亚硝酸钠溶液,至取溶液 1 滴能使碘化钾淀粉试纸变为蓝色,即得。本液应临用新制。

45. 重氮苯磺酸试液 取对氨基苯磺酸 1.57g,加水 80ml 与稀盐酸 10ml,在水浴上加热溶解后,放冷至 15℃,缓缓加入亚硝酸钠溶液(1→10)6.5ml,随加随搅拌,再加水稀释至 100ml,即得。本液应临用新制。

十画

46. 盐酸羟胺试液 取盐酸羟胺 3.5g,加 60%乙醇使溶解成 100ml,即得。

47. 钼硫酸试液 取钼酸铵 0.1g,加硫酸 10ml 使溶解,即得。

48. 钼酸铵试液 取钼酸铵 10g,加水使溶解成 100ml,即得。

49. 钼酸铵硫酸试液 取钼酸铵 2.5g,加硫酸 15ml,加水使溶解成 100ml,即得。本液配制后应在两周内应用。

50. 铁氰化钾试液 取铁氰化钾 1g,加水 10ml 使溶解,即得。本液应临用新制。

51. 氨试液 取浓氨溶液 400ml,加水使成 1000ml,即得。

52. 浓氨试液 取用"浓氨溶液"。

53. 氨制硝酸银试液 取硝酸银 1g,加水 20ml 溶解后,滴加氨试液,随加随搅拌,至初起的沉淀将近全溶,滤过,即得。本液应置棕色瓶内,在暗处保存。

54. 氨制氯化铜试液 取氯化铜 22.5g,加水 200ml 溶解后,加浓氨试液 100ml,摇匀,即得。

55. 高锰酸钾试液 可取用高锰酸钾滴定液(0.02mol/L)。

56. 高氯酸试液 取 70%高氯酸 13ml,加水 500ml,用 70%高氯酸精确调至 pH0.5,即得。

57. 高氯酸铁试液 取 70%高氯酸 10ml,缓缓分次加入铁粉 0.8g,微热使溶解,放冷,加无水乙醇稀释至 100ml,即得。用时取上清液 20ml,加 70%高氯酸 6ml,用无水乙醇稀释至 500ml。

十一画

58. α-萘酚试液 取 15%的 α-萘酚乙醇溶液 10.5ml,缓缓加硫酸 6.5ml,

混匀后再加乙醇 40.5ml 及水 4ml，混匀，即得。

59. 硅钨酸试液 取硅钨酸 10g，加水使溶解成 100ml，即得。

十二画

60. 硝铬酸试液 ①取硝酸 10ml，加入 100ml 水中，混匀；②取三氧化铬 10g，加水 100ml 使溶解。用时将二液等量混合，即得。

61. 硝酸汞试液 取黄氧化汞 40g，加硝酸 32ml 与水 15ml 使溶解，即得。本液应置具塞棕色玻璃瓶内，在暗处保存。

62. 硝酸银试液 可取用 0.1mol/L 硝酸银滴定液。

63. 硫化氢试液 本液为硫化氢的饱和水溶液。本液应置棕色瓶内，在暗处保存。本液如无明显的硫化氢臭，或与等容的三氯化铁试液混合时不能生成大量的硫黄沉淀，即不适用。

64. 硫化钠试液 取硫化钠 1g，加水使溶解成 10ml，即得。本液应临用新制。

65. 硫代乙酰胺试液 取硫代乙酰胺 4g，加水使溶解成 100ml，置冰箱中保存。临用前取 1.0ml，加入混合液（由 1mol/L 氢氧化钠溶液 15ml、水 5.0ml 及甘油 20ml 组成）5.0ml，置水浴上加热 20 秒钟，冷却，立即使用。

66. 硫脲试液 取硫脲 10g，加水使溶解成 100ml，即得。

67. 硫氰酸汞铵试液 取硫氰酸铵 5g 与二氯化汞 4.5g，加水使溶解成 100ml，即得。

68. 硫氰酸铵试液 取硫氰酸铵 8g，加水使溶解成 100ml，即得。

69. 硫酸亚铁试液 取硫酸亚铁结晶 8g，加新沸过的冷水 100ml 使溶解，即得。本液应临用新制。

70. 硫酸汞试液 取黄氧化汞 5g，加水 40ml 后，缓缓加硫酸 20ml，随加随搅拌，再加水 40ml，搅拌使溶解，即得。

71. 硫酸铜试液 取硫酸铜 12.5g，加水使溶解成 100ml，即得。

72. 硫酸镁试液 取未风化的硫酸镁结晶 12g，加水使溶解成 100ml，即得。

73. 紫草试液 取紫草粗粉 10g，加 90% 乙醇 100ml，浸渍 24 小时后，滤过，滤液中加入等量的甘油，混合，放置 2 小时，滤过，即得。本液应置棕色玻璃瓶中，在 2 个月内应用。

74. 氯试液 本液为氯的饱和水溶液。本液应临用新制。

75. 氯化亚锡试液 取氯化亚锡 1.5g，加水 10ml 与少量的盐酸使溶解，即得。本液应临用新制。

76. 氯化金试液 取氯化金 1g，加水 35ml 使溶解，即得。

77. 氯化钙试液 取氯化钙 7.5g，加水使溶解成 100ml，即得。

78. 氯化钠明胶试液 取白明胶 1g 与氯化钠 10g，加水 100ml，置不超过 60℃的水浴上微热使溶解。本液应临用新制。

79. 氯化钡试液 取氯化钡的细粉 5g，加水使溶解成 100ml，即得。

80. 氯化铂试液 取氯铂酸 2.6g，加水使溶解成 20ml，即得。

81. 氯化铵试液 取氯化铵 10.5g，加水使溶解成 100ml，即得。

82. 氯化铵镁试液 取氯化镁 5.5g 与氯化铵 7g，加水 65ml 溶解后，加氨试液 35ml，置玻璃瓶内，放置数日后，滤过，即得。本液如显浑浊，应滤过后再用。

83. 氯化锌碘试液 取氯化锌 20g，加水 10ml 使溶解，加碘化钾 2g 溶解后，再加碘使饱和，即得。本液应置具塞棕色玻璃瓶内保存。

84. 氯酸钾试液 本液为氯酸钾的饱和硝酸溶液。

85. 稀乙醇 取乙醇 529ml，加水稀释至 1000ml，即得。本液在 20℃时含 C_2H_5OH 应为49.5%～50.5%（ml/ml）。

86. 稀甘油 取甘油 33ml，加水稀释使成 100ml，再加樟脑一小块或液化苯酚 1 滴，即得。

87. 稀盐酸 取盐酸 234ml，加水稀释至 1000ml，即得。本液含 HCl 应为 9.5%～10.5%。

88. 稀硝酸 取硝酸 105ml，加水稀释至 1000ml，即得。本液含 HNO_3 应为 9.5%～10.5%。

89. 稀硫酸 取硫酸 57ml，加水稀释至 1000ml，即得。本液含 H_2SO_4 应为 9.5%～10.5%。

90. 稀醋酸 取冰醋酸 60ml，加水稀释至 1000ml，即得。

十三画

91. 碘试液 可取用 0.05mol/L 碘滴定液。

92. 碘化汞钾试液 取二氯化汞 1.36g，加水 60ml 使溶解，另取碘化钾 5g，加水 10ml 使溶解，将二液混合，加水稀释至 100ml，即得。

93. 碘化钾试液 取碘化钾 16.5g，加水使溶解成 100ml，即得。本液应临用新制。

94. 碘化钾碘试液 取碘 0.5g、碘化钾 1.5g，加水 25ml 使溶解，即得。

95. 碘化铋钾试液 取碱式硝酸铋 0.85g，加冰醋酸 10ml 与水 40ml 溶解后，加碘化钾溶液（4→10）20ml，摇匀，即得。

96. 改良碘化铋钾试液　取碘化铋钾试液 1ml，加 0.6mol/L 盐酸溶液 2ml，加水至 10ml，即得。

97. 稀碘化铋钾试液　取碱式硝酸铋 0.85g，加冰醋酸 10ml 与水 40ml 溶解，即得。临用前取 5ml，加碘化钾溶液（4→10）5ml，再加冰醋酸 20ml，用水稀释至 100ml，即得。

98. 硼酸试液　本液为硼酸饱和的丙酮溶液。

99. 溴试液　取溴 2～3ml，置用凡士林涂塞的玻璃瓶中，加水 100ml，振摇使成饱和的溶液，即得。本液应置暗处保存。

十四画

100. 酸性氯化亚锡试液　取氯化亚锡 20g，加盐酸使溶解成 50ml，滤过，即得。本液配成后应在 3 个月内应用。

101. 碱式醋酸铅试液　取一氧化铅 14g，加水 10ml，研磨成糊状，用水 10ml 洗入玻璃瓶中，加醋酸铅 22g 的水溶液 70ml，用力振摇 5 分钟后，时时振摇，放置 7 天，滤过，加新沸过的冷水使成 100ml，即得。

102. 碱性三硝基苯酚试液　取 1％三硝基苯酚溶液 20ml，加 5％氢氧化钠溶液 10ml，用水稀释至 100ml，即得。本液应临用新制。

103. 碱性盐酸羟胺试液　①取氢氧化钠 12.5g，加无水甲醇使溶解成 100ml；②取盐酸羟胺 12.5g，加无水甲醇 100ml，加热回流使溶解。用时将两液等量混合，滤过，即得。本液应临用新制，配成后应在 4 小时内应用。

104. 碱性酒石酸铜试液　①取硫酸铜结晶 6.93g，加水使溶解成 100ml；②取酒石酸钾钠结晶 34.6g 与氢氧化钠 10g，加水使溶解成 100ml。用时将两液等量混合，即得。

105. 碱性 β-萘酚试液　取 β-萘酚 0.25g，加氢氧化钠溶液（1→10）10ml 使溶解，即得。本液应临用新制。

106. 碱性碘化汞钾试液　取碘化钾 10g，加水 10ml 溶解后，缓缓加入二氯化汞的饱和水溶液，随加随搅拌，至生成的红色沉淀不再溶解，加氢氧化钾 30g，溶解后，再加二氯化汞的饱和水溶液 1ml 或 1ml 以上，并加水稀释至 200ml，静置，使沉淀，即得。用时，倾取上层的澄明溶液应用。

107. 碳酸钠试液　取水合碳酸钠 12.5g 或无水碳酸钠 10.5g，加水使溶解成 100ml，即得。

108. **碳酸氢钠试液** 取碳酸氢钠 5g，加水使溶解成 100ml，即得。

109. **碳酸铵试液** 取碳酸铵 20g 与氨试液 20ml，加水使溶解成 100ml，即得。

十五画以上

110. **醋酸汞试液** 取醋酸汞 5g，研细，加温热的冰醋酸使溶解成 100ml，即得。本液应置棕色玻璃瓶内，密闭保存。

111. **醋酸铅试液** 取醋酸铅 10g，加新沸过的冷水溶解后，滴加醋酸使溶液澄清，再加新沸过的冷水使成 100ml，即得。

112. **醋酸氧铀锌试液** 取醋酸氧铀 10g，加冰醋酸 5ml 与水 50ml，微热使溶解，另取醋酸锌 30g，加冰醋酸 3ml 与水 30ml，微热使溶解，将二液混合，放冷，滤过，即得。

113. **醋酸铵试液** 取醋酸铵 10g，加水使溶解成 100ml，即得。

114. **镧试液** 取氧化镧（La_2O_3）5g，用水润湿，缓慢加盐酸 25ml 使溶解，并用水稀释成 100ml，静置过夜，即得。

115. **磷钨酸试液** 取磷钨酸 1g，加水使溶解成 100ml，即得。

116. **磷钼酸试液** 取磷钼酸 5g，加无水乙醇使溶解成 100ml，即得。

117. **磷酸氢二钠试液** 取磷酸氢二钠结晶 12g，加水使溶解成 100ml，即得。

118. **糠醛试液** 取糠醛 1ml，加水使溶解成 100ml，即得。本液应临用新制。

119. **鞣酸试液** 取鞣酸 1g，加乙醇 1ml，加水溶解并稀释至 100ml，即得。本液应临用新制。

附录七　常用试纸

1. 二氯化汞试纸　取滤纸条浸入二氯化汞的饱和溶液中，1 小时后取出，在暗处 60℃干燥，即得。

2. 三硝基苯酚试纸　取滤纸条浸入三硝基苯酚的饱和水溶液中，湿透后，取出，阴干，即得。临用时，浸入碳酸钠溶液（1→10）中，使均匀湿润。

3. 红色石蕊试纸　取滤纸条浸入石蕊指示液中，加极少量的盐酸使成红色，取出，干燥，即得。灵敏度检查：取 0.1mol/L 氢氧化钠溶液 0.5ml，置烧杯中，加新沸过的冷水 100ml 混合后，投入 10～12mm 宽的红色石蕊试纸一条，不断搅拌，30 秒钟内，试纸应变色。

4. 姜黄试纸　取滤纸条浸入姜黄指示液中，湿透后，置玻璃板上，在 100℃干燥，即得。

5. 硝酸汞试纸　取硝酸汞的饱和溶液 45ml，加硝酸 1ml，摇匀，将滤纸条浸入此溶液中，湿透后，取出晾干，即得。

6. 蓝色石蕊试纸　取滤纸条浸入石蕊指示液中，湿透后，取出，干燥，即得。灵敏度检查：取 0.1mol/L 盐酸溶液 0.5ml，置烧杯中，加新沸过的冷水 100ml 混合后，投入 10～12mm 宽的蓝色石蕊试纸一条，不断搅拌，45 秒钟内，试纸应变色。

7. 碘化钾淀粉试纸　取滤纸条浸入含有碘化钾 0.5g 的新制的淀粉指示液 100ml 中，湿透后，取出，干燥，即得。

8. 溴化汞试纸　取滤纸条浸入乙醇制溴化汞试液中，1 小时后取出，在暗处干燥，即得。

9. 醋酸铅试纸　取滤纸条浸入醋酸铅试液中，湿透后，取出，在 100℃干燥，即得。

10. 醋酸铜联苯胺试纸　取醋酸联苯胺的饱和溶液 9ml，加水 7ml 与 0.3% 醋酸铜溶液 16ml，将滤纸条浸入此溶液中，湿透后，取出，晾干，即得。

附录八　常用缓冲液

1. 枸橼酸-磷酸氢二钠缓冲液 (pH4.0)　①甲液：取枸橼酸21g或无水枸橼酸19.2g，加水使溶解成1000ml，置冰箱内保存。②乙液：取磷酸氢二钠71.63g，加水使溶解成1000ml。取上述甲液61.45ml与乙液38.55ml，混合，摇匀，即得。

2. 枸橼酸-磷酸氢二钠缓冲液 (pH7.0)　①甲液：取枸橼酸21g或无水枸橼酸19.2g，加水使溶解成1000ml，置冰箱内保存。②乙液：取磷酸氢二钠71.63g，加水使溶解成1000ml。取上述甲液17.65ml与乙液82.35ml，混合，摇匀，即得。

3. 氨-氯化铵缓冲液 (pH8.0)　取氯化铵1.07g，加水使溶解成100ml，再加稀氨溶液 (1→30) 调pH值至8.0，即得。

4. 氨-氯化铵缓冲液 (pH10.0)　取氯化铵5.4g，加水20ml溶解后，加浓氨溶液35ml，再加水稀释至100ml，即得。

5. 醋酸盐缓冲液 (pH3.5)　取醋酸铵25g，加水25ml溶解后，加7mol/L盐酸溶液38ml，用2mol/L盐酸溶液或5mol/L氨溶液准确调节pH值至3.5（电位法指示），加水稀释至100ml，即得。

6. 醋酸-醋酸钠缓冲液 (pH3.7)　取无水醋酸钠20g，加水300ml溶解后，加溴酚蓝指示液1ml及冰醋酸60～80ml，至溶液从蓝色转变为纯绿色，再加水稀释至1000ml，即得。

7. 醋酸-醋酸钠缓冲液 (pH4.5)　取醋酸钠18g，加冰醋酸9.8ml，再加水稀释至1000ml，即得。

8. 醋酸-醋酸钠缓冲液 (pH6.0)　取醋酸钠54.6g，加1mol/L醋酸溶液20ml溶解后，加水稀释至500ml，即得。

9. 醋酸-醋酸铵缓冲液 (pH4.5)　取醋酸铵7.7g，加水50ml溶解后，加冰醋酸6ml与适量的水使成100ml，即得。

10. 醋酸-醋酸铵缓冲液 (pH4.8)　取醋酸铵77g，加水约200ml使溶解，加冰醋酸57ml，再加水至1000ml，即得。

11. 醋酸-醋酸铵缓冲液 (pH6.0)　取醋酸铵100g，加水300ml使溶解，加冰醋酸7ml，摇匀，即得。

12. 磷酸盐缓冲液 (pH6.8)　取0.2mol/L磷酸二氢钾溶液250ml，加0.2mol/L氢氧化钠溶液118ml，用水稀释至1000ml，即得。

13. 磷酸盐缓冲液（含胰酶）(pH6.8)　取磷酸二氢钾6.8g，加水500ml

使溶解，用 0.1mol/L 氢氧化钠溶液调节 pH 值至 6.8；另取胰酶 10g，加水适量使溶解，将两液混合后，加水稀释至 1000ml，即得。

14. 磷酸盐缓冲液（pH7.6） 取磷酸二氢钾 27.22g，加水使溶解成 1000ml，取 50ml，加 0.2mol/L 氢氧化钠溶液 42.4ml，再加水稀释至 200ml，即得。

附录九　常用指示剂与指示液

1. 二苯胺磺酸钠指示液　取二苯胺磺酸钠 0.2g，加水 100ml 使溶解，即得。

2. 二苯偕肼指示液　取二苯偕肼 1g，加乙醇 100ml 使溶解，即得。

3. 儿茶酚紫指示液　①配制方法：取儿茶酚紫 0.1g，加水 100ml 使溶解，即得。②变色范围：pH6.0～7.0～9.0（黄→紫→紫红）。

4. 双硫腙指示液　取双硫腙 50mg，加乙醇 100ml 使溶解，即得。

5. 石蕊指示液　①配制方法：取石蕊粉末 10g，加乙醇 40ml，回流煮沸 1 小时，静置，倾去上层清液，再用同一方法处理二次，每次用乙醇 30ml，残渣用水 10ml 洗涤，倾去洗液，再加水 50ml 煮沸，放冷，滤过，即得。②变色范围：pH4.5～8.0（红→蓝）。

6. 甲酚红指示液　①配制方法：取甲酚红 0.1g，加 0.05mol/L 氢氧化钠溶液 5.3ml 使溶解，再加水稀释至 100ml，即得。②变色范围：pH7.2～8.8（黄→红）。

7. 甲酚红-麝香草酚蓝混合指示液　取甲酚红指示液 1 份与 0.1％麝香草酚蓝溶液 3 份，混合，即得。

8. 甲基红指示液　①配制方法：取甲基红 0.1g，加 0.05mol/L 氢氧化钠溶液 7.4ml 使溶解，再加水稀释至 200ml，即得。②变色范围：pH4.2～6.3（红→黄）。

9. 甲基红-亚甲蓝混合指示液　取 0.1％甲基红的乙醇溶液 20ml，加 0.2％亚甲蓝溶液 8ml，摇匀，即得。

10. 甲基红-溴甲酚绿混合指示液　取 0.1％甲基红的乙醇溶液 20ml，加 0.2％溴甲酚绿的乙醇溶液 30ml，摇匀，即得。

11. 甲基橙指示液　①配制方法：取甲基橙 0.1g，加水 100ml 使溶解，即得。②变色范围：pH3.2～4.4（红→黄）。

12. 甲基橙-二甲苯蓝 FF 混合指示液　取甲基橙与二甲苯蓝 FF 各 0.1g，加乙醇 100ml 使溶解，即得。

13. 邻二氮菲指示液　取硫酸亚铁 0.5g，加水 100ml 使溶解，加硫酸 2 滴与邻二氮菲 0.5g，摇匀，即得。本液应临用新制。

14. 茜素磺酸钠指示液　①配制方法：取茜素磺酸钠 0.1g，加水 100ml 使溶解，即得。②变色范围：pH3.7～5.2（黄→紫）。

15. 荧光黄指示液　取荧光黄 0.1g,加乙醇 100ml 使溶解,即得。

16. 钙黄绿素指示剂　取钙黄绿素 0.1g,加氯化钾 10g,研磨均匀,即得。

17. 钙紫红素指示剂　取钙紫红素 0.1g,加无水硫酸钠 10g,研磨均匀,即得。

18. 姜黄指示液　取姜黄粉末 20g,用冷水浸渍 4 次,每次 100ml,除去水溶性物质后,残渣在 100℃干燥,加乙醇 100ml,浸渍数日,滤过,即得。

19. 结晶紫指示液　取结晶紫 0.5g,加冰醋酸 100ml 使溶解,即得。

20. 酚酞指示液　①配制方法:取酚酞 1g,加乙醇 100ml 使溶解,即得。②变色范围:pH 8.3~10.0（无色→红）。

21. 铬黑 T 指示剂　取铬黑 T 0.1g,加氯化钠 10g,研磨均匀,即得。

22. 淀粉指示液　取可溶性淀粉 0.5g,加水 5ml 搅匀后,缓缓倾入 100ml 沸水中,随加随搅拌,继续煮沸 2 分钟,放冷,倾取上层清液,即得。本液应临用新制。

23. 硫酸铁铵指示液　取硫酸铁铵 8g,加水 100ml 使溶解,即得。

24. 溴酚蓝指示液　①配制方法:取溴酚蓝 0.1g,加 0.05mol/L 氢氧化钠溶液 3.0ml 使溶解,再加水稀释至 200ml,即得。②变色范围:pH2.8~4.6（黄→蓝绿）。

25. 溴麝香草酚蓝指示液　①配制方法:取溴麝香草酚蓝 0.1g,加 0.05mol/L 氢氧化钠溶液 3.2ml 使溶解,再加水稀释至 200ml,即得。②变色范围:pH6.0~7.6（黄→蓝）。

26. 麝香草酚酞指示液　①配制方法:取麝香草酚酞 0.1g,加乙醇 100ml 使溶解,即得。②变色范围:pH9.3~10.5（无色→蓝）。

27. 麝香草酚蓝指示液　①配制方法:取麝香草酚蓝 0.1g,加 0.05mol/L 氢氧化钠溶液 4.3ml使溶解,再加水稀释至 200ml,即得。②变色范围:pH1.2~2.8（红→黄）;pH8.0~9.6（黄→紫蓝）。

附录十 常用滴定液

1. 乙二胺四醋酸二钠滴定液 （0.05mol/L）[$C_{10}H_{14}N_2Na_2O_8 \cdot 2H_2O=$ 372.24。18.61g→1000ml]

【配制】 取乙二胺四醋酸二钠 19g，加适量的水使溶解成 1000ml，摇匀。

【标定】 取于约 800℃灼烧至恒重的基准氧化锌 0.12g，精密称定，加稀盐酸 3ml 使溶解，加水 25ml，加 0.025%甲基红的乙醇溶液 1 滴，滴加氨试液至溶液显微黄色，加水 25ml 与氨-氯化铵缓冲液（pH10.0）10ml，再加铬黑 T 指示剂少量，用本液滴定至溶液由紫色变为纯蓝色，并将滴定的结果用空白试验校正。每 1ml 乙二胺四醋酸二钠滴定液（0.05mol/L）相当于 4.069mg 的氧化锌。根据本液的消耗量与氧化锌的取用量，计算本液的浓度，即得。

【贮藏】 置玻璃塞瓶中，避免与橡皮塞、橡皮管等接触。

2. 乙醇制氢氧化钾滴定液 （0.5mol/L）[KOH=56.11。28.06g→1000ml]

【配制】 取氢氧化钾 35g，置锥形瓶中，加无醛乙醇适量使溶解，并稀释成 1000ml，用橡皮塞密塞，静置 24 小时后，迅速倾取上清液，置具橡皮塞的棕色玻瓶中。

【标定】 精密量取盐酸滴定液（0.5mol/L）25ml，加水 50ml 稀释，加酚酞指示液数滴，用本液滴定。根据本液的消耗量计算其浓度，即得。本液临用前应标定浓度。

【贮藏】 置具橡皮塞的棕色玻瓶中，密闭保存。

3. 四苯硼钠滴定液 （0.02mol/L）[$(C_6H_5)_4BNa=342.22$。6.845g→1000ml]

【配制】 取四苯硼钠 7.0g，加水 50ml 振摇使溶解，加入新配制的氢氧化铝凝胶（取三氯化铝 1.0g，溶于 25ml 水中，在不断搅拌下缓缓滴加氢氧化钠试液至 pH8～9），加氯化钠 16.6g，充分搅匀，加水 250ml，振摇 15 分钟，静置 10 分钟，滤过，滤液中滴加氢氧化钠试液至 pH8～9，再加水稀释至 1000ml，摇匀。

【标定】 精密量取本液 10ml，加醋酸-醋酸钠缓冲液（pH3.7）10ml 与溴酚蓝指示液 0.5ml，用烃铵盐滴定液（0.01mol/L）滴定至蓝色，并将滴定的结果用空白试验校正。根据烃铵盐滴定液（0.01mol/L）的消耗量，计算本液的浓度，即得。本液临用前应标定浓度。如需用四苯硼钠滴定液（0.01mol/L）时，可取四苯硼钠滴定液（0.02mol/L）在临用前加水稀释制成，必要时标定浓度。

【贮藏】　置棕色玻瓶中,密闭保存。

4. 甲醇钠滴定液　(0.1mol/L) [$CH_3ONa=54.02$。5.402g→1000ml]

【配制】　取无水甲醇(含水量0.2%以下)150ml,置于冰水冷却的容器中,分次加入新切的金属钠2.5g,待完全溶解后,加无水苯(含水量0.02%以下)适量,使成1000ml,摇匀。

【标定】　取在五氧化二磷干燥器中减压干燥至恒重的基准苯甲酸约0.4g,精密称定,加无水甲醇15ml使溶解,加无水苯5ml与1%麝香草酚蓝的无水甲醇溶液1滴,用本液滴定至蓝色,并将滴定的结果用空白试验校正。每1ml甲醇钠滴定液(0.1mol/L)相当于12.21mg的苯甲酸。根据本液的消耗量与苯甲酸的取用量,计算本液的浓度,即得。

本液标定时应注意防止二氧化碳的干扰和溶剂的挥发,每次临用前均应重新标定。

【贮藏】　置密闭的附有滴定装置的容器内,避免与空气中二氧化碳及湿气接触。

5. 亚硝酸钠滴定液　(0.1mol/L) [$NaNO_2=69.00$。6.900g→1000ml]

【配制】　取亚硝酸钠7.2g,加无水碳酸钠(Na_2CO_3)0.10g,加水适量使溶解成1000ml,摇匀。

【标定】　取在120℃干燥至恒重的基准对氨基苯磺酸约0.5g,精密称定,加水30ml与浓氨试液3ml溶解后,加盐酸(1→2)20ml,搅拌,在30℃以下用本液迅速滴定;滴定时将滴定管尖端插入液面下约2/3处,随滴随搅拌;至近终点时,将滴定管尖端提出液面,用少量水洗涤尖端,洗液并入溶液中,继续缓缓滴定,用永停滴定法指示终点。每1ml亚硝酸钠滴定液(0.1mol/L)相当于17.32mg的对氨基苯磺酸。根据本液的消耗量与对氨基苯磺酸的取用量,计算本液的浓度,即得。如需用亚硝酸钠滴定液(0.05mol/L)时,可取亚硝酸钠滴定液(0.1mol/L)加水稀释制成,必要时应标定浓度。

【贮藏】　置具有玻璃塞的棕色玻瓶中,密闭保存。

6. 草酸滴定液　(0.05mol/L) [$C_2H_2O_4 \cdot 2H_2O=126.07$。6.04g→1000ml]

【配制】　取草酸6.4g,加水适量使溶解成1000ml,摇匀。

【标定】　精密量取本液25ml,加水200ml与硫酸10ml,用高锰酸钾滴定液(0.2mol/L)滴定,至近终点时,加热至65℃,继续滴定至溶液显微红色,并保持30秒钟不褪;当滴定结束时,溶液温度应不低于55℃。根据高锰酸钾滴定液(0.02mol/L)的消耗量,计算本液的浓度,即得。如需用草酸滴定液(0.25mol/L)时,可取草酸约32g,照上法配制与标定,但改用高锰酸钾滴定液(0.1mol/L)

滴定。

【贮藏】 置具有玻璃塞的棕色玻璃瓶中，密闭保存。

7. 氢氧化四丁基铵滴定液 （0.1mol/L）[（C_4H_9）$_4$NOH = 259.48。25.95g→1000ml]

【配制】 取碘化四丁基铵 40g，置具塞锥形瓶中，加无水甲醇 90ml 使溶解，置冰浴中放冷，加氧化银细粉 20g，密塞，强烈振摇 60 分钟，取此混合液数毫升，离心，取上清液检查碘化物，若显碘化物正反应，则在上述混合液中再加氧化银 2g，强烈振摇 30 分钟后，再做碘化物试验，直至无碘化物反应为止。混合液用垂熔玻璃滤器滤过，容器和垂熔玻璃滤器用无水甲苯洗涤 3 次，每次 50ml；合并洗液和滤液，用无水甲苯-无水甲醇（3:1）稀释至 1000ml，摇匀，并通入不含二氧化碳的干燥氮气 10 分钟。若溶液不澄清，可再加少量无水甲醇。

【标定】 取在五氧化二磷干燥器中减压干燥至恒重的基准苯甲酸约 90mg，精密称定，加二甲基甲酰胺 10ml 使溶解，加 0.3% 麝香草酚蓝的无水甲醇溶液 3 滴，用本液滴定至蓝色（以电位法校对终点），并将滴定的结果用空白试验校正。每 1ml 的氢氧化四丁基铵滴定液(0.1mol/L)相当于 12.21mg 的苯甲酸。根据本液的消耗量与苯甲酸的取用量，计算本液的浓度，即得。

【贮藏】 置密闭的容器内，避免与空气中的二氧化碳及湿气接触。

8. 氢氧化钠滴定液 （1mol/L、0.5mol/L 或 0.1mol/L）[NaOH = 40.00。40.00g→1000ml；20.00g→1000ml；4.000g→1000ml]

【配制】 取氢氧化钠液适量，加水振摇使溶解成饱和溶液，冷却后，置聚乙烯塑料瓶中，静置数日，澄清后备用。①氢氧化钠滴定液（1mol/L）：取澄清的氢氧化钠饱和溶液 56ml，加新沸过的冷水使成 1000ml，摇匀。②氢氧化钠滴定液（0.5mol/L）：取澄清的氢氧化钠饱和溶液 28ml，加新沸过的冷水使成 1000ml。③氢氧化钠滴定液（0.1mol/L）：取澄清的氢氧化钠饱和溶液 5.6ml，加新沸过的冷水使成 1000ml。

【标定】

①氢氧化钠滴定液（1mol/L）：取在 105℃ 干燥至恒重的基准邻苯二甲酸氢钾约 6g，精密称定，加新沸过的冷水 50ml，振摇，使其尽量溶解；加酚酞指示液 2 滴，用本液滴定；在接近终点时，应使邻苯二甲酸氢钾完全溶解，滴定至溶液显粉红色。每 1ml 氢氧化钠滴定液（1mol/L）相当于 204.2mg 的邻苯二甲酸氢钾。根据本液的消耗量与邻苯二甲酸氢钾的取用量，计算本液的浓度，即得。

②氢氧化钠滴定液（0.5mol/L）：取在 105℃ 干燥至恒重的基准邻苯二甲酸氢钾约 3g，按上述①法标定。每 1ml 氢氧化钠滴定液（0.5mol/L）相当于 102.1mg 的邻苯二甲酸氢钾。

③氢氧化钠滴定液（0.1mol/L）：取在 105℃ 干燥至恒重的基准邻苯二甲酸氢钾约0.6g，按上述①法标定。每 1ml 氢氧化钠滴定液（0.1mol/L）相当于 20.42mg 的邻苯二甲酸氢钾。

④氢氧化钠滴定液（0.05mol/L、0.02mol/L 或 0.01mol/L）：取氢氧化钠滴定液（0.1mol/L）加新沸过的冷水稀释制成。必要时可用盐酸滴定液（0.05mol/L、0.02mol/L或 0.01mol/L）标定浓度。

【贮藏】 置聚乙烯塑料瓶中，密封保存；塞中有 2 孔，孔内各插入玻璃管 1 支，1 管与钠石灰管相连，1 管供吸出本液使用。

9. 重铬酸钾滴定液 （0.01667mol/L）〔$K_2Cr_2O_7 = 294.18$。4.903g→1000ml〕

【配制】 取基准重铬酸钾，在 120℃ 干燥至恒重后，称取 4.903g，置 1000ml 量瓶中，加水适量使溶解并稀释至刻度，摇匀，即得。

10. 烃铵盐滴定液 （0.01mol/L）

【配制】 取氯化二甲基苄基烃铵 3.8g，加水溶解后，加醋酸-醋酸钠缓冲液（pH3.7）10ml，再加水稀释成 1000ml，摇匀。

【标定】 取在 150℃ 干燥 1 小时的分析纯氯化钾约 0.18g，精密称定，置 250ml 量瓶中，加醋酸-醋酸钠缓冲液（pH3.7）使溶解并稀释至刻度，摇匀，精密量取 20ml，置 50ml 量瓶中，精密加入四苯硼钠滴定液（0.02mol/L）25ml，用水稀释至刻度，摇匀，经干燥滤纸滤过，精密量取续滤液 25ml，置 150ml 锥形瓶中，加溴酚蓝指示液 0.5ml，用本液滴定至蓝色，并将滴定的结果用空白试验校正。每 1ml 烃铵盐滴定液（0.01mol/L）相当于 0.7455mg 的氯化钾。

11. 盐酸滴定液 （1mol/L、0.5mol/L、0.2mol/L 或 0.1mol/L）〔HCl= 36.46。36.46g→1000ml；18.23g→1000ml；7.92g→1000ml；3.646g→1000ml〕

【配制】 ①盐酸滴定液（1mol/L）：取盐酸 90ml，加水适量使成 1000ml，摇匀。②盐酸滴定液（0.5mol/L、0.2mol/L 或 0.1mol/L）：照①法配制，但盐酸的取用量分别为 45ml、18ml 或 9.0ml。

【标定】
①盐酸滴定液（1mol/L）：取在 270℃～300℃干燥至恒重的基准无水碳酸钠约 1.5g，精密称定，加水 50ml 使溶解，加甲基红-溴甲酚绿混合指示液 10 滴，用本液滴定至溶液由绿色转变为紫红色时，煮沸 2 分钟，冷却至室温，继续滴定至溶液由绿色变为暗紫色。每 1ml 盐酸滴定液（1mol/L）相当于 53.00mg 的无水碳酸钠。根据本液的消耗量与无水碳酸钠的取用量，计算本液的浓度，即得。

②盐酸滴定液（0.5mol/L）：照上法标定，但基准无水碳酸钠的取用量改为约 0.8g。每 1ml 盐酸滴定液（0.5mol/L）相当于 26.50mg 的无水碳酸钠。

③盐酸滴定液（0.2mol/L）：照上法标定，但基准无水碳酸钠的取用量改为约0.3g，每1ml盐酸滴定液（0.2mol/L）相当于10.60mg的无水碳酸钠。

④盐酸滴定液（0.1mol/L）：照上法标定，但基准无水碳酸钠的取用量改为约0.15g。每1ml盐酸滴定液（0.1mol/L）相当于5.30mg的无水碳酸钠。

⑤盐酸滴定液（0.05mol/L、0.02mol/L或0.01mol/L）：可取盐酸滴定液（1mol/L或0.1mol/L）加水稀释制成。必要时标定浓度。

12. 高氯酸滴定液 （0.1mol/L）[$HClO_4 = 100.46$。10.05g→1000ml]

【配制】 取无水冰醋酸（按含水量计算，每1g水加醋酐5.22ml）750ml，加入高氯酸（70%～72%）8.5ml，摇匀，在室温下缓缓滴加醋酐23ml，边加边摇，加完后再摇匀，放冷，加无水冰醋酸适量使成1000ml，摇匀，放置24小时。若所测供试品易乙酰化，须用水分测定法（第一法）测定本液的含水量，用醋酐调节至本液的含水量为0.01%～0.2%。

【标定】 取在105℃干燥至恒重的基准邻苯二甲酸氢钾约0.16g，精密称定，加无水冰醋酸20ml使溶解，加结晶紫指示液1滴，用本液缓缓滴定至蓝色，并将滴定的结果用空白试验校正。每1ml高氯酸滴定液（0.1mol/L）相当于20.42mg的邻苯二甲酸氢钾。根据本液的消耗量与邻苯二甲酸氢钾的取用量，计算本液的浓度，即得。如需用高氯酸滴定液（0.05mol/L或0.02mol/L）时，可取高氯酸滴定液（0.1mol/L）用无水冰醋酸稀释制成，并标定浓度。

本液也可用二氧六环配制：取高氯酸（70%～72%）8.5ml，加异丙醇100ml溶解后，再加二氧六环稀释至1000ml。标定时，取在105℃干燥至恒重的基准邻苯二甲酸氢钾约0.16g，精密称定，加丙二醇25ml与异丙醇5ml，加热使溶解，放冷，加二氧六环30ml与甲基橙－二甲苯蓝FF混合指示液数滴，用本液滴定至由绿色变为蓝灰色，并将滴定的结果用空白试验校正，即得。

【贮藏】 置棕色玻瓶中，密闭保存。

13. 高锰酸钾滴定液 （0.02mol/L）[$KMnO_4 = 158.03$。3.161g→1000ml]

【配制】 取高锰酸钾3.2g，加水1000ml，煮沸15分钟，密塞，静置2日以上，用垂熔玻璃滤器滤过，摇匀。

【标定】 取在105℃干燥至恒重的基准草酸钠约0.2g，精密称定，加新沸过的冷水250ml与硫酸10ml，搅拌使溶解，自滴定管中迅速加入本液约25ml，待褪色后，加热至65℃，继续滴定至溶液显微红色并保持30秒钟不褪；当滴定终了时，溶液温度应不低于55℃，每1ml高锰酸钾滴定液（0.02mol/L）相当于6.70mg的草酸钠，根据本液的消耗量与草酸钠的取用量，计算本液的浓度，即得。如需用高锰酸钾滴定液（0.002mol/L）时，可取高锰酸钾滴定液（0.02mol/L）加水稀释，煮沸，放冷，必要时滤过，再标定其浓度。

【贮藏】　置具有玻璃塞的棕色玻瓶中,密闭保存。

14. 硝酸汞滴定液　(0.05mol/L)[$Hg(NO_3)_2 \cdot H_2O = 342.62$。17.13g →1000ml]

【配制】　取硝酸汞 17.2g,加水 400ml 与硝酸 5ml 溶解后,滤过,再加水适量使成 1000ml,摇匀。

【标定】　取在 110℃ 干燥至恒重的基准氯化钠约 0.15g,精密称定,加水 100ml 使溶解,加二苯偕肼指示液 1ml,在剧烈振摇下用本液滴定至显淡玫瑰紫色。每 1ml 硝酸汞滴定液(0.05mol/L)相当于 5.844mg 的氯化钠。根据本液的消耗量与氯化钠的取用量,计算本液的浓度,即得。

15. 硝酸银滴定液　(0.1mol/L)[$AgNO_3 = 169.87$。16.99g→1000ml]

【配制】　取硝酸银 17.5g,加水适量使溶解成 1000ml,摇匀。

【标定】　取在 110℃ 干燥至恒重的基准氯化钠约 0.2g,精密称定,加水 50ml 使溶解,再加糊精溶液(1→50)5ml,碳酸钙 0.1g 与荧光黄指示液 8 滴,用本液滴定至浑浊液由黄绿色变为微红色。每 1ml 硝酸银滴定液(0.1mol/L)相当于 5.844mg 的氯化钠。根据本液的消耗量与氯化钠的取用量,计算本液的浓度,即得。如需用硝酸银滴定液(0.01mol/L)时,可取硝酸银滴定液(0.1mol/L)在临用前加水稀释制成。

【贮藏】　置具有玻璃塞的棕色玻瓶中,密闭保存。

16. 硫代硫酸钠滴定液　(0.1mol/L)[$Na_2S_2O_3 \cdot 5H_2O = 248.19$。24.82g →1000ml]

【配制】　取硫代硫酸钠 26g 与无水碳酸钠 0.20g,加新沸过的冷水适量使溶解成 1000ml,摇匀,放置 1 个月后滤过。

【标定】　取在 120℃ 干燥至恒重的基准重铬酸钾 0.15g,精密称定,置碘瓶中,加水 50ml 使溶解,加碘化钾 2.0g,轻轻振摇使溶解,加稀硫酸 40ml,摇匀,密塞;在暗处放置 10 分钟后,加水 250ml 稀释,用本液滴定至近终点时,加淀粉指示液 3ml,继续滴定至蓝色消失而显亮绿色,并将滴定的结果用空白试验校正。每 1ml 硫代硫酸钠滴定滴定液(0.1mol/L)相当于 4.903mg 的重铬酸钾。根据本液的消耗量与重铬酸钾的取用量,计算本液的浓度,即得。室温在 25℃ 以上时,应将反应液及稀释用水降温至约 20℃。如需用硫代硫酸钠滴定液(0.01mol/L或0.005mol/L)时,可取硫代硫酸钠滴定液(0.1mol/L)在临用前加新沸过的冷水稀释制成。

17. 硫氰酸铵滴定液　(0.1mol/L)[$NH_4SCN = 76.12$。7.612g→1000ml]

【配制】　取硫氰酸铵 8.0g,加水使溶解成 1000ml,摇匀。

【标定】　精密量取硝酸银滴定液(0.1mol/L)25ml,加水 50ml,硝酸 2ml

与硫酸铁铵指示液 2ml，用本液滴定至溶液微显淡棕红色，经剧烈振摇后仍不褪色，即为终点。根据本液的消耗量计算本液的浓度，即得。硫氰酸钠滴定液（0.1mol/L）或硫氰酸钾滴定液（0.1mol/L）均可作为本液的代用品。

18. 硫酸滴定液 （0.5mol/L、0.25mol/L、0.1mol/L 或 0.05mol/L）［H_2SO_4＝98.08。49.04g→1000ml；24.52g→1000ml；9.81g→1000ml；4.904g→1000ml］

【配制】 ①硫酸滴定液（0.5mol/L）：取硫酸 30ml 缓缓注入适量水中，冷却至室温，加水稀释至 1000ml，摇匀。②硫酸滴定液（0.25mol/L、0.1mol/L 或0.05mol/L）：照①法配制，但硫酸的取用量分别为 15ml、6.0ml 及 3.0ml。

【标定】 照盐酸滴定液（1mol/L、0.5mol/L、0.2mol/L 或 0.1mol/L）项下的方法标定，即得。如需用硫酸滴定液（0.01mol/L）时，可取硫酸液（0.5mol/L、0.1mol/L 或0.05mol/L）加水稀释制成。必要时，标定浓度。

19. 硫酸铈滴定液 （0.1mol/L）［Ce（SO_4）$_2$·$4H_2O$＝404.30。40.43g→1000ml］

【配制】 取硫酸铈 42g（或硫酸铈铵 70g），加含有硫酸 28ml 的水 500ml，加热溶解后，放冷，加水适量使成 1000ml，摇匀。

【标定】 取在 105℃ 干燥至恒重的基准三氧化二砷 0.15g，精密称定，加氢氧化钠滴定液（1mol/L）10ml，微热使溶解，加水 50ml、盐酸 25ml、一氯化碘试液 5ml 与邻二氮菲指示液 2 滴，用本液滴定至近终点时，加热至 50℃，继续滴定至溶液由浅红色转变为淡绿色。每 1ml 硫酸铈滴定液（0.1mol/L）相当于 4.946mg 的三氧化二砷。根据本液的消耗量与三氧化二砷的取用量，计算本液的浓度，即得。如需用硫酸铈滴定液（0.01mol/L）时，可精密量取硫酸铈滴定液（0.1mol/L），用每 100ml 中含硫酸 2.8ml 的水定量稀释制成。

20. 锌滴定液 （0.05mol/L）［Zn＝65.39。3.270g→1000ml］

【配制】 取硫酸锌 15g（相当于锌约 3.3g），加稀盐酸 10ml 与水适量使溶解成 1000ml，摇匀。

【标定】 精密量取本液 25ml，加 0.025％甲基红的乙醇溶液 1 滴，滴加氨试液至溶液显微黄色，加水 25ml、氨-氯化铵缓冲液（pH10.0）10ml 与铬黑 T 指示剂少量，用乙二胺四醋酸二钠滴定液（0.05mol/L）滴定至溶液由紫色变为纯蓝色，并将滴定的结果用空白试验校正。根据乙二胺四醋酸二钠滴定液（0.05mol/L）的消耗量，计算本液的浓度，即得。

21. 碘滴定液 （0.05mol/L）［I_2＝253.81。12.69g→1000ml］

【配制】 取碘 13.0g，加碘化钾 36g 与水 50ml 溶解后，加盐酸 3 滴与水适量使成 1000ml，摇匀，用垂熔玻璃滤器滤过。

【标定】 取在105℃干燥至恒重的基准三氧化二砷约0.15g，精密称定，加氢氧化钠滴定液（1mol/L）10ml，微热使溶解，加水20ml与甲基橙指示液1滴，加硫酸滴定液（0.5mol/L）适量使黄色转变为粉红色，再加碳酸氢钠2g，水50ml与淀粉指示液2ml，用本液滴定至溶液显浅蓝紫色。每1ml碘滴定液（0.05mol/L）相当于4.946mg的三氧化二砷。根据本液的消耗量与三氧化二砷的取用量，计算本液的浓度，即得。如需用碘滴定液（0.05mol/L）时，可取碘滴定液（0.05mol/L）加水稀释制成。

【贮藏】 置具有玻璃塞的棕色玻瓶中，密闭，在凉处保存。

22. 碘酸钾滴定液 （0.05mol/L 或 0.01667mol/L）[$KIO_3 = 214.00$。10.700g→1000ml；3.5667g→1000ml]

【配制】 ①碘酸钾滴定液（0.05mol/L）：取基准碘酸钾，在105℃干燥至恒重后，精密称取10.700g，置1000ml量瓶中，加水适量使溶解并稀释至刻度，摇匀，即得。②碘酸钾液（0.01667mol/L）：取基准碘酸钾，在105℃干燥至恒重后，精密称取3.5667g，置1000ml量瓶中，加水适量使溶解并稀释至刻度，摇匀，即得。

23. 溴滴定液 （0.05mol/L）[$Br_2 = 159.81$。7.990g→1000ml]

【配制】 取溴酸钾3.0g与溴化钾15g，加水适量使溶解成1000ml，摇匀。

【标定】 精密量取本液25ml，置碘瓶中，加水100ml与碘化钾2.0g，振摇使溶解，加盐酸5ml，密塞，振摇，在暗处放置5分钟，用硫代硫酸钠滴定液（0.1mol/L）滴定至近终点时，加淀粉指示液2ml，继续滴定至蓝色消失。根据硫代硫酸钠滴定液（0.1mol/L）的消耗量，计算本液的浓度，即得。室温在25℃以上时，应将反应液降温至约20℃。本液每次临用前均应标定浓度。如需用溴滴定液（0.005mol/L）时，可取溴滴定液（0.05mol/L）加水稀释制成，并标定浓度。

【贮藏】 置具有玻璃塞的棕色玻瓶中，密闭，在凉处保存。

24. 溴酸钾滴定液 （0.01667mol/L）[$KBrO_3 = 167.00$。2.784g→1000ml]

【配制】 取溴酸钾2.8g，加水适量使溶解成1000ml，摇匀。

【标定】 精密量取本液25ml，置碘瓶中，加碘化钾2.0g与稀硫酸5ml，密塞，摇匀，在暗处放置5分钟后，加水100ml稀释，用硫代硫酸钠滴定液（0.1mol/L）滴定至近终点时，加淀粉指示液2ml，继续滴定至蓝色消失。根据硫代硫酸钠滴定液（0.1mol/L）的消耗量，计算本液的浓度，即得。室温在25℃以上时，应将反应液及稀释用水降温至约20℃。

附录十一　乙醇相对密度表

相对密度 (20℃/20℃)	浓度 % (ml/ml)	相对密度 (20℃/20℃)	浓度 % (ml/ml)	相对密度 (20℃/20℃)	浓度 % (ml/ml)
0.9992	0.5	0.9780	17.5	0.9587	34.0
0.9985	1.0	0.9774	18.0	0.9580	34.5
0.9978	1.5	0.9769	18.5	0.9573	35.0
0.9970	2.0	0.9764	19.0	0.9566	35.5
0.9968	2.5	0.9758	19.5	0.9558	36.0
0.9956	3.0	0.9753	20.0	0.9551	36.5
0.9949	3.5	0.9748	20.5	0.9544	37.0
0.9942	4.0	0.9743	21.0	0.9536	37.5
0.9935	4.5	0.9737	21.5	0.9529	38.0
0.9928	5.0	0.9732	22.0	0.9521	38.5
0.9922	5.5	0.9726	22.5	0.9513	39.0
0.9915	6.0	0.9721	23.0	0.9505	39.5
0.9908	6.5	0.9715	23.5	0.9497	40.0
0.9902	7.0	0.9710	24.0	0.9489	40.5
0.9896	7.5	0.9704	24.5	0.9481	41.0
0.9889	8.0	0.9698	25.0	0.9473	41.5
0.9883	8.5	0.9693	25.5	0.9465	42.0
0.9877	9.0	0.9687	26.0	0.9456	42.5
0.9871	9.5	0.9681	26.5	0.9447	43.0
0.9865	10.0	0.9675	27.0	0.9439	43.5
0.9859	10.5	0.9670	27.5	0.9430	44.0
0.9853	11.0	0.9664	28.0	0.9421	44.5
0.9847	11.5	0.9658	28.5	0.9412	45.0
0.9841	12.0	0.9652	29.0	0.9403	45.5
0.9835	12.5	0.9646	29.5	0.9394	46.0
0.9830	13.0	0.9640	30.0	0.9385	46.5
0.9824	13.5	0.9633	30.5	0.9376	47.0
0.9818	14.0	0.9627	31.0	0.9366	47.5
0.9813	14.5	0.9621	31.5	0.9357	48.0
0.9807	15.0	0.9614	32.0	0.9347	48.5
0.9802	15.5	0.9608	32.5	0.9338	49.0
0.9796	16.0	0.9601	33.0	0.9328	49.5
0.9790	16.5	0.9594	33.5	0.9318	50.0
0.9785	17.0				

附录十二 一般鉴别试验

1. 水杨酸盐 ①取供试品的稀溶液,加三氯化铁试液1滴,即显紫色。②取供试品溶液,加稀盐酸,即析出白色水杨酸沉淀;分离,沉淀在醋酸铵试液中溶解。

2. 丙二酰脲类 ①取供试品约0.1g,加碳酸钠试液1ml与水10ml,振摇2分钟,滤过,滤液中逐滴加入硝酸银试液,即生成白色沉淀,振摇,沉淀即溶解;继续滴加过量的硝酸银试液,沉淀不再溶解。②取供试品约50mg,加吡啶溶液(1→10)5ml溶解后,加铜吡啶试液1ml,即显紫色或生成紫色沉淀。

3. 有机氟化物 取供试品约7mg,照氧瓶燃烧法进行有机破坏,用水20ml与0.01mol/L氢氧化钠溶液6.5ml为吸收液,俟燃烧完毕后,充分振摇;取吸收液2ml,加茜素氟蓝试液0.5ml,再加12%醋酸钠的稀醋酸溶液0.2ml,用水稀释至4ml,加硝酸亚铈试液0.5ml,即显蓝紫色;同时做空白对照试验。

4. 亚硫酸盐或亚硫酸氢盐 ①取供试品,加盐酸,即发生二氧化硫的气体,有刺激性特臭,并能使硝酸亚汞试液湿润的滤纸显黑色。②取供试品溶液,滴加碘试液,碘的颜色即消褪。

5. 亚锡盐 取供试品的水溶液1滴,点于磷钼酸铵试纸上,试纸应显蓝色。

6. 托烷生物碱类 取供试品约10mg,加发烟硝酸5滴,置水浴上蒸干,得黄色的残渣,放冷,加乙醇2～3滴湿润,加固体氢氧化钾一小粒,即显深紫色。

7. 亚汞盐 ①取供试品,加氨试液或氢氧化钠试液,即变黑色。②取供试品,加碘化钾试液,振摇,即生成黄绿色沉淀,瞬即变为灰绿色,并逐渐转变为灰黑色。

8. 汞盐 ①取供试品溶液,加氢氧化钠试液,即生成黄色沉淀。②取供试品的中性溶液,加碘化钾试液,即生成猩红色沉淀,能在过量的碘化钾试液中溶解;再以氢氧化钠试液碱化,加铵盐即生成红棕色沉淀。③取不含过量硝酸的供试品溶液,涂于光亮的铜箔表面,擦拭后即生成一层光亮似银的沉积物。

9. 芳香第一胺类 取供试品约50mg,加稀盐酸1ml,必要时缓缓煮沸使溶解,放冷,加0.1mol/L亚硝酸钠溶液数滴,滴加碱性β-萘酚试液数滴,产生橙黄至猩红色沉淀。

10. 苯甲酸盐 ①取供试品的中性溶液,加三氯化铁试液,即生成赭色沉淀;再加稀盐酸,变为白色沉淀。②取供试品,置干燥试管中,加硫酸后,加热,不炭化,但析出苯甲酸,在试管内壁凝结成白色升华物。

11. 乳酸盐 取供试品溶液 5ml（约相当于乳酸 5mg），置试管中，加溴试液 1ml 与稀硫酸 0.5ml，置水浴上加热，并用玻璃棒小心搅拌至褪色，加硫酸铵 4g，混匀，沿管壁逐滴加入 10％亚硝基铁氰化钠的稀硫酸溶液 0.2ml 和浓氨试液 1ml，使成两液层；在放置 30 分钟内，两液层在接界面处出现一暗绿色的环。

12. 枸橼酸盐 ①取供试品溶液 2ml（约相当于枸橼酸 10mg），加稀硫酸数滴，加热至沸，加高锰酸钾试液数滴，振摇，紫色即消失；溶液分成两份，一份中加硫酸汞试液 1 滴，另一份中逐滴加入溴试液，均生成白色沉淀。②取供试品约 5mg，加吡啶-醋酐（3∶1）约 5ml，振摇，即生成黄色至红色或紫红色的溶液。

13. 钙盐 ①取铂丝，用盐酸湿润后，蘸取供试品，在无色火焰中燃烧，火焰即显砖红色。②取供试品溶液（1→20），加甲基红指示液 2 滴，用氨试液中和，再滴加盐酸至恰呈酸性，加草酸铵试液，即生成白色沉淀；分离，沉淀不溶于醋酸，但可溶于稀盐酸。

14. 钠盐 ①取铂丝，用盐酸湿润后，蘸取供试品，在无色火焰中燃烧，火焰即显鲜黄色。②取供试品的中性溶液，加醋酸氧铀锌试液，即生成黄色沉淀。

15. 钡盐 ①取铂丝，用盐酸湿润后，蘸取供试品，在无色火焰中燃烧，火焰即显黄绿色；通过绿色玻璃透视，火焰显蓝色。②取供试品溶液，加稀硫酸，即生成白色沉淀；分离，沉淀在盐酸或硝酸中均不溶解。

16. 酒石酸盐 ①取供试品的中性溶液，置洁净的试管中，加氨制硝酸银试液数滴，置水浴中加热，银即游离并附在试管的内壁成银镜。②取供试品溶液，加醋酸成酸性后，加硫酸亚铁试液 1 滴和过氧化氢试液 1 滴，俟溶液褪色后，用氢氧化钠试液碱化，溶液即显紫色。

17. 铋盐 ①取供试品溶液，加碘化钾试液，即生成红棕色溶液或暗棕色沉淀；分离，沉淀能在过量碘化钾试液中溶解成黄棕色的溶液，再加水稀释，又生成橙色沉淀。②取供试品溶液，用稀硫酸酸化，加 10％硫脲溶液，即显深黄色。

18. 钾盐 ①取铂丝，用盐酸湿润后，蘸取供试品，在无色火焰中燃烧，火焰即显紫色；但有少量的钠盐混存时，须隔蓝色玻璃透视，方能辨认。②取供试品，加热炽灼除去可能杂有的铵盐，放冷后，加水溶解，再加 0.1％四苯硼钠溶液与醋酸，即生成白色沉淀。

19. 亚铁盐 ①取供试品溶液，加铁氰化钾试液，即生成深蓝色沉淀；分离，沉淀在稀盐酸中不溶，但加氢氧化钠试液，即分解成棕色沉淀。②取供试品溶液，加 1％邻二氮菲的乙醇溶液数滴，即显深红色。

20. 铁盐 ①取供试品溶液，加亚铁氰化钾试液，即生成深蓝色沉淀；分离，沉淀在稀盐酸中不溶，但加氢氧化钠试液，即分解成棕色沉淀。②取供试品溶液，加硫氰酸铵试液，即显血红色。

21．铵盐　①取供试品，加过量的氢氧化钠试液后，加热，即分解，发生氨臭；遇湿润的红色石蕊试纸，能使之变蓝色，并能使硝酸亚汞试液湿润的滤纸显黑色。②取供试品溶液，加碱性碘化汞钾试液1滴，即生成红棕色沉淀。

22．银盐　①取供试品溶液，加稀盐酸，即生成白色凝乳状沉淀；分离，沉淀能在氨试液中溶解，加稀硝酸酸化后，沉淀复生成。②取供试品的中性溶液，加铬酸钾试液，即生成砖红色沉淀；分离，沉淀能在硝酸中溶解。

23．铜盐　①取供试品溶液，滴加氨试液，即生成淡蓝色沉淀；再加过量的氨试液，沉淀即溶解，生成深蓝色溶液。②取供试品溶液，加亚铁氰化钾试液，即显红棕色或生成红棕色沉淀。

24．锂盐　①取供试品溶液，加氢氧化钠试液碱化后，加入碳酸钠试液，煮沸，即生成白色沉淀；分离，沉淀能在氯化铵试液中溶解。②取铂丝，用盐酸湿润后，蘸取供试品，在无色火焰中燃烧，火焰显胭脂红色。③取供试品适量，加入稀硫酸或可溶性硫酸盐溶液，不生成沉淀（与锶盐区别）。

25．硫酸盐　①取供试品溶液，加氯化钡试液，即生成白色沉淀；分离，沉淀在盐酸或硝酸中均不溶解。②取供试品溶液，加醋酸铅试液，即生成白色沉淀；分离，沉淀在醋酸铵试液或氢氧化钠试液中溶解。③取供试品溶液，加盐酸，不生成白色沉淀（与硫代硫酸盐区别）。

26．硝酸盐　①取供试品溶液，置试管中，加等量的硫酸，小心混合，冷后，沿管壁加硫酸亚铁试液，使成两液层，接界面显棕色。②取供试品溶液，加硫酸与铜丝（或铜屑），加热，即发生红棕色的蒸气。③取供试品溶液，滴加高锰酸钾试液，紫色不应褪去（与亚硝酸盐区别）。

27．锌盐　①取供试品溶液，加亚铁氰化钾试液，即生成白色沉淀；分离，沉淀在稀盐酸中不溶解。②取供试品溶液，以稀硫酸酸化，加0.1％硫酸铜溶液1滴及硫氰酸汞铵试液数滴，即生成紫色沉淀。

28．锑盐　①取供试品溶液，加醋酸成酸性后，置水浴上加热，趁热加硫代硫酸钠试液数滴，逐渐生成橙红色沉淀。②取供试品溶液，加盐酸成酸性后，通硫化氢，即生成橙色沉淀；分离，沉淀能在硫化铵试液或硫化钠试液中溶解。

29．铝盐　①取供试品溶液，加氢氧化钠试液，即生成白色胶状沉淀；分离，沉淀能在过量的氢氧化钠试液中溶解。②取供试品溶液，加氨试液至生成白色胶状沉淀，滴加茜素磺酸钠指示液数滴，沉淀即显樱红色。

30．氯化物　①取供试品溶液，加稀硝酸使成酸性后，加稀硝酸银试液，即生成白色凝乳状沉淀；分离，沉淀加氨试液即溶解，再加稀硝酸酸化后，沉淀复生成。如供试品为生物碱或其他有机碱的盐酸盐，须先加氨试液使成碱性，将析出的沉淀滤过除去，取滤液进行试验。②取供试品少量，置试管中，加等量的二氧化锰，混匀，加硫酸湿润，缓缓加热，即发生氯气，能使用水湿润的碘化钾淀粉试纸显蓝色。

31. 溴化物 ①取供试品溶液，加硝酸银试液，即生成淡黄色凝乳状沉淀；分离，沉淀能在氨试液中微溶，但在硝酸中几乎不溶。②取供试品溶液，滴加氯试液，溴即游离，加三氯甲烷振摇，三氯甲烷层显黄色或红棕色。

32. 碘化物 ①取供试品溶液，加硝酸银试液，即生成黄色凝乳状沉淀；分离，沉淀在硝酸或氨试液中均不溶解。②取供试品溶液，加少量的氯试液，碘即游离；如加三氯甲烷振摇，三氯甲烷层显紫色；如加淀粉指示液，溶液显蓝色。

33. 硼酸盐 ①取供试品溶液，加盐酸使成酸性后，能使姜黄试纸变成棕红色；放置干燥，颜色即变深，用氨试液湿润，即变为绿黑色。②取供试品，加硫酸，混合后，加甲醇，点火燃烧，即发生边缘带绿色的火焰。

34. 碳酸盐与碳酸氢盐 ①取供试品溶液，加稀酸，即泡沸，产生二氧化碳气体，导入氢氧化钙试液中，即生成白色沉淀。②取供试品溶液，加硫酸镁试液，如为碳酸盐溶液，即生成白色沉淀；如为碳酸氢盐溶液，须煮沸，始生成白色沉淀。③取供试品溶液，加酚酞指示液，如为碳酸盐溶液，即显深红色；如为碳酸氢盐溶液，不变色或仅显微红色。

35. 镁盐 ①取供试品溶液，加氨试液，即生成白色沉淀；滴加氯化铵试液，沉淀溶解；再加磷酸氢二钠试液1滴，振摇，即生成白色沉淀；分离，沉淀在氨试液中不溶解。②取供试品溶液，加氢氧化钠试液，即生成白色沉淀；分离，沉淀分成两份，一份中加过量的氢氧化钠试液，沉淀不溶解；另一份中加碘试液，沉淀转成红棕色。

36. 醋酸盐 ①取供试品，加硫酸和乙醇后，加热，即分解发生乙酸乙酯的香气。②取供试品的中性溶液，加三氯化铁试液1滴，溶液呈深红色，加稀无机酸，红色即褪去。

37. 磷酸盐 ①取供试品的中性溶液，加硝酸银试液，即生成浅黄色沉淀；分离，沉淀在氨试液或稀硝酸中均易溶解。②取供试品溶液，加氯化铵镁试液，即生成白色结晶性沉淀。③取供试品溶液，加钼酸铵试液与硝酸后，加热即生成黄色沉淀；分离，沉淀能在氨试液中溶解。

附录十三 常用分析仪器参考型号

1. 旋光仪 WZZ-T 型投影式自动指示旋光仪；WZZ-1 型自动指示旋光仪；WZZ-2A 型自动旋光仪；PE-241MC 型旋光仪；Autopol 系列旋光仪。

2. 折光计 WZS 型折光计；投影式折光计；阿贝折射仪；ZEISS OPTON 投影式折光计。

3. 紫外-可见分光光度计 岛津 UV-240 型紫外-可见分光光度计；岛津 UV-265 型紫外-可见分光光度计；岛津 UV-1601 型紫外-可见分光光度计；岛津 UV-2100 型紫外分光光度计；岛津 UV-2201 型紫外-可见分光光度计；日立 320 型紫外-可见分光光度计；日立 3210 型紫外-可见分光光度计；北分 WFZ800-d2 型紫外-可见分光光度计；上分 751 型紫外-可见分光光度计；上分 751-GW 型紫外-可见分光光度计；上分 7530 型紫外-可见分光光度计；上分 7530-G 型紫外-可见分光光度计；通用 TU-1221 型紫外-可见分光光度计；通用 TU-1901 型紫外-可见分光光度计；UV-1700 型紫外-可见分光光度计；UV-757 型紫外-可见分光光度计；756MC/756CRT 紫外-可见分光光度计；755B 紫外-可见分光光度计；721/721B 分光光度计；723 分光光度计；WFZUV 紫外-可见分光光度计；WFZ75 系列紫外-可见分光光度计；UV757 紫外-可见分光光度计；TU-1810 系列紫外-可见分光光度计；T6 系列紫外-可见分光光度计；UV2450/2550 紫外-可见分光光度计。

4. 薄层扫描仪 岛津 CS-900 型薄层扫描仪；岛津 CS-910 型薄层扫描仪；岛津 CS-920 型薄层扫描仪；岛津 CS-930 型薄层扫描仪；岛津 CS-9000 型双波长薄层扫描仪；岛津 CS-9301 型双波长薄层扫描仪；CAMAG 薄层扫描仪-Ⅱ型（瑞士）。

5. 气相色谱仪 岛津 GC-7AG 型气相色谱仪；岛津 GC-9A 型气相色谱仪；岛津 GC-14A 型气相色谱仪；岛津 GC-15A 型气相色谱仪；岛津 GC-17A 型气相色谱仪；上分 103 型气相色谱仪；北分 SQ-203 型气相色谱仪；北分 SQ-204 型气相色谱仪；惠普 5890 A 型气相色谱仪；瓦里安 3700 型气相色谱仪；GC9790J 气相色谱仪；SP-6801 型气相色谱分析仪；Agilent 6820 安捷伦气相色谱仪；GC-920 型气相色谱仪；GC-950 型气相色谱仪；GC-2010 型气相色谱仪；GC-14B 型气相色谱仪；GC122 系列上分气相色谱仪；GC-112A 上分气相色谱仪；SP3400/3420 型北分气相色谱仪；GC-102 型上分气相色谱仪；GC-900C 气相色谱仪；GC-14C 气相色谱仪；GC9160 气相色谱仪；GC7890 系列天美气相色谱

仪；GC-1690 气相色谱仪；GC7900 气相色谱仪；Agilent 6890N 气相色谱仪；GC9750 气相色谱仪；SP-9802 气相色谱仪；SP-2000A 气相色谱仪；SP-6890 型气相色谱仪；SP-502 气相色谱仪；SP-6800A 气相色谱仪；SP502 型气相色谱仪；GC-2010 气相色谱仪。

6. 高效液相色谱仪　Waters 系列高效液相色谱仪；sp8810 型高效液相色谱仪；sp8800 型高效液相色谱仪；sp8800-FOCUS 型高效液相色谱仪；岛津 LC-4AD 型高效液相色谱仪；岛津 LC6AD 型高效液相色谱仪；岛津 LC-10AD 型高效液相色谱仪；日立 638-50 型高效液相色谱仪；日立 D-7000 型高效液相色谱仪；HP1050 型高效液相色谱仪；TSP P1000 型高效液相色谱仪；SSI PC2001 型高效液相色谱仪；惠普 HP1100 高效液相色谱仪；LC-VP 系列高效液相色谱仪；LC-2010 高效液相色谱仪；Syltech Model-500 型高效液相色谱仪；LC98I 型高效液相色谱仪；LC-1000 高效液相色谱仪；岛津 LC-10AT 系列高效液相色谱仪；LC98Ⅱ型高效液相色谱仪；LC99 高效液相色谱仪；LC-2010 液相色谱仪；L-7000 系列日立液相色谱仪；P200 大连依利特液相色谱仪；LC-VP 系列高效液相色谱仪；Agilent1100 安捷伦高效液相色谱仪；P680 系列戴安液相色谱仪；P680 系列戴安液相色谱仪。

7. 色谱数据处理机　岛津 C-R3A 型色谱数据处理机；上海 G0301～G0308 色谱数据处理机；岛津 G0309～G0311 型色谱数据处理机。

中药制剂名称索引